Doenças da Mama

Guia de Bolso Baseado em Evidências

2ª Edição

GINECOLOGIA E OBSTETRÍCIA

Outros livros de interesse

A Didática Humanista de um Professor de Medicina – **Decourt**
A Grávida - Suas Indagações e as Dúvidas do Obstetra – **Tedesco**
A Neurologia que Todo Médico Deve Saber 2ª ed. – **Nitrini**
A Questão Ética e a Saúde Humana – **Segre**
A Saúde Brasileira Pode Dar Certo – **Lottenberg**
A Vida por um Fio e por Inteiro – Elias **Knobel**
Adolescência... Quantas Dúvidas! – **Fisberg e Medeiros**
Alimentos e Sua Ação Terapêutica – **Andréia Ramalho**
Anestesia em Obstetrícia – **Yamashita**
Anticoncepção – **Aldrighi**
Artigo Científico - do Desafio à Conquista - Enfoque em Testes e Outros Trabalhos Acadêmicos – **Victoria Secaf**
As Lembranças que não se Apagam – Wilson Luiz **Sanvito**
Células-tronco – **Zago**
Climatério – Enfoque Atual e Multidisciplinar – **Beirão de Almeida**
Climatério e Doenças Cardiovasculares na Mulher – **Aldrighi**
Coluna, Ponto e Vírgula 7ª ed. – **Goldenberg**
Como Ter Sucesso na Profissão Médica - Manual de Sobrevivência 4ª ed. – Mário Emmanual **Novais**
Diagnóstico e Tratamento da Esterilidade no Casal – **Nakamura e Pompeo**
Dicionário de Ciências Biológicas e Biomédicas – **Vilela Ferraz**
Dicionário Médico Ilustrado Inglês-Português – **Alves**
Doença Cardiovascular, Gravidez e Planejamento Familiar – **Andrade e Ávila**
Doenças Sexualmente Transmissíveis 2ª ed. – Walter **Belda Júnior**
Endocrinologia Ginecológica - Aspectos Contemporâneos – **Aldrighi**
Epidemiologia 2ª ed. – **Medronho**
Epidemiologia dos Agravos à Saúde da Mulher – **Aldrighi**
Fitomedicamentos na Prática Ginecológica e Obstétrica 2ª ed. – **Sônia Maria Rolim**
Fitoterapia - Bases Científicas e Tecnológicas – **Viana Leite**
Fitoterapia - Conceitos Clínicos (com CD) – **Degmar Ferro**

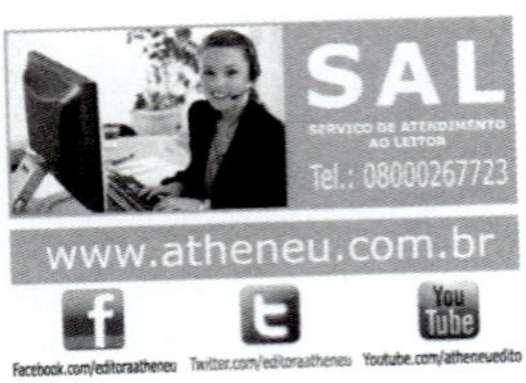

Fundamentos e Prática em Obstetrícia – Antônio Carlos Vieira **Cabral**
Gestão Estratégica de Clínicas e Hospitais – **Adriana Maria** André
Ginecologia Baseada em Evidências 2ª ed. – **Py**
Ginecologia Psicossomática – **Tedesco e Faisal**
Guia de Aleitamento Materno 2ª ed. – **Dias Rego**
Guia de Bolso de Obstetrícia – Antônio Carlos Vieira **Cabral**
Guia de Consultório - Atendimento e Administração – **Carvalho Argolo**
Hormônios e Metabolismo - Integração e Correlações Clínicas – **Poian e Alves**
Manual de Ginecologia de Consultório – **Ribeiro e Rossi**
Manual do Clínico para o Médico Residente – **Atala – UNIFESP**
Medicina Materno-Fetal (2 vols.) – **Guariento e Mamede**
Medicina: Olhando para o Futuro – **Protásio** Lemos **da Luz**
Medicina, Saúde e Sociedade – **Jatene**
Memórias Agudas e Crônicas de uma UTI – **Knobel**
Menopausa - O Que Você Precisa Saber: Abordagem Prática e Atual do Período do Climatério – **Sônia** Maria **Rolim**
Nem Só de Ciência se Faz a Cura 2ª ed. – **Protásio da Luz**
O Nascituro. Visão Interdisciplinar – José Américo Silva **Fontes** e Geraldo **Duarte**
O que Você Precisa Saber sobre o Sistema Único de Saúde – **APM-SUS**
Obstetrícia Básica 2ª ed. – **Hermógenes**
Obstetrícia: Testes Selecionados para o TEGO – **Alperovitch**
Patologia do Trato Genital Inferior e Colposcopia – **Newton** Sergio de **Carvalho**
Prescrição de Medicamentos em Enfermaria – **Brandão Neto**
Protocolos Assistenciais da Clínica Obstétrica da USP 3ª ed. – **Zugaib e Bittar**
Psiquiatria Perinatal – Chei **Tung Teng**
Reprodução Humana Assistida – **Scheffer**
Saúde Materno-Infantil - Autoavaliação e Revisão – **Gurgel**
Saúde Mental da Mulher – **Cordás**
Segredos de Mulher - Diálogos entre um Ginecologista e um Psicanalista – Alexandre **Faisal** Cury
Série Clínica Médica - Medicina Celular e Molecular – **Schor** Vol. 2 - Bases Moleculares da Ginecologia
Testes em Obstetrícia – **Pulcinelli**
Um Guia para o Leitor de Artigos Científicos na Área da Saúde – **Marcopito Santos**

GPM
GRUPO DE PESQUISAS EM MASTOLOGIA

Doenças da Mama

Guia de Bolso Baseado em Evidências

2ª Edição

EDITORES PRINCIPAIS

Antônio Frasson, Guilherme Novita, Eduardo Millen e Felipe Zerwes

EDITORES DE ONCOPLÁSTICA

Fabrício Brenelli e Cicero Urban

EDITOR DE PATOLOGIA

Felipe Luzzatto

EDITORA DE IMAGENOLOGIA

Linei Urban

EDITOR DE ONCOLOGIA E RADIOTERAPIA

Ernane Bronzzatt

EDITORA DE FISIOTERAPIA

Fernanda Zambelli

EDITORES ASSOCIADOS

Anastasio Berrettini Jr., Francisco Pimentel Cavalcante, Fábio Bagnoli, Renato Torresan, An Wan Ching, Ana Beatriz Falcone, Bárbara Pace, Betina Vollbrecht, Fernanda Barbosa Coelho Rocha, Gabriela Santos, Hélio Rubens de Oliveira Filho, Janaína Viegas, João Henrique Penna Reis, Leônidas Machado, Luciana Naíra Limongi, Mônica Jourdan, Mónica Adriana Rodriguéz Martinéz

Atheneu

EDITORA ATHENEU

São Paulo —	*Rua Jesuíno Pascoal, 30* *Tels.: (11) 2858-8750* *Fax: (11) 2858-8766* *E-mail: atheneu@atheneu.com.br*
Rio de Janeiro —	*Rua Bambina, 74* *Tel.: (21) 3094-1295* *Fax: (21) 3094-1284* *E-mail: atheneu@atheneu.com.br*
Belo Horizonte —	*Rua Domingos Vieira, 319 — Conj. 1.104*

CAPA: Paulo Verardo
PRODUÇÃO EDITORIAL: Fernando Palermo

CIP-BRASIL. CATALOGAÇÃO NA PUBLICAÇÃO
SINDICATO NACIONAL DOS EDITORES DE LIVROS, RJ

D672
2. ed.

Doenças da mama : guia de bolso baseado em evidências / editores Antônio Luiz Frasson ... [et. al.] ; Colaboradores Adriana Paula de Castro Barrichello ... [et. al.]. - 2. ed. - Rio de Janeiro : Atheneu, 2018.
il.

Inclui bibliografia
ISBN 978-85-388-0785-8

1. Mamas - Doenças. 2. Mamas - Doenças - Diagnóstico. 3. Mamas - Câncer. I. Frasson, Antônio Luiz.

17-45927	CDD: 618.190754 CDU: 618.19
08/11/2017	09/11/2017

FRASSON A, NOVITA G, MILLEN E, ZERWES, F. et al.
Doenças da Mama: Guia de Bolso Baseado em Evidências - 2ª edição

Editores

GPM – Grupo de Pesquisas em Mastologia

Antônio Frasson

Titular do Grupo de Mama do Centro de Oncologia do Hospital Israelita Albert Einstein, São Paulo, SP.
Professor Adjunto-Doutor da Escola de Medicina da Pontifícia Universidade Católica do Rio Grande do Sul, PUC-RS.
Presidente da Sociedade Brasileira de Mastologia (Gestão 2017-2019).

Guilherme Novita

Mestre pela Faculdade de Medicina da Universidade de São Paulo, FMUSP.
Coordenador do Serviço de Mastologia do Hospital Paulistano e Mastologista do Hospital Israelita Albert Einstein, São Paulo, SP.
Fellow do Instituto Europeu de Oncologia, Milão, Itália.

Eduardo Millen

Presidente da Sociedade Brasileira de Mastologia – Regional Rio de Janeiro (Gestão 2017-2019).
Mastologista do Instituto Nacional do Câncer, INCA, RJ.
Fellow do Instituto Europeu de Oncologia, Milão, Itália.

Felipe Zerwes

Professor Adjunto da Escola de Medicina da Pontifícia Universidade Católica do Rio Grande do Sul, PUC-RS.
Coordenador do Serviço de Mastologia do Hospital de Câncer Mãe de Deus, Porto Alegre, RS.
Fellow do Instituto Europeu de Oncologia, Milão, Itália.

Fabrício Brenelli

Professor Doutor, Assistente da Divisão de Oncologia Mamária da Universidade Estadual de Campinas, Unicamp.
Coordenador da Divisão de Mastologia do Departamento de Cirurgia Oncológica da Beneficência Portuguesa de São Paulo e Instituto de Mama, IMAMA, Campinas, SP.
Fellow do Instituto Europeu de Oncologia, Milão, Itália.

Cicero Urban

Mastologista (TEMA) e Oncologista. Fellow do Instituto Europeu de Oncologia em Milão. Mestre e Doutor em Clínica Cirúrgica pela Universidade Federal do Paraná, UFPR. Coordenador do Curso de Medicina da Universidade Positivo.

Felipe Luzzatto

Mestre em Patologia pela Universidade de Milão, Itália, e pela Universidade Federal de Ciências da Saúde, Porto Alegre, RS.

Patologista do Complexo Hospitalar Santa Casa e do Laboratório LZ Patologia, Porto Alegre, RS.

Fellow do Instituto Europeu de Oncologia, Milão, Itália.

Linei Urban

Mestre pela Universidade Federal do Paraná, UFPR.

Coorderadora da Comissão Nacional de Mamografia do Colégio Brasileiro de Radiologia.

Fellow do Instituto Europeu de Oncologia, Milão, Itália.

Anastasio Berrettini Jr.

Professor de Mastologia da Universidade São Francisco, Bragança Paulista, SP.

Pós-graduando da Universidade Federal de São Paulo, Unifesp.

Fellow do Instituto Europeu de Oncologia, Milão, Itália.

Fábio Bagnoli

Professor Doutor da Faculdade de Ciências Médicas da Santa Casa de São Paulo, ISCMSP.

Médico-Assistente do Setor de Mastologia da ISCMSP.

Responsável pela Reconstrução Mamária do Serviço de Mastologia do Hospital Paulistano, São Paulo, SP.

Membro do Grupo de Mastologia e Oncoplastia Mamária BP – Beneficência Portuguesa de São Paulo, SP.

Francisco Pimentel Cavalcante

Mastologista Hospital Geral de Fortaleza, HGF, CE.

Membro da Comissão do TEMa e de Oncoplastia da Sociedade Brasileira de Mastologia (SBM) (Gestão 2017-2019).

Presidente da SBM– Regional Ceará (Gestão 2017-2019).

Ana Beatriz Falcone

Médica Assistente do Grupo de Mama no Centro de Oncologia do Hospital Israelita Albert Einstein, São Paulo, SP.

Mastologista do Hospital Municipal Dr. Cármino Caricchio, São Paulo, SP.

Mastologista pela Universidade Estadual de Campinas, Unicamp.

An Wan Ching
Professor Adjunto de Cirurgia Plástica da Universidade Federal de São Paulo, Unifesp.
Chefe do Serviço de Cirurgia Plástica do Hospital do Servidor Público Estadual, São Paulo, SP.
Titular da Sociedade Brasileira de Cirurgia Plástica e Sociedade Brasileira de Mastologia.

Bárbara Pace
Doutora pela Faculdade de Medicina da Universidade de São Paulo, FMUSP.
Coordenadora do Serviço de Mastologia do PHD – Pace Hospital, Belo Horizonte, MG.
Fellow do Instituto Europeu de Oncologia, Milão, Itália.

Betina Vollbrecht
Mestrado e Doutorado pelo Instituto de Geriatria e Gerontologia da Pontifícia Universidade Católica do Rio Grande do Sul, PUC-RS.
Preceptora do Curso de Especialização em Mastologia do Centro de Mama da PUC-RS.

Ernane Bronzzatt
Fundador da Oncoclínicas do Brasil.
Presidente do Hospital Vera Cruz, Belo Horizonte, MG.
Coordenador da Radioterapia do Hospital Mater Dei, Belo Horizonte, MG.

Fernanda Barbosa Coelho Rocha
Médica Assistente do Instituto do Câncer do Estado de São Paulo (Icesp) – Faculdade de Medicina da Universidade de São Paulo, FMUSP.
Médica Assistente do Grupo de Mama do Centro de Oncologia do Hospital Israelita Albert Einstein, São Paulo, SP.

Fernanda Alaite Zambelli
Fisioterapeuta Especializada em Oncologia.
Fellow do Instituto Europeu de Oncologia, Milão, Itália.

Gabriela Santos
Doutora pela Disciplina de Ciências Médicas da Faculdade de Medicina da Universidade Federal do Rio Grande do Sul, UFRGS.
Mastologista do Hospital Regina, Novo Hamburgo, RS.
Fellow do Instituto Europeu de Oncologia, Milão, Itália.

Hélio Rubens de Oliveira Filho
Mestre pela Faculdade de Medicina da Universidade de São Paulo, FMUSP.
Fellow do Instituto Europeu de Oncologia, Milão, Itália.
Professor-assistente de Tocoginecologia da Universidade Federal do Paraná, UFPR.

Janaína Viegas

Mestre pelo Instituto de Geriatria e Gerontologia da Pontifícia Universidade Católica do Rio Grande do Sul, PUC-RS.

Preceptora no Centro de Mama da PUC-RS.

Mastologista do Hospital do Câncer Mãe de Deus, Porto Alegre, RS.

João Henrique Penna Reis

Mastologista do Hospital Mater Dei, Belo Horizonte, MG.

Fellow *do Guy's Hospital de Londres, Inglaterra.*

Fellow *em Cirurgia Reconstrutora da Mama na UAB – Universidade do Alabama, EUA.*

Leônidas Souza Machado

Mestre pela Universidade Federal de Ciências Médicas de Porto Alegre.

Mastologista do Hospital Santa Rita, Santa Casa de Porto Alegre, RS.

Fellow *do Instituto Europeu de Oncologia, Milão, Itália.*

Luciana Naíra Limongi

Preceptora da Residência Médica do Serviço de Mastologia do Instituto de Medicina Integral Professor Fernando Figueira, IMIP, Recife, PE

Mastologista do Real Hospital Português, Recife, PE.

Fellow *do Instituto Europeu de Oncologia, Milão, Itália.*

Mônica Jourdan

Primeira Tesoureira da Sociedade Brasileira de Mastologia (SBM) (Gestão 2011-2013).

Primeira Secretária da SBM (Gestão 2014-2016).

Assessoria Especial da Presidência da SBM – Regional Rio de Janeiro e SBM (Gestão 2017-2019).

Mónica Adriana Rodríguez Martínez

Mestre em Medicina e Ciências da Saúde pela Pontifícia Universidade Católica do Rio Grande do Sul, PUC-RS.

Cirurgiã Plástica do Hospital Israelita Albert Einstein, São Paulo, SP.

Cirurgiã Plástica do Hospital Moinhos de Vento, Porto Alegre, RS.

Renato Zocchio Torresan

Mestre e Doutor pela Universidade Estadual de Campinas, Unicamp.

Médico Assistente do CAISM, Unicamp.

Fellow *do Instituto Europeu de Oncologia, Milão, Itália.*

Colaboradores

Adriana Paula de Castro Barrichello
Oncologista Clínica do Hospital Paulistano e do Instituto do Câncer do Estado de São Paulo da Faculdade de Medicina da Universidade de São Paulo, ICESP/FMUSP.
Membro da Sociedade Brasileira de Oncologia Clínica (SBOC) e da American Society of Clinical Oncology.
Ex-Residente de Oncologia Clínica do Hospital Sírio-Libanês, São Paulo, SP.

Alessandra Morelle
Oncologista do Hospital Moinhos de Vento, Porto Alegre, RS.

Alessandra Tessaro
Fisioterapeuta Especializada em Oncologia.
Fisioterapeuta do Núcleo do Mama do Hospital Moinhos de Vento, Porto Alegre, RS.
Fellow *do Insituto Europeu de Oncologia, Milão, Itália.*

Alice Coelho Brandão
Médica Radiologista Especialista em Ressonância e Imagem da Mulher.
Fellowship *em Ressonância Magnética no Karolinska Hospital, Estocolmo, Suécia.*
Fellow *do Departamento de Radiologia do Hospital Geral de Massachusetts, Boston, EUA.*

Alfonso Araujo Massaguer
Ginecologista e Obstetra pela Faculdade de Medicina da Universidade de São Paulo, FMUSP.
Especialista em Reprodução Humana.
Membro da Sociedade Catalã de Ginecologia e Obstetrícia.
Membro da Sociedade Americana de Medicina Reprodutiva.

Andrea K. Shimada
Médica Oncologista da Unidade Itaim do Hospital Sírio-Libanês, São Paulo, SP.

Antônio Carlos Buzaid
Diretor Médico Geral do Centro de Oncologia Antonio Ermírio de Moraes, Beneficiência Portuguesa, BP, São Paulo, SP.
Membro do Comitê Gestor, Centro de Oncologia, Hospital Israelita Albert Einstein.

ARTUR KATZ

Chefe do Serviço de Oncologia Clínica do Hospital Sírio-Libanês, São Paulo, SP.
Membro do Conselho de Administração do Hospital Sírio-Libanês.
Ex-Presidente da Sociedade Brasileira de Oncologia Clínica.

BEATRIZ MARANHÃO MIRANDA

Radiologista do Lucilo Maranhão Diagnósticos, Recife, PE.
Radiologista do Centro de Diagnóstico e Tratamento do Câncer de Mama do Instituto de Medicina Integral Professor Fernando Figueira, IMIP, Recife, PE.

BERNARDO GARICOCHEA

Médico Hematologista e Oncologista Clínico do Hospital Sírio-Libanês, São Paulo, SP.
Coordenador da Unidade de Aconselhamento Genético do Hospital Sírio-Libanês.
Diretor de Ensino e Pesquisa em Oncologia do Hospital Sírio-Libanês.

BRUNA ZUCCHETTI

Médica Assistente do Serviço de Oncologia Clínica do Hopistal Sírio-Libanês, São Paulo, SP.

BRUNO HOCHHEGGER

Coordenador Médico do Departamento de Imagem da Pontifícia Universidade Católica do Rio Grande do Sul, PUCRS.
Professor de Radiologia da PUCRS e da Universidade Federal de Ciências da Saúde de Porto Alegre, UFCSPA.
Pós-doutorado em Radiologia pela Universidade Federal do Rio de Janeiro, UFRJ.

CARLOS BARRIOS

Professor da Faculdade de Medicina da Pontifícia Universidade Católica do Rio Grande do Sul, PUCRS.
Diretor do Centro de Pesquisa em Oncologia do Hospital São Lucas, Porto Alegre, RS.
Diretor do Instituto do Câncer, Sistema de Saúde Mãe de Deus, Porto Alegre, RS.

CARLOS E. BACCHI

Diretor e Patologista Chefe do Laboratório Bacchi – Consultoria em Patologia, Botucatu, SP.

CARLOS SHIMIZU

Radiologista do Instituto do Câncer de Estado de São Paulo do Hospital das Clínicas da Faculdade de Medicina da Universidade de São Paulo, ICESP/HCFMUSP.
Radiologista do Grupo Fleury, São Paulo, SP.
Radiologista do HCFMUSP.

Cassiana Rosa Galvão Giribela
Mestre pela Faculdade de Medicina da Universidade de São Paulo, FMUSP.
Médica do Ambulatório de Planejamento Familiar da Disciplina de Ginecologia da FMUSP.

César Eduardo Fernandes
Professor Titular da Disciplina de Ginecologia da Faculdade de Medicina do ABC, Santo André, SP.

Clara Fernanda Aguiar Gomes
Especialista em Radiologia pela Faculdade de Medicina da Universidade do Estado do Rio de Janeiro, UERJ.
Radiologista do Hospital do Andaraí, Rio de Janeiro, RJ.
Radiologista na Clínica Cavallieri, Rio de Janeiro, RJ.

Cristiano Ribeiro Viana
Médico Patologista Señior do Laboratório Bacchi, Botucatu, SP.
Residência Médica em Patologia no Hospital A.C. Camargo, São Paulo, SP.
Doutor pela Faculdade de Medicina da Universidade de São Paulo, FMUSP.

Danielle Cristina Netto Rodrigues
Psicóloga.
Coordenadora de Pesquisa do Programa de Mastologia da Universidade Federal de Goiás, Goiânia, GO.

Fabiola Procaci Kestelman
Especialista em Radiologia pela Faculdade de Medicina da Universidade do Estado do Rio de Janeiro, UERJ.
Mestre e Doutoranda pela Disciplina de Ginecologia na Faculdade de Medicina da Universidade Estadual de Campinas, Unicamp.
Radiologista na Clínica Cavallieri, Rio de Janeiro, RJ.

Felipe Correia Geyer
Senior Research Scientist, *Department of Pathology, Memorial Sloan Kettering Cancer Center, Nova York, EUA.*

Fernando Nalesso Aguiar
Patologista do Instituto do Câncer de Estado de São Paulo do Hospital das Clínicas da Faculdade de Medicina da Universidade de São Paulo, ICESP/HCFMUSP.
Doutor pelo Programa de Pós-graduação do Departamento de Patologia da FMUSP.

Filomena Marino Carvalho
Professora-associada do Departamento de Patologia da Faculdade de Medicina da Universidade de São Paulo, FMUSP.

Guilherme de Carvalho Campos Neto
Médico do Serviço de Medicina Nuclear do Departamento de Imagem do Hospital Israelita Albert Einstein, São Paulo, SP.

Helenice Gobbi
Professora Titular de Patologia Especial da Universidade Federal do Triângulo Mineiro, MG.
Especialista e Consultora em Patologia Mamária.

Jairo Wagner
Médico do Serviço de Medicina Nuclear do Departamento de Imagem do Hospital Israelita Albert Einstein, São Paulo, SP.

João Victor Machado Alessi
Médico Assistente do Serviço de Oncologia Clínica do Hospital Sírio-Libanês, São Paulo, SP.

José Bines
Oncologista Clínico do Instituto Nacional de Câncer, INCA, Rio de Janeiro, RJ.

José Cláudio Casali da Rocha
Professor-assistente do Curso de Medicina da Pontifícia Universidade Católica do Paraná, PUCPR.
Diretor do Centro de Genética, CGEN, São Paulo, SP.
Chefe do Serviço de Oncogenética do Hospital Erasto Gaertner, Curitiba, PR.

Júlio César Silveira Oliveira
Médico do Serviço de Medicina Nuclear do Departamento de Imagem do Hospital Israelita Albert Einstein, São Paulo, SP.

Leonardo Ribeiro Soares
Médico do Departamento de Ginecologia e Obstetrícia da Universidade Federal de Goiás, UFG.
Médico Assistente do Instituto de Mastologia e Oncologia, IMO, Goiânia, GO.

Lisiane Hilário
Médica Nuclear Assistente da Clínica Nuclimagem da Santa Casa de São Paulo.
Mestre pela Disciplina de Clínica Médica da Faculdade de Medicina da Pontifícia Universidade Católica do Rio Grande do Sul, PUCRS.

Luciano de Melo Pompei
Professor Auxiliar da Disciplina de Ginecologia da Faculdade de Medicina do ABC.
Professor Livre-docente pela Faculdade de Medicina da Universidade de São Paulo, FMUSP.

LUCIANO FERNANDES CHALA
Médico Radiologista do Grupo Fleury Medicina e Saúde.
Doutor em Ciências Médicas pela Faculdade de Medicina da Universidade de São Paulo, FMUSP.
Membro da Comissão Nacional de Mamografia.

LUDMILA OLIVEIRA SIQUEIRA
Radioterapeuta do Hospital do Coração, HCor, São Paulo, SP.
Sócia Fundadora do Serviço de Radioterapia do Hospital Mater Dei, Belo Horizonte, MG.
Doutora em Medicina pela Universidade Estadual de Campinas, Unicamp.

MÁRCIA CRISTINA SANTOS PEDROSA
Residência em Obstetrícia e Ginecologia pelo Hospital das Clínicas da Faculdade de Medicina da Universidade de São Paulo, HCFMUSP.
Especialização em Mastologia pelo Instituto Brasileiro de Controle do Câncer, IBCC.
Médica Preceptora da Residência Médica em Mastologia do Instituto Materno Infantil, IMIP, Recife, PE.

MARCELO ROCHA CRUZ
Postdoctoral Fellow, *Developmental Therapeutics Division of Hematology and Oncology, Northwestern University Feinberg School of Medicine, Chicago, EUA.*

MARCUS VINÍCIUS DE NIGRO CORPA
Médico Patologista do Hospital Israelita Albert Einstein, São Paulo, SP.

MARIANA TOSELLO LALONI
Oncologista Clínica do Centro Paulista de Oncologia e Coordenadora Médica da Oncologia do Hospital Paulistano e do Hospital 9 de Julho, São Paulo.
Doutora em Ciências Médicas pela Faculdade de Medicina da Universidade de São Paulo, FMUSP.
Membro da American Society of Clinical Oncology, ASCO e International Association for the Study of Lung Cancer, IALSC.

MÁRIO ALBERTO D. L. DA COSTA
Oncologista Clínico do HC-3, Instituto Nacional do Câncer, INCA, Rio de Janeiro, RJ.
Oncologista Clínico da Oncoclínica (CTO) e Centro de Excelência Oncológica (CEON), Rio de Janeiro, RJ.

MAX S. MANO
Professor-assistente da Faculdade de Medicina da Universidade de São Paulo, FMUSP.
Oncologista Chefe do Grupo de Câncer de Mama do Instituto do Câncer do Estado de São Paulo da Faculdade de Medicina da Universidade de São Paulo, ICESP/FMUSP.
Oncologista do Centro de Oncologia do Hospital Sírio-Libanês, São Paulo, SP.

Nilson Roberto de Melo
Professor-associado da Disciplina de Ginecologia da Faculdade de Medicina da Universidade de São Paulo, FMUSP.

Norma Medicis Maranhão
Doutora pela Disciplina de Radiologia da Faculdade de Medicina da Universidade Federal do Rio de Janeiro, UFRJ.
Membro Titular do Colégio Brasileiro de Radiologia e Diagnóstico por Imagem.
Diretora e Radiologista do Lucilo Maranhão Diagnósticos, Recife, PE.

Paula de Camargo Moraes
Médica Radiologista do Centro de Diagnósticos Brasil (CDB) – Grupo Alliar Medicina Diagnóstica, São Paulo, SP.
Doutora em Ciências Médicas pela Faculdade de Medicina da Universidade de São Paulo, FMUSP.
Coordenadora do Grupo de Estudos Mamários do Sociedade Paulista de Radiologia e Diagnóstico por Imagem, SPR.

Paula Beatriz Fettback
Médica Especialista em Ginecologia e Obstetrícia, com Ênfase em Reprodução Humana.
Fellow da Universidade de Michigan, EUA.
Doutora pela Faculdade de Medicina da Universidade de São Paulo, FMUSP.

Pedro Henrique de Souza
Oncologista Clínico.
Coordenador do Departamento de Mama e Gineco-Oncologia do Hospital de Câncer de Barretos, SP.

Pedro H. Z. de Moraes
Oncologista Clínico do Centro Paulista de Oncologista, CPO.
Oncologista Clínico do Hospital Israelita Albert Einstein.
Associado da Sociedade Brasileira de Oncologia Clínica, SBOC.

Radiá Pereira dos Santos
Membro Titular da Sociedade Brasileira de Reumatologia, SBR e Colégio Brasileiro de Radiologia e Diagnóstico por Imagem, CBR.
Doutor em Medicina pela Faculdade de Medicina da Universidade Federal do Rio de Janeiro, UFRJ.
Membro da Comissão de Qualificação em Mamografia do CBR.

Ricardo Cavalcante Quartim Fonseca
Médico do Serviço de Medicina Nuclear do Departamento de Imagem do Hospital Albert Einstein, São Paulo, SP.

Rodrigo José Mirisola Rodrigues

Graduação em Medicina pela Faculdade de Medicina da Universidade de São Paulo, FMUSP.
Residência Médica em Ginecologia e Obstetrícia pelo Hospital das Clínicas da FMUSP, Especialista em Ginecologia e Obstetrícia pela Federação Brasileira das Associações de Ginecologia e Obstetrícia, FEBRASGO.

Rodrigo Moura de Araújo

Chefe do Serviço de Oncologia Clínica do HC3, Instituto Nacional de Câncer, INCA.
MBA em Gestão em Saúde pelo Instituto de Pós-Graduação e Pesquisa em Administração da Universidade Federal do Rio de Janeiro, COPPEAD-UFRJ.
Médico Oncologista, Clínica Niterói, RJ.

Rodrigo Santa Cruz Guindalini

Coordenador do Centro de Genética e Prevenção do Câncer do Grupo CAM, Salvador, BA.
Coordenador do Centro de Oncologia do Hospital Português da Bahia, CLION, Salvador, BA.
Fellow *da Universidade de Chicago, Chicago, EUA.*

Rudinei Diogo Marques Linck

Oncologista Clínico Assistente do Instituto do Câncer do Estado de São Paulo da Faculdade de Medicina da Universidade de São Paulo, ICESP/FMUSP.
Oncologista Clínico Assistente do Centro de Oncologia do Hospital Sírio-Libanês, São Paulo, SP.

Ruffo de Freitas Jr.

Professor Associado da Faculdade de Medicina da Universidade Federal de Goiás, UFG.
Médico Titular do Hospital Araújo Jorge da Associação de Combate ao Câncer em Goiás, Goiânia, GO.

Selma di Pace Bauab

Diretora da Clínica Mama Imagem, São José do Rio Preto, SP.
Membro Titular do Colégio Brasileiro de Radiologia e da Sociedade Brasileira de Mastologia (SBM).
Doutora pela Universidade de São Paulo, USP.

Sérgio Daniel Simon

Fellow *em Oncologia Clínica do Memorial Sloan Kettering Cancer Center.*
Oncologista Clínico do Hospital Israelita Albert Einstein e do Centro Paulista de Oncologia, CPO.
Presidente da Sociedade Brasileira de Oncologia Clínica.

Sérgio Pereira Gonçalves
Especialista em Ginecologia e Obstetrícia.
Especialista em Reprodução Humana.
Especialista em Acupuntura.

Vamberto Oliveira de Azevedo Maia Filho
Doutor pela Universidade Federal de São Paulo, Unifesp.
Médico do Setor de Ginecologia Endócrina da Unifesp.
Médico Especialista em Ginecologia e Obstetrícia e Endoscopia Ginecológica, Federação Brasileira das Associações de Ginecologia e Obstetrícia, FEBRASGO.
Membro da Sociedade Brasileira de Reprodução Humana.

Vera Lucia Nunes Aguillar
Doutora em Radiologia pela Universidade Federal de São Paulo, Unifesp.
Membro Titular do Colegio Brasileiro de Radiologia e da Sociedade Brasileira de Mastologia.
Médica Radiologista do Departamento de Imagem da Mulher do Laboratório Fleury, São Paulo, SP.

Vladimir Galvão de Aguiar
Médico Graduado pela Universidade Federal do Rio Grande do Norte, UFRN.
Residência em Clínica Médica pela Universidade Federal de Uberlândia, UFU.
Residência em Cancerologia Clínica pelo Hospital Israelita Albert Einstein, São Paulo.

Dedicatória

Este livro é dedicado às milhares de mulheres, e suas famílias, que apesar de terem sido acometidas por doenças da mama, decidiram lutar e superar os desafios que os tratamentos exigem.

Também dedicamos a obra ao nosso mestre, Professor Umberto Veronesi (1925-2016), responsável pela formação dos mastologistas modernos e por inúmeros avanços no tratamento do câncer de mama, evitando a mutilação em milhares de mulheres pelo mundo todo.

Prefácio à primeira edição

Já tive a honra de prefaciar algumas obras sobre o tratamento de problemas mamários, tarefa que sempre tive enorme prazer em realizar. Porém, confesso que tenho particular emoção em escrever estas linhas. Afinal, creio ter contribuído em algum momento na formação dos mastologistas que editaram esta obra. Assim, creio que posso dizer que este livro é uma reafirmação dos princípios que tenho defendido ao longo da minha carreira.

Durante a minha vida como mastologista, pude observar a mudança de paradigmas no tratamento do câncer de mama. Se antes se falava em maior tratamento possível, hoje estamos na época do mínimo tratamento necessário! Pude contribuir em alguns momentos para essa evolução, com pesquisas sobre o tratamento conservador do câncer de mama. No início, foi difícil derrubar os antigos conceitos, mas aos poucos conseguimos divulgar os nossos ideais pelo mundo.

Assim, fico muito feliz em ver no Brasil este grupo de *fellows* do Instituto Europeu de Oncologia, reunidos pelo Antônio Frasson, para a realização desta obra. Com ela, tenho convicção que os princípios de tratamento conservador e eficiente do câncer de mama serão ainda mais difundidos entre os médicos brasileiros, beneficiando as mulheres que sofrem com essa doença.

Atenciosamente,

Professor Umberto Veronesi
Antigo Diretor Científico do Instituto Europeu de Oncologia
In memoriam
1925-2016

Apresentação à segunda edição

É com enorme prazer que represento meus amigos na segunda edição desta obra, que hoje é uma referência nacional para o Mastologista. De modo sucinto e objetivo, o livro aborda as temáticas mais importantes e mais discutidas, colocando com nível de evidência as informações que são nele citadas.

Esta nova edição discute questões que estão cada vez mais inseridas em nosso dia a dia, atualizando de forma clara e objetiva tudo o que já havia sido escrito. Novos pontos de vista, discutidos frente às novas fronteiras do conhecimento, proporcionam nova maneira de encarar a realidade, fazendo-nos entender ainda melhor que a Medicina é a ciência das verdades transitórias. Por isso é que uma atualização como esta é sempre importante.

Hoje, cada vez mais, precisamos deste tipo de trabalho para nortear o nosso entendimento e a nossa ação, privilegiando a pessoa mais necessitada e por ela desenvolvemos anos de investimento de vida para sermos especialistas e conhecedores profundos dessa matéria: a nossa paciente.

Por tudo isso, recomendo aos meus pares este livro: *Doenças da Mama – Guia de Bolso Baseado em Evidências*, segunda edição, que traz uma importante contribuição para nossa atualização, servindo de guia para o exercício diário de nossa maravilhosa especialidade: a Mastologia.

Parabéns a esse importante grupo de amigos!

Aproveitem!

Carlos Alberto Ruiz
Presidente da Sociedade Brasileira de Mastologia (2011-2013)

Sumário

Capítulo

1

Classificação BI-RADS®

Linei Urban

Definição

O *Breast Imaging Reporting and Data System* (BI-RADS®) foi inicialmente publicado em 1993, pelo *American College of Radiology* (ACR), em colaboração com várias entidades americanas, com o objetivo de padronizar a interpretação e descrição do laudo, sistematizar a classificação e conduta das lesões, assim como proporcionar um sistema de auditoria de qualidade. Atualmente está na 5º edição (2013), incluindo os exames de mamografia (MG), ultrassonografia (US) e ressonância magnética (RM). No Brasil, sua utilização é recomendada pelo Colégio Brasileiro de Radiologia (CBR), Sociedade Brasileira de Mastologia (SBM) e Federação Brasileira de Ginecologia e Obstetrícia (FEBRASGO).

Organização do Laudo

O laudo deve ser conciso e organizado, devendo apresentar as seguintes partes:

a) indicação (rastreamento ou diagnóstico);

b) composição da mama;

c) achados principais (segundo o léxico de cada exame);

d) comparação com estudos prévios;

e) classificação e recomendação.

A classificação final deve ser única para as mamas e sempre tentando englobar todos os métodos.

Descritores

A terminologia recomendada para descrever os achados na MG, US e RM estão resumidas nas Tabelas 1.1, 1.2 e 1.3, respectivamente.

Tabela 1.1: Léxico da Mamografia segundo o BI-RADS®

Tecido Mamário	Termos	
Composição da mama	Mamas predominantemente adiposas Mamas com densidades fibroglandulares esparsas Mamas heterogeneamente densas, o que pode ocultar pequenos nódulos Mamas extremamente densas, o que diminui a sensibilidade da mamografia	
Nódulos	Forma	Oval Redonda Irregular
	Margem	Circunscrita Obscurecida Microlobulada Indistinta Espiculada
	Densidade	Alta densidade Densidade igual Baixa densidade Conteúdo adiposo
Calcificações	Tipicamente benignas	Cutâneas Vascular Grosseiras ou "semelhantes a pipoca" Grandes, semelhantes a bastonetes Redondas Anelares Distróficas Leite de cálcio Fios de sutura
	Morfologia suspeita	Amorfas Heterogêneas grosseiras Pleomórficas finas Finas lineares ou finas lineares ramificadas
	Distribuição	Difusa Regional Agrupada Linear Segmentar

Continua

Tecido Mamário	Termos
Distorção arquitetural	
Assimetrias	Assimetria Assimetria global Assimetria focal Assimetria em desenvolvimento
Linfonodo intramamário	
Lesão de pele	
Ducto único dilatado	
Achados associados	Retração da pele Retração da papila Espessamento da pele Espessamento trabecular Adenopatia axilar Distorção arquitetural Calcificações

Nota: Tabela adaptada do Atlas BI-RADS, 5º Edição, 2013.

Tabela 1.2: Léxico de Ultrassonografia segundo o BI-RADS®

Tecido Mamário	Termos	
Composição da mama	Ecotextura de fundo homogênea – adiposa Ecotextura de fundo homogênea – fibroglandular Ecotextura de fundo heterogênea	
Achados	**Termos**	
Nódulos	Forma	Oval Redonda Irregular
	Orientação	Paralela Não paralela
	Margem	Circunscrita Não circunscrita Indistinta Angular Microlobulada Espiculada
	Padrão de Eco	Anecoico Hiperecoico Complexo sólido-cístico Hipoecoico Isoecoico Heterogêneo
	Características acústicas	Nenhuma característica acústica posterior Reforço Sombra Padrão combinado

Continua

Achados	Termos	
Calcificações	Calcificações em um nódulo Calcificações fora de um nódulo Calcificações intraductais	
Achados associados	Distorção arquitetural	
	Alterações ductais	
	Alterações cutâneas	Espessamento da pele Retração da pele
	Edema	
	Vascularização	Ausente Vascularização interna Vascularização periférica
	Avaliação da Elasticidade	Macia Intermediária Dura
Casos especiais	Cisto simples	
	Microcistos agrupados	
	Cisto complicado	
	Nódulo na ou sobre a pele	
	Corpo estranho incluindo implantes	
	Linfonodos – intramamários	
	Linfonodos – axilares	
	Anormalidades vasculares	
	Coleção líquida pós-cirúrgica	
	Necrose gordurosa	

Nota: Tabela adaptada do Atlas BI-RADS, 5ª Edição, 2013.

Tabela 1.3: Léxico da Ressonância Magnética segundo o BI-RADS®

Tecido Mamário	Termos	
Quantidade de tecido fibroglandular	Mama predominantemente adiposa Mama com tecido fibroglandular esparso Mama heterogeneamente fibroglandular Mama extremamente fibroglandular	
Realce de fundo do parênquima	Nível	Mínimo Discreto Moderado Acentuado
	Simétrico ou assimétrico	Simétrico Assimétrico
Achados	**Termos**	
Foco		
Nódulos	Forma	Oval Redonda Irregular

Continua

Achados	Termos	
Nódulos	Margem	Circunscrita Não circunscrita Irregular Espiculada
	Características de realce interno	Homogêneo Heterogêneo Realce periférico Septações internas escuras
Realce não nodular (RNN)	Distribuição	Focal Linear Segmentar Regional Múltiplas regiões Difuso
	Padrões de realce interno	Homogêneo Heterogêneo Agrupado Agrupado em anel
Achados sem realce	Ducto com sinal alto em T1 pré-contraste Cisto Coleções pós-operatórias (hematoma/seroma) Espessamento da pele e espessamento trabecular após terapia Nódulo sem realce Distorção arquitetural Ausência de sinal por corpos estranhos, clipes etc.	
Achados associados	Retração/invasão da papila	
	Retração/espessamento/invasão da pele	
	Adenopatia axilar	
	Invasão do músculo peitoral	
	Invasão da parede torácica	
	Distorção arquitetural	
Lesões contendo gordura	Linfonodos normal/anormal	
	Necrose gordurosa	
	Hamartoma	
	Seroma/hematoma pós-operatório com gordura	
Avaliação da curva cinética	Fase inicial (lenta/média/rápida)	
	Fase tardia (persistente/platô/*washout* (clareamento)	
Implantes	Material de implante e tipo de lúmen (salina/silicone/outro material)	
	Localização do implante (Retroglandular/Retropeitoral)	
	Contorno anormal do implante (abaulamento focal)	
	Achados de silicone intracapsular (linha subcapsular/sinal do buraco da fechadura/sinal linguine/pregas radias)	
	Silicone extracapsular (mama/linfonodos)	
	Gotas de água	
	Coleção líquida peri-implante	

Nota: Tabela adaptada do Atlas BI-RADS, 5º Edição, 2013.

Categorias e recomendações

As categorias e recomendações estão resumidas na Tabela 1.4. O algoritmo para o acompanhamento de lesões classificadas como categoria 3 está na Figura 1.1. Os Achados típicos de cada categoria estão listados na Tabela 1.5.

Tabela 1.4: Categorias de Avaliação e Recomendações de Conduta segundo o BI-RADS®

Avaliação	Conduta	Probabilidade de Câncer
Categoria 0: Incompleta (requer avaliação por imagem adicional e/ou exames anteriores para comparação. Não deve ser utilizada na RM).	Reconvocação para aquisição de imagens adicionais e/ou comparação com exames anteriores	—
Categoria 1: Negativa	Rastreamento de rotina	Nenhum risco de malignidade
Categoria 2: Achado Benigno	Rastreamento de rotina	Nenhum risco de malignidade
Categoria 3: Achado Provavelmente Benigno	Seguimento de curto prazo (6 meses) ou acompanhamento especifico conforme Figura 1.1	Entre 0% e < 2% de risco de malignidade
Categoria 4: Achado Suspeito Categoria 4A: Baixa suspeita Categoria 4B: Moderada suspeita Categoria 4C: Alta suspeita	Diagnóstico tecidual	Entre > 2% e < 95% de risco de malignidade (> 2% a ≤ 10% de risco de malignidade) (> 10% a ≤ 50% de risco de malignidade) (> 50% a < 95% de risco de malignidade)
Categoria 5: Achado Altamente Sugestivo de Malignidade	Diagnóstico tecidual	≥ 95% de risco de malignidade
Categoria 6: Malignidade Comprovada por Biópsia	Excisão cirúrgica quando clinicamente apropriado	—

Nota: Tabela adaptada do Atlas BI-RADS, 5º Edição, 2013.

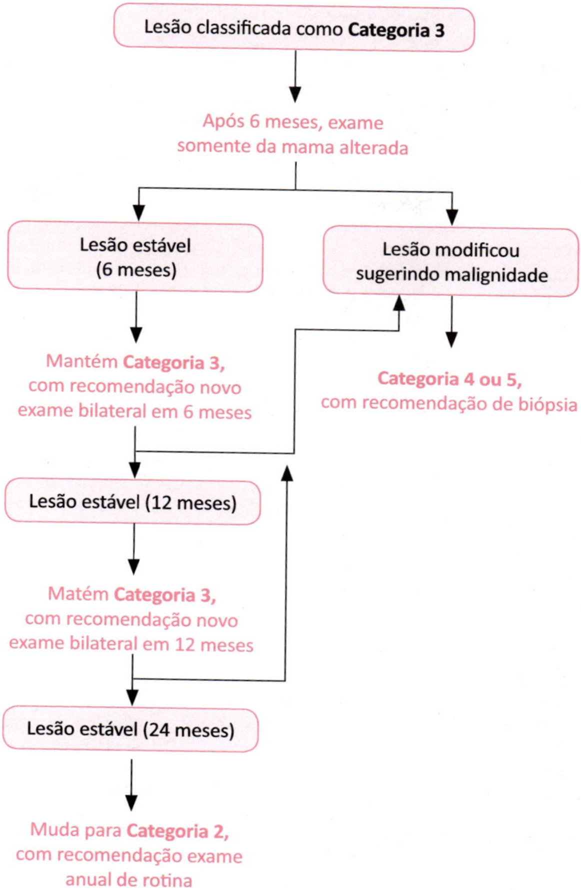

Figura 1.1: Algoritmo da conduta nas lesões categoria 3.

Tabela 1.5: Achados típicos de cada categoria do BI-RADS®

BI-RADS	Mamografia	Ultrassom	Ressonância magnética
Categoria 1	Exame normal	Exame normal	Exame normal;
Categoria 2	Calcificações benignas (cutâneas, vasculares, grosseiras, em bastonetes, anelares, distróficas, em "leite de cálcio" e outras) Linfonodo intramamário Nódulos com conteúdo de gordura Distorção pós-cirúrgica	Cistos simples Múltiplos microcistos agrupados Múltiplos cistos complicados Múltiplos nódulos sólidos com critérios de benignidade (> 2 em uma mama e 1 na outra) Nódulos sólidos estáveis há > 2 anos Alterações cirúrgicas	Cistos (simples, agrupados, com realce) Achados contendo gordura (necrose gordurosa, hamartoma, cisto oleoso) Achados sem realce (ducto com conteúdo, distorção arquitetural e nódulo sem realce) Múltiplos nódulos sólidos com critérios de benignidade (> 2 em uma mama e 1 na outra) Implantes
Categoria 3	Assimetria focal não palpável Agrupamento de calcificações puntiformes	Cisto complicado único Microcistos agrupados únicos Nódulos sólidos com critérios de benignidade	Nódulos sólidos com critérios de benignidade e curvas tipo I Foco de realce isolado, com curva tipo I Realce não nodular sugestivo de estímulo hormonal (TRH)
Categoria 4	Calcificações suspeitas (amorfas; heterogêneas grosseiras pleomórficas finas, lineares finas ramificadas) Assimetria em desenvolvimento Distorção da arquitetura não relacionada à cirúrgica	Nódulos sólidos que apresentem um ou mais critérios suspeitos Ducto único dilatado	Nódulos sólidos com um ou mais critérios suspeitos morfológicos ou dinâmicos Realce não nodular com distribuição linear, segmentar Foco de realce isolado, com curva tipo III, diferente do realce de fundo
Categoria 5	Nódulos associados a calcificações pleomórficas Calcificações novas lineares finas ramificadas, segmentares	Nódulos sólidos com achados clássicos de malignidade	Nódulos sólidos com achados clássicos morfológicos ou dinâmicos de malignidade

Leitura recomendada

1. American College of Radiology. Breast imaging reporting e data system (BI-RADS). 5.ed. Reston: American College of Radiology, 2013.

Capítulo

2

Mamografia

Radiá Pereira dos Santos
Bruno Hochhegger

Introdução

A mamografia é o melhor método que dispomos para o diagnóstico precoce do câncer de mama, mostrando redução da mortalidade em estudos efetuados de rastreamento.

A detecção do câncer de mama em um estágio subclínico por meio da mamografia, permite um tratamento mais adequado, determinando melhor qualidade de vida, com menos mutilação, e, em muitos casos, a cura da doença.

Indicações

Mamografia diagnóstica: utilizada em pacientes sintomáticas, e deve ser o primeiro exame por imagem efetuado após os 40 anos.

Mamografia para detecção precoce do câncer de mama (rastreamento): a partir dos 40 anos, com intervalos anuais.

Mamografia em mulheres de alto risco (rastreamento):

- 10 anos antes da idade que foi diagnosticado câncer em parente de 1° grau, mas não antes dos 30 anos. Exceção feita se houver suspeita de mutação do BRCA 1 e 2;
- Mutação do BRCA 1 e BRCA 2: iniciar entre 25-30 anos;
- Mulheres submetidas a radioterapia no tórax ou axila por doença de Hodgkin aos 18 anos ou antes dos 30 anos: iniciar mamografia 8 anos após o término do tratamento;

- Mulheres com diagnóstico histológico limítrofe (cicatriz radial, papiloma com atipias, CLIS, HLA, HDA): iniciar logo após o diagnóstico.
- O uso de ressonância magnética tem sido preconizado em muitos casos de rastreamento em grupos de risco.

Aquisição da imagem mamográfica

A mamografia é o exame da mama que utiliza um equipamento específico de raios X (mamógrafo) de baixa energia (alto comprimento de onda), cujo tubo (emissor de radiação X), é desenhado para produzir imagem de alta resolução, como aquelas encontradas nas lesões da mama (lesões de 0,1 mm).

Há duas possibilidades de aquisição da imagem radiológica da mama: analógica (convencional) e digital. Esta última compõe-se duas modalidades: CR (radiologia computadorizada), e DR (radiologia digital).

A mamografia analógica utiliza para detecção da imagem o sistema écran-filme. Enquanto a modalidade CR utiliza placa de fósforo em substituição do écran-filme, e o DR utiliza um detector digital instalado no próprio mamógrafo. O registro da imagem no sistema analógico é o próprio detector (filme), enquanto na modalidade digital este registro poderá ser não só com filme, mas em qualquer meio de armazenamento digital (DVD, HD, CD, entre outros).

A dose de radiação é superior nos sistemas digitais (embora não aumente o risco para câncer), entretanto a qualidade de imagem é justificável.

Deve ser considerado que a dose de radiação está relacionada com a otimização dos operadores (técnicos e tecnólogos), programas de computação (variáveis entre as modalidades mesmo considerando-se os mesmos fabricantes).

A qualidade de imagem produzida pela tecnologia digital é superior àquela da mamografia analógica, pois existe maior resolução de contraste. Assim, as imagens das mamas densas são melhores visualizadas em sistemas digitais.

No sistema digital existe a possibilidade de utilizar monitores de alta resolução para leitura das imagens, utilizando ferramentas computacionais de pós-processamento auxiliam para melhorar digitalmente a imagem, diminuindo a taxa de novas incidências. Além disso, há a possibilidade de armazenamento das imagens e eliminação da câmara escura.

O grande e clássico estudo realizado por Pisano *et al.*, demonstrou que não há diferença significativa no diagnóstico quando se compara as duas modalidades digitais (DR e CR). Comparando-se a modalidade digital e analógica, a primeira (digital), mostrou ser mais eficiente em mamas densas.

Além disso, os sistemas CR e DR possibilitam a escolha das imagens a serem impressas, já que as mesmas são produzidas digitalmente. Desse modo, há a possibilidade de reduzir o custo com a utilização de filmes.

Na atualidade, os mamógrafos com imagens analógicas estão cada vez mais em desuso, sendo substituído os paulatinamente, pelos mamógrafos digitais, sobretudo aqueles que fornecem imagens digitais de campo total.

Realizando o exame

A realização do exame de mamografia é um dos aspectos mais importantes para detecção e diagnóstico do câncer de mama. Quando a glândula mamária não está posicionada corretamente, um câncer pode não ser detectado já que algum segmento pode ficar excluído.

A compressão é elemento fundamental para a aquisição de imagem passível de ser interpretada. Reduz a espessura da mama, permitindo menor sobreposição de estruturas.

Utilizam-se duas incidências convencionais: crânio caudal (CC) (Figura 2.1) e obliqua médio lateral (OML) (Figura 2.2). Essas incidências permitem um entendimento tridimensional das estruturas glandulares, facilitando a visualização de estruturas que podem se sobrepor.

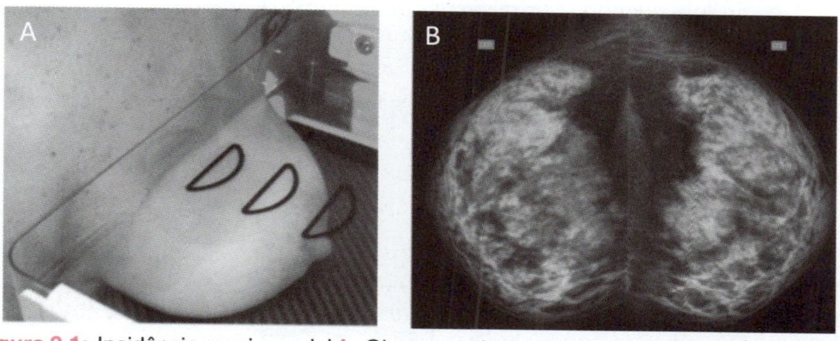

Figura 2.1: Incidência craniocaudal A: Observar a inclusão de toda a glândula na bandeja. Permite mostrar localização das lesões em situação lateral e medial. B: Visualização de todo tecido fibro glandular. Posteriormente, observa-se a imagem do músculo grande peitoral.

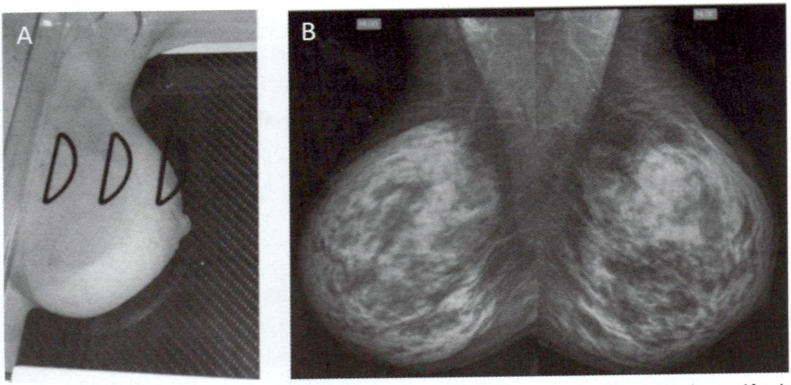

Figura 2.2: Incidência oblíqua média lateral. A: Observar a inclusão de toda a glândula na bandeja, inclusive do sulco inframamário. Permite mostrar localização das lesões em situação superior e inferior. B: Observa-se, posteriormente, a imagem do músculo grande peitoral até a altura da papila, o que permite uma visualização adequada de toda a glândula. A papila deve estar paralela ao plano do filme.

Incidências adicionais podem ser utilizadas para maior compreensão de algum achado. As mais usadas são:

- Compressão localizada (Figura 2.3) (do inglês '*spot*'), que permite uma melhor visualização das margens de um nódulo, ou excluir a presença de nódulo quando se trata apenas de somação de imagens, já que permite separar as estruturas glandulares;

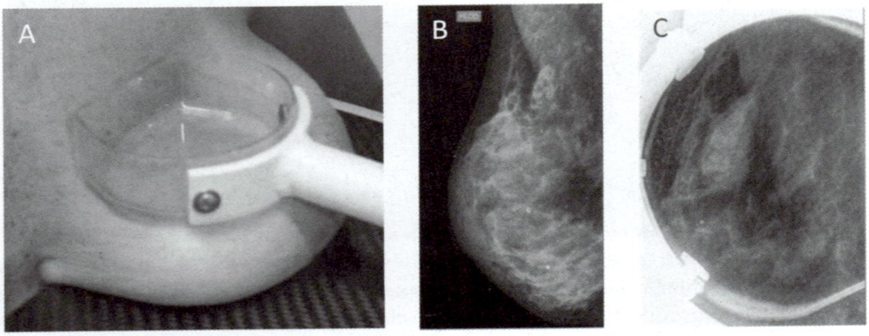

Figura 2.3: Compressão localizada (*spot*). A: O acessório deve estar focando a área em estudo. B: Permite uma visualização mais adequada do achado observado na incidência convencional.

- Ampliação (Figura 2.4), usada fundamentalmente para melhor avaliação das microcalcificações.

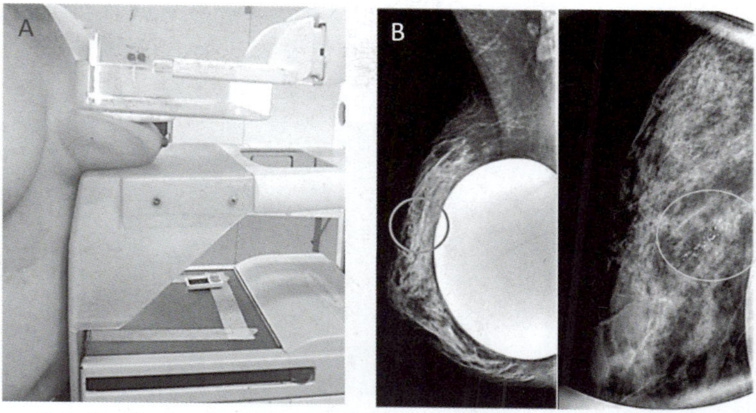

Figura 2.4: Ampliação. A: Observar a distância do objeto (mama), com filme. Esta maior distância é que permite a visualização com mais detalhe do achado mamográfico. B: A incidência convencional mostra a presença de microcalcificações na projeção dos quadrantes superiores. A ampliação evidencia com mais detalhe as características morfológicas das mesmas.

Nas mulheres portadoras de implante mamário, usa-se, além das incidências complementares, a manobra de Eklund, que consiste em deslocar-se posteriormente o implante, e comprimir o tecido fibroglandular (Figura 2.5).

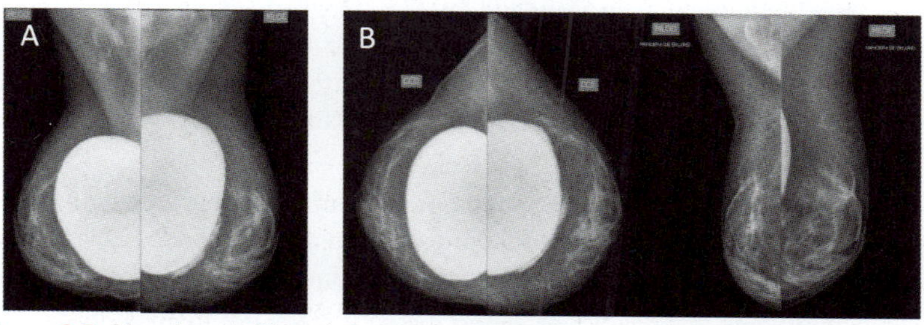

Figura 2.5: Manobra de Eklund. A: Incidência convencional (OML), implante cuja localização é submuscular. B: Manobra de Eklund, em implante cuja localização é submuscular mostrando maior definição da glândula, devido a melhor compressão adequada no tecido fibro glandular.

Na mama masculina, o exame de escolha para diagnóstico por imagem é a mamografia. A grande causa é a ginecomastia, sendo a incidência OML, a escolhida, sem necessidade da realização da CC. A Figura 2.6a mostra estrutura compatível com tecido fibroglandular retropapilar, com as características de ginecomastia. Na presença de achado suspeito, realiza-se a incidência CC

(Figura 2.6b). Observar imagem nodular lobulada retropapilar e a complementação com o ultrassom evidenciou crescimento papilar junto da parede (AP: carcinoma papilífero).

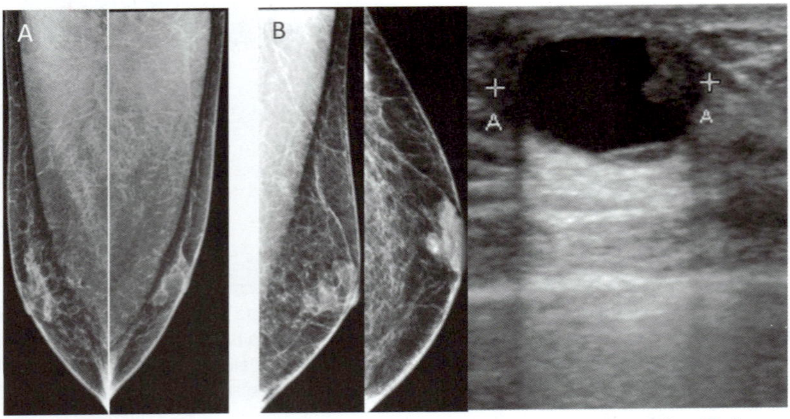

Figura 2.6: A: Estrutura compatível com tecido fibroglandular retropapilar. B: Imagem nodular lobulada retropapilar e complementação com o ultrassom, evidenciando crescimento papilar junto da parede.

Tomossíntese

É uma modalidade para rastreamento em 3D que preserva a alta resolução da imagem em 2D.

Várias imagens da mama são adquiridas em diferentes ângulos durante uma varredura do tubo de raios X, permitindo que o radiologista veja as estruturas sobrepostas.

É recomendável sempre que a mamografia conjuntamente com o ultrassom não estabelecerem uma impressão diagnóstica em algum achado. É particularmente utilizada nas distorções arquiteturais e assimetrias.

Na atualidade, está cada vez sendo mais utilizada em mamas densas, em pacientes de alto risco, já que permite a visualização de imagens sem sobreposições de estruturas.

Características dos achados

Os achados mais importantes são:

1. Nódulo:

   Definição: achado tridimensional, detectado em duas incidências, com margens convexas (Quadros 2.1 e 2.2 e Figura 2.7).

Quadro 2.1: Nódulos: forma

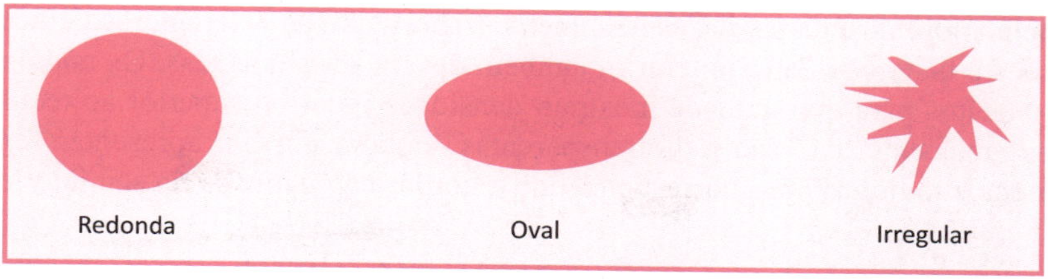

Quadro 2.2: Nódulos: margens

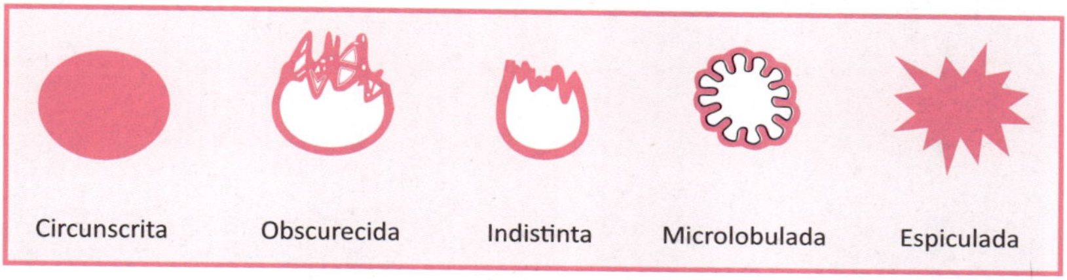

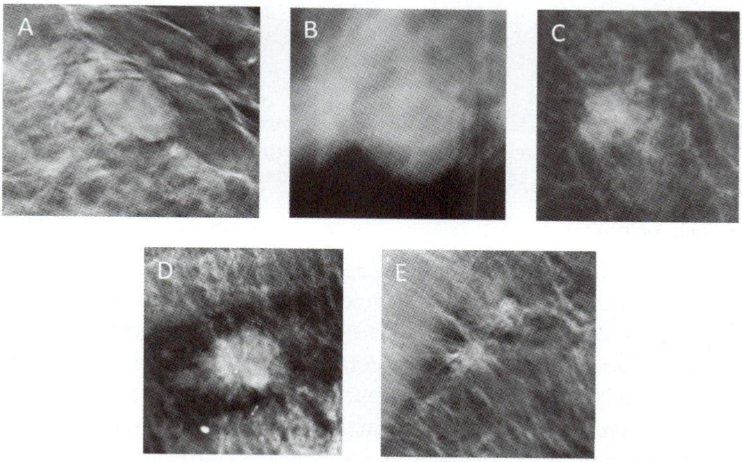

Figura 2.7: Nódulos. A: Margem circunscrita. B: Margem obscurecida. C: Margem indistinta. D: Margem microlobulada. E: Margem espiculada.

A margem do nódulo é a característica mais importante para o diagnóstico radiológico. Margens microlobuladas e espiculadas são altamente sugestivas de malignidade (BI-RADS® categoria 5) (Figura 2.8).

Outras características, como densidade e achados associados (retração de pele, músculo e da papila, espessamento trabecular e da pele, microcalcificações e distorção da arquitetura), também devem ser analisadas. Os nódulos suspeitos para malignidade mostram densidade igual ou superior ao tecido circunjacente, não são radiotransparentes, embora possam apresentar segmentos radioluzentes, correspondendo a gordura aprisionada no seu interior (Figura 2.8).

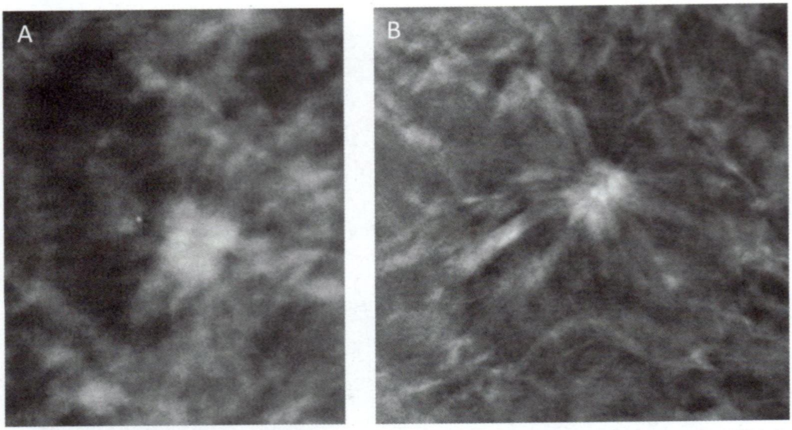

Figura 2.8: A: Nódulo típico de malignidade, com margens microlobuladas. B: Nódulo com margens espiculadas, tambem típico de malignidade.

2. Calcificações:

   As calcificações devem ser diferenciadas entre benignas, suspeitas e malignas. As benignas (Figura 2.9) são geralmente grandes, grosseiras, redondas e com margens regulares mais facilmente visíveis que as malignas, e nem sempre precisam ser relatadas. São consideradas calcificações tipicamente benignas (BIRADS® 2) aquelas da pele, vasculares, grosseiras ou semelhantes a "pipoca", semelhantes a bastonetes, redondas esparsas (< 1 mm, formadas nos ácinos), puntiformes (< 0,5 mm), arredondadas com centro radiotransparentes, casca de ovo, "leite de cálcio", fios de sutura, distróficas (geralmente na mama irradiada, são grosseiras e frequentemente apresentam o centro radiotransparente).

   A distribuição das calcificações descreve a sua disposição na mama e podem ser difusas (disseminadas), regionais (ocupam espaço > 2 centímetros cúbicos do tecido mamário, não configurando distribuição ductal), agrupada (ocupam espaço > 2 centímetros cúbicos do tecido mamário), lineares (dispostas em linha) e segmentares.

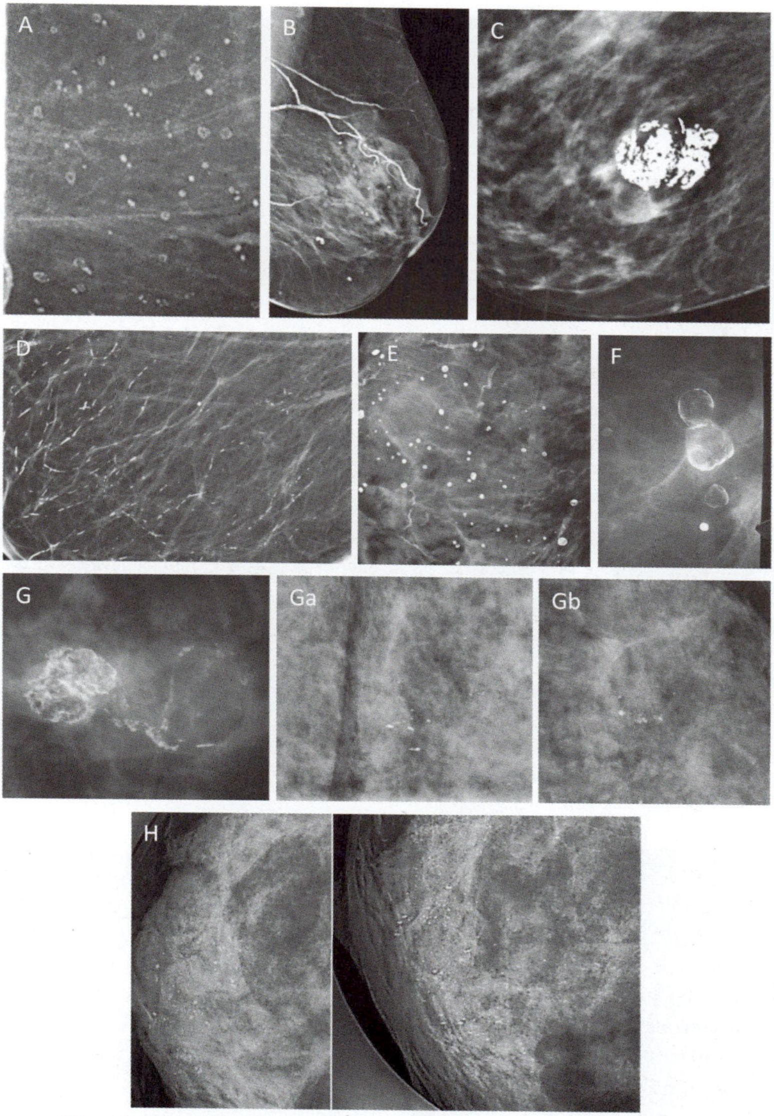

Figura 2.9: Calcificações tipicamente benignas. A: Pele. B: Vasculares. C: "Pipoca" (fibroadenomas). D: Bastonetes (mastite periductal). E: Arredondadas esparsas. F: Cisto oleoso calcificado. G: Distróficas (esteatonecroses). Ga: Leite de cálcio (incidência CC). Gb: Leite de cálcio (incidência Perfil) H: Puntiformes difusas.

Em geral, as calcificações com distribuição regional, ocupam grande volume de mama, sendo a malignidade, menos provável, embora a avaliação deva incluir características morfológicas.

As calcificações de distribuição linear podem levantar a possibilidade de malignidade, já que sugere depósito em ducto.

As microcalcificações, dependendo de suas características (fundamentalmente morfologia e distribuição), são um dos sinais mais importantes de câncer de mama não palpável detectável quase exclusivamente pela mamografia, determinando uma alta probabilidade de cura, fundamentalmente nos carcinomas ductais *in situ* (Figuras 2.10 a 2.12).

Calcificações suspeitas são pequenas, imprecisas. Podem ser amorfas, heterogêneas grosseiras (Figura 2.11).

As calcificações com alta probabilidade de malignidade podem ser pleomórficas finas (são mais visíveis que as amorfas, e não mostram características tipicamente malignas ou benignas), finas e lineares (ou finas lineares ramificadas)

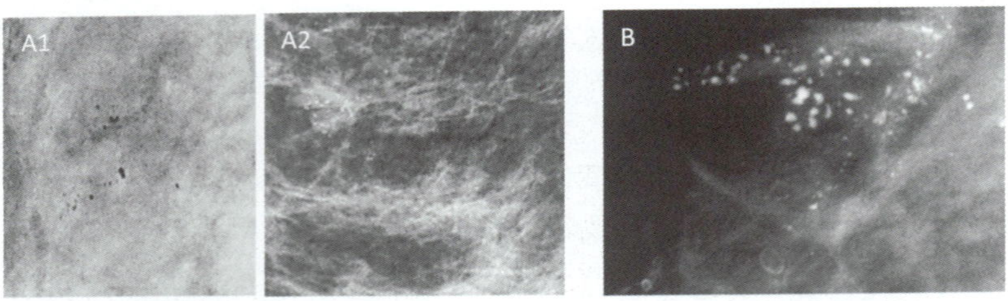

Figura 2.10: Calcificações suspeitas. A1, A2: Amorfas. B: Heterogêneas grosseiras.

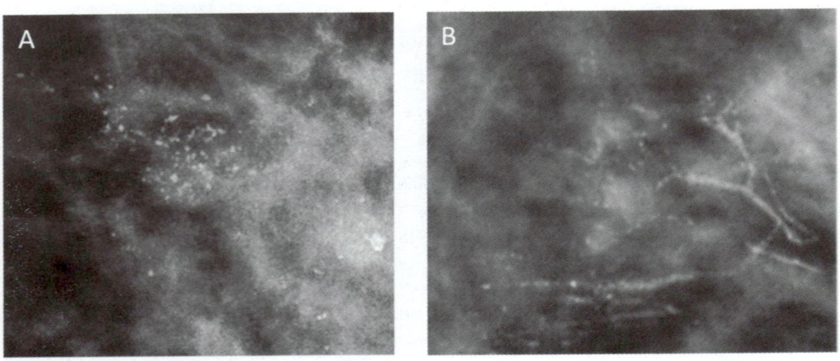

Figura 2.11: Calcificações suspeitas. A: Pleomórficas finas. B: Finas lineares (finas lineares ramificadas).

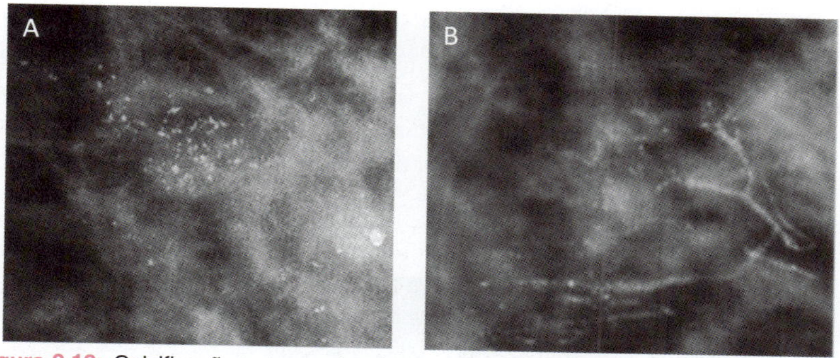

Figura 2.12: Calcificações, agrupadas, pleomórficas finas cujo resultado histológico foi de Ca ductal invasor *in situ* (A-B).

Distorção arquitetural

É observada quando a arquitetura da glândula se apresenta distorcida, sem a presença de nódulo definido (Figura 2.13). Caracteriza-se por finas linhas, ou espículas, que partem de um ponto. Pode estar associada a nódulo, assimetria ou calcificações. Na ausência de trauma, deve haver investigação desse achado, pois a possibilidade de câncer não pode ser afastada. O diagnóstico diferencial é com cicatriz radial e adenose esclerosante.

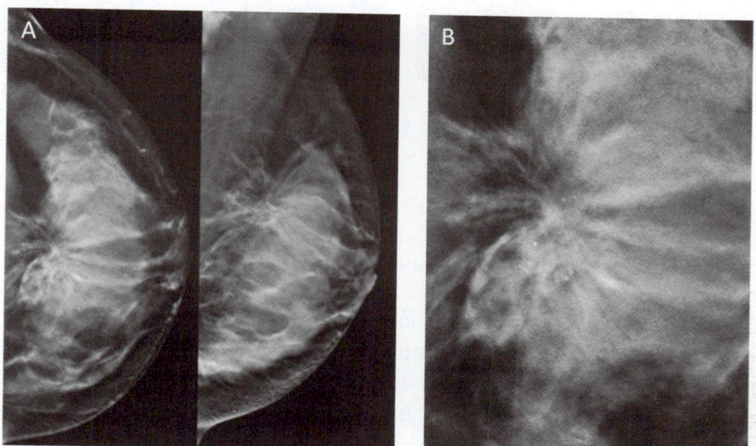

Figura 2.13: Distorção arquitetural. A: Incidência CC e OML mostrando a distorção arquitetural, no quadrante súpero-lateral da mama esquerda. B: Ampliação para melhor visualização mostrando estrias que se irradiam de uma área retificada do contorno anterior da glândula, sem evidências de nódulo com presença de calcificações puntiformes, monomórficas. AP: Adenose esclerosante.

Assimetria global

Representa um grande volume de tecido mamário, não presente na área correspondente de mama contralateral, sem nódulos, calcificações ou distorções. Em geral, corresponde a tecido mamário normal, mas deve ser melhor avaliado (geralmente com o ultrassom), na presença de anormalidade palpável (Figura 2.14).

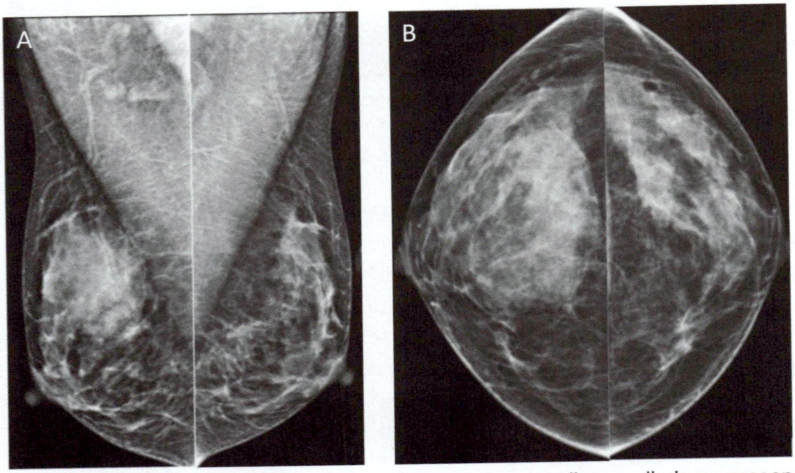

Figura 2.14: Grande volume de tecido mamário deve ser melhor avaliado na presença de anormalidade palpável. A: Incidência OML. B: Incidência CC.

Assimetria focal

Considera-se assimetria focal quando o achado não se ajusta aos critérios de nódulo (Figura 2.15). Apresenta forma similar nas duas incidências. Não evidencia margens, e pode corresponder a tecido mamário normal quando entremeado de áreas radioluzentes, correspondendo à gordura. Pode, no entanto, corresponder a câncer, na ausência de sinais de benignidade, e principalmente na presença de alteração palpável. A complementação com o ultrassom pode ser necessária para estabelecer o diagnóstico diferencial.

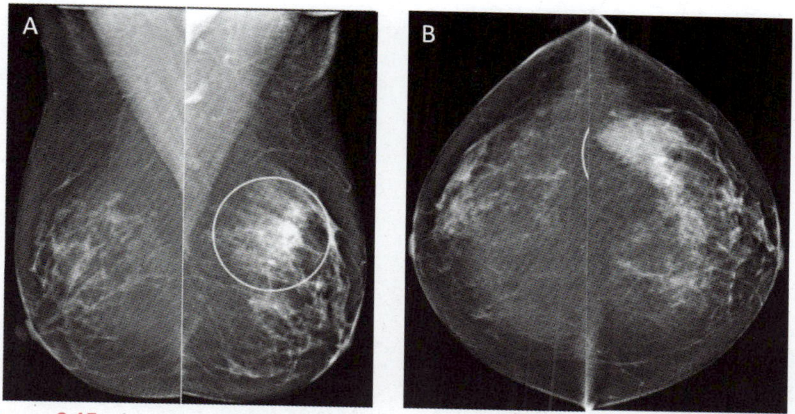

Figura 2.15: Assimetria focal: aumento de densidade localizada no quadrante súperolateral da mama esquerda (círculo), com forma similar nas duas incidências. A: Incidência OML. B: Incidência CC.

Achados associados

Usados com nódulos, assimetrias, ou calcificações ou descritos simplesmente como *achados*, quando não há outra anormalidade (Figura 2.16). Podem ser considerados como "achados associados" a retração de pele e de papila, espessamento de pele (> 2 mm) e trabecular, lesão de pele e adenopatia axilar.

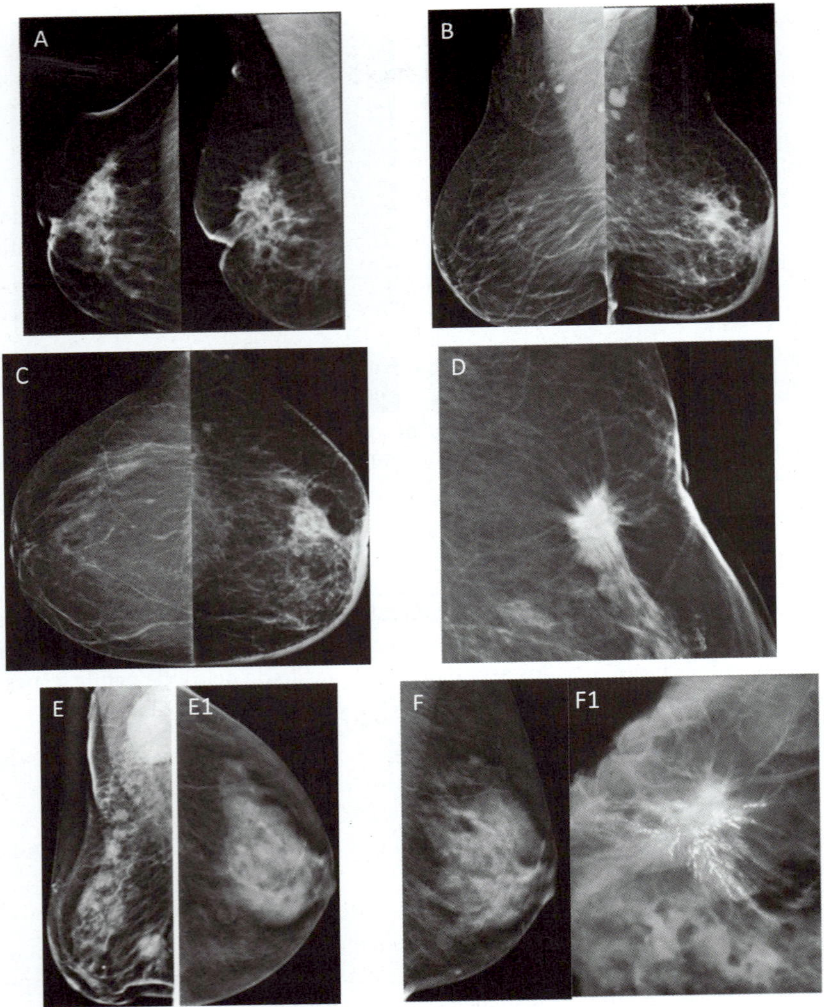

Figura 2.16: Achados associados. A: Retração de papila secundária ao câncer retropapilar. B e C: Espessamento de pele e de trabéculas, relacionado com câncer de mama. A comparação com a mama contralateral torna esse achado mais evidente. D: Retração de pele, associada a nódulo maligno com estria que se dirige a pele, determinando retração. E: Adenopatia axilar, compatível com metástase de câncer multifocal, inclusive com retração de pele. E1 e F: Alteração cutânea relacionada a verruga (tomossíntese). F1: Microcalcificações associadas a Ca de mama (Rx de peça cirúrgica cedida por Dr. Raúl Leborgne, 1977).

Correlacionando achados mamográficos com BI-RADS®

- BI-RADS® categoria 0: representa prosseguimento da investigação (por exemplo, ultrassom, ampliação).
- BI-RADS® categoria 1: não há achados valorizáveis. Recomenda-se mamografia anual.
- BI-RADS® categoria 2: achados benignos: nódulos contendo área radioluzente, e calcificações tipicamente benignas. Recomenda-se mamografia anual.
- BI-RADS® categoria 3: representam os achados com 2% de possibilidade de malignidade. Os exemplos mais frequentes são: nódulo sólido circunscrito, assimetria que se atenua com compressão localizada, calcificações puntiformes agrupadas. Um controle mamográfico em 6 meses é preconizado.
- BI-RADS® categoria 4: pode ser subdividida nas categorias (opcionais) A, B e C, dependendo do grau de suspeita para malignidade. A avaliação histológica/citológica é preconizada.
- BI-RADS® categoria 4A: representa baixa suspeita. Exemplos: nódulo sólido parcialmente circunscrito, calcificações arredondadas, ou puntiformes não presentes em exame anterior.
- BI-RADS® categoria 4B: representa suspeita intermediária. Exemplos: nódulos com margens parcialmente indistintas, calcificações heterogêneas e grosseiras e calcificações amorfas.
- BI-RADS® categoria 4C: representa suspeita para malignidade, mas sem sinais definitivos de malignidade. Exemplos: calcificações finas pleomórficas, calcificações com distribuição linear ou segmentar, independentemente da morfologia, distorção arquitetural, não relacionada com cirurgia prévia.
- BI-RADS® categoria 5: representa alta suspeita para malignidade. Cirurgia está indicada, independentemente do resultado do procedimento invasivo efetuado. Exemplos: nódulo de forma irregular e margens espiculadas, calcificações suspeitas associadas a nódulo com características de malignidade.
- BI-RADS® categoria 6: lesões biopsiadas com resultado de malignidade, mas não submetidas a tratamento definitivo.

Leitura recomendada

1. Gøtzsche PC, Nielsen M. Screening for breast cancer with mammography. Cochrane Database Syst Rev. 2009 Oct 7;(4):CD001877.

   Meta-análise de oito estudos incluindo 600.000 mulheres incluídas. A demonstração final foi de redução da mortalidade por câncer de mama estimativa em 15% do risco relativo. A redução da mortalidade geral foi de 0,5%.

2. Autier P, Héry C, Haukka J, Boniol M, Byrnes G. Advanced breast cancer and breast cancer mortality in randomized controlled trials on mammography screening. J Clin Oncol. 2009 Dec 10;27(35):5919-23.

   Meta-análise de grandes estudos randomizados demonstrando que para cada unidade de redução na incidência de câncer de mama avançado, houve uma redução na mortalidade entre câncer de mama.

3. Granader EJ, Dwamena B, Carlos RC. MRI and mammography surveillance of women at increased risk for breast cancer: recommendations using an evidence-based approach. Acad Radiol. 2008 Dec;15(12):1590-5.

   Meta-análise que avaliou os métodos de imagem em mulheres com fatores de risco para câncer de mama. Em mulheres com um risco aumentado sem o gene BRCA, as taxas de detecção de câncer por ressonância magnética (RM) foram 0,011 (95% intervalo de confiança [CI] 0,003-0,019), por mamografia 0,005 (95% CI 0,002-0,008), e por uma combinação de ambos, 0,012 (95% CI 0,004-0,020). Os dados suportam um papel essencial da RM em mulheres com um risco aumentado para câncer de mama.

4. Pisano ED, Gatsonis C, Hendrick E, Yaffe M, Baum JK, Acharyya S et al. Diagnostic performance of digital versus film mammography for breast-cancer screening. N Engl J Med. 2005 Oct 27;353(17):1773-83.

   Estudo comparando mamografia digital e analógica que incluiu 49.528 mulheres assintomáticas em 33 locais nos Estados Unidos e Canadá. A precisão diagnóstica global da mamografia digital foi semelhante, mas a mamografia digital foi mais precisa em mulheres com idade inferior a 50 anos, em mulheres com mamas radiologicamente densas e mulheres em pré-menopausa ou perimenopausa.

5. Giess CS, Frost EP, Birdwell RL. Difficulties and errors in diagnosis of breast neoplasms. Semin Ultrasound CT MR. 2012 Aug;33(4):288-99.

   Revisão excelente que demonstra as maiores limitações e dificuldades do diagnóstico radiológico em mamografia.

6. Smith RA, Duffy SW, Tabor L. Breast cancer screening: the evolving evidence. Oncology (Williston Park). 2012 May;26(5):471-5, 479-81, 485-6.

   Revisão excelente que discute os últimos estudos na área, discutindo as orientações das maiores sociedades.

Capítulo 3

Ultrassonografia

Vera Lucia Nunes Aguillar
Selma di Pace Bauab

Introdução

Depois da mamografia, a ultrassonografia é o exame de imagem mais utilizado na detecção e diagnóstico das lesões mamárias. Idealmente, os dois métodos são realizados em conjunto, de preferência, pelo mesmo profissional. A maior utilização da ultrassonografia mamária nos últimos anos se deve a:

1. Grande avanço tecnológico nos equipamentos, resultando em imagens com mais nitidez.
2. Menor sensibilidade da mamografia em mulheres com mamas densas, sendo a ultrassonografia complementar muito utilizada nesses casos.
3. Qualidades próprias do método: ampla disponibilidade, custo menor em relação à ressonância magnética e excelente método para orientar biópsias percutâneas da mama.

Como todo método de imagem, a ultrassonografia é dependente do operador e do aparelho utilizado. É fundamental que o médico interpretador seja experiente em anatomia e patologia mamária, assim como nos outros métodos de imagem da mama (mamografia e ressonância magnética), além de dominar o uso do aparelho de US, sabendo usar corretamente todos os parâmetros disponíveis, sobretudo zona focal, escala de cinzas e curva de ganho.

Fatores indispensáveis nos aparelhos usados para a ultrassonografia mamária

1. Os transdutores têm que ser lineares, com alta frequência (de preferência acima de 12 MHz) e banda larga (ou seja, frequências que variam de

12-5 MHz para lesões profundas e 18-5 MHz para lesões superficiais). Os transdutores de 5 MHz podem ser usados em mamas grandes, quando há necessidade de maior penetração do feixe sonoro, embora a resolução seja menor (lembrar que quanto maior a frequência do transdutor, maior a resolução da imagem, porém menor a penetração do feixe sonoro).

2. Ajuste eletrônico do foco – o ajuste da zona focal determina a resolução espacial, ou seja, o aspecto ecográfico da lesão. Em exames de rotina, a zona focal deve ser colocada no terço medioanterior da mama; caso se encontre um nódulo ou outra alteração ecográfica, o foco do transdutor deve ser ajustado para onde se encontra a lesão para sua melhor caracterização. Estruturas da mama fora da zona focal podem ter a ecotextura modificada, como, por exemplo, lesões muito superficiais podem sair da zona focal do transdutor, ocasionando ecos de artefato em seu interior, dificultando a diferenciação entre cistos simples e nódulos sólidos.
3. Campo de visão do transdutor – é a área visualizada da mama e deve incluir desde a pele até o músculo peitoral. O tamanho ideal do transdutor é de 5 cm, com penetração de 4 a 5 cm, para que toda a mama seja incluída no campo de visão. Campo de visão estendido (imagem panorâmica) pode ser útil no estudo dos implantes ou nódulos grandes.
4. Ganho geral e curva de compensação de ganho (definem a escala de cinzas) – são parâmetros que devem ajustados para cada exame, de acordo com as características da mama da paciente. Quando essas variáveis não estão corretas, nódulos sólidos podem ser erroneamente interpretados como cistos ou vice-versa.
5. Novos parâmetros – os equipamentos de US atuais apresentam novos elementos, como imagem harmônica e composição espacial de imagens em tempo real, que reduzem os ecos de artefato, ajudando na diferenciação das lesões hipoecoicas (cistos com conteúdo espesso *versus* nódulos sólidos) e aumentam a resolução das margens dos nódulos. O ultrassonografista deve entender como utilizar estes recursos a fim de obter a melhor imagem, caso a caso.

Realização do exame

O exame deve ser realizado com a paciente em decúbito dorsal e os braços elevados, acima da cabeça: essa posição permite usar a parede torácica como apoio para comprimir a mama com o transdutor durante o exame, além de reduzir a mobilidade da mama e minimizar a espessura do tecido que o feixe sonoro deve atravessar. Para estudo das regiões laterais, onde se encontra, em geral, maior quantidade de tecido fibroglandular, deve-se rodar obliquamente a paciente para o lado contralateral. Para o estudo das regiões superiores das mamas, assim como das regiões infraclaviculares, os braços devem ficar estendidos ao longo do corpo. Essa posição também pode ser utilizada nas localizações pré-operatórias, visto ser esta a posição habitualmente empregada durante as cirurgias mamárias.

Durante o exame ultrassonográfico, a mama deve ser rastreada desde a linha axilar media até a região paraesternal e desde a região infraclavicular até o sulco inframamário. Isso é de fundamental importância visto que a região periférica da mama pode não ser incluída no exame mamográfico, sendo do domínio da ultrassonografia. O exame deve ser feito sempre em, pelo menos, dois planos ortogonais: longitudinal e transversal. Os planos radiais – ao longo das estruturas ductais – e o antiradial (perpendicular ao radial) devem ser utilizados para estudo da região subareolar, com deslocamento ou bastante gel em cima da papila já que esta origina sombra acústica posterior, prejudicando a visualização dessa área. As regiões axilares devem ser sempre examinadas, para estudo dos linfonodos: em geral, é possível visualizar os linfonodos do nível 1, entre os músculos grande e pequeno peitoral, ao nível do prolongamento axilar. Em pacientes com câncer de mama atual ou tratado, deve-se sempre examinar as regiões subclaviculares, supraclaviculares (medial ao esternocleidomastoide) e paraesternais (três primeiros espaços intercostais) para excluir linfonodomegalia.

Anatomia normal

- Pele: hiperecogênica, medindo até 2 mm de espessura.
- Tecido adiposo pré-mamário: hipoecogênico. As "ilhotas" de gordura costumam ser ovais em um plano e alongadas no plano ortogonal, permitindo assim a diferenciação com nódulos sólidos verdadeiros.
- Tecido fibroglandular: em geral, hiperecogênico e heterogêneo (áreas hiper e hipoecogênicas entremeadas), podendo ser hipoecogênico em mulheres jovens e na lactação.
- Tecido adiposo retromamário: fina camada hipoecogênica, as vezes não visível (em mamas muito densas).
- Músculo peitoral: deve ser visualizado no exame ultrassonográfico porque confirma que toda a espessura da mama foi incluída no campo de visão. Apresenta hipoecogenicidade menor em relação ao tecido fibroglandular.
- Arcos costais: não devem ser confundidos com nódulos mamários. Localizam-se atrás do músculo peitoral, são ovais em um plano e alongados em outro, com sombra acústica posterior.
- Linfonodos axilares: linfonodos do nível 1, entre os músculos grande e pequeno peitoral, ao nível do prolongamento axilar (Figura 3.1).

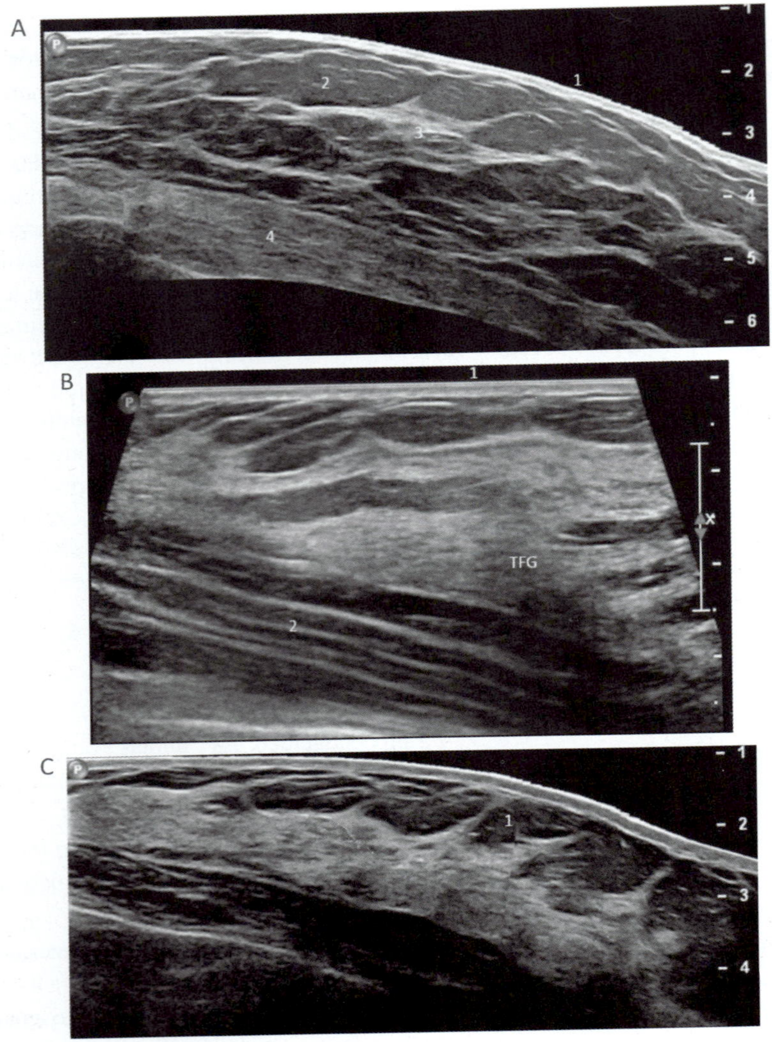

Figura 3.1: Anatomia ultrassonográfica da mama. A: 1. Pele. 2. Tecido adiposo subcutâneo. 3. Tecido fibroglandular. 4. Músculo peitoral. B: Campo de visão da mama deve incluir desde a pele (1) até o músculo peitoral (2). TFG: Tecido fibroglandular. C: Ligamentos de Cooper.

Indicações da ultrassonografia

Caracterização de nódulo detectado na mamografia (palpável ou não) – diferenciação de cisto e nódulo sólido;

Caracterização de lesão palpável, não vista na mamografia;

Primeiro e, geralmente, o único exame para avaliar achados clínicos em mamas jovens, gestantes ou em lactação;

Estudo dos implantes mamários para detecção de roturas intracapsulares ou coleções;

Orientação de procedimentos percutâneos: punção aspirativa, biópsia com agulha grossa, biópsia assistida a vácuo e agulhamentos pré-operatórios. É o melhor método para guiar tais procedimentos e deve ser utilizado sempre que a lesão é caracterizada na US;

Diferenciação de nódulos sólidos: provavelmente benignos ou provavelmente malignos;

Estadiamento local de carcinoma descoberto na mamografia ou palpável para procura de multifocalidade, multicentricidade e bilateralidade. Embora a US possa ser utilizada para esses fins, a ressonância magnética, se disponível, apresenta maior sensibilidade. No estudo das cadeias linfonodais – axilares, subclaviculares, supraclaviculares e mamárias internas, a US é excelente e melhor que a RM;

Estudo da mama operada para câncer de mama – complementa a mamografia, sobretudo em mulheres com mamas densas, no estudo do sítio cirúrgico, para pesquisa de recidivas superficiais e estudo das cadeias ganglionares regionais.

Indicações mais recentes da ultrassonografia

Rastreamento complementar à mamografia, em mulheres com mamas densas. Trabalhos uni e multicêntricos, não randomizados, incluindo um número grande de mulheres, têm mostrado que a ultrassonografia é capaz de detectar pequenos carcinomas invasivos, não visualizados na mamografia, com taxa de detecção de 3 a 4 cânceres/1.000 exames. O mais importante desses trabalhos é, sem dúvida, o ACRIN 6666, um projeto prospectivo multicêntrico, designado para investigar e validar o papel do rastreamento ultrassonográfico complementar à mamografia, em mulheres com mamas densas e aumento de risco para câncer de mama, principalmente história familiar. Incluiu 2.637 consideradas elegíveis, com presença de tecido heterogeneamente denso em, pelo menos um quadrante da mama, submetidas a mamografia e US anuais por 3 anos consecutivos. A US aumentou a taxa de detecção de câncer em 4,2 tumores por 1.000 mulheres rastreadas, sendo 94% invasivos, 70% iguais ou menores de 1,0 cm e 86% com linfonodos negativos (dentre aqueles nos quais esses dados foram detalhados nos trabalhos). A grande critica ao rastreamento ultrassonográfico é sua baixa especificidade, com VPP3 em torno de 6-10%, nos trabalhos antigos. Nos estudos mais recentes, observa-se melhora da especificidade do método, como nas publicações de Yale – no primeiro ano de rastreamento complementar com US foi observado um VPP3 de 6%, enquanto no quinto ano após a implantação do rastreamento ultrassonográfico em mamas densas, o VPP3 subiu para 25%. O J-START (Japan Strategic Anti-cancer Randomized Trial), um estudo prospectivo publicado em 2016, avaliou mais de 70 000 mulheres com mamas densas e idade entre 40-49 anos, randomizadas para mamografia apenas (grupo controle) ou mamografia associada a ultrassonografia (grupo investigado) demonstrou a redução da taxa de carcinomas de intervalo no grupo rastreado com mamografia e US, em relação ao grupo-controle.

O rastreamento apenas com a ultrassonografia não é justificado, devido à superioridade da mamografia na detecção e caracterização de microcalcificações, que representam o achado mais frequente dos carcinomas ductais *in situ*.

Papel da US após a implantação da tomossíntese no rastreamento – a tomossíntese pode substituir a ultrassonografia nas mulheres com mamas densas?

Inúmeros trabalhos constataram que a ultrassonografia, bem como a tomossíntese, detecta pequenos cânceres invasivos, não vistos na mamografia convencional, mesmo retrospectivamente, em mulheres com mamas densas. A tomossíntese tem a vantagem de ser apenas um exame (é uma mamografia melhor), com valor preditivo positivo elevado, porém com custo alto de implantação e manutenção. A ultrassonografia é um exame adicional, com custo baixo, amplamente disponível, sem radiação, porém com valor preditivo baixo, necessitando de radiologista experiente para realizar o exame. Existem poucas informações sobre qual exame devemos escolher como complemento à mamografia digital, em mulheres com mamas densas: só ultrassonografia, só tomossíntese ou ambos? Recentemente foi publicado o estudo ASTOUND ("Adjunct Screening with Tomosynthesis or Ultrasound in Women with Mammography-Negative Dense Breasts"), um trabalho prospectivo, multicêntrico, com o objetivo de comparar a tomossíntese *versus* a ultrassonografia no rastreamento complementar de mulheres com mamas densas e mamografia digital negativa. A taxa de detecção de câncer foi de 4/1.000 com a tomossíntese e 7,1/1.000 com a US, sem diferenças significativas na taxa de reconvocações e no valor preditivo positivo. Os autores sugerem que, em mulheres com mamas densas, a US pode ser mais eficaz que a tomossíntese. Entretanto, esses resultados são preliminares e precisam ser reproduzidos em outros centros. Neste estudo, a tomossíntese detectou mais de 50% dos cânceres adicionais, podendo potencialmente ser a modalidade primária de rastreamento. Na prática clínica, pode-se observar que as duas modalidades se complementam no rastreamento de mulheres com mamas densas.

Ultrassonografia "*second look*" após achados de ressonância magnética (RM)

A RM é o exame de imagem com maior sensibilidade para detecção de câncer de mama e pode identificar lesões não visualizadas na mamografia ou US, principalmente em mulheres com alto risco para câncer de mama. No entanto, as biópsias orientadas por RM são caras e demoradas e nem sempre existe disponibilidade para realizá-las. Por isso, na maioria dos casos, a US "*second look*", direcionada para as lesões identificadas inicialmente por RM, é utilizada. Nem sempre é fácil ou possível a caracterização da lesão na US, porque, em geral são sutis e inespecíficas, sem sinais típicos de malignidade. Uma metanálise realizada até 2013, que incluiu 17 artigos, mostrou grande heterogeneidade na taxa de detecção pela US "*second look*" (22,6-82,1%) com média de 57,5%. Outra revisão sistemática da literatura, com novos artigos desde 2013, apresentada no último Congresso Europeu de Radiologia (Viena 2017) confirmou a heterogeneidade na taxa de detecção da US, estimada em média, em cerca de 64,2%. A conclusão de todos os estudos é que a US "*second look*" (após achados da RM) tem maior probabilidade de detectar lesões malignas e lesões que apresentam realce nodular. Para lesões com realce não nodular - que podem corresponder a CDIS – a sensibilidade da US é mais baixa, com taxa de detecção em torno de 37,5%. Portanto, US negativa após achados suspeitos na RM não exclui malignidade e a biópsia guiada por RM deve ser recomendada.

Limitações da ultrassonografia

- Calcificações: embora seja possível visualizar calcificações na US com os aparelhos atuais, principalmente se associadas a nódulos ou ductos dilatados, não é possível caracterizá-las adequadamente. Detecção e caracterização de calcificações continua a ser domínio da mamografia.
- Distorção arquitetural: aqui também a US não é o melhor método, sendo esse achado melhor caracterizado na mamografia, sobretudo na mamografia 3 D (tomosisntese). No entanto, na presença de distorção focal de arquitetura vista na mamografia 2D ou 3D, vale a pena fazer US complementar. Caso a lesão seja detectada, como área de atenuação acústica ou alteração ecotextural, o método serve para guiar a biópsia percutânea (Tabela 3.1).

Tabela 3.1: Léxico do US

Ecotextura de Fundo
Homogênea (adiposa ou fibroglandular) e heterogênea fibroglandular
Nódulos
Forma, orientação, margens, ecogenicidade, achados acústicos posteriores
Calcificações
Dentro de nódulo, fora de nódulo, intraductal
Achados Associados
Distorção arquitetural, alterações ductais, alterações de pele, edema, vascularização e elastografia
Casos Especiais
Cistos simples, microcistos agrupados, lesões cutâneas, linfonodos intramamários, corpo estranho (implantes mamários ou clipes de mamotomia

Conteúdo do novo BI-RADS®

- Considerações gerais
  - Anatomia da mama (mais detalhada nesta nova edição);
  - Qualidade da imagem (características dos equipamentos e técnica do exame);
  - Localização dos achados (qual mama, em horas e distância da papila), orientação do transdutor (long, transv, radial ou antiradial) e medidas da lesão;
  - Documentação do exame (se exame normal, uma foto de cada quadrante e uma da região retroareolar).
- Léxico
  - Ecotextura de fundo: homogênea adiposa, homogênea fibroglandular e heterogênea fibroglandular (esta é a mais frequente em mamas densas: ecogenicidades misturadas de tecido adiposo e fibroglandular);
  - Nódulos: forma, margens, orientação, ecogenicidade, achados acústicos posteriores;
  - Calcificações: dentro de nódulo, fora de nódulo, intraductal;
  - Achados associados: distorção arquitetural, alterações ductais, alterações cutâneas (espessamento ou retração), edema da mama, vascularização (presente ou ausente, interna ou periférica) e achados de elastografia;
  - Casos especiais (incluem imagens patognomônicas das lesões): microcistos agrupados, cistos simples, lesões cutâneas, corpo estranho (ex. implantes mamários, clipes de mamotomia), linfonodos axilares e linfonodos intramamários.
- Categorias
- Recomendações

As três características indispensáveis na descrição dos nódulos incluem: forma, orientação e margens. Os nódulos devem ser medidos em três eixos ortogonais: comprimento (maior eixo horizontal paralelo à pele), altura (eixo anteroposterior), ambos no mesmo plano de varredura e largura (medido no plano de varredura ortogonal ao anterior). Fundamental nomear as imagens no filme: mama direita ou esquerda, localização da lesão em horas (face do relógio) e distância da papila, terço anterior, médio ou posterior.

Conclusão em categorias e recomendação de conduta apropriada para cada categoria

- Categoria 1: exame negativo para malignidade.
- Categoria 2: cistos, nódulos de gordura, nódulos cutâneos, linfonodos intramamários, implantes de silicone etc.
- Categoria 3:
  - Nódulo sólido oval, paralelo à pele, circunscrito, sem achados associados, sem fluxo ao modo Doppler em cores;
  - Cistos com conteúdo espesso – classificados na categoria BI-RADS® 3, apenas se solitários ou novos, ou em pacientes de alto risco, BRCA positivo ou com antecedente de linfoma ou melanoma. Os demais cistos com conteúdo espesso são classificados na categoria 2, devido à baixa probabilidade de malignidade desse achado (estimado em 0,3% em metanálise dos estudos publicados na literatura – Berg *et al.*, 2010);
  - Microcistos agrupados – classificados como BI-RADS® 3 se novos na mamografia ou na US e em mulheres na pós-menopausa, principalmente se sem terapia hormonal. Se for difícil de caracterizá-lo como microcistos, categoria BI-RADS® 4. Os demais microcistos agrupados são classificados na categoria 2, devido à baixa taxa malignidade do achado em todas as séries publicadas (0,4% - Berg et al, 2010);
  - Nódulos sólidos circunscritos múltiplos e bilaterais (pelo menos três nódulos, um em uma mama e dois na outra) – atualmente classificados na categoria 2, após trabalho de Berg *et al.,* 2013, que constatou 0% de malignidade dentre as 127 lesões com seguimento de, pelo menos, dois anos.

Tabela 3.2: Descrição dos nódulos sólidos

1. Forma	Redonda, oval, irregular (*forma lobulada excluída*)
2. Margens	Circunscritas ou não circunscritas (microlobuladas, indistintas, anguladas, espiculadas)
3. Orientação	Paralela ou não paralela à pele
4. Ecogenicidade	Anecóico, isoecóico, hipoecoico, hiperecoico, complexo, heterogêneo (novo termo) – ecogenicidade em relação ao tecido adiposo subcutâneo
5. Achados acústicos posteriores	Atenuação, transmissão, combinados, nenhum

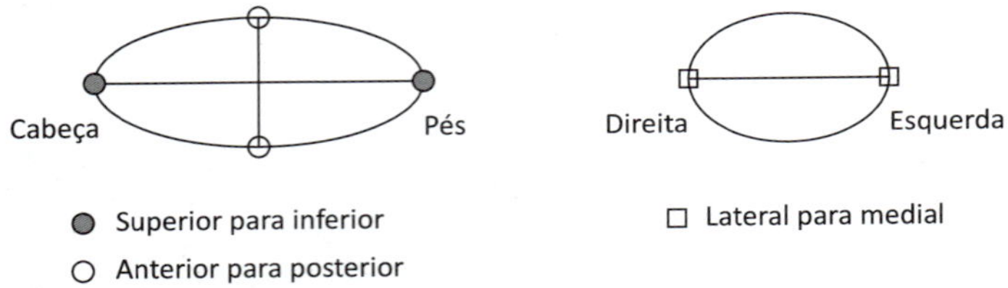

Figura 3.2: Medidas de um nódulo sólido por US.

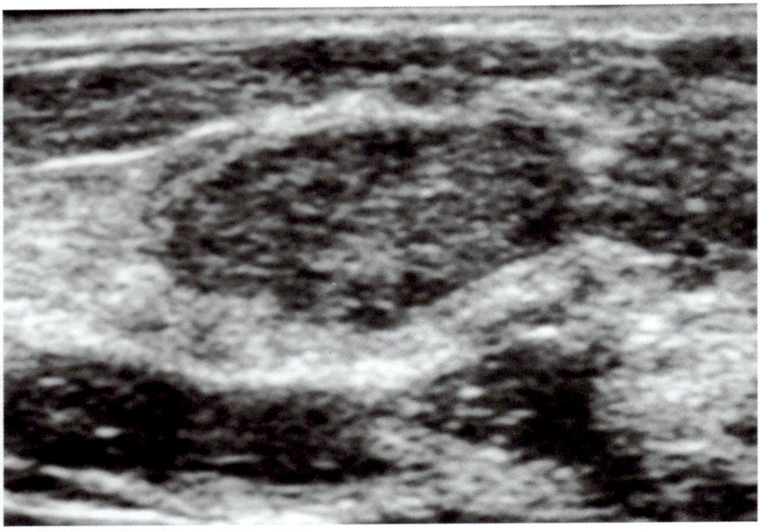

Figura 3.3: Exemplo de nódulos B3.

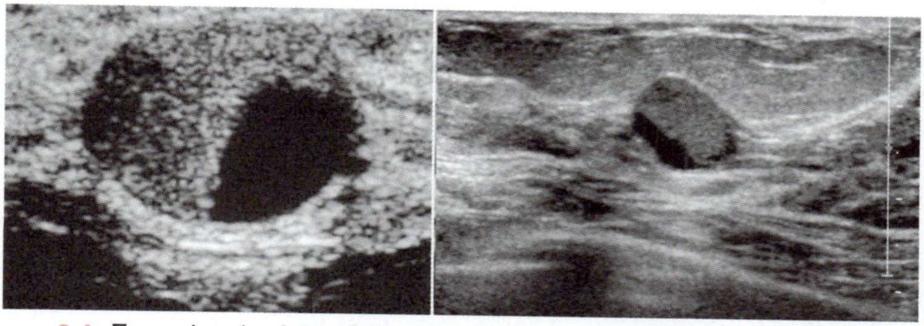

Figuras 3.4: Exemplos de cistos espessos. Cistos com conteúdo espesso, se múltiplos e bilaterais, BI-RADS® 2; se isolado, BI-RADS® 3; se solitário e novo na pos-menopausa ou em mulher de alto risco (BRCA +) ou palpável, BI-RADS® 4.

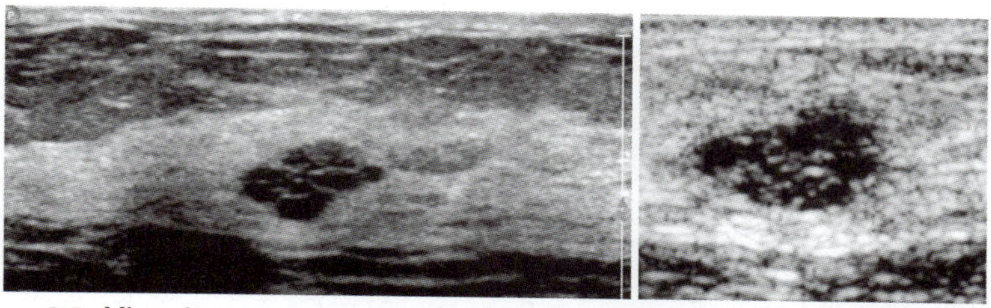

Figura 3.5: Microcistos agrupados. Em geral BI-RADS® 2, exceto se profundo, difícil de caracterizar ou novo, em mulher na pós-menopausa, sem TH; BI-RADS® 3; se margens não circunscritas ou outra característica não benigna, ou se crescimento rápido ou qualquer achado suspeito clínico ou por imagem: BI-RADS® 4.

Tabela 3.3: Seguimento da categoria 3 por US

Exame	Tempo (meses)	BI-RADS®
Rastreamento e diagnóstico inicial		3
Unilateral	6 meses	3
Bilateral	12 meses	3
Bilateral	24 meses	2 ou 3
Bilateral	36 meses (opcional)	2

ATENÇÃO: Lesões com critérios de imagem de categoria 3, porém novas, ou com aumento do diâmetro > 20% em 6 meses = Categoria 4, e devem ser submetidas à biópsia percutânea.

- Categoria 4:
  - Nódulos sólidos com margens lobuladas, indistintas ou anguladas;
  - Nódulos sólidos com orientação não paralela e margens não circunscritas;
  - Nódulos hipoecoicos redondos, que não sejam caracteristicamente cistos com conteúdo espesso;
  - Nódulos sólidos com aumento de diâmetro de 20% ou mais, em seis meses;
  - Nódulos sólidos intraductais.
- Categoria 5:
  - Nódulos com forma irregular, margem espiculada ou angulada e sombra acústica posterior.

Novidades na ultrassonografia mamária

- Elastografia: nova aquisição da US que permite comparar a elasticidade de um nódulo detectado no modo B, pressupondo que nódulos benignos são mais "macios" e nódulos malignos mais "duros". Existem vários tipos de elastografia, podendo ser a de compressão manual (qualitativa) e outras, entre as quais a *shear-wave*, que permite quantificar a elasticidade em kiloPascal ou m/s (quantitativa) e em escala de cores (qualitativa). O benefício da elastografia não é na detecção do câncer, mas na melhor caracterização de nódulos classificados como BI-RADS 3 ou 4A, na tentativa evitar biopsias desnecessárias e aumentar a especificidade da ultrassonografia, para lesões malignas, quando acrescentada à morfologia do nódulo. É ainda uma área em estudo, necessitando mais trabalhos. Lesões caracterizadas no modo B nas categorias 2, 4B, 4C e 5 mantêm essas categorias, mesmo se discordantes na elastografia.
- US automatizado (AWBU – Automated Whole Breast Ultrasound): sistema baseado em computador para realizar e registrar a US de toda a mama. O objetivo é superar um grande problema da US manual (*hand held*), que é o tempo do médico na sala de exames, avaliado em 19 minutos no estudo ACRIN. Neste sistema, as imagens são obtidas por um transdutor conectado a um braço mecânico, guiado por computador, sendo então enviadas para o monitor, onde são armazenadas. O tempo do exame é estimado em 10 a 20 minutos, sendo o tempo de interpretação, pelo médico, estimado em 7-10 minutos.

Leitura recomendada

1. Aguillar VLN, Bauab SP, Norma MM. Mama – Diagnóstico por Imagem; Rio de Janeiro: Livraria e Editora Revinter, 2009.

   Livro sobre imaginologia mamária, incluindo US.

2. Stavros AT. Breast Ultrasound. Philadelphoia, Lippincott Williams & Wilkins, 2004.

   Livro sobre imaginologia mamária, incluindo US.

3. Berg WA, Blume JD, Cormack JB et al. Combined screening with ultrasound and mammography vs mammography alone in women at elevated risk of breast cancer. JAMA 2008;299: 2151-6.

   Estudo prospectivo multicêntrico que avalia o papel da ultrassonografia complementar a mamografia, em mulheres com mamas densas e maior risco para câncer de mama.

4. Spick C, Baltzer P. Diagnostic Utility of Second-Look US for Breast Lesions Identified at MR Imaging: systematic review and meta-analysis. Radiology 2014; 273:401-9.

   Revisão sistemática da literatura dos estudos de US "second look", após achados da RM.

5. American College of Radiology. Atlas BI-RADS®, 5ª Edição, 2013.
6. Barr RG, Zhang Z, Cormack JB, Mendelson EB, Berg WA. Probably Benign Lesions at Screening Breast US in a Population with Elevated Risk: Prevalence and Rate of Malignancy in the ACRIN 6666 Trial. Radiology 2013; 269:701-12.
7. Chae EY et al. Reassessment and Follow-up Results of BI-RADS Category 3 Lesions Detectted on Screening Breast Ultrasound. AJR 2016; 206:666-72.
8. Berg WA, Zhang Z, Cormack JB, Mendelson EB. Multiple Bilateral Circumscribed Masses at Screening Breast US: Consider anual follow-up. Radiology 2013;268: 673-83.

   Textos de revisão do BI-RADS® de US, 5ª edição.

9. Kelly KM, Dean J, Comulada WS, Lee SJ. Breast Cancer Detection Using Automated Whole Breast Ultrasound and Mammography in Radiographically Dense Breasts. Eur Radiol 2010, 20; 734-742.

   Artigo pioneiro em US automatizado.

Capítulo

4

Ressonância magnética

Alice Brandão

Definição do método

A ressonância magnética (RM) é um método de imagem com várias aplicações na investigação das patologias da mama, por conta das imagens com alta resolução espacial, capacidade multiplanar (a mama pode ser observada em vários planos) e excelente contraste tecidual, sem expor a paciente à radiação ionizante.

A descrição dos princípios físicos do método está além do foco desse trabalho, para melhor entendimento, consultar o livro Ressonância da Mama, desta autora.

Modo de realização do protocolo de RM das mamas

O protocolo inclui o preparo da paciente antes do exame, o seu posicionamente, e a realização do exame propriamente dito, com a fase dinâmica contrastada e as demais sequências.

Preparo da paciente antes do exame

1. Dados clínicos relevantes (Tabelas 4.1 e 4.2):
   - Hormonal: fase do ciclo menstrual e uso de terapia hormonal. Os hormônios impactam no padrão de impregnação da mama, podendo simular malignidade, ou dificultar a sua identificação. Deste modo, o estudo deve ser realizado entre o 5º e o 15º dia do ciclo menstrual. No planejamento terapêutico da neoplasia, pode-se abrir exceção desta regra. Nas pacientes em reposição hormonal, caso o exame exiba alteração que não seja típica de benignidade ou malignidade, recomenda-se a sua suspensão e reavaliação em 1 mês;

Tabela 4.1: Dados necessários ao exame de ressonância

Necessário ao exame		Razão
Exames anteriores	USG, mamografia, ressonância e PET-CT	Laudo comparativo
Ciclo menstrual adequado	5-15º dia do ciclo	Impregnação variável com o ciclo menstrual
Evitar desodorante, talco, cremes nas mamas e axilas		Artefatos promovidos por estes materiais
Exame físico	Marcadores em alteração palpável, ponto doloroso e cicatrizes (exceto mamoplastia)	Correlação com achados dos exames
Acesso venoso	Antes de iniciar o exame	O meio de contraste (gadolínio) é necessário para o estudo dinâmico
História de alergia, exceto ao gadolínio	Em casos de alergia moderada (angioedema) e importante (edema de glote) prévios	Preparo antialérgico orientado pelo radiologista
Paciente tranquila durante o exame		Artefatos impedem a interpretação adequada

Tabela 4.2: Fatores indispensáveis para RM adequada

Aparelho de alto campo, 1.5 T ou 3T
Bobina específica da mama
Aquisição de imagem simultânea das mamas no estudo dinâmico contrastado
Estudo dinâmico com resolução espacial adequada (capacidade de distinguir objetos próximos como estruturas diferentes): tridimensional, espessura de corte < 2 mm, com resolução de 0,5-0,8 mm.
Estudo dinâmico com resolução temporal adequada: < 90 segundos, para não haver contaminação com realce próprio do parênquima mamário

- Alteração clínica: nódulo palpável, descarga papilar, cirurgia, implante (troca prévia). Marcador cutâneo (cápsula de vitamina E) é posicionado na alteração palpável e em cicatriz (Figura 4.1);
- Antecedente pessoal: investigação diagnóstica e tratamento prévios, biópsia, cirurgia, radioterapia (data do término), quimioterapia neoadjuvante e dados histológicos e biológicos tumorais do tumor atual;
- Antecedente familiar: histórico de neoplasia familiar em mama (masculino e feminino) e ovário, assim como útero, tubo gastrointestinal, tireóide, dentre outros tumores.

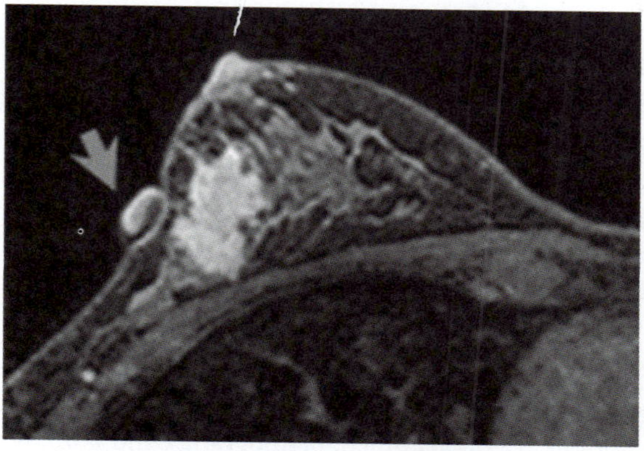

Figura 4.1: Alteração clínica no preparo da paciente antes do exame.

2. Exames anteriores: importantes na correlação com os achados da RM e melhor definição da recomendação (que faz parte do laudo seguindo o padrão do tutorial BI-RADS), visando reduzir os falso-positivos e falso-negativos;
3. Preparando a mama: o uso tópico de creme ou desodorante nas mamas e axilas deve ser evitado 24 horas antes, porque pode ocasionar artefatos, impossibilitando o exame.

Sobre o meio de contraste

Grávidas podem fazer a RM (idealmente no segundo e terceiro trimestre), mas não devem usar o meio de contraste endovenoso. Especificamente para mama, o exame terá indicações raras, pela impossibilidade de realizar o estudo com contraste e dificuldade do posicionamento dependendo da idade gestacional (ver item de posicionamento).

Nas lactantes, o meio de contraste pode ser utilizado com segurança, sem nenhum prejuízo ao bebê, conforme as últimas diretrizes do Colegio Americano de Radiologia.

Contraindicações da ressonância

Alguns materiais podem contraindicar o exame, habitualmente pela proximidade com estrutura nobre ou perda da sua função quando exposto ao campo magnético (Tabela 4.3).

Tabela 4.3

Clipes de aneurisma cerebral ferromagnético
Implantes e aparelhos oculares (exceto lentes intraoculares para catarata)
Implantes otológicos, incluindo cocleares
Fixadores ortopédicos externos
Alguns tipos de marcapasso cardíaco
Projétil de arma de fogo perto de estrutura nobre
Bomba de insulina implantada cirurgicamente

Indicações da ressonância

A RM tem uma sensibilidade extremamente alta (90 a 95%) para a detecção de câncer, maior que o exame clínico, mamografia e ultrassonografia. Embora o método tenha grande potencial, atualmente, por conta do custo, é reservado para casos com indicações precisas e baseadas em evidências, como o rastreio de câncer de mama em pacientes de alto risco, investigação de neoplasia oculta, e avaliação de implantes. No contexto do planejamento cirúrgico, há poucas evidências atuais que a RM melhore o seguimento das pacientes, mas pode ser benéfica em algumas situações, quando dá discrepância da lesão nos métodos convencionais e em determinadas pacientes (Tabelas 4.4 e 4.5).

Tabela 4.4: Indicações rastreamento da ressonância magnética, por nível de evidência

Indicações de rastreio com rm em pacientes de alto risco
Recomendação de rastreamento anual (baseado em evidências)
Mulheres com mutação dos genes BRCA1 ou 2 ou com parente de primeiro grau com mutação BRCA, mas não testado; Risco durante a vida de desenvolver câncer de mama estimado > 20 a 25%, conforme definido por modelos como BRCAPRO, The Tyrer-Cuzick e BOADICEA.
Recomendação de rastreamento anual (baseado em consenso de especialistas)
Mulheres submetidas à radioterapia torácica entre 10 e 30 anos de idade; Síndrome de Li-Fraumeni, síndrome de Cowden e Bannayan-Riley-Ruvalcaba e com parentes de primeiro grau com as síndromes.
Evidências insuficientes para recomendar ou contraindicar
Risco durante a vida de desenvolver câncer de mama estimado entre 15-20%, conforme definido por BRCAPRO ou outros modelos; Diagnóstico prévio de carcinoma lobular *in situ* (CLIS) ou hiperplasia lobular atípica (HLA) ou hiperplasia ductal atípica (HDA); Mamas heterogêneamente ou extremamente densas na mamografia; Mulheres com história pessoal de câncer de mama, Incluindo carcinoma ductal *in situ* (CDIS).
Sem indicação para rastreamento (consenso entre especialistas)
Risco durante a vida de desenvolver câncer de mama estimado em < 15%.

Tabela 4.5: Indicações diagnósticas da RM, por nível de evidência

Indicações com alto nível de evidência
Carcinoma oculto – RM é o exame de escolha
Resposta a quimioterapia adjuvante: melhor correlação com doença residual e patologia, com diminuição da captação do contraste antes de alterar o tamanho tumoral. Fundamental a realização da RM anterior ao tratamento. A acurácia depende do tipo de resposta tumoral e drogas. Há menor acurácia na resposta radiológica completa nas seguintes situações: tumor de baixo grau, RH- e HER2; tratamento com taxane; resposta com fragmentação tumoral
Avaliação de implantes: exame mais sensível para avaliar integridade do implante
Indicações controversas
Avaliação da recorrência locorregional do câncer de mama (Recidiva × Cicatriz): a RM não deve ser usada como alternativa a biópsia
Estadiamento do câncer e avaliação pré operatória (Multifocalidade × Multicentricidade × Bilateralidade): há pouca evidência de que a RM no pré-operatório diminui a taxa de reoperação e não há comprovação no impacto da sobrevida. É necessário biopsia guiada por RM para as lesões não identificadas nos demais exame. Entretanto, como é o método mais sensível na detecção de focos adicionais, existem pacientes que podem se beneficiar do exame nesse contexto, tais como: CDIS: a RM tem maior sensibilidade para determinar a extensão da lesão de pior prognóstico, permitindo a avaliação volumétrica adequada da lesão de alto grau; Carcinoma lobular invasivo: tem excelente correlação com a extensão da doença; Paciente de alto risco: RM tem excelente correlação com a extensão da doença; Avaliação de envolvimento do músculo peitoral.
Investigação do fluxo papilar: pode detectar lesão não visibilizada nos métodos convencionais e auxiliar no planejamento terapêutico, mas há evidência insuficiente para recomendação de rotina.

Principais controvérsias envolvendo a ressonância (Tabela 4.6)

Tabela 4.6: Controvérsias da indicação – pontos a favor e contra a literatura.

Avaliação da recorrência locorregional do câncer de mama	
A favor	**Contra**
Deve ser utilizada quando há duvida nos métodos convencionais e exame físico e quando for dificil diferenciar recidiva e cicatriz	Não deve ser usada como alternativa à biópsia, quando a lesão for suspeita ou altamente suspeita

Continua >

> continuação

Avaliação pré-operatório da Multifocalidade × Multicentricidade	
A favor	**Contra**
Avaliação mais adequada para seleção dos pacientes que devem ser indicados para cirurgias conservadoras ou não Diminuição do número de recidiva	Aumento do custo Aumento o número de mastectomias A radioterapia pode ser uma opção para a multifocalidade
Avaliação de câncer contralateral	
A favor	**Contra**
Permite tratamento simultâneo Evita reoperação Preservação emocional da paciente Evita avanço da doença	Aumento de custo Pode ser resolvido com terapia sistêmica adjuvante

BI-RADS® da ressonância

Sua finalidade principal é uniformizar a terminologia utilizada nos laudos radiológicos mamários, facilitando a compreensão, entre os não radiologistas e mastologistas, do significado clínico do achado radiológico. Recomenda-se que o laudo de ressonância deve ser conciso e organizado, respeitando a sistematização da interpretação do BI-RADS®. Ela leva em conta os parâmetros a seguir.

Indicação clínica e aspectos técnicos

A indicação é dividida em Rastreio e Diagnóstico. Compreende-se como Diagnóstico, avaliação de achado clínico ou de exame de imagem, avaliação implantes e acompanhamento de lesão categoria BI-RADS® 3, dentre outros.

Terminologia

Na descrição dos achados, deve constar:

- Padrão de composição da mama;
- Padrão de realce de fundo do parênquima;
- Implante e sua composição (caso presente);
- Descrição dos achados: tamanho e localização;
- Comparação com exames anteriores.

Padrão de composição da mama (Figura 4.2)

Descrição sucinta da composição das mamas, que está relacionada com a quantidade relativa de tecido adiposo e fibroglandular, dividida em quatro padrões, que são: o adiposo, o padrão fibroglandular esparso, o fibroglandular heterogêneo e extremamente fibroglandular. O padrão de composição da mama não altera a interpretação da RM, ao contrário da mamografia.

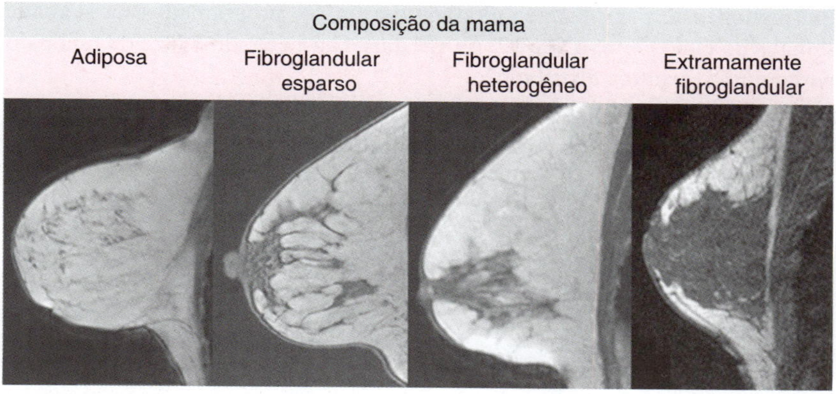

Figura 4.2: Composição da mama

Padrão de realce de fundo do parênquima

Representa o realce do tecido fibroglandular após a administração endovenosa de gadolínio, ou seja, uma resposta do parênquima ao meio de contraste endovenoso.

Classificado de acordo com a intensidade do parênquima na primeira passagem do meio de contraste, em relação à sequência sem contraste. A avaliação é qualitativa, classificada em Mínimo, Discreto, Moderado e Acentuado (Figura 4.3).

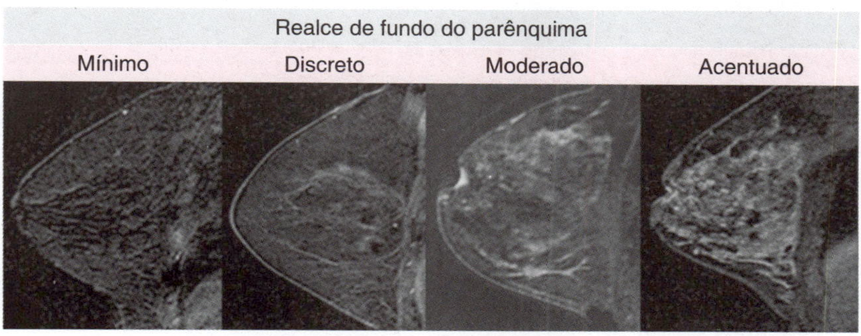

Figura 4.3: Classificação do padrão de realce de fundo do parênquima.

O realce de fundo não tem correlação com a densidade mamária. Mamas extremamente densas à mamografia podem apresentar mínimo ou discreto e pacientes com mamas pouco densas podem demonstrar acentuado realce de fundo. Como é mais proeminente na fase lútea do ciclo menstrual, na pré-menopausa, para exames eletivos devem ser programados na segunda semana do ciclo, entre o 5º e 12º ou 15º dias. O aspecto do realce de fundo do parênquima quanto a distribuição:

- Típica: bilateral, simétrica, maior na periferia (quadrantes externos e ao longo da região inferior da mama), devido ao suprimento sanguíneo preferencial (Figura 4.4).

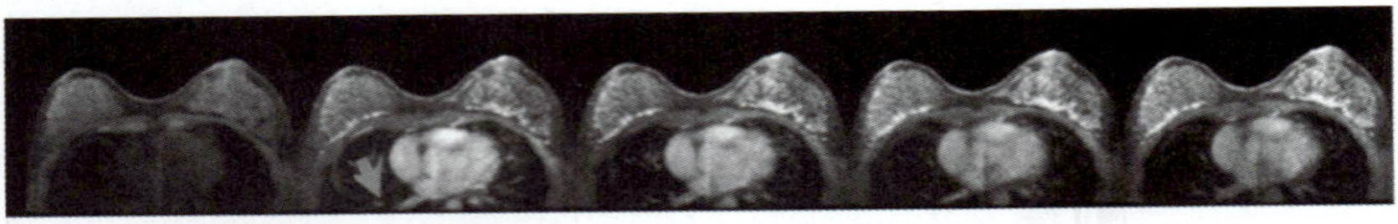

Figura 4.4: Distribuição típica.

Outras formas:

- Nodular, simétrica, mais evidente nos quadrantes laterais ou mediais;
- Múltiplas áreas de realce "pontilhado" (edição anterior – múltiplos focos);
- Realce uniforme e difuso (Figura 4.5).

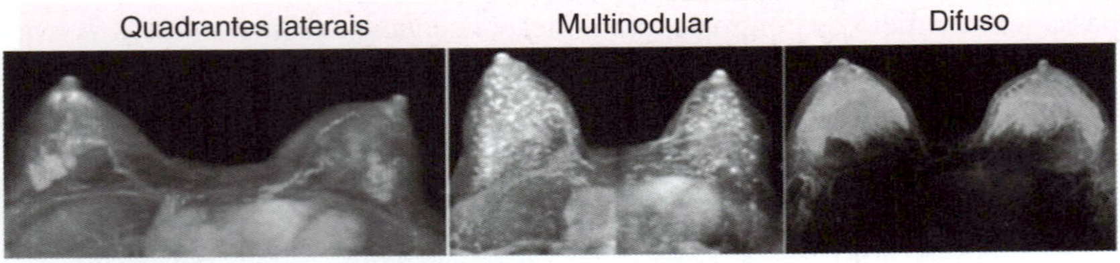

Figura 4.5: Outras formas de distribuição.

Descrição dos achados

Os achados devem ser descritos de acordo com o léxico, que constitui uma espécie de vocabulário específico para a descrição dos achados morfológicos e do padrão de realce de contraste (cinética) das lesões mamárias (Tabela 4.7) e inclui:

Tabela 4.7: Descritores dos nódulos

Forma	Margem	Padrão de realce interno
Redonda	Circunscrita	Homogêneo
Oval	Irregular	Heterogêneo
Irregular	Espiculada	Septações internas sem realce
		Realce de borda

- Achados morfológicos:
  - Foco:
    - ponto de impregnação menor que 5 mm, e assim não é possível avaliar forma e margem. Habitualmente, sem expressão nas imagens pré-contraste (Figura 4.6);

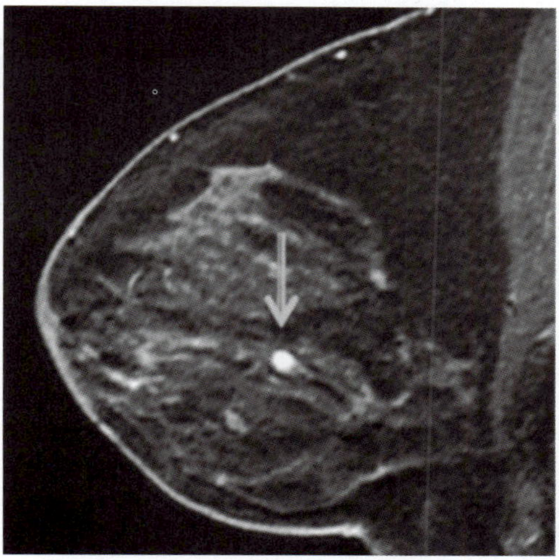

Figura 4.6: Achado morfológico: ponto de impregnação menor que 5 mm.

- como o foco pode ser benigno ou maligno, ele deve ser avaliado no contexto clínico;
- favorecem lesão maligna – único e distinto do RPF, nenhum hilo gorduroso, com cinética de clareamento (*washout*), maior ou novo em relação ao exame anterior, ou adjacente a uma lesão tumoral conhecida previamente (Figura 4.7);

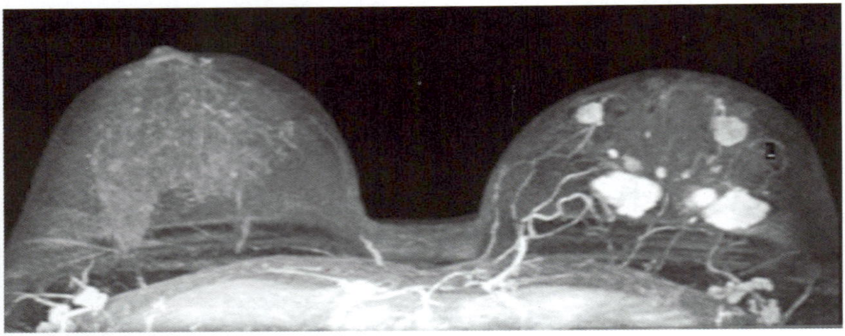

Figura 4.7: Foco que favorece a lesão maligna.

- favorecem lesão benigna – alto sinal nas sequências que mostram conteúdo líquido com alto sinal (T2, STIR), possível hilo gorduroso, cinética persistente, e estável quando comparado ao exame anterior ou visto em um primeiro exame (Figura 4.8).

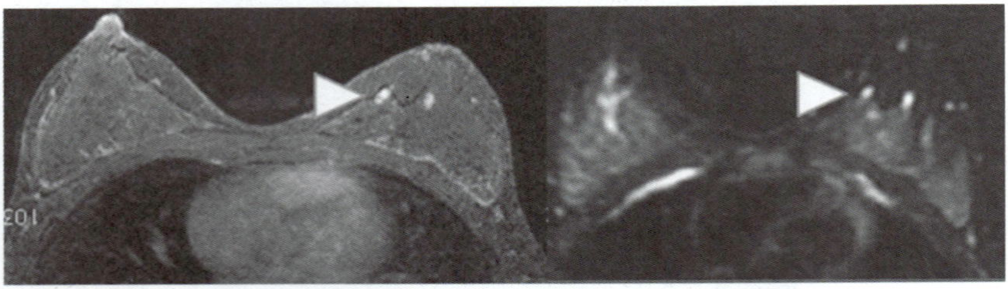

Figura 4.8: Foco que favorece a lesão benigna.

◇ Massa, nódulo ou realce nodular: área de realce tridimensional, com epicentro e borda convexa, que ocupa espaço e pode deslocar ou retrair o tecido adjacente (Figura 4.9). Devem ser descritos:

- margem e forma: a forma pode ser redonda, oval e irregular e a margem circunscrita, não circunscrita (irregular) e espiculada, e a arquitetura interna, homogênea e heterogênea. Descritores mais

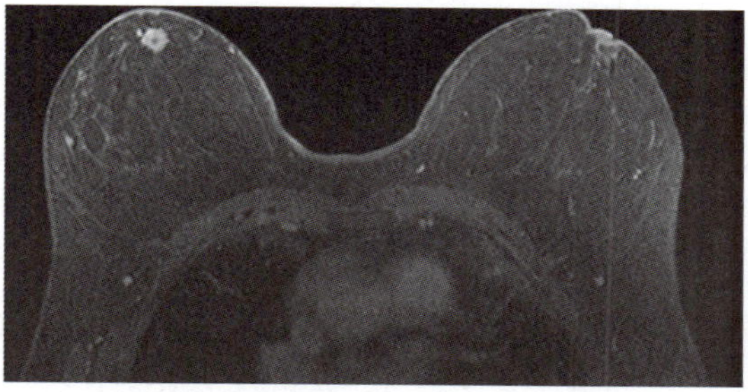

Figura 4.9: Área de realce tridimensional.

sugestivos de lesão maligna incluem nódulo irregular e espiculado, e os mais sugestivos de lesão benigna incluem nódulo oval ou redondo, circunscrito (Figura 4.10);

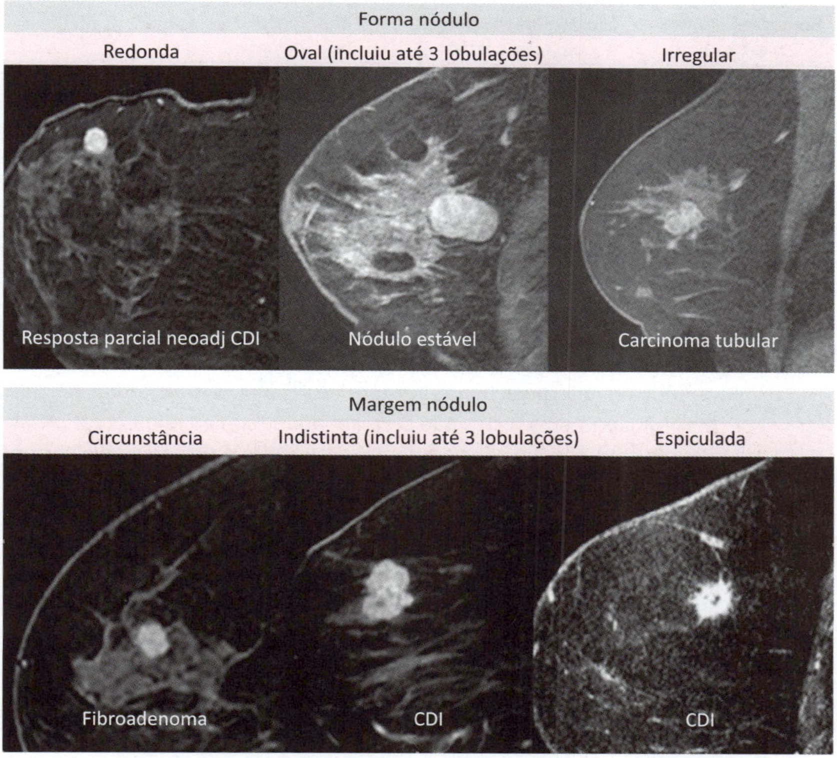

Figura 4.10: Forma e margem de nódulo.

- intensidade de sinal nas imagens ponderadas em T2 ou STIR. Lesões benignas podem apresentar intensidade aumentada em relação ao parênquima, particularmente fibroadenomas. Lesões malignas tendem a ter sinal isointenso ou hipointenso. Entretanto, tumores necróticos, muito celulares ou mucinosos, podem apresentar sinal alto; nesses casos, outras características suspeitas, tais como forma irregular, justificam a biópsia;
- padrão de realce interno: pode ser caracterizado como homogêneo, heterogêneo (com padrão não específico), com septo interno sem realce e realce de borda. Em geral, septação interna que não realça indica possível processo benigno. Por outro lado, realce heterogêneo não específico ou de borda tem maior chance de malignidade (Figura 4.11);

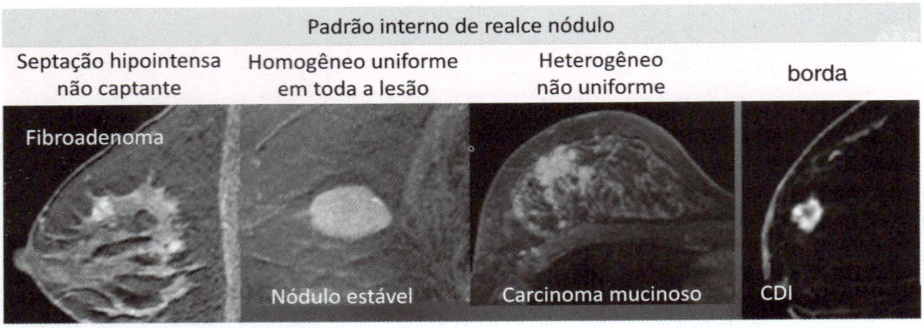

Figura 4.11: Padrão interno de realce do nódulo.

◇ Realce não nodular: área de realce mais intensa do que o restante do parênquima, geralmente sem expressão nas sequências sem contraste. Pode ter interposição de gordura ou tecido fibroglandular normal. Simplificando, se o realce não corresponde a foco ou nódulo, ele é classificado como realce não nodular (Figura 4.12). A descrição dos termos inclui a distribuição, o padrão interno, intensidade em T2 e cinética.

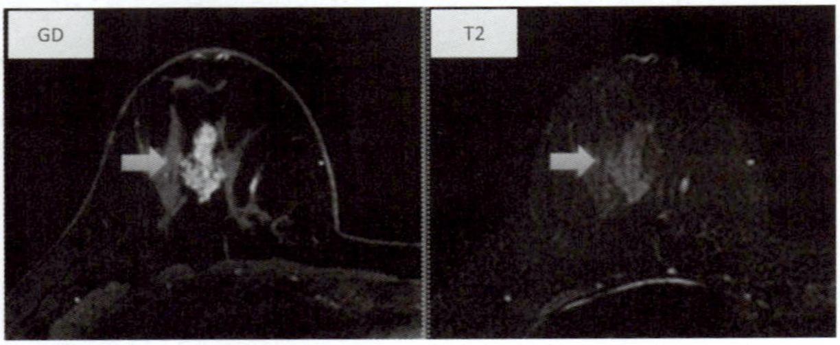

Figura 4.12: Realce não nodular.

◇ Distribuição: focal, linear, segmentar, regional, difuso e múltiplas áreas de realce:

- focal: ocupa menos que um quadrante (Figura 4.13);

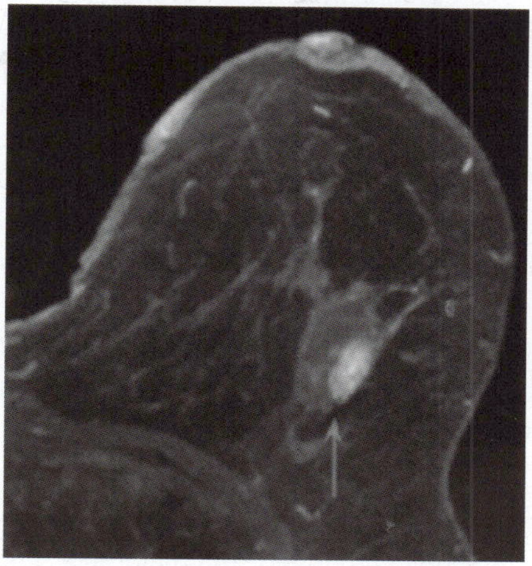

Figura 4.13: Distribuição focal.

- linear: aspecto linear, que pode corresponder a um ducto. Pode ter aspecto ramificado (Figura 4.14);

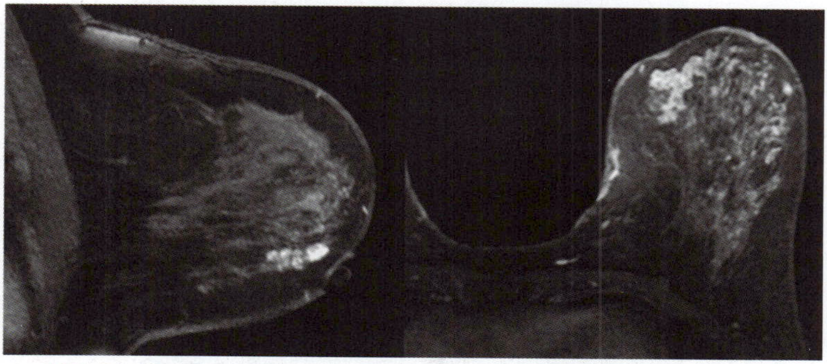

Figura 4.14: Distribuição linear.

- segmentar: forma triangular, com ápice apontando para papila (Figura 4.15);

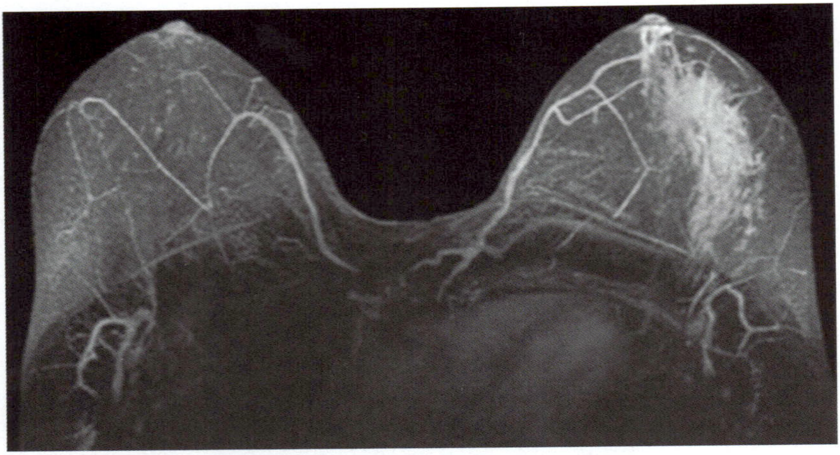

Figura 4.15: Distribuição segmentar.

- regional: compreende área mais ampla que um único sistema de ductos, e ocupa pelo menos um quadrante. Pode ser geográfico, e não respeitar um quadrante (Figura 4.16);

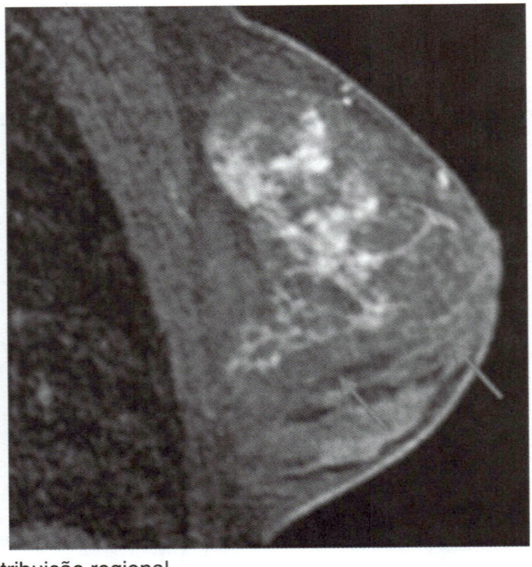

Figura 4.16: Distribuição regional.

- múltiplas áreas de realce: compreende pelo menos duas, separadas por tecido normal, sem configurar nenhum padrão de realce acima descrito (Figura 4.17);
- realce difuso: disseminado na mama, uniforme, com aparência semelhante em todo o tecido fibroglandular.

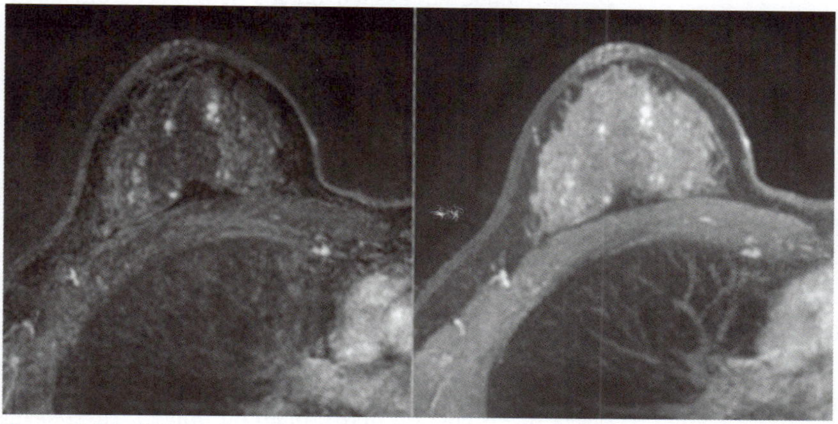

Figura 4.17: Múltiplas áreas de realce.

- Padrão de realce interno (Figura 4.18):

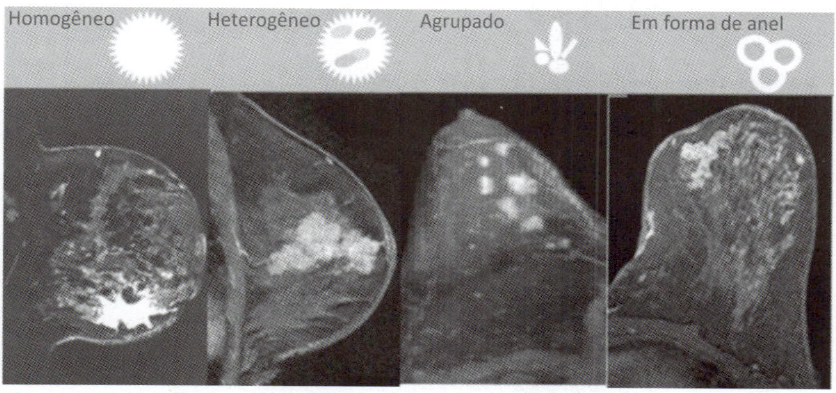

Figura 4.18: Padrão de realce interno.

◇ Heterogêneo: realce não uniforme, em padrão aleatório, separado por áreas normais de parênquima mamário ou gordura.

◇ Agrupado: pequenos agregados de realce, variáveis em tamanho e morfologia, similar ao "pleomórfico" na mamografia, indicando realce de forma e tamanho variado.

◇ Em forma de anel: pode representar ductos neoplásicos dilatados, formando anéis finos de realce agrupados em torno dos ductos na fase precoce e no estroma na tardia.

- Intensidade na sequência em T2 ou STIR: hipointenso, hiperintenso ou isointenso, em relação ao parênquima. Cistos de permeio, hiperintensos em T2, sugerem lesão benigna.
- Cinética: geralmente apresentam curvas de realce não suspeito, pela menor angiogênese, sendo mais importante a distribuição e o padrão interno.
- Avaliação da cinética de captação de contraste representa a avaliação de curva de realce. Dividida em:

◇ Interpretação da fase precoce, na primeira passagem do meio de contraste. Leve: aumento da intensidade < 50%, moderada: 50% e 100% e intensa: superior a 100%.

◇ Padrão da curva persistente ou tipo I, platô ou tipo II, *washout* ou tipo III (Figura 4.19).

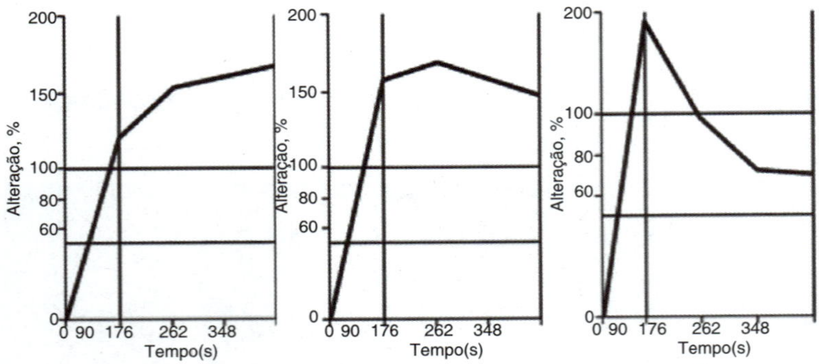

Figura 4.19: Padrão de curva persistente (tipo I), platô (tipo II) e *washout* (tipo III).

- Outros achados associados podem ser descritos, tais como: linfonodopatia, espessamento cutâneo, retração cutânea e do complexo areolopapilar e comprometimento da parede torácica.

◇ Linfonodopatia: linfonodos com perda da forma e de sinal habituais, sem conteúdo gorduroso. A suspeita terá relação com achados clínicos. A presença de doença infecciosa indica mais provavelmente benignidade. O tamanho do linfonodo e a presença de bilateralidade ou unilateralidade devem ser analisados dentro do contexto clínico de cada paciente.

- Adenopatia que favorece benignidade: sinais de infecção do implante mamário direito, que apresenta espessamento e realce da cápsula fibrosa (Figura 4.20);

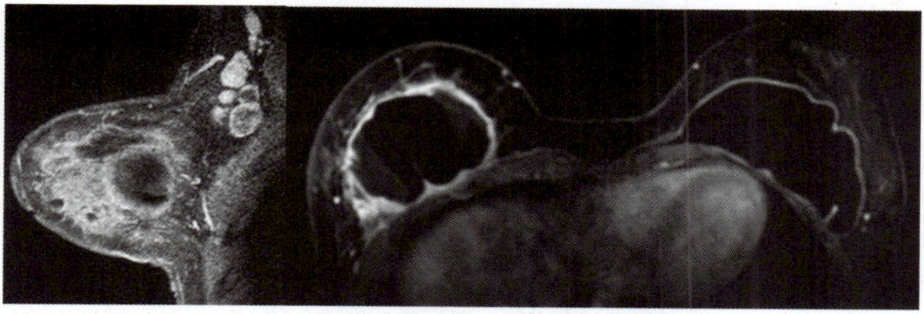

Figura 4.20: Sinais de infecção do implante mamário direito.

- Adenopatia que favorece malignidade: carcinoma lobular infiltrante mama esquerda (Figura 4.21).

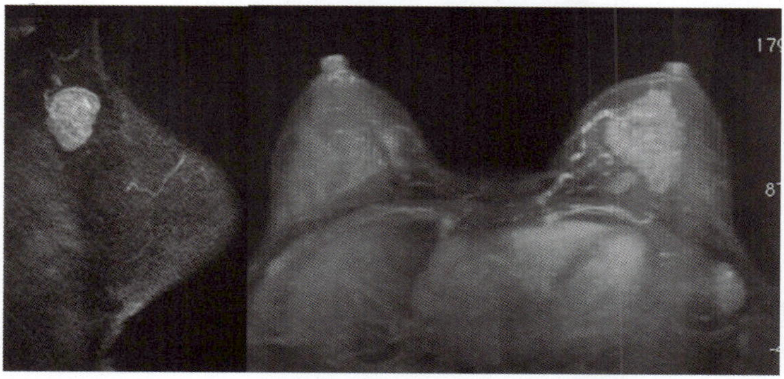

Figura 4.21: Carcinoma lobular infiltrante na mama esquerda, associado a adenopatia ipsilateral.

Definir tamanho e localização dos achados

Na localização devem ser incluídos os seguintes parâmetros:

- Lateralidade;
- Quadrante: quadrante, retroareolar, central, prolongamento axilar, incluindo a hora;
- Profundidade: terços anterior, médio e posterior;
- Distância para papila, parede torácica ou superfície cutânea (Figura 4.22).

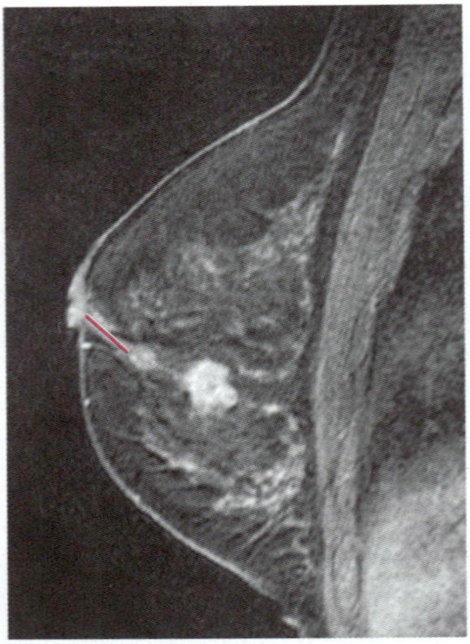

Figura 4.22: Distância de nódulo retroareolar da papila.

Impressão diagnóstica (categoria) e recomendação de conduta

Resumo dos achados, incluindo a avaliação, incorporando uma categoria de avaliação no laudo. Preferencialmente, deve ser única para o exame(s) realizado(s) no mesmo dia.

Descrição das categorias:

- Categoria 0: estão incluídas: Imagens tecnicamente insatisfatórias, com artefatos de movimento voluntário. Raramente utilizada, pois as imagens consideradas tecnicamente insatisfatórias habitualmente são repetidas.

Outras sugestões seriam: Nódulo suspeito na RM, mas com possibilidade de ser linfonodo e a US direcionada evitaria biópsia; achado que provavelmente representa necrose gordurosa, mas que o radiologista gostaria de correlacionar com mamografia não disponível.

- Categoria 1: exame negativo para malignidade, com ausência de achados. Recomendação: rastreamento periódico.
- Categoria 2: achados que merecem ser mencionados, tipicamente benignos, tais como: linfonodo intramamário; nódulo sem realce; alteração pós-cirúrgica e alteração actínica; esteatonecrose; coleção pós-cirúrgica; implante; retalho miocutâneo; hamartoma e cisto. Recomendação: rastreamento periódico.
- Categoria 3: lesões provavelmente benignas com alta probabilidade de serem benignas, maior ou igual a 98%. Não se espera alteração durante o período de observação. Incluídos nesta categoria: nódulo com morfologia e cinética benigna, sem suspeição na mamografia e ultrassonografia; foco novo, isolado, com cinética benigna e sem lesão adicional suspeita em adjacência; paciente em idade fértil que tenha sido examinada em fase subótima do ciclo; paciente na pós-menopausa em terapia hormonal com provável realce hormonal. Recomendação: seguimento de dois a três anos: seis meses, seis meses, um ano e opcionalmente um ano mais para se estabelecer a estabilidade. Para facilitar o acompanhamento, pode ser sugerida a ultrassonografia direcionada.
- Categoria 4: achados suspeitos, com lesões que não possuem características típicas da neoplasia mamária, mas com probabilidade de serem malignas e, portanto, devem ser investigadas com correlação histológica. Como inclui lesões com valores preditivos positivos variáveis, o resultado histopatológico esperado pode ser positivo ou negativo. Incluídos nesta categoria: nódulo com curva tipo III; nódulo de morfologia suspeita e realce não nodular suspeito. Recomendação: análise histológica, caso clinicamente apropriado. Sugerir o melhor método para guiar a biópsia e a modalidade e seguimento em 6 meses com RM após biópsia para achado com patologia benigna.
- Categoria 5: achados altamente suspeitos: as lesões que têm alta probabilidade de ser câncer. Espera-se que o resultado da biópsia seja positivo. Incluídas nesta categoria estão: nódulo espiculado, com realce na borda; nódulo irregular com curva tipo III e achado associado. Recomendação: análise histológica, caso clinicamente apropriado. Pode-se recomendar como primeiro método de biópsia a ultrassonografia direcionada.

- Categoria 6: comprovação de malignidade: nesta categoria estão incluídos paciente com diagnóstico de câncer de mama, realizando avaliação da extensão do tumor local e mama contralateral ou em avaliação da resposta à quimioterapia neoadjuvante.

Novidades e futuro da ressonância

- Estudo multiparamétrico (mpMRI): representa qualquer forma de imagem funcional adicionada às imagens ponderadas em T1 e T2 e Estudo dinâmico contrastado. Inclui difusão, espectroscopia e estudo da permeabilidade. Há evidências de que mpMRI pode fornecer especificidade adicional e informações sobre as características biológicas do câncer, tais como permeabilidade, celularidade anormal e composição química, um biomarcador por imagem qualitativo e quantitativo (Figura 4.23).

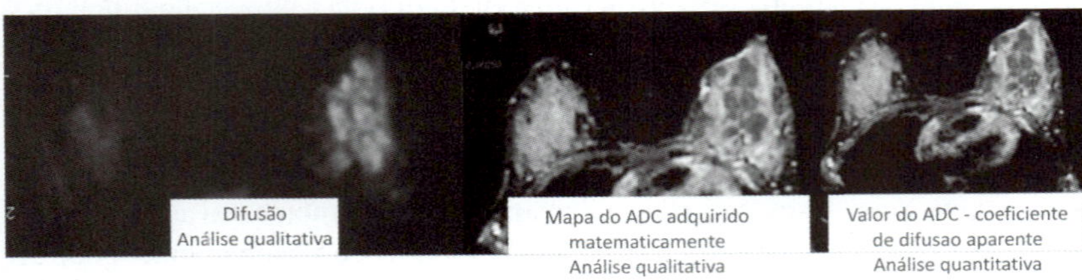

Figura 4.23: Carcinoma intraductal de alto grau na mama esquerda, com maior celularidade, hiperintenso na difusão, hipointenso no mapa de ADC e com valor de ADC < 1.

- Difusão: mede o movimento da água livre, indiretamente relacionado a celularidade tumoral. Sensibilidade de 89% e especificidade de 77%, com potencial de redução de biópsia de 30% e substituir o uso de meio de contraste venoso no futuro.
- Espectroscopia: representa uma biópsia tecidual indireta, com informações da presença e a concentração dos metabólitos teciduais em determinada área. Na neoplasia, ocorre aumento da concentração da colina pela maior proliferação celular. O método tem especificidade em torno de 88% e sensibilidade de 73%, podendo ser utilizada na avaliação precoce da resposta a neoadjuvância (Figura 4.24).
- Protocolo ultrarrápido ou abreviado: permite transformar a RM em método economicamente viável para rastreio, pois reduz tempo de exame para até 5 minutos, e o tempo de interpretação do radiologista. Mantém sensibilidade e valor preditivo negativo adequados.

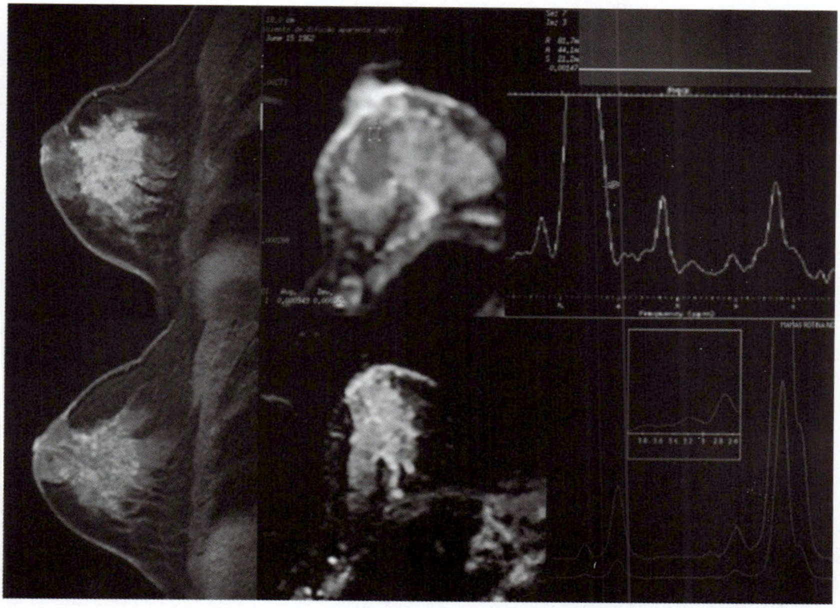

Figura 4.24: Espectroscopia de carcinoma infiltrante pré e pós-neoadjuvância. Notar aumento do pico de colina (3,2 ppm) anterior ao tratamento (curva espetral superior) e ausência no controle (curva inferior).

Leitura recomendada

1. Brandão Alice. Ressonância Magnética da Mama. Editora Revinter, 2010.
2. ACR BI-RADS Atlas.Breast Imaging Reporting and Data System. 2013.
3. Saslow D, Boetes C, Burke W, Harms S, Leach MO, Lehman CD, Morris E et al. American Cancer Society guidelines for breast screening with MRI as an adjunct to mammography. CA Cancer J Clin. 2007 May-Jun;57(3):185.
4. Pinker A, Helbich TH, Morris EA. The potential of multiparametric MRI of the breast. Published by the British Institute of Radiology. 31 October 2016.
5. Sardanelli F, Boetes C, Borisch B et al. Magnetic resonance imaging of the breast: Recommendations from the EUSOMA working group. European Journal of Cancer (2010) 1296-1316.

Medicina Nuclear:
Pesquisa de Linfonodo Sentinela e Localização Radioguiada de Lesões Ocultas (ROLL). Tomografia por Emissão de Pósitrons – PET/CT e PET/RM

Capítulo

5

Jairo Wagner
Guilherme de Carvalho Campos Neto
Júlio Cesar Silveira Oliveira
Ricardo Cavalcante Quartim Fonseca

Linfocintilografia e detecção intraoperatória do linfonodo sentinela em câncer da mama

Introdução e definição

A biópsia do linfonodo sentinela (BLS) é atualmente o procedimento padrão para o estadiamento e manejo dos linfonodos axilares no câncer de mama inicial, com acurácia de 95% e taxa de falso-positivos de 5-15%. Linfonodo sentinela (LS) é o primeiro linfonodo da cadeia de drenagem linfática do tumor. O racional para BLS axilar é que devido ao acometimento sequencial dos linfonodos pelas células tumorais, a histologia do primeiro linfonodo da drenagem seria representativa de todos os outros linfonodos axilares.

Técnica

A linfocintilografia para a caracterização do LS é realizada no serviço de Medicina Nuclear. Após 30 a 60 minutos da injeção de pequeno volume de um coloide radioativo (p. ex.: 0,2-0,4 mL de ^{99m}Tc-fitato) por via intradérmica, subareolar ou na projeção do quadrante do tumor, são obtidas imagens cintilográficas em câmara de cintilação estática, tomográfica (SPECT) ou híbrida (SPECT/CT). As atividades injetadas variam de 0,1 a 3 milicuries (mCi) ou 3,7 a 111 megabecquerels (MBq). O tempo decorrido entre a injeção do radiocoloide e a detecção intraoperatória é variável, de 2 horas até 24 horas.

Indicações e contraindicações

Existem evidências consistentes sugerindo que a biópsia do linfonodo sentinela deve substituir a linfadenectomia axilar em pacientes com câncer de mama inicial (T1 ou T2 com axila clinicamente negativa). Várias publicações comprovaram a eficácia da técnica e sua acurácia para estadiamento desses casos (o linfonodo sentinela é identificado e prediz a situação dos demais linfonodos em mais de 95% dos pacientes nas principais séries estudadas). Estudos prospectivos também mostraram que a sobrevida de pacientes submetidas à pesquisa de linfonodo sentinela é equivalente aquela de pacientes submetidas a linfadenectomia, porém com redução significativa de complicações (especialmente linfedema, alterações sensoriais e motoras).

Para tumores grandes ou carcinoma inflamatório localmente avançados (T3 ou T4), carcinoma ductal *in situ* (com proposta de cirurgia conservadora), cirurgia axilar prévia e em casos com suspeita clínica de acometimento linfonodal, o estudo do linfonodo sentinela é usualmente contraindicado.

Quimioterapia neoadjuvante, doença multicêntrica e gravidez não são em geral contraindicações para a realização do procedimento.

Localização radioguiada de lesões ocultas (ROLL)

Na técnica ROLL (*Radioguided Ocult Lesion Localization*), um radiofármaco (mais frequentemente macroagregado de albumina marcado com tecnécio) é injetado intratumoral ou adjacente à lesão sob orientação de algum método de imagem (ultrassonogragia, estereotaxia, mamografia ou ressonância magnética). Da mesma forma que no linfonodo sentinela, o detector portátil de radiação é utilizado para localização intraoperatória da lesão. Vários estudos comprovam a efetividade da técnica, com vantagens em comparação com a localização por fio metálico (Figura 5.1).

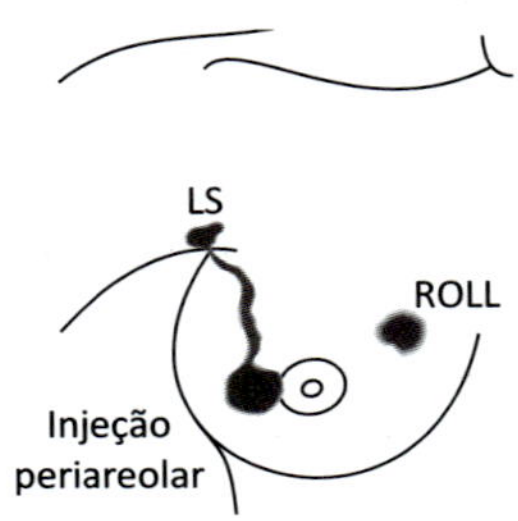

Figura 5.1: Exemplo de técnica combinada ROLL e pesquisa de linfonodo sentinela. ROLL de lesão no quadrante superomedial da mama direita e injeção periareolar de coloide com drenagem para linfonodo axilar direito.

PET/CT E PET/RM

Introdução

PET *(Positron Emission Tomography)* é um exame de Medicina Nuclear que utiliza equipamentos dedicados (*PET scanners*) e radiosótopos emissores de pósitrons, os quais ligados a diferentes moléculas produzem imagens metabólicas ou funcionais dos diversos órgãos e sistemas do corpo humano. O radiofármaco mais utilizado atualmente é a ^{18}F-fluordesoxiglicose (FDG), uma molécula análoga da glicose marcada com o radiosótopo emissor de pósitrons, ^{18}Flúor, que é captada avidamente pelas células de um grande número de neoplasias malignas viáveis e de suas metástases.

Neoplasias malignas da mama com baixa taxa de replicação e bem diferenciadas como os carcinomas lobular, tubular e ductal *in situ* são menos ávidas por FDG quando comparadas com o carcinoma ductal invasivo. A capacidade de captação deste radiofármaco está também relacionada ao grau tumoral e ao percentual de Ki 67. Ainda que exista forte correlação entre os tumores triplo-negativos, que apresentam evolução clínica desfavorável e alta captação de FDG, quando se analisa isoladamente, a correlação entre a expressão de receptores de estrogênio e progesterona e o grau de captação de FDG ainda é um tanto quanto controversa. De forma geral, os tumores luminal B, Her 2 *positivo* e triplo-negativo apresentam alta avidez por FDG, enquanto os tumores luminal A são pouco ávidos.

Equipamentos

Aos aparelhos PET, foram acoplados há mais de uma década, a tomógrafos *multislice,* originando os equipamentos PET/CT. Estes possibilitam a fusão das imagens metabólicas de PET com as imagens anatômicas da tomografia computadorizada. Recentemente foram desenvolvidos equipamentos PET acoplados a aparelhos de ressonância magnética, PET/RM. Esta tecnologia já está disponível no Brasil e tem a vantagem da aquisição simultânea das imagens metabólicas com os dados anatômicos e funcionais da ressonância magnética. Possibilitam ainda a redução das doses de radiação ao paciente.

O preparo para a realização de PET/CT ou de PET/RM com FDG inclui jejum de 4 horas e a abstenção da ingestão de hidrocarbonetos 12 horas antes do início do exame. As imagens são obtidas cerca de 60 a 90 minutos após a administração I.V. da ^{18}F-fluordesoxiglicose.

Indicações

Diagnóstico (detecção da lesão primária)

Os exames PET/CT e PET/RM com ^{18}F-FDG não estão indicados para *screening* de câncer de mama. As razões para isso são a baixa sensibilidade para lesões menores que 1,0 cm e a baixa avidez por FDG em carcinoma lobular, carcinoma ductal *in situ* e tumores de baixo grau em geral. Por outro lado, o valor preditivo positivo pode chegar a 96,6%. Aumento da captação de FDG em lesões benignas ainda que menos frequente pode ocorrer, como em áreas de necrose gordurosa, granulomas, infecção, fibroadenomas, papilomas intraductais, lesões fibrocísticas, entre outras. A correlação com dados clínicos, ultrassom de mamas e mamografia podem auxiliar no diagnóstico diferencial. Neste cenário, PET/RM pode apresentar um diferencial, por permitir a imediata correlação das imagens metabólicas com as imagens da ressonância magnética.

Equipamentos com detectores para isótopos emissores de pósitrons, dedicados para imagens das mamas (PEM – *Positron Emission Mammography*) foram desenvolvidos recentemente, com resultados promissores, principalmente na avaliação de lesões inconclusivas pelos métodos tradicionais de *screening* e até na identificação de lesões adicionais em pacientes com diagnóstico estabelecido.

Estadiamento

O uso de PET-FDG não está indicado na avaliação linfonodal da axila e o resultado negativo não exclui a pesquisa do linfonodo sentinela uma vez que a resolução dos sistemas PET/CT atualmente disponíveis é de cerca de 5 a 6 mm. Por outro lado, o método tem alto valor preditivo positivo na avaliação de linfonodos axilares. A positividade axilar se correlaciona com pior prognóstico e redução da sobrevida livre de doença. Alguns autores advogam o esvaziamento axilar quando um estudo PET-FDG for francamente positivo; todavia, a realização de biópsia dirigida do linfonodo deve ser sempre encorajada. Além disso, estudos com FDG permitem a detecção de metástases supra e infraclaviculares e da cadeia mamária interna com sensibilidade maior que dos métodos tradicionais.

Devido à baixa incidência de metástases em câncer de mama precoce, algumas diretrizes não recomendam a realização de PET-FDG para o estadiamento; entretanto, basear a indicação somente no estadiamento TNM é ponto de grande controvérsia. Estudo recente com 134 pacientes abaixo de 40 anos com estádio de I a IIIC realizaram PET-FDG para estadiamento. Com base nos achados do exame, houve alteração do estadiamento para III ou IV em 21% das pacientes. Metástases (estádio IV) foram detectadas em 5% das pacientes com estádio I e IIA, 17% em estádio IIB, 31% em estádio IIIA e 50% nos estádios IIIB e IIIC individualmente. Assim, ainda que não haja recomendação para a realização de PET-FDG em estádios até IIIA, o seu uso pode ser encorajado, principalmente em pacientes de maior risco.

Re-estadiamento

PET-FDG é a modalidade de escolha na suspeita de recorrência, seja por sintomas, achados inespecíficos em outros exames de imagem ou elevação dos marcadores Ca 15-3 e CEA. A acurácia é superior ao uso da estratégia de CT de tórax e abdome associadas à cintilografia óssea, somadas ao ultrassom ou mamografia para recorrências locais. A sensibilidade de PET-FDG varia de 85% a 97% e a especificidade de 52% a 100%. O mais relevante é que o método leva a mudança de conduta em porcentual muito elevado de casos, revelando de modo mais precoce o sítio de recorrência em pacientes assintomáticas ou não, que tenham elevação dos marcadores tumorais.

Avaliação de resposta a terapias

Modificações na atividade metabólica tumoral geralmente precedem mudanças em tamanho ou morfologia. Portanto, a imagem funcional de PET-FDG tem grande utilidade na avaliação de resposta, em especial nos tumores metastáticos. O método também ajuda a identificar as respostas mistas, quando co-existem clones tumorais responsivos e não responsivos numa mesma paciente. Embora não exista consenso no uso de PET-CT para avaliação da quimioterapia neo-adjuvante, vários estudos demonstram sua utilidade, em especial no subgrupo de tumores triplo-negativos, utilizando o método após 2 ciclos para discriminar de modo eficiente pacientes com improvável reposta patológica completa e maior risco de recorrência precoce daquelas com boa resposta.

Outro ponto importante é o fator prognóstico do uso de PET-FDG na doença metastática: há evidências que a sobrevida global foi significativamente maior em pacientes com PET-FDG negativo pós-quimioterapia, quando comparado ao grupo em que as lesões permaneciam positivas ao exame (24 meses × 10 meses, $P < 0,001$).

Deve-se destacar também a avaliação de resposta de lesões hepáticas e ósseas por PET-FDG. As lesões ósseas com boa resposta usualmente tornam-se mais escleróticas e reduzem de modo expressivo a captação de FDG.

Seguimento

PET-CT não é indicado de modo rotineiro como estratégia de seguimento em pacientes não metastáticas tratadas de modo satisfatório, sem sintomas e sem elevação de marcadores ou achados suspeitos em imagens convencionais, devido à ausência de custo-efetividade estabelecida e pela exposição à radiação. Essa realidade poderá se modificar no futuro com o uso de PET-RM, já que a exposição à radiação pode ser reduzida em até 65% quando comparada a PET-CT.

Leitura recomendada

1. Lyman GH, Somerfield MR, Bosserman LD, Perkins CL, Weaver DL, Giuliano AE. Sentinel lymph node biopsy for patients with early-stage breast cancer: American Society of Clinical Oncology clinical practice guideline update. J Clin Oncol. 2017;35(5):561–4.

   Recomendações da Sociedade Americana de Oncologia Clínica para realização da pesquisa de linfonodo sentinela.

2. Duarte C, Bastidas F, De Los Reyes A, Martínez MC, Hurtado G, Gómez MC, et al. Randomized controlled clinical trial comparing radioguided occult lesion localization with wire-guided lesion localization to evaluate their efficacy and accuracy in the localization of nonpalpable breast lesions. Surg (United States). 2016;159(4):1140–5.

   O estudo demonstra efetividade semelhante entre a técnica ROLL e a localização por fio metálico de lesões de mama não palpáveis.

3. Tabouret-Viaud C, Botsikas D, Delattre B, et al: PET/MR in Breast Cancer. Semin Nucl Med 2015; 45:304-321.

   Revisão sobre o uso atual do PET-RM em tumores de mama e perspectivas.

4. Christopher C. Riedl CC, Slobod E, Jochelson M, Morrow M, et al. Retrospective Analysis of 18F-FDG PET/CT for Staging Asymptomatic Breast Cancer Patients Younger Than 40 Years. J Nucl Med 2014; 55:1578–1583.

   Análise retrospectiva mostrando impacto do PET-CT em pacientes assintomáticas com tumores de mama.

5. GGroheux D, Giacchetti S, Rubello D, et al. The evolving role of PET/CT in breast cancer. Nucl Med Commun 2010;31(4):271–273.

   Revisão geral sobre uso do PET-CT em tumores de mama.

Capítulo

6

Outros métodos de imagem

Fabiola Procaci Kestelman
Clara Fernanda Aguiar Gomes

Introdução

As técnicas de imagem apresentaram um desenvolvimento muito significativo nos últimos anos. A imagem morfológica, de grande importância, evoluiu para uma imagem fisiológica e funcional, capaz de fornecer informações adicionais, muito valiosas para compreender melhor os processos de doença.

Os profissionais devem conhecer estas novas tecnologias, as suas indicações e limitações, a fim de alcançar a mais alta performance no diagnóstico e tratamento das doenças da mama.

Mamografia digital e suas técnicas

Mamografia digital (MD)

A MD representa uma evolução da mamografia convencional. Nessa modalidade, detectores eletrônicos capturam e facilitam a exibição dos sinais de raios-X em um computador ou filme para ser impresso a *laser*. Há duas tecnologias: indireta ou computadorizada (CR) e direta, verdadeiramente digital (DR). No método CR, existe um chassi eletrônico que é inserido na bandeja no mamógrafo convencional. Este chassi é lido na leitora de CR, e após a leitura do chassi a imagem da mamografia é visualizada na tela do computador ou *workstation*. No método DR, a imagem é enviada diretamente do mamógrafo para a *workstation*. Estudos mostram que essa evolução da mamografia mostrou benefício em mamas densas e pacientes jovens.

Em 2000, a *Food and Drug Administration* (FDA) aprovou o uso da mamografia digital para uso em diagnóstico, com subsequentes melhorias na resolução da imagem, manipulação digital e armazenamento. Novos avanços no desempenho do método são esperados em virtude do uso da tomossíntese, que constitui a evolução da mamografia digital.

Tomossíntese digital

A mamografia apresenta limitações inerentes ao princípio de obtenção de uma imagem bidimensional (2D) do parênquima glandular tridimensional comprimido, causando sobreposição das estruturas glandulares. Essa sobreposição pode dificultar a visualização de uma lesão (falso-negativos) ou provocar a identificação de uma lesão como suspeita que, na verdade, trata-se parênquima glandular sobreposto (falso-positivos).

A tomossíntese é um aparelho de mamografia, que utiliza um tubo RX rotativo, variando a angulação de 15 a 45°, e realiza diferentes projeções de uma mama estática. Em seguida, as imagens são reconstruídas com uma espessura de corte de 1 mm, podendo ser visualizadas na estação de trabalho, com software especializado. A dose de radiação de um exame de tomossíntese com duas incidências associada ao exame de mamografia 2D está dentro dos padrões aceitos pela Mammography Quality Standards Act (MQSA), embora seja um pouco maior do que a gerada pelos mamógrafos atuais com tubos de tungstênio.

A maioria dos estudos recentes demonstra que a tomossíntese melhora o desempenho da mamografia e reduz a taxa de reconvocação. Além disso, a detecção de câncer é predominante para câncer invasivo em vez de carcinoma *in situ*, o que é importante diante das preocupações atuais de potenciais casos de sobrediagnóstico e sobretratamento.

Embora o FDA já tenha aprovado a tomossíntese para uso clínico, ainda não há protocolos claramente estabelecidos para sua utilização, como, por exemplo, se o mesmo deve ser utilizado em todos os pacientes, se ambas as projeções devem ser efetuada em cada mama ou se é possível a utilização de tomossíntese sem mamografia 2D. Outra questão a ser avaliada é o custo atual desse exame que ainda dificulta a utilização para rastreamento na população em geral.

Mamografia com contraste

Ao combinar mamografia digital com os atributos funcionais que o realce pelo contraste oferece, a mamografia digital oferece outra aplicação potencial. A vantagem da mamografia digital com contraste (MDC) seria obter informação funcional da captação atribuída a neovascularização da lesão maligna associada a informação de alta qualidade anatômica, conceito que a ressonância magnética

(RM) de mama utiliza há anos. As potenciais vantagens postuladas na MDC seriam a maior facilidade de instalação de mamógrafos nas unidades médicas, a resolução superior, a melhor aceitação da paciente principalmente nos casos de claustrofobia em relação a ressonância magnética, e o menor custo potencial. As desvantagens de tal técnica como método de triagem são a necessidade de uma administração intravenosa de contraste, consequências adversas a este, o aumento de custos e o acréscimo no tempo de realização do exame.

As aplicações potenciais da mamografia contrastada poderiam ser semelhantes as da RM incluindo triagem em paciente de alto risco, estadiamento, diagnóstico e monitorização de resposta ao tratamento.

Existem dois métodos principais descritos para mamografia digital com contraste: realização de exames seriados ao longo do tempo e de imagem de dupla energia. Ambos utilizam contraste iodado, e são unidades modificadas de mamografia digital. A MDC em série pode ser obtida em uma única projeção, enquanto os métodos de energia dupla permitem imagens de ambas as mamas com uma administração única de contraste. Os primeiros trabalhos demonstraram a viabilidade técnica e clínica. Entretanto, o número real de pacientes estudados até agora é muito limitado, de modo que o potencial uso clínico futuro é incerto.

Ultrassonografia

Elastografia

A ultrassonografia em imagem de mama sempre foi uma ferramenta de baixo custo, sem radiação permitindo fácil acesso. Durante os últimos anos, o uso da ultrassonografia para rastreamento aumentou, particularmente em mulheres com mamas densas. O tecido mamário denso pode obscurecer pequenas lesões na mamografia, assim como a alta densidade da mama densa pode para aumentar o risco de câncer. Recentemente, alguns estados americanos passaram a exigir que as mulheres sejam informadas sobre a densidade do parênquima da mama na sua mamografia para permitir a escolha do rastreio com ultrassonografia. Apesar de ainda não estar bem estabelecido o uso da ultrassonografia no rastreamento de mama, alguns recursos têm sido utilizados para melhorar a caracterização de lesões quando as mesmas são encontradas na ultrassonografia.

A elastografia é uma técnica capaz de estimar a elasticidade do tecido da mama através da medida de tensão do tecido ou do deslocamento do tecido durante a excitação induzida pelo transdutor. O princípio é que a tensão aplicada será menor em tecidos mais rígidos. Geralmente, a lesão benigna tende a ser mais rígida do que o tecido mamário normal, porém mais suscetível a deformar-se do que a lesão maligna.

Atualmente, existem dois tipos de elastografias: a elastografia por compressão e elastografia *share wave*. A primeira avalia a deformação dos tecidos, como resultado do efeito da pressão do transdutor sobre a pele. Esta técnica é qualitativa ou semiquantitativa, e seus resultados são refletidos no elastograma baseado uma escala de cores, que varia dependendo do tipo de equipamento. A elastografia *share wave*, desenvolvida mais recentemente, caracteriza-se pelo uso de impulsos de ultrassom transmitidos a alta velocidade sem que seja realizada compressão extrínseca sobre a pele, ou seja, não é operador dependente. Os tecidos geram ondas em resposta a estes impulsos que permitem avaliar de maneira quantitativa a lesão estudada.

Seja qual for o sistema de elastografia que temos disponível, essa técnica deve ser entendida como um valor acrescentado para a ultrassonografia modo B. Este dado pode não acrescentar no caso de lesões com BI-RADS 2, 4 (B e C) ou 5, ou seja, em as lesões com alta probabilidade de benignidade ou malignidade. Entretanto pode ser considerado no caso de mais lesões com baixa suspeição, como BI-RADS 3 (provavelmente benigno) ou BI-RADS 4A (baixa suspeita de malignidade). Assim, a elastografia constitui uma possibilidade como complemento à ultrassonografia modo-B no estudo de lesões com categorias indeterminadas.

Modalidades de imagem molecular da mama

As modalidades de medicina nuclear para imagem molecular da mama têm evoluído na última década. Estas modalidades que incluem a mamografia por emissão de pósitrons (PEM) usando radionucleotídeo 18F-fluorodeoxiglicose (FDG), uma tomografia por emissão de pósitrons (PET) dedicada de alta resolução, com a possibilidade de posicionar a mama de maneira semelhante à mamografia, e a cintimamografia (*dual head gamma* ou *breast-specific gamma imaging* – BSGI) utilizando tecnesium 99m (Tc99m).

A imaginologia molecular tradicional envolve a exposição de radiação ionizante para o corpo inteiro, tornando estas tecnologias inadequadas para uso com o objetivo de rastreamento populacional. A principal problemática é o risco de câncer induzido pela radiação por estas modalidades. Atualmente, não existe recomendação para uso de imagem molecular para rastreamento de câncer de mama.

Mamografia por emissão de pósitrons (PEM)

Em virtude da resolução limitada do equipamento PET, os tumores pequenos da mama não são visíveis por meio desta técnica. O desenvolvimento de um dispositivo dedicado para o PET de mama, a PEM (mamografia por emissão de pósitrons), foi concebido na tentativa de viabilizar a detecção de pequenas lesões.

Embora a PEM ainda esteja em desenvolvimento clínico inicial, um ensaio multicêntrico recente sugeriu que a PEM pode auxiliar na detecção e caracterização de carcinoma invasivo e *in situ*. Neste estudo, Berg *et al.* avaliaram 94 mulheres com câncer de mama conhecido ou lesões mamárias suspeitas e realizada PEM com injeção intravenosa de 18F-fluorodeoxiglicose (FDG). A PEM demonstrou sensibilidade para detecção de câncer de 90%, especificidade de 86%, valor preditivo positivo de 88%, valor preditivo negativo de 88% e acurácia de 88%.

Com esses resultados, acredita-se que a técnica poderia ser utilizada no planejamento cirúrgico, no monitoramento da resposta ao tratamento neoadjuvante assim como na investigação de recorrência do câncer. No entanto, existem algumas desvantagens relacionadas ao custo e dificuldade técnica em virtude da manipulação de radiofármacos. Embora os dispositivos de PEM possam, em parte, superar as limitações do PET 18F-FDG do corpo inteiro na detecção do câncer de mama, a utilidade da PEM em comparação com os atuais métodos de imagem da mama não apresenta validação para uso clínico.

Cintimamografia

Duas outras técnicas de imagem molecular são: imagem dedicada gama dual-head e de alta resolução breast-specific gamma imaging (BSGI), têm sido investigadas por seu papel coadjuvante do exame de mamografia. A imaginologia dedicada gama dual-head utiliza um sistema de câmaras gamma com um detector semicondutor cadmium-zinco-telureto (CZT) em vez de um detector convencional de iodeto de sódio. Ambos usam o radiofármaco Tc99m sestamibi. Um protótipo gama dual-head mostrou alta sensibilidade para as lesões malignas menores que 2 cm, com uma sensibilidade de 86% para lesões menores que 1 cm.

A experiência com a BSGI em 50 pacientes demonstrou melhoria na detecção de lesões não palpáveis e lesões menores que 1 cm, com alguns estudos mostrando uma alta sensibilidade (96,4%), com uma especificidade moderada (59,5%).

Para melhor avaliação da verdadeira utilidade prática destes métodos, é necessário um aprimoramento técnico das câmeras dedicadas à mama, objetivando a redução da dose de radiação, além de novos estudos que determinem o impacto clínico destes métodos.

Outros métodos

Tomografia por impedância elétrica (IET)

É uma técnica de diagnóstico não invasivo, sem radiação que utiliza um eletrodo no braço do paciente responsável pela transmissão de uma pequena quantidade de corrente elétrica que percorre a mama. O principio básico desta técnica é de que células de câncer de mama conduzem eletricidade melhor (impedância baixa) do que células normais da mama. Entretanto, Prasad *et al.* não demonstraram qualquer impedância característica que diferencie lesões malignas de benignas.

Termografia

Exame que utiliza câmara de infravermelhos para detectar áreas 'quentes' sobre a superfície da pele gerando mapas de calor de cada mama. O princípio desta modalidade baseia-se em que a pele sobre o câncer de mama pode ser mais quente já que os tumores contêm células de crescimento rápido e aumentaram o fluxo de sangue, o que pode gerar calor. Não há evidência clínica que justifique o uso desta técnica.

Vibroacustografia (VA)

Modalidade de imagem que mede a resposta vibro-acústica de um objeto a uma força de vibração. A VA utiliza a força de propagação de ondas de ultrassonografia. As vibrações produzem um som que pode ser detectado por um hidrofone (um microfone concebido para receber o som através da água ou dos tecidos moles) e produz uma imagem que representa as características acústicas do objeto. Os trabalhos preliminares com um sistema de VA experimental têm mostrado a viabilidade desta abordagem em vários tecidos. No entanto, são necessários mais estudos sobre o valor clínico de VA na imagem da mama.

Conclusão

Os métodos de imagem têm sofrido grande influência do avanço tecnológico. Exames como a mamografia digital e a tomossíntese trouxeram aumento do desempenho do rastreamento do câncer de mama. Entretanto, novas tecnologias devem ser observadas com cautela para que o aumento da sensibilidade do rastreamento não esteja associado a grandes números de exames falso-negativos e ao aumento significativo do custo do rastreamento.

Leitura recomendada

1. Wallis M, Moa E, Zanca F et al. Two-view and single-view tomosynthesis versus full-field digital mammography: high-resolution X-ray imaging observer study. Radiology 2012: 262(3),788-796.

   Este estudo com 130 pacientes demonstrou maior acurácia diagnóstica da tomossíntese em 2 posições que a mamografia digital 2D – média da área sob a curva ROC (AUC = 0,772 para 2D, AUC = 0,851 para a tomossíntese)

2. Athanasiou A, Tardivon A, Tanter M, et al. Breast Lesions: Quantitative Elastography with Supersonic Shear Imaging - Preliminary Results. Radiology 2010: 256(1), 297- 303.

   Foram analisadas 48 lesões, utilizando ultrassonografia convencional e elastografia shear wave, *em lesões que possuíam histopatológico disponível. Esta técnica quantitativa forneceu medidas quantitativas de elasticidade, adicionando informações complementares que, potencialmente, poderiam ajudar na caracterização da lesão de mama.*

3. Dromain C, Thibault F, Diekmann F, Fallenberg EM, Jong RA, Koomen M et al. Dual-energy contrast-enhanced digital mammography: initial clinical results of a multireader, multicase study. Breast Cancer Res. 2012, 14;14(3): R94.

   O objetivo deste estudo foi comparar a precisão do diagnóstico da mamografia digital de dupla energia com contraste quando associada à mamografia e ultrassonografia com a precisão do diagnóstico de mamografia e ultrassonografia isolados. Foi concluído que a mamografia digital de dupla energia com contraste como um complemento para mamografia e ultrassonografia melhora a precisão do diagnóstico em relação a mamografia e ultrassonografia isolados.

4. Brem RF, Floerke AC, Rapelyea JA, Teal C, Kelly T, Mathur V. Breast-specific gamma imaging as an adjunct imaging modality for the diagnosis of breast cancer. Radiology 2008; 247(3):651–7.

   Este estudo avaliou retrospectivamente a sensibilidade e especificidade da cintimamografia por BSGI para a detecção do câncer de mama, foram avaliadas 146 pacientes, 167 lesões foram submetidas a biópsia das quais 83 eram malignas. A BSIG demonstrou ter alta sensibilidade (96,4%) e moderada especificidade (59,5%) na detecção de cânceres de mama.

5. Berg WA, Weinberg IN, Narayanan D, Lobrano ME, Ross E, Amodei L et al. High-resolution fluorodeoxyglucose positron emission tomography with compression ("positron emission mammography") is highly accurate in depicting primary breast cancer. Breast J. 2006;12(4):309–23.

   Neste estudo, foram avaliadas 94 mulheres com câncer de mama conhecido ou lesões mamárias suspeitas e realizada PEM com injeção intravenosa de 18F-fluorodeoxiglicose (FDG). A PEM demonstrou sensibilidade para detecção de câncer de 90%, especificidade de 86%, valor preditivo positivo de 88%, valor preditivo negativo de 88% e acurácia de 88%.

Capítulo

7

Rastreamento mamográfico na população geral

Luciano Fernandes Chala
Paula de Camargo Moraes
Carlos Shimizu

Definição

O rastreamento do câncer de mama na população geral é baseado na realização periódica da mamografia em mulheres assintomáticas, visando sua detecção precoce. Atribui-se à disseminação do rastreamento mamográfico, associado aos avanços terapêuticos, a redução na mortalidade pelo câncer de mama observada em muitos países. A detecção de pequenos tumores assintomáticos possibilita, ainda, um maior número de opções terapêuticas, aumenta a chance de tratamento conservador e reduz a necessidade da quimioterapia.

Histórico

O impulso para a disseminação do rastreamento mamográfico populacional do câncer de mama foi uma série de estudos prospectivos, randomizados e controlados que mostraram redução no risco relativo de morte por câncer de mama em mulheres com idade entre 40 e 74 anos: *Health Insurance Plan of New York* (HIP), *Canadian National Breast Cancer Screening* (CNBSS) 1 e 2, *Age Trial* (Reino Unido), *Edinburgh Trial* (Escócia) e, os quatros estudos suecos *(Stockholm, Malmoe I e II, Gothenburg e Swedish Two-County Trial – Ostergotland e Kopparberg*).

Com exceção dos dois estudos realizados no Canadá (CNBSS 1 e 2), os demais mostraram redução no risco relativo de morrer por câncer de mama em mulheres que realizaram o rastreamento mamográfico. O estudo que mostrou maior redução no risco relativo de morte por câncer de mama foi *o Swedish*

Two-County Trial; no seguimento de 29 anos, a redução na mortalidade no grupo submetido ao rastreamento mamográfico era de 31%. Diversas metanálises com dados desses estudos foram realizadas. Na metanálise feita pelo *Independent UK Panel*, a redução na mortalidade pelo câncer de mama foi estimada em 20%.

Estudos observacionais recentes confirmaram a redução na mortalidade pelo câncer de mama associado ao rastreamento mamográfico observada nos estudos randomizados. O *Euroscreen Working Group* realizou uma revisão sistemática de estudos observacionais baseados nos programas de rastreamento em curso na Europa e no Reino Unido e relataram que a redução da mortalidade variou de 25% a 48%.

Importância dos estudos randomizados controlados

Estudos prospectivos, randomizados e controlados constituem o padrão ouro para demonstrar o impacto do rastreamento mamográfico na mortalidade pelo câncer de mama. Nesses estudos, as mulheres são divididas aleatoriamente em dois grupos: um submetido ao rastreamento mamográfico e, outro controle, não submetido ao rastreamento que serão seguidos por vários anos. A randomização aleatória é um passo extremamente importante para assegurar que os grupos, intervenção e controle, sejam similares, sem vieses.

Esse tipo de estudo não é isento de problemas e pode, por exemplo, subestimar o impacto do rastreamento mamográfico. Por conta da regra da randomização, uma participante convidada ao grupo do rastreamento mamográfico sempre pertencerá a ele, independentemente de comparecer ou não ao rastreamento. Caso esta paciente opte por não realizar a mamografia e tenha uma morte ocasionada pelo câncer de mama, a mesma será contabilizada no grupo do rastreamento. Caso uma participante pertencente ao grupo não rastreado resolva fazer a mamografia por conta própria e tenha um câncer detectado na fase precoce e a vida salva pela detecção precoce, a mesma continua a pertencer ao grupo não rastreado. A taxa de não comparecimento para o rastreamento mamográfico após o convite nos estudos prospectivos, randomizados e controlados variou de 10 a 39% e a de contaminação do grupo não rastreado (participantes que optaram por fazer a mamografia por conta própria) variou de 13 a 25%. Estas duas situações podem resultar na subestimação do impacto do rastreamento mamográfico.

Indicações atuais e controvérsias

Não há questionamento em relação ao benefício na redução da mortalidade relacionado ao rastreamento mamográfico, mas há intensa controvérsia em relação à idade de início, de término e à periodicidade. Os estudos são uniformes em mostrar que a probabilidade do rastreamento mamográfico evitar uma morte por câncer de mama aumenta com a idade. Por outro lado, os efeitos adversos do rastreamento mamográfico permanecem estáveis ou diminuem com a idade. Assim, o balanço entre o benefício e os efeitos adversos melhora com o envelhecimento.

Quando iniciar o rastreamento mamográfico?

Há muito debate em relação a idade de início do rastreamento mamográfico, resultando em diferentes recomendações atuais entre as associações médicas, com a idade de início variando entre 40, 45 ou 50 anos (Tabela 7.1). O Colégio Brasileiro de Radiologia, a Sociedade Brasileira de Mastologia e a FEBRASGO recomendam do rastreamento mamográfico anual com início aos 40 anos.

Tabela 7.1: Rastreamento mamográfico e recomendações

Rastreamento mamográfico – recomendações 2017			
Entidade	**Idade de Início**	**Intervalo**	**Término**
CBR; SBM; FEBRASGO	40 anos	Anual	Enquanto mulher estiver com boa saúde e expectativa de vida de pelo menos 7 anos
USTF	50 anos 40-49 anos decisão deve ser individualizada	Bianual	74 anos. Evidencias atuais são insuficientes para se avaliar qualquer benefício ou efeito adverso em mulheres com 75 anos ou mais
ACR; SBI	40 anos	Anual	Enquanto mulher estiver com boa saúde e expectativa de vida de 5-7 anos
ACOG	40 anos	Anual	75 anos (depois disso decisão de continuar o rastreamento deve ser compartilhada)
ACS; ASCO	45 anos (podendo iniciar aos 40 anos)	Até 54 anos – anual > 55 anos – bianual ou anual	Enquanto mulher estiver com boa saúde e expectativa de vida e pelo menos 10 anos

O cerne da discussão está na análise do equilíbrio entre os benefícios e os efeitos adversos do rastreamento mamográfico no grupo etário de 40 a 49 anos. Até 2009, havia consenso em se recomendar o rastreamento mamográfico anual com início aos 40 anos baseado na redução na mortalidade observada nessa faixa etária. Em 2009, a *US. Preventive Services Task Force* (USPSTF) introduziu o balanço entre efeitos adversos e benefício na mortalidade nas suas decisões sobre o rastreamento do câncer de mama. Como consequência, sugeriram que a decisão de se iniciar o rastreamento mamográfico entre 40 e 49 anos deveria ser individualizada e mulheres que valorizam mais os benefícios do que os potenciais efeitos adversos poderiam escolher iniciar o rastreamento antes dos 50 anos. Destaca-se que a USPSTF não recomenda contra o rastreamento entre os 40 e 49 anos.

No entanto, a introdução do balanço entre os efeitos adversos e benefício na mortalidade no processo de decisão e as mudanças nas recomendações pela USPSTF resultaram na perda do consenso em se realizar o rastreamento entre 40 e 49 anos (Tabela 7.1) e o início do período atual de divergências que é caracterizado por um intenso escrutínio dos efeitos adversos e da magnitude do impacto na mortalidade associados ao rastreamento mamográfico, um forte debate em relação ao equilíbrio ideal e uma polarização de opiniões decorrente da diferente valorização dos mesmos benefícios e efeitos adversos por associações médicas, médicos e pacientes.

O Colégio Brasileiro de Radiologia, a Sociedade Brasileira de Mastologia e a FEBRASGO como previamente expresso mantem a recomendação de iniciar o rastreamento mamográfico na população geral aos 40 anos baseado na demonstração de que ele se associa à redução na mortalidade pelo câncer de mama em mulheres no grupo etário de 40 a 49 anos. A meta-análise dos estudos prospectivos, randomizados e controlados conduzida pela USPSTF mostrou redução de 8% no risco relativo de morte por câncer em mulheres com idade entre 39 e 49 anos submetidas ao rastreamento mamográfico. No entanto, estudos mais recentes mostraram redução maior no risco relativo de morte por câncer de mama associado ao rastreamento mamográfico entre 40 e 49 anos. Em um estudo observacional, realizado na Suécia e publicado em 2011, Hellquist *et al.* observaram redução de 29% no risco relativo de morte por câncer de mama em mulheres grupo etário 40 a 49 anos que realizaram o rastreamento mamográfico. Em um estudo prospectivo, randomizado e controlado realizado no Reino Unido para avaliar o rastreamento mamográfico com início aos 40 anos e publicado em 2015, Moss *et al.* observaram redução de 25% no risco relativo de morte por câncer de mama nos primeiros 10 anos após o diagnóstico no grupo que iniciou o rastreamento mamográfico aos 40 anos. Outros estudos observacionais específicos para essa faixa etária mostraram redução de até 50% no risco relativo de morte por câncer de mama.

Nenhuma organização médica recomenda o rastreamento mamográfico na população geral em mulheres com menos de 40 anos de idade.

Quanto interromper o rastreamento mamográfico?

Para mulheres com 70 anos ou mais, sobretudo acima dos 75 anos, os dados disponíveis são escassos e insuficientes para conclusões definitivas sobre os benefícios e os efeitos adversos do rastreamento mamográfico. O câncer de mama é uma das principais causas de morte em mulheres acima dos 75 anos, mas alguns fatos sugerem que o benefício do rastreamento mamográfico pode ser menor nesta faixa etária: menor expectativa de vida, maior frequência de tumores com bom prognóstico, maior risco de morrer de outras doenças e maior chance de *overdiagnosis.*

As recomendações quanto ao rastreamento mamográfico nesta faixa etária não são homogêneas. A maioria das principais sociedades médicas, não estabelece nenhuma idade específica a partir da qual o rastreamento mamográfico deve ser interrompido, sugerindo que a decisão sobre sua continuidade deve ser feita individualmente considerando-se a saúde global e a expectativa de vida da paciente. O Colégio Brasileiro de Radiologia, a Sociedade Brasileira de Mastologia e a FEBRASGO recomendam manter o rastreamento mamográfico enquanto a mulher estiver com boa saúde e expectativa de vida de pelo menos 7 anos (Tabela 7.1).

Qual o intervalo entre as mamografias?

Não há estudos comparando diretamente o efeito na mortalidade pelo câncer de mama de acordo com diferentes intervalos de rastreamento. Nenhum estudo prospectivo, randomizado e controlado foi desenhado para comparar diferentes intervalos e a periodicidade do rastreio variou bastante entre eles (12 a 33 meses). Desse modo, esta relação tem sido obtida por meio de evidências indiretas que incluem meta-análises, modelos matemáticos, estudos observacionais e modelos de microssimulação e a qualidade das evidências científicas sobre o impacto do intervalo de rastreio na redução da mortalidade é considerada baixa. Em um estudo que utilizou a média das estimativas de 6 modelos de simulação desenvolvido pelo *Cancer Intervention and Surveillance Modeling Network* (CISNET) as estratégias de rastreamento com intervalo bianual reteram 79% a 81% da redução na mortalidade obtida com o intervalo anual dependendo da idade de início do rastreamento.

Em suma, o rastreamento mamográfico com intervalo anual assegura uma maior redução na mortalidade pelo câncer de mama, especialmente em mulheres jovens. Ele aumenta a probabilidade de detectar cânceres de crescimento rápido. Por outro lado, ele se associa a um maior número exames e de efeitos adversos. Os defensores do rastreamento com intervalo anual enfatizam seus benefícios na redução da mortalidade. Por outro lado, o rastreamento com intervalo bianual parece se associar a menor redução na mortalidade, mas seus defensores argumentam que ele estabelece um melhor equilíbrio com os efeitos adversos. Não é coincidência que os defensores do rastreamento com início aos 40 anos são os mesmos que defendem o rastreamento anual, e aqueles que propõem o início do rastreamento aos 50 anos são os mesmos que defendem o rastreamento com periodicidade bianual.

Efeitos adversos

Os principais efeitos adversos do rastreamento mamográfico são os falso-positivos, o *overdiagnosis* e os riscos associados à exposição à radiação ionizante. Os falso-positivos englobam reconvocações para estudos adicionais, seguimentos e biópsias com resultados benignos, que aumentam o custo do rastreamento e geram ansiedade. Alguns trabalhos sobre o tema demonstraram que a maioria das mulheres considera os falso-positivos aceitáveis quando o exame está associado a redução do risco de elas morrerem de câncer de mama. No entanto, deve-se entender que os falso-positivos, embora inevitáveis, são um efeito indesejado do rastreamento do câncer de mama. Assim, é fortemente recomendado empregar de maneira apropriada os critérios diagnósticos estabelecidos para reduzir seu número, assim como pesquisar maneiras seguras de reduzir seu impacto.

O *overdiagnosis* se refere à detecção, no rastreamento, de um carcinoma invasivo ou não invasivo, que não iria causar morte ou se tornar sintomático durante a vida da paciente. Esse é considerado o principal efeito adverso do rastreamento mamográfico do câncer de mama, pois resulta em tratamentos sem quaisquer benefícios (*overtreatment*). Ele pode ocorrer quando o câncer diagnosticado não é progressivo ou apresenta evolução lenta e a paciente morrer de outras causas. A baixa qualidade das evidências científicas sobre a magnitude do *overdiagnosis* impossibilita a disponibilização de informações precisas e o estabelecimento de estratégias de rastreamento efetivas para reduzi-lo. Até que os padrões metodológicos para estimar o *overdiagnosis* sejam mais claramente definidos, a estimativa correta desse evento será incerta. Nenhum estudo publicado disponibilizou quantificações universalmente aceitas sobre esse evento. Hoje, o *overdiagnosis* é considerado mais um conceito epidemiológico do que um conhecimento empregável na prática clínica, visto que não é possível determinar no momento do diagnóstico qual tumor corresponde a um *overdiagnosis* e todos devem ser tratados de acordo com os protocolos vigentes. Os cânceres com maior probabilidade de corresponderem a *overdiagnosis* incluem os carcinomas ductais *in situ*, pequenos carcinomas invasivos localizados e tumores detectados em mulheres com expectativa de vida reduzida em função da idade avançada ou, independentemente da idade, por serem portadoras de outras doenças graves. O risco de *overdiagnosis* não deve ser considerado um motivo para se descontinuar o rastreamento. A solução não é evitar a detecção, mas trabalhar na direção de métodos que permitam separar os cânceres que ameaçam daqueles que não ameaçam a vida da mulher e, assim, empregar tratamentos mais apropriados.

Por fim, a exposição à radiação ionizante aumenta o risco para câncer de mama, mas em doses muito maiores do que as utilizadas na mamografia. Não há demonstrações diretas de que a realização periódica de mamografias induza ao aparecimento do câncer de mama. No entanto, estudos com modelos matemáticos indicam que isso poderia eventualmente acontecer. Apesar desses mesmos estudos indicarem que o benefício do rastreamento mamográfico na mortalidade sejam muito superiores a esse risco teórico, é prudente que se tome medidas que minimizem a exposição das mulheres a doses de radiação desnecessárias, tais como: reduzir a dose de radiação por incidência mamográfica, tentar diminuir o número de incidências mamográficas adicionais, avaliar nódulos com a ultrassonografia e utilizar detectores grandes para avaliar mamas grandes, evitando incidências adicionais para um exame completo.

A mamografia digital deve ser utilizada preferencialmente?

Os estudos populacionais que mostraram o benefício do rastreamento mamográfico foram realizados com a mamografia convencional. A mamografia digital pode detectar alguns tumores que não são visíveis na mamografia convencional e apresenta algumas vantagens em relação à mamografia convencional, pois simplifica o processo de arquivamento, resgate e transmissão das imagens, permite realizar maior número de exames, possui maior resolução de contraste, aumenta o desempenho diagnóstico, especialmente em mamas densas, e reduz a dose glandular média de radiação. A grande desvantagem é o maior custo. Não há e, provavelmente não haverà, estudos populacionais prospectivos, controlados e aleatórios que comparem a redução da mortalidade em mulheres rastreadas com a mamografia digital com aquelas rastreadas com a mamografia convencional. Os dados disponíveis até o momento não permitem concluir que o rastreamento populacional com a mamografia digital seja superior ao com a mamografia convencional em reduzir a mortalidade pela doença, assim como não permite avaliar se os efeitos adversos são menores, iguais ou maiores. Atualmente, nenhuma sociedade médica recomenda o uso preferencial da mamografia digital no rastreamento da população geral.

A ultrassonografia e/ou a ressonância magnética devem ser utilizadas como métodos complementares à mamografia na população geral?

A mamografia não detecta todos os cânceres de mama. A sensibilidade da mamografia nos programas de rastreamento nos Estados Unidos foi de 75%. A densidade mamária e a idade são importantes preditores da sensibilidade mamográfica que aumenta com a idade e com a redução da densidade mamária. As limitações da mamografia em relação à sensibilidade motivaram a avaliação da ultrassonografia e a ressonância magnética no rastreamento do câncer de mama, sobretudo em mulheres com mamas densas ou com alto risco para a doença. A ultrassonografia e a ressonância magnética podem identificar tumores que não são visualizados pela mamografia. Entretanto, não há dados sobre o efeito na mortalidade pela doença do uso adicional da ultrassonografia ou da ressonância magnética no rastreamento do câncer de mama na população geral. Por isso, nenhuma sociedade médica recomenda o uso suplementar destes métodos de diagnóstico por imagem no rastreamento do câncer de mama de mulheres da população geral. A exceção são mulheres com mamas densas, sem outros fatores de risco, quando algumas sociedades médicas, como CBR, SBM e FEBRASGO, sugerem que pode se considerar o uso suplementar da ultrassonografia.

Considerações sobre a tomossíntese mamária

A tomossíntese é uma considerada uma evolução da mamografia digital. Estudos prospectivos que incluíram cerca de 200 mil mulheres mostraram aumento na taxa de detecção de câncer de mama de 27% a 41% e redução nas taxas de reconvocações de 13% a 27%. Um dos aspectos promissores com relação à tomossínstese foi o aumento da detecção, principalmente à custa de carcinomas invasivos e com dimensões menores quando comparado à mamografia digital. Os resultados desses estudos têm fundamentado o crescente uso da tomossíntese no rastreamento do câncer de mama, em alguns casos com o uso da mamografia 2D sintetizada para substituir integralmente a mamografia digital. Há uma série de questões debatidas em torno do uso da tomossíntese no rastreamento do câncer de mama que envolve o melhor protocolo de exame, aspectos econômicos, seu impacto na mortalidade pelo câncer de mama e a dose de radiação. Essa última, que foi a grande preocupação inicial, tem se mostrado inferior a dose limite 3,0 mGy por incidência e pode mitigada com o uso da mamografia sintetizada. Considerando todos esses aspectos, na revisão de suas recomendações em 2017, o CBR, a SBM e a FEBRASGO consideram que a tomossíntese com o protocolo

COMBO, ou associada à mamografia sintetizada, pode ser considerada para o rastreamento para o câncer de mama, quando acessível e disponível.

Fluxograma

Os autores deste capítulo seguem as recomendações do Colégio Brasileiro de Radiologia e da Sociedade Brasileira de Mastologia e o fluxograma a seguir reflete estas recomendações (Figura 7.1).

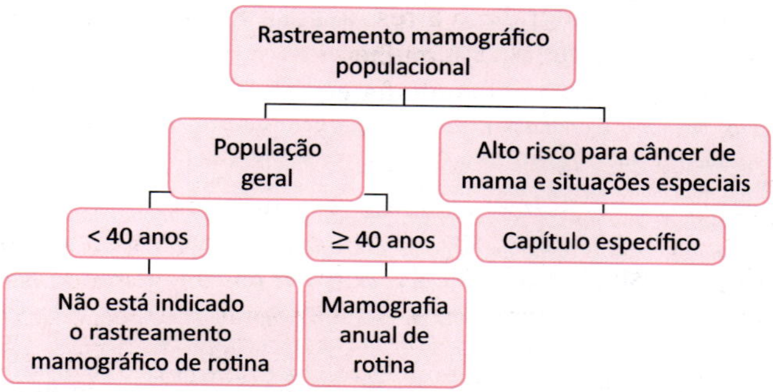

Figura 7.1: Recomendações do Colégio Brasileiro de Radiologia e da Sociedade Brasileira de Mastologia.

Leitura recomendada

1. Urban LABD, Chala LF, Bauab SP, Schaefer MB, dos Santos RP, Maranhão NMA, et al. Recomendações do Colégio Brasileiro de Radiologia e Diagnóstico por Imagem, da Sociedade Brasileira de Mastologia e da Federação Brasileira de Ginecologia e Obstetrícia para rastreamento do câncer de mama por imagem. Radiol Bras. 2017 Jul-Aug;50(4):244-249.

   Recomendações conjuntas do Colégio Brasileiro de Radiologia e Diagnóstico por Imagem, pela Sociedade Brasileira de Mastologia e pela Federação Brasileira de Ginecologia e Obstetrícia para rastreamento do câncer de mama. Os autores discutem os riscos e benefícios de acordo com a faixa etária e o risco de câncer de mama. O rastreamento mamográfico anual é recomendado para as mulheres na população geral entre 40 e 74 anos. Acima de 75 anos, deve ser reservado para aquelas que tenham uma expectativa de vida superior a 7 anos. O rastreamento complementar com ultrassonografia deve ser considerado para as mulheres com mamas densas. A tomossíntese é uma forma de mamografia que pode ser considerada para o rastreamento do câncer de mama, quando disponível.

2. Siu AL, U.S. Preventive Services Task Force. Screening for Breast Cancer: U.S. Preventive Services Task Force Recommendation Statement Ann Intern Med. 2016 Feb 16;164(4):279-96.

   Atualização das recomendações da USPSTF para o rastreamento do câncer de mama. A USPSTF recomenda o rastreamento mamográfico bianual para mulheres de 50 a 74 anos

(Recomendação B) A decisão de iniciar o rastreamento mamográfico em mulheres antes dos 50 anos de idade deve ser individualizada. As mulheres que colocam um valor maior no potencial benefício do que nos potenciais efeitos adversos podem optar por iniciar o rastreamento bianual entre 40 e 49 anos (Recomendação C). O USPSTF conclui que a evidência atual é insuficiente para avaliar o equilíbrio entre benefício e efeitos adversos do rastreamento mamográfico em mulheres com 75 anos ou mais (Declaração I). O USPSTF conclui que a evidência atual é insuficiente para avaliar os benefícios e os efeitos adversos da tomossíntese de mama digital como método primário de rastreamento do câncer de mama (Declaração I).

3. Oeffinger KC, Fontham ET, Etzioni R, Herzig A, Michaelson JS, Shih YC, et al. Breast Cancer Screening for Women at Average Risk: 2015 Guideline Update From the American Cancer Society. JAMA. 2015 Oct 20;314(15):1599-614.

   Novas recomendações do rastreamento do câncer de mama da American Cancer Society. *A ACS recomenda que as mulheres na população geral devem ser submetidas ao rastreamento mamográfico regular a partir dos 45 anos (recomendação forte). Entre 45 e 54 anos, as mulheres devem ser rastreadas anualmente (recomendação qualificada). Mulheres com 55 anos ou mais devem passar para o rastreamento bienal ou ter a oportunidade de continuar o rastreamento anual (recomendação qualificada). As mulheres devem ter a oportunidade de iniciar o rastreio anual entre as idades de 40 e 44 anos (recomendação qualificada). As mulheres devem continuar a mamografia de rastreamento, desde que sua saúde geral seja boa e tenham uma expectativa de vida de dez anos ou mais (recomendação qualificada). A ACS não recomenda o exame clínico de mama para o rastreamento do câncer de mama na população geral em qualquer idade (recomendação qualificada).*

4. Myers ER, Moorman P, Gierisch JM, Havrilesky LJ, Grimm LJ, Ghate S, et al. Benefits and Harms of Breast Cancer Screening: A Systematic Review. JAMA. 2015 Oct 20;314(15):1615-34.

   Extensa revisão sistemática da literatura comissionada pela American Cancer Society para sintetizar as evidências disponíveis sobre a associação do rastreamento mamográfico e do exame clínico das mamas com a mortalidade do câncer de mama, o overdiagnosis, os falso--positivos e a expectativa de vida. Utilizada para fundamentar suas novas recomendações (artigo 3).

5. Marmot MG, Altman DG, Cameron DA, Dewar JA, Thompson SG, Wilcox M. The benefits and harms of breast cancer screening: an independent review. Br J Cancer. 2013 Jun 11;108(11):2205-40.

   Extensa e detalhada revisão sistemática independente da literatura realizada pelo Independent UK Panel comissionada pela Cancer Research UK e pelo Departament of Health (Inglaterra) para avaliar os benefícios e os efeitos adversos do rastreamento do câncer de mama.

Capítulo 8

Situações especiais do rastreamento

Selma di Pace Bauab
Vera Lucia Nunes Aguillar

Introdução

Este capítulo trata de situações especiais de rastreamento, e algumas não constam dos protocolos já estabelecidos. Na tentativa de preencher as lacunas deixadas pelos guias atuais, membros do Colégio Americano de Radiologia (ACR) e da Sociedade de Imagem Mamária (SBI) americana, reuniram-se para definir recomendações nas diversas modalidades de imagem, baseadas, sempre que possível, em dados científicos publicados ou em consenso de especialistas destas sociedades (Tabela 8.1).

Tabela 8.1: Situações especiais de rastreamento para mulheres.

1.de risco moderado;
2. de alto risco;
3. com menos de 40 anos;
4. com mais de 74 anos;
5. com mamas densas;
6. com próteses e implantes mamários;
7. pós-cirurgia mamária (sem câncer);
8. pós-cirurgia mamária (com câncer);
9. com reconstrução mamária.

Algumas situações não foram abordadas por estas comissões, ou comentadas nos principais trabalhos consultados sobre a individualização do rastreamento (Lee, Berg e Sickles). As recomendações nas situações não abordadas, que constam neste capítulo, são as descritas em outros artigos e livros, avaliadas também em nossa própria observação.

Recomendações por fator de risco

Existem vários modelos estatísticos de cálculo dos fatores de risco baseados na história familiar e médica da mulher (Gail, Claus, BRCAPRO, Tyrer-Cuzick) (Tabelas 8.2 a 8.4). A seguir, enumeramos as recomendações de rastreamento atuais, tomando-se por base o risco de cada mulher, de acordo com o American College of Radiology Appropriateness Criteria – última revisão – 2016 e as Recomendações do Colégio Brasileiro de Radiologia e Diagnóstico por Imagem, da Sociedade Brasileira de Mastologia e da Federação Brasileira de Ginecologia e Obstetrícia para o rastreamento do câncer de mama – última revisão – 2017.

Tabela 8.2: Risco habitual

Mulheres com risco < 15%; Mamas não densas.
Recomendação: Mamografia preferencialmente com técnica digital (com tomossíntese, se disponível), anual com início aos 40 anos.

Tabela 8.3: Risco intermediário

Mulheres com mamas densas risco de 15 a 20%
Recomendação: mamografia preferencialmente com técnica digital (com tomossíntese, se disponível), anual com início aos 40 anos. Ultrassonografia: pode ser apropriado.
Mulheres com história pessoal de câncer de mama* Mulheres com biópsia prévia com resultado de neoplasia lobular ou de hiperplasia ductal atípica*
Recomendação: mamografia preferencialmente com técnica digital (com tomossíntese, se disponível) anual a partir do diagnóstico. Ultrassonografia: pode ser apropriado. Ressonância magnética complementar à mamografia: geralmente apropriado*
* Áreas de debate com relação ao uso da RM

Tabela 8.4: Alto risco

Portadoras de mutação dos genes BRCA1 e 2 e suas parentes de primeiro grau não testadas Mulheres com risco maior ou igual a 20% baseado na história familiar (materna e paterna) História de irradiação no tórax entre as idades de 10 e 30 anos e portadoras de síndromes genéticas
Recomendação: mamografia preferencialmente com técnica digital (com tomossíntese, se disponível), anual iniciando aos 30 anos ou 10 anos antes da idade em que a parente de primeiro grau teve câncer de mama, ou 8 anos após a irradiação no tórax, mas não antes dos 30 anos de idade.
Mamografia e ressonância magnética: devem ser realizadas nestas pacientes, sendo exames complementares (não excludentes).

Não há dados, baseados em evidências científicas, que apoiem o rastreamento adicional com ressonância magnética ou ultrassonografia, em mulheres com mamas que não sejam densas e que apresentem risco habitual para câncer de mama (< 15%).

A maior área de debate atualmente é o que recomendar para as mulheres com risco intermediário para câncer de mama, que não alcançam o critério para o rastreamento suplementar com ressonância magnética (Figura 8.1), mas

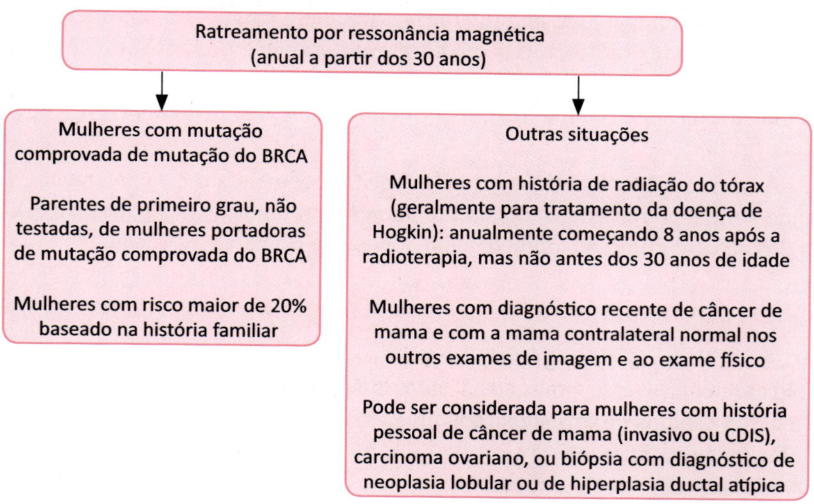

Figura 8.1: Indicação de ressonância magnética para mulheres com risco intermediário para câncer de mama.

para quem a mamografia e a tomossíntese podem ter sensibilidade limitada. Esse grupo inclui mulheres com risco de 15 a 20%, ao longo da vida, calculado por um dos modelos matemáticos baseados na história familiar e mulheres com história pessoal de hiperplasia ductal atípica, hiperplasia lobular atípica, carcinoma lobular *in situ*, carcinoma ductal *in situ* e carcinoma invasor da mama.

A hiperplasia ductal atípica e as neoplasias lobulares (hiperplasia lobular atípica e carcinoma lobular *in situ*) são tanto lesões precursoras como fatores de risco para o câncer de mama, elevando o risco relativo de desenvolver câncer de 4 até 10 vezes após o diagnóstico. Há consenso de que essas mulheres devem realizar o rastreamento mamográfico anual (com tomossíntese, se disponível), a partir do diagnóstico. O grande debate se concentra na realização da ressonância magnética. A American Cancer Society (ACS), na atualização de suas recomendações para o rastreamento do câncer de mama, ressaltou que não há evidências para recomendar ou contraindicar a ressonância magnética e que a decisão deve ser individualizada. A literatura recente apoia o uso de rastreamento por ressonância magnética como complemento da mamografia (com tomossíntese, se disponível) em mulheres com história pessoal de câncer de mama, demonstrando taxa de detecção da RM de 18 cânceres/1.000 mulheres, com sensibilidade e especificidade de 92 e 82%, respectivamente. Há ainda estudos que indicam que a RM pode apresentar benefícios em alguns subgrupos: mulheres que não fizeram ressonância magnética pré-operatória, que não fizeram radioterapia ou hormonioterapia adjuvante, jovens com mamas muito densas e nas jovens cujo câncer primário era do subtipo molecular triplo-negativo ou HER2+, principalmente nos primeiros 3 a 5 anos, neste grupo.

Assim, o CBR, a SBM e a FEBRASGO recomendam o rastreamento de modo similar ao recomendado para mulheres com mutação nos genes BRCA 1 ou 2 para esse grupo de mulheres, em que existe esta área de debate.

Rastreamento para mulheres jovens (< 40 anos)

A utilidade da mamografia periódica em mulheres com menos de 40 anos de idade é controversa, pois não há dados científicos que apoiem sua realização, já que os estudos controlados randomizados mais importantes não incluíram mulheres nessa faixa etária (Figura 8.2). Assim, a decisão sobre a realização do rastreamento mamográfico neste grupo é fundamentada nos benefícios e limitações descritos na Tabela 8.5, levando em conta o grau de risco da mulher para o câncer de mama.

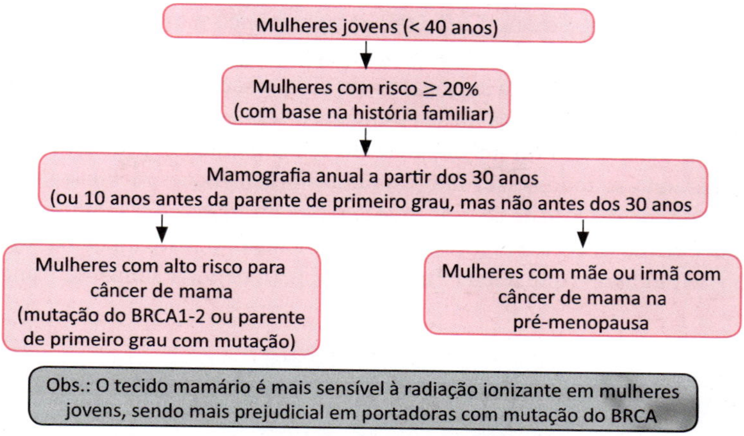

Figura 8.2: Recomendações para mulheres jovens de alto risco.

Tabela 8.5: Benefícios e limitações da mamografia para mulheres jovens

Benefícios do Rastreamento Mamográfico na Mulher < 40 anos
Crescimento mais rápido do tumor;
Por ser jovem, tem longa expectativa de vida;
Nesta faixa etária as comorbidades são raras.
Limitações do Rastreamento Mamográfico na Mulher < 40 anos
Menor incidência do câncer de mama;
Menor sensibilidade do método;
Maior risco de radiação.

Rastreamento para mulheres idosas (> 74 anos)

Não existem dados a partir de estudos controlados randomizados exclusivamente para rastreamento mamográfico para mulheres com idade superior a 74 anos. No entanto, a expectativa de vida das mulheres tem aumentado, com uma incidência crescente do câncer de mama na faixa etária acima dos 74 anos. Atualmente, cerca de 26% das mortes por câncer de mama ocorrem em mulheres com diagnóstico após os 74 anos. Hartman et al. (AJR, 2015) mostraram que apesar de menos de 10% das mulheres acima dos 75 anos foram submetidas a rastreamento mamográfico, a taxa de detecção do câncer de mama (a maioria invasivo) foi de 5,9/1.000, comparável com as recomendações do ACR. A decisão de manter o rastreamento mamográfico em mulheres acima de 74 anos vai depender da expectativa de vida específica da mulher, podendo ser conduzido em mulheres idosas saudáveis, sem comorbidades, levando-se em conta o benefício do diagnóstico em relação a sua expectativa de vida. Considerando-se todos esses fatores, muitas organizações médicas recomendam a individualização da decisão, que deve ser discutida com a mulher (Figura 8.3). O CBR, a SBM e a FEBRASGO recomendam o rastreamento para esse grupo de mulheres, que tenham uma expectativa de vida acima de 7 anos.

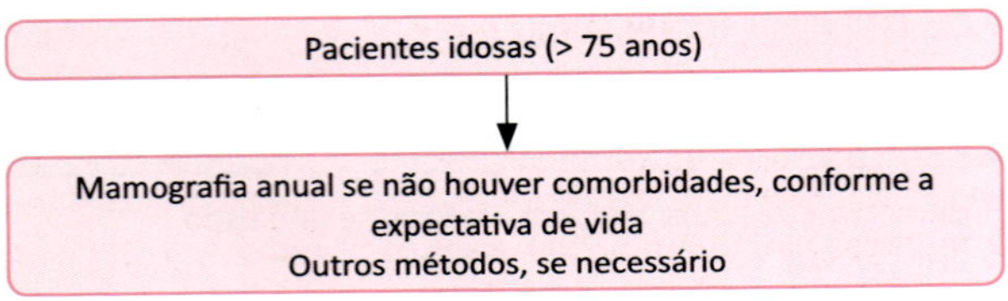

Figura 8.3: Recomendações para mulheres idosas.

Mulheres com mamas densas (Tabela 8.6)

Tabela 8.6: Mulheres com mamas densas

Mulheres com mamas densas como único fator de risco
A adição de US à mamografia de rastreamento pode ser útil para incrementar a detecção do câncer.
Mulheres com mamas densas e alto risco
A ultrassonografia pode ser considerada em mulheres de alto risco para quem o rastreamento por ressonância magnética possa ser apropriado, mas que não podem realizá-la por alguma razão.

Cerca de 43% das mulheres têm mamas heterogeneamente densas ou extremamente densas, de acordo com a última reclassificação das categorias de composição do BI-RADS®. A sensibilidade da mamografia pode estar entre 30-45% em mulheres com mamas densas, comparado a 98% em mulheres com mamas não densas, e a alta densidade mamária pode não só obscurecer lesões, como também ser um fator de risco independente para câncer de mama. O câncer de intervalo é mais comum e tem prognóstico pior nas mulheres com mamas densas. Nos EUA, há vários Estados em que a legislação exige que os prestadores de saúde informem a mulher sobre sua densidade mamária, de acordo com a mamografia, e discutam a realização de exames adicionais como ultrassonografia e ressonância magnética nestas mulheres, mesmo sem evidência dos resultados a longo prazo.

A densidade mamária não está incluída nos modelos estatísticos para cálculo de risco de câncer, mas vários estudos apontaram o impacto de adicionar a densidade mamária ao modelo de Gail e demonstraram um aumento significativo na acuracidade preditiva.

Vários trabalhos têm demonstrado que a US pode detectar câncer invasivo, oculto à mamografia, em mulheres com mamas densas associadas a outro fator de risco (ACRIN 6666) e, também, nas mulheres somente com mamas densas.

Recentemente foi publicado o J-START (*Japan Strategic Anti-cancer Randomized Trial*), um estudo prospectivo que avaliou 72.998 mulheres com mamas densas e idade entre 40-49 anos, rastreadas 2 vezes, com intervalo anual e randomizadas para mamografia apenas (grupo controle) ou mamografia associada a ultrassonografia (grupo investigado) (Figura 8.4). O dado mais importante desse trabalho foi demonstrar a redução da taxa de carcinomas de intervalo no grupo rastreado com mamografia e US, em relação ao grupo controle.

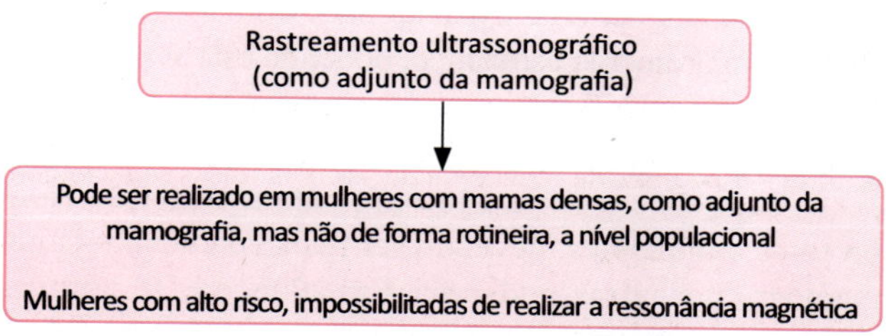

Figura 8.4: Recomendações para rastreamento ultrassonográfico.

Giger et al. (AJR, 2016), em um estudo multicêntrico, compararam o uso da mamografia digital e da mamografia digital associada à ultrassonografia automatizada, demonstrando que esta nova tecnologia pode também aumentar a detecção do câncer, sem afetar substancialmente a especificidade.

O grande obstáculo ao rastreamento ultrassonográfico é sua baixa especificidade, com aumento dos casos falso-positivos e baixo valor preditivo positivo para biópsias.

Mulheres com próteses ou implantes mamários (Figura 8.5)

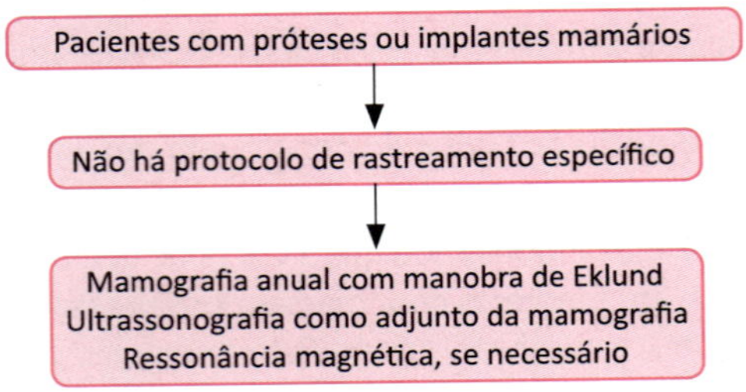

Figura 8.5: Recomendações para pacientes com próteses e implantes mamários.

- Mamografia: mulheres com próteses ou implantes podem ter nódulos não vistos na mamografia devido a tecido denso, comprimido ou obscurecido pela prótese. A mamografia deve ser preferencialmente a digital. A tomossíntese pode adicionar pequeno benefício na manobra de Eklund.
- Ultrassonografia: importante para avaliar ruptura intracapsular das próteses ou implantes, seromas e hematomas. Com relação ao rastreamento, não existe um protocolo específico, podendo este ser comparável ao das mulheres com mamas densas, nas quais a ultrassonografia pode aumentar a detecção de nódulos obscurecidos pelos implantes e próteses.
- Ressonância magnética: padrão-ouro para a avaliação da integridade de próteses e implantes, devendo ser realizada quando houver dúvida na mamografia e ultrassonografia. Em 2006, o FDA aprovou o uso de implantes para aumento das mamas e recomendou que mulheres com implantes deveriam fazer ressonância magnética para ruptura silenciosa (assintomática) de implantes três anos após a cirurgia e a cada dois anos posteriormente (Margolis *et al.*). Com relação ao rastreamento, seguem as mesmas recomendações de acordo com a idade e os fatores de risco.

Mulheres pós-cirurgia (mamoplastia redutora)

- Mamografia, ultrassonografia e ressonância magnética: seguem a mesma recomendação para as mulheres não submetidas a mamoplastia, de acordo com a idade e os fatores de risco. Pode haver um aumento do número de reconvocações para distinção das distorções arquiteturais pós-cirúrgicas e para avaliação de possíveis áreas de esteatonecrose que podem simular lesão maligna nesses métodos. A tomossíntese pode diminuir o número de reconvocações nesse grupo.

A ressonância magnética pode auxiliar em casos duvidosos mas, como rastreamento, só deve ser realizada nas indicações da ressonância já descritas neste capítulo.

- Período pré-mamoplastia: a mamografia não deve ser utilizada como rotina no período pré-operatório para rastreamento antes dos 30 anos de idade. Entretanto, apesar de não haver protocolo específico, poderia ser realizada nas mulheres acima dos 30 anos de idade que irão se submeter ao procedimento. A ultrassonografia e a ressonância magnética podem ser utilizadas quando necessário. Apesar de também não haver protocolo específico, pacientes jovens, no período pré-operatório, habitualmente realizam a ultrassonografia, a fim de detectar a presença de nódulo não palpável.

Rastreamento nas mulheres operadas por câncer de mama

Mulheres mastectomizadas sem reconstrução (Figura 8.6)

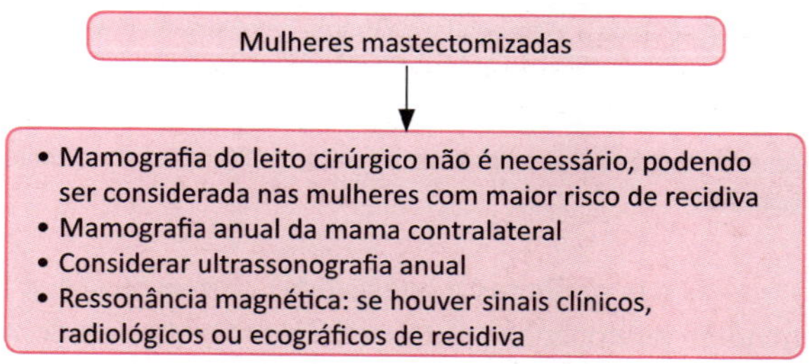

Figura 8.6: Recomendações de rastreamento para mulheres mastectomizadas.

- Mamografia: não é recomendada a mamografia do leito cirúrgico, visto a dificuldade de posicionamento e devido ao fato de as recidivas detectadas por mamografia no leito cirúrgico serem, na maioria das vezes, diagnosticadas ao exame clínico. A mamografia da mama contralateral deve ser feita anualmente.

- Ultrassonografia: apresenta elevada sensibilidade para detecção de recidivas superficiais, sendo superior à mamografia nesses casos. É, também, superior ao exame clínico na avaliação das cadeias ganglionares regionais.
- Ressonância magnética: se houver sinais clínicos, radiológicos ou ecográficos de recidiva, pode ser útil na avaliação da extensão da lesão.

Mulheres submetidas à reconstrução mamária pós-mastectomia

A reconstrução mamária pode ser realizada com próteses, com tecido autólogo ou com ambos. Não existe consenso sobre o seguimento por imagem das mulheres mastectomizadas e reconstruídas, porque não há estudos randomizados ou protocolos do NCCN, ACS ou outras sociedades médicas. A revisão da literatura sobre o assunto mostra apenas relato de casos ou série de casos e o fator mais importante na recomendação da vigilância por imagem nessas mulheres parece ser o tipo de reconstrução mamária (Figura 8.7).

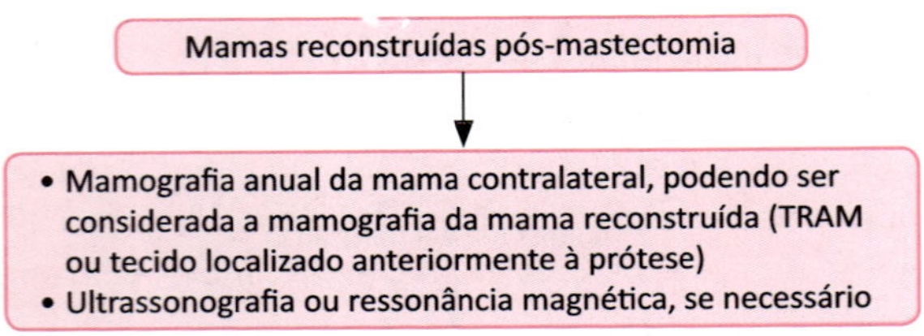

Figura 8.7: Recomendações de rastreamento para mulheres com mamas reconstruídas pós-mastectomia.

- Mamografia: nas mulheres reconstruídas com próteses, a literatura não recomenda o acompanhamento com mamografia, sendo a detecção de recidivas locais (RL) papel do exame clínico. Nesses casos, o leito da mastectomia é empurrado anteriormente pela prótese, facilitando o diagnóstico das recidivas locais superficiais (pele e subcutâneo) e profundas (anteriores ao peitoral).

  Se existir uma área de preocupação ao exame clínico, deve ser feita a mamografia diagnóstica, complementada com ultrassonografia e ressonância magnética, se necessário. A mamografia pode ser realizada para avaliar a quantidade de tecido fibroglandular residual na região retroareolar e prolongamento axilar (preferencialmente a digital, devido à escassa quantidade de tecido residual) e os outros métodos, se necessário, levando em conta também os fatores de risco que levaram à cirurgia.

Já nos casos de reconstrução com retalhos musculocutâneos, principalmente do reto abdominal (TRAM), a literatura é escassa e controversa e a posição atual das sociedades é que não há evidências suficientes para recomendar seguimento mamográfico de rotina em mulheres mastectomizadas e reconstruídas com TRAM. No entanto, o exame deve ser considerado naquelas mulheres com risco maior de recidiva, devido ao perfil molecular do tumor ou risco genético/familiar. Na prática, é comum a realização da mamografia, pelo menos, na incidência oblíqua mediolateral.

- Ultrassonografia: permite a detecção de lesões palpáveis e não palpáveis e avaliação das cadeias ganglionares regionais. Lembrar que as RLs ocorrem na periferia do retalho, entre a zona de contato da pele nativa e a linha do retalho, sendo muito importante que o estudo ultrassonográfico avalie bem a região posterior do TRAM, visto que é uma área que pode não estar incluída na mamografia. Entretanto, não há um protocolo para realização de ultrassonografia nessas mulheres.
- Ressonância magnética: se houver sinais clínicos, radiológicos ou ecográficos de recidiva, pode ser útil na avaliação da extensão da lesão, porém não há indicação para RM de rotina no seguimento dessas pacientes. Essa é uma área de debate, como já discutido em outros tópicos deste capítulo.

Pacientes submetidas a tratamento conservador por câncer de mama

Mulheres com antecedente pessoal de câncer de mama têm maior risco de desenvolver outro tumor: recidiva local, novo câncer ipsilateral ou tumor contralateral. A detecção precoce de um novo tumor tem impacto na sobrevida da paciente, com redução de mortalidade estimada em 17% a 28%, segundo uma revisão sistemática da literatura. (Lam *et al.*, 2016). Outro trabalho (Houssami *et al.*, 2009) comparou o prognóstico das recidivas assintomáticas (detectadas na mamografia) com as recidivas sintomáticas (detectadas no exame clínico) e constataram aumento de sobrevida de 27% a 47% nas mulheres com recidivas assintomáticas, sendo essas menores, com estádio mais favorável e menor probabilidade de metástases linfonodais (Figura 8.8).

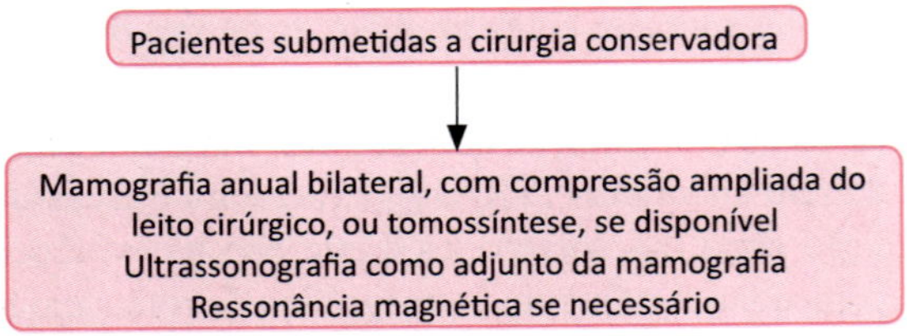

Figura 8.8: Recomendações de rastreamento para mulheres submetidas a cirurgia conservadora.

- Mamografia: a revisão da literatura, baseada em estudos não randomizados, sustenta a evidência do benefício do seguimento mamográfico em pacientes com tratamento conservador por câncer de mama, embora exista variabilidade de condutas em relação ao início, fim e intervalo do exame. A ACS (*American Cancer Society*) e o NCCN (*National Cancer Compreensive Network*) recomendam mamografia digital anual, com início entre 6 e 12 meses após o término da radioterapia (Lam *et al.*).

  Outras orientações que apoiam um controle mamográfico semi-anual também apoiam o retorno à rotina anual após dois anos ou "quando os achados mamográficos se estabilizam". O Colégio Americano de Radiologia diz que "a frequência de exames de imagem pode variar de instituição para instituição, baseado no protocolo local". A decisão de quando terminar o seguimento mamográfico também não está presente na maioria dos guias de orientação.

  O *National Institute for Health and Care Excellence* (NICE), do Reino Unido, recomenda a estratificação de risco para seguimento mamográfico, após os primeiros cinco anos do tratamento do câncer. A *American Cancer Society* (ACS) apoia o fim do seguimento mamográfico na população geral se a paciente tiver menos de dez anos de expectativa de vida.

  A tomossíntese associada à mamografia digital convencional, ou à mamografia sintetizada, provavelmente deverá substituir a mamografia digital convencional, pois reduz o número de incidências adicionais (compressão seletiva ampliada do leito cirúrgico), com menor tempo de exame e menor dose de radiação. Atualmente, existe apenas um estudo prospectivo, não randomizado (Sia *et al.,* 2016) sobre o papel da tomossíntese em mulheres tratadas por câncer de mama (cirurgia conservadora ou mastectomia, com ou sem radioterapia). O trabalho demonstra que a tomossíntese reduz o número de achados indeterminados e a taxa de reconvocações, quando comparada à mamografia isolada. Na prática, se disponível, a tomossíntese é utilizada e apresenta os mesmos benefícios daqueles observados no rastreamento em geral, principalmente redução do número de reconvocações para incidências adicionais.

- Ultrassonografia: pode detectar recidivas ocultas na mamografia, sobretudo nas mulheres com mamas densas, além de ser um excelente método para avaliação de cadeias ganglionares regionais. Embora, na prática, a US seja muito utilizada como complemento da mamografia e do exame clínico, a maioria das sociedades médicas não aborda ou recomenda o seu uso no controle pós tratamento conservador por câncer de mama, devido à falta de evidências científicas. O estudo ACRIN 6666 – que analisou o valor do rastreamento complementar da US em mulheres com mamas densas e algum outro fator de risco – demonstrou que a US detectou 5,3 cânceres adicionais/1.000, no primeiro turno de rastreamento, com valor preditivo positivo para biópsia (VPP3) de 15,3% Outros estudos corroboram os já citados.
- Mamografia + ultrassonografia + exame físico: abordagem mais eficaz em relação a cada exame isoladamente. A tomossíntese, apesar de ter sido adicionada como modalidade a ser considerada para rastreamento mamográfico nas orientações do NCCN, não foi discutida separadamente em nenhuma das orientações correntes para acompanhamento de pacientes que tiveram câncer de mama.
- Ressonância magnética: importante para diferenciar fibrose de recidiva. Não deve ser realizada antes de 12 a 18 meses após o término da radioterapia, pois pode induzir a resultado falso-positivo. Cho N *et al.* (2017), sugerem que a adição da RM ao rastreamento mamográfico para mulheres < 50 anos, submetidas a tratamento conservador para câncer de mama, melhora a detecção de câncer em estágio precoce, mas biologicamente agressivo, com uma especificidade aceitável. Lehman *et al.* (2016) mostraram que a RM em pacientes com história pessoal de câncer de mama apresentou sensibilidade e taxa de detecção de câncer similares às das pacientes com história familiar/genética, porém com especificidade mais elevada (menor taxa de falso-positivos), sendo, entretanto, necessários mais estudos nesse sentido. Mais uma vez, essa é uma área de debate, como já mencionado.

Não há rastreamento especial para detectar recidivas não mamárias (na parede torácica e nos linfonodos regionais), mas sabe-se que a ultrassonografia é melhor para estudo das regiões axilares, supra e infraclaviculares (detecção de linfonodomegalia) e para estudo complementar do sítio cirúrgico, principalmente em mulheres com mamas densas.

Resumo das recomendações na mama operada por câncer

- Mínimo de mamografia anual, havendo variabilidade para o início, o intervalo e o término. A ACS e o NCCN recomendam a primeira mamografia 6 a 12 meses após o término da radioterapia. A adição da tomossíntese poderá vir a ser implementada com o tempo.
- A maioria dos guias de orientação não aborda ou recomenda o uso da US no rastreamento dessas mulheres.
- A RM demonstra atualmente, na mulher com história pessoal de câncer de mama, taxas de detecção semelhantes às das mulheres de alto risco e com predisposição genética.
- Perfil molecular do tumor, características de imagem e o tratamento implementado podem contribuir para um maior risco de desenvolver um segundo câncer. São necessários mais estudos para definir estratégias para subgrupos específicos de mulheres que tiveram câncer de mama (Tabela 8.7).

Tabela 8.7: *Guidelines* para vigilância por imagem após tratamento conservador por câncer de mama.

Sociedades	Mamografia	Ultrassonografia	Ressonância
ACS, ASCO 2015	Anual, 6 meses pós-RT	Não aborda	Se risco > 20%
NCCN, 2017	Anual, 6-12 meses pós-RT	Não aborda	Não aborda
NICE	Anual por 5 anos	Não recomenda	Não recomenda
ACR 2014	Por instituição	Se a RM for contraindicada	Após avaliação de risco
CBR, SBM, FEBRASGO	Anual	Se a RM não for possível	Anual, não antes dos 30 anos

Fonte: NCCN.ORG; NICE.ORG; SBI 2017 CBR, SBM, FEBRASGO 2017.

Lembretes

- Mulheres com risco habitual e risco moderado para câncer de mama devem iniciar o rastreamento mamográfico aos 40 anos. As com risco moderado devem fazer ultrassonografia complementar à mamografia, se necessário.
- Mulheres de alto risco devem iniciar o rastreamento mamográfico anual, junto com a ressonância magnética, a partir dos 30 anos.
- Mulheres de alto risco que não possam fazer a ressonância magnética por alguma razão devem realizar a ultrassonografia complementar à mamografia, a partir dos 30 anos de idade.
- Mulheres com implantes mamários e as submetidas à mamoplastia redutora seguem a mesma indicação de rastreamento relacionada com a idade e com os fatores de risco das demais mulheres.
- Mulheres submetidas à mastectomia, com ou sem reconstrução, não necessitam rastreamento mamográfico, mas pode ser realizado caso a caso, principalmente nos casos de reconstrução com TRAM. A ultrassonografia pode ser útil. Realizar mamografia anual da mama contralateral.

Leitura recomendada

1. Lee CH, Dershaw D, Kopans D, Evans P, Monsees B, Monticciolo D et al. Breast Cancer Screening with Imaging: Recommendations from the Society of Breast Imaging and the ACR on the Use of Mammography, Breast MRI, Breast Ultrasound, and other Technologies for the Detection of Clinically Occult Breast Cancer. J Am Coll Radiol 2010; 7(1): 18-27.

   Consenso publicado pela SBI e ACR sobre as indicações da mamografia, ultrassonografia e ressonância magnética no rastreamento do câncer de mama.

2. Aguillar V, Bauab S & Maranhão N. Mama. Diagnóstico por Imagem. Editora Revinter, 2009, Rio de Janeiro.

3. Schwartz GF,Hughes KS, Lynch HT,Fabian CJ, Fentiman IS, Robson ME et al. Proceedings of the International Consensus Conference on Breast Cancer Risk, Genetics, & Risk Management. Breast J. 2009, 15(1): 4-16.

   Texto de revisão e consenso sobre o câncer de mama e riscos genéticos, definição e recomendações

4. Berg WA, Zhang Z, Lehrer D, Jong RA, Pisano ED, Barr RG et al. Detection of Breast Cancer with addition of annual screening ultrasound or a single screening MRI to Mammography in Women with elevated Breast Cancer Risk. JAMA, 2012, 307(13): 1394-404.

   Estudo prospectivo realizado entre abril de 2004 e fevereiro de 2006 para determinar a acurácia da ultrassonografia e da ressonância magnética em mulheres com alto risco para câncer de mama.

Recomendações do Colégio Brasileiro de Radiologia e Diagnóstico por Imagem, da Sociedade Brasileira de Mastologia e da Federação Brasileira das Associações de Ginecologia e Obstetrícia para rastreamento do câncer de mama por métodos de imagem. Re. Radiol Bras., Julho, 2017.

5. Lam DL, Houssami N et Lee JM. Imaging Surveillance After Primary Breast Cancer Treatment. AJR 2017; 208:676–686.

Capítulo

9

Biópsias percutâneas – aspectos clínicos e radiológicos

Norma Medicis Maranhão
Selma di Pace Bauab
Beatriz Maranhão Miranda

Introdução

O uso das biópsias percutâneas tem por finalidade a definição citológica ou histológica de lesões palpáveis ou impalpáveis, tornando possível um diagnóstico não cirúrgico das lesões mamárias. O resultado histológico tem importante destaque no planejamento cirúrgico, e o estudo complementar imunoistoquímico apresenta grande importância para definição de fatores prognósticos e tratamento adjuvante, após a definição do perfil biológico tumoral.

Todas as lesões mamárias, palpáveis ou não, que possam ser alcançadas com segurança, por agulha, podem ser submetidas à biópsia percutânea. Cabe ao radiologista a eleição do método mais eficiente para a obtenção do tecido a ser analisado, levando-se em conta fatores como:

1. Material significativo para estudo.
2. Segurança na obtenção do mesmo.
3. Conforto da paciente.
4. Correlação precisa entre a imagem e a cito ou histopatologia.

Os métodos de obtenção do material via percutânea são:

1. Punção aspirativa com agulha fina (PAAF).
2. *Core biopsy* (biópsia percutânea com agulha grossa ou biópsia de fragmentos).
3. Biópsia percutânea assistida a vácuo (biópsia de fragmentos assistida a vácuo ou "Mamotomia").

Todos os métodos citados podem ser realizados guiados por ultrassonografia. Pela estereotaxia, são realizadas habitualmente a *core biopsy* e a mamotomia, e pela ressonância magnética, a mamotomia. Quando a lesão só é detectada por um único método, o procedimento só poderá ser realizado guiado por esse mesmo método que identificou a lesão.

É primordial, antes da realização de qualquer procedimento intervencionista, fazer a análise cuidadosa dos exames que levaram à realização da biópsia. Assim, no caso de mamografias, avaliar se a lesão é real ou se corresponde à superposição de imagens que podem ser resolvidas com a obtenção de incidências complementares. Do mesmo modo, em se tratando de nódulo denso não espiculado, é necessária a avaliação ultrassonográfica para afastar a possibilidade de a lesão ser um cisto, evitando assim uma biópsia desnecessária. A mesma conduta é tomada nos casos que devem ser orientados pela ressonância magnética: achados identificados pela ressonância devem ser avaliados por meio de uma ultrassonografia dirigida ou *second look* antes da realização da biópsia guiada pela ressonância.

Tipos de biópsia percutânea

Punção aspirativa por agulha fina (PAAF)

A punção aspirativa, guiada por ultrassonografia ou mesmo pela palpação direta, é realizada com agulha calibre 20/21 G acoplada a uma seringa e consiste na obtenção de amostra citológica por meio de movimentos de "vaivém" no interior da lesão. Tem a vantagem de ter baixo custo e a fácil execução. Porém, apresenta alto índice de material insuficiente (entre 0 e 37%). Com o intuito de se obter material da melhor área da lesão e, com isso, tentar reduzir o percentual de resultados inconclusivos, o procedimento deve ser realizado guiado por método de imagem mesmo em lesões palpáveis.

Apesar das desvantagens, é uma técnica que tem o seu espaço, devendo ser utilizada quando indicada. Primeiro, é necessário se dispor de um citopatologista experiente e comprometido com esse trabalho. Depois, seguem-se as indicações mais objetivas. Fazendo uma análise crítica das opiniões dos diferentes autores e utilizando nossa experiência pessoal com o método, adotamos a seguinte conduta:

Indicações da PAAF (Figuras 9.1 e 9.2)

1. Adenopatia regional.
2. Lesões no leito da mastectomia.
3. Lesões sólidas circunscritas em mulheres com idade inferior 35 anos (geralmente fibroadenomas, podendo tratar-se de carcinoma circunscrito).
4. Cisto sintomático.

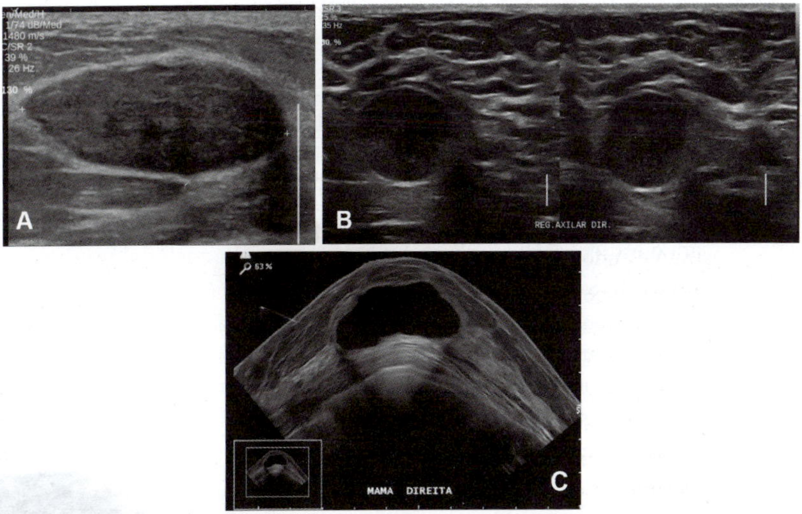

Figura 9.1: Indicações de PAAF. A: Nódulo sólido, circunscrito, BI-RADS 3. B: Linfonodopatia. C: Cisto sintomático.

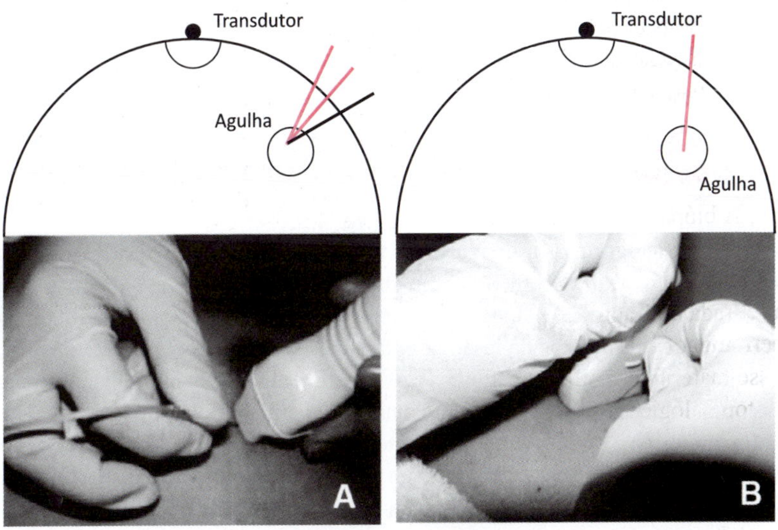

Figura 9.2: A: Inserção da agulha paralela ao transdutor. B: inserção da agulha perpendicular ao transdutor. Fonte: Aguillar V, Bauab S, Maranhão N. *Mama: Diagnóstico por Imagem* – 1ª edição, Revinter – Rio de Janeiro, 2009.

Limitações da PAAF

1. Altas taxas de material insuficiente e de resultados falso-negativos.
2. Falta de subsídios sobre o caráter invasivo, sobre a classificação histológica e a imunoistoquímica (pois só fornece o diagnóstico "benigno" e "maligno", não esclarecendo a etiologia da lesão e não sendo capaz de distinguir tumor *in situ* de invasivo).
3. Lesões espiculadas, principalmente as não palpáveis, pois geralmente são muito fibrosas e pouco celulares, fornecendo material insuficiente para o estudo citológico.
4. Lesões suspeitas de serem lesão esclerosante radiada e necrose gordurosa, pois geralmente o resultado é inconclusivo. No caso da primeira, a biópsia cirúrgica seria o mais indicado, podendo ser utilizada, como primeiro passo, a mamotomia e, no caso da necrose gordurosa, a *core biopsy* ou a mamotomia teriam indicação.
5. Lesões vegetantes intracísticas, pois a porção líquida geral[illegible] logicamente negativa, mesmo na presença de câncer [illegible] é tão celular que pode gerar um resultado falso-positivo. [illegible] biópsia cirúrgica seria a melhor indicação, podendo ser reali[illegible] *biopsy* da porção sólida, ou ainda, a mamotomia.
6. Microcalcificações: neste caso a *core biopsy* ou a mamotomia podem fornecer material com maior segurança e precisão de resultados.
7. Necessidade de operador treinado e citopatologista experiente e dedicado para a realização desse tipo de estudo.

Core biopsy (biópsia percutânea com agulha grossa ou biópsia de fragmentos)

A biópsia percutânea mamária de fragmentos guiada por estereotaxia ou pela ultrassonografia é um procedimento minimamente invasivo usado para diagnosticar lesões não palpáveis, suspeitas nos exames por imagem, mediante a retirada de fragmentos da lesão com tamanho e consistência suficientes para permitir acurada análise histológica e eventualmente estudo imunoistoquímico. Esse material é retirado da agulha, conservado em formol e enviado a estudo histopatológico e é realizada idealmente com agulha calibre 14 G (ultrassonografia) e calibre 12 G (estereotaxia) com pistola automática, com disparos curtos ou longos (15 e 22 mm), chamada em nosso meio de *core biopsy*.

Pode ser utilizada uma agulha coaxial, que é inserida uma só vez na mama, servindo como guia para introdução da agulha de biópsia, evitando-se percorrer novo trajeto em cada disparo e, no caso de biópsia de linfonodopatia axilar, se o linfonodo for grande o suficiente e não houver risco de transfixar vasos, pode-se utilizar agulha de calibre 16 G com disparo curto de 15 mm, ou agulha especial, que não avança além do posicionado dentro do linfonodo.

Indicações da *core biopsy*

1. Lesões suspeitas (BI-RADS® 4 ou 5).
2. Microcalcificações com indicação de biópsia;
3. Linfonodopatia sem lesão mamária suspeita (pesquisa de tumor primário).
4. Lesão com diagnóstico citológico prévio de atipia.

As vantagens desse método em relação à PAAF são:

- Pode-se obter diagnóstico da lesão (e não só de "benigno" ou "maligno" como na citologia).
- Raramente se obtém material insuficiente.
- É possível se fazer o diagnóstico diferencial entre carcinoma *in situ* e invasivo e permite estudo imunoistoquímico.
- Pode-se fazer mais de uma biópsia em diferentes quadrantes da mesma mama ou lesões sincrônicas bilaterais, promovendo informações de importância crítica ao tratamento.
- Oferece maior segurança ao médico nos diagnósticos de lesões benignas do que a PAAF, principalmente quando é respeitada a correlação entre imagem, clínica, qualidade dos espécimes obtidos e resultado histopatológico.
- Determinar por meio da histologia a origem da linfonodopatia sem lesão mamária conhecida.

Limitações da *core biopsy*

1. Lesões localizadas muito próximas à parede torácica, não permitindo o avanço da agulha após o disparo da pistola.
2. Em lesões muito superficiais, quando guiado pela estereotaxia, se existe a possibilidade de não se atingir o alvo ou ocorrer transfixação da pele.
3. Áreas de assimetria focal ou de distorção arquitetural que possam não ser bem vistas nas duas incidências estereotáxicas, o que pode causar erro no eixo Z e provocar erro de alvo.
4. Mamas com fina espessura, que não permitem o avanço da agulha após o disparo, por transfixarem a mama e atingirem o *bucky* do aparelho;
5. Impossibilidade de a paciente manter-se imóvel durante o procedimento via estereotáxica.

6. Paciente em uso de anticoagulante, que necessitaria ser descontinuado, com o consentimento do médico, até a realização do procedimento.

No passado, as microcalcificações pouco numerosas, onde a *core biopsy* poderia retirar todas as microcalcificações e prejudicar um futuro agulhamento no caso de serem malignas, era considerada limitação da *core biopsy*. Atualmente, dispomos de clipe metálico que pode ser posicionado após a realização da *core biopsy* no leito da biópsia, servindo de guia para posterior intervenção, assemelhando-se ao da mamotomia (Figuras 9.3 a 9.5).

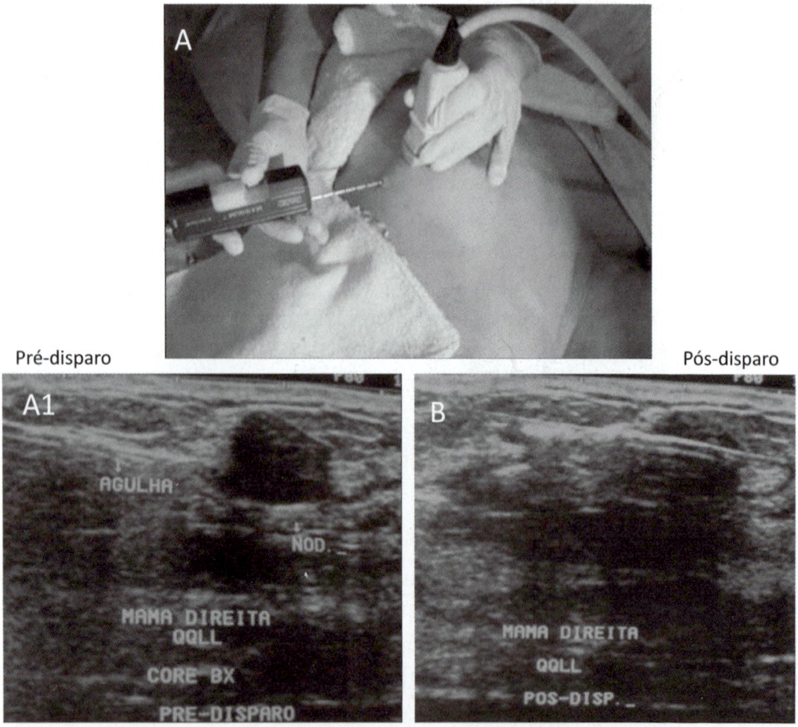

Figura 9.3: *Core biopsy* guiada pela ecografia. A: Pré-disparo, com a agulha posicionada junto ao nódulo. B: pós-disparo, corte transversal, com a agulha transfixando a lesão. Fonte: Aguillar V, Bauab S, Maranhão N. *Mama: Diagnóstico por Imagem* – 1ª edição, Revinter – Rio de Janeiro, 2009.

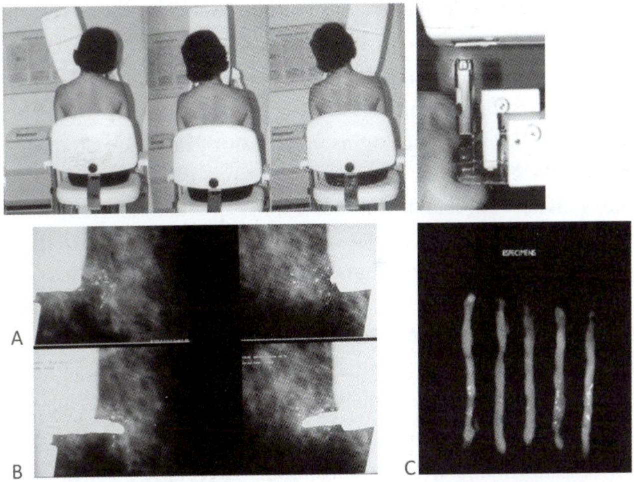

Figura 9.4: A-C: *Core biopsy* estereotáxico pré e pós-disparo em área de calcificações pleomórficas e C, radiografia ampliada dos espécimes da *core biopsy*, demonstrando a presença das calcificações. Fonte: Aguillar V, Bauab S, Maranhão N. Mama: Diagnóstico por Imagem – 1ª edição, Revinter – Rio de Janeiro, 2009.

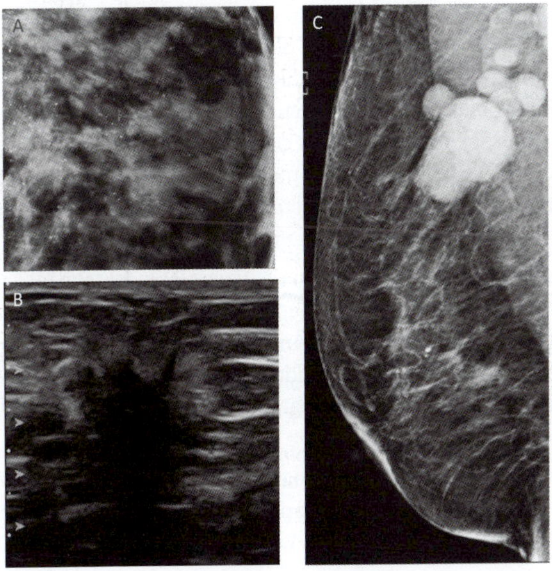

Figura 9.5: Indicações da *core biopsy*. A: Microcalcificações suspeitas. B: Nódulo suspeito. C: Linfadenopatia axilar sem lesão mamária conhecida.

A literatura mostra que a *core biopsy* pode fornecer alguns resultados "subestimados" em lesões, como proliferação epitelial atípica, lesão esclerosante radiada e carcinoma ductal *in situ*. Chamam-se resultados "subestimados" porque esses diagnósticos aqui citados sempre necessitam biópsia cirúrgica posterior e podem mostrar patologias com maior gravidade do que o que fora demonstrado pela biópsia de fragmentos. As proliferações epiteliais atípicas podem, na verdade, representar um carcinoma ductal *in situ* cuja amostragem foi insuficiente na *core* e a lesão esclerosante radiada e o carcinoma ductal *in situ* podem representar carcinomas ductais invasivos pelo mesmo motivo. Segundo dados de Jackman et al. (1999), a taxa de diagnósticos subestimados na literatura em lesões com proliferação epiteliais atípicas varia de 31 a 88%, a de carcinoma ductal *in situ* se situa entre 15 e 36% e a de lesão esclerosante radiada foi de 25% em nossa casuística e de 40% na de Jackman.

A *core biopsy* foi um avanço em relação à PAAF permitindo diagnósticos com maior confiabilidade e reprodutibilidade. Entretanto, devido aos diagnósticos "subestimados", foi criada a mamotomia, que retira maior quantidade de material, na tentativa de se otimizar a biópsia percutânea.

Biópsia percutânea assistida a vácuo (ou "mamotomia")

A mamotomia foi criada por Parker em 1994, com o objetivo de superar as limitações da *core biopsy*, para a obtenção de maior quantidade de tecido, tentando diminuir os casos de concordância parcial, na hiperplasia ductal atípica e no carcinoma ductal *in situ*, diagnosticados à biópsia com pistola automática. Por meio desse procedimento, lesões com até 1,5 cm podem ser totalmente excisadas, porém não é a finalidade do método. Pode ser guiada por estereotaxia, por ultrassonografia ou por ressonância magnética e é realizada com cânula de calibre 8 G, 9 G ou 11 G, acoplada a um dispositivo a vácuo.

As grandes vantagens da biópsia a vácuo são: obtenção de fragmentos maiores mais representativos, com menos sangue e a possibilidade de deixar no local biopsiado um clipe metálico, muito útil na eventualidade de retirada total de lesão com diagnóstico de malignidade, que necessitará posterior marcação pré-cirúrgica, ressaltando-se que na atualidade o clipe metálico também pode ser utilizado após a realização da *core biopsy*.

As desvantagens são: diminui, mas não elimina os resultados histológicos "subestimados" e apresenta custo operacional muito mais elevado quando comparado a *core biopsy* (Figura 9.6)

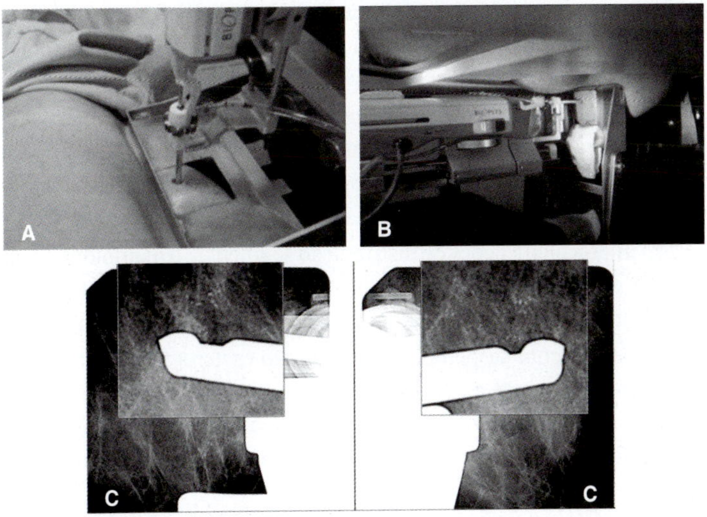

Figura 9.6: Mamotomia estereotáxica. A abertura da cânula é inserida abaixo, acima ou no centro da alteração a ser biopsiada, sendo obtidas as incidências estereotáxicas após o disparo da agulha para se certificar de que a cânula está posicionada adequadamente. A e B: paciente posicionada em decúbito. C: Incidências esterotáxicas. Fonte: Aguillar V, Bauab S, Maranhão N. *Mama: Diagnóstico por Imagem* – 1ª edição, Revinter – Rio de Janeiro, 2009.

Indicações da mamotomia

1. Lesões suspeitas (BI-RADS®4 ou 5) muito pequenas.
2. Microcalcificações com indicação de biópsia.
3. Lesões identificadas unicamente pela ressonância magnética
4. Lesão com diagnóstico citológico prévio de atipia.
5. Lesão com probabilidade de representar lesão esclerosante radial.

Vantagens da mamotomia em relação à *core biopsy*

1. Faz-se apenas uma inserção na mama, podendo ser feito o disparo dentro ou fora da mama, mas apenas uma vez.
2. A quantidade de material retirado é muito maior do que em relação à *core biopsy*, podendo reduzir o número de diagnósticos "subestimados".
3. Os fragmentos são obtidos por contiguidade, facilitando o trabalho do patologista na análise da lesão.
4. O sistema a vácuo limpa a cavidade da biópsia, colhe fragmentos mais significativos, com menos sangue e coágulos do que na *core biopsy*.

5. O sistema permite a colocação de um clipe metálico no local da biópsia, caso toda a lesão seja removida e seja necessário um posterior agulhamento pré-cirúrgico.
6. Em mamas com baixa espessura, que não permitem o avanço da agulha quando do disparo da pistola na *core biopsy*, a mamotomia pode ser a escolha, pois permite que a agulha alcance o alvo, disparando-se a pistola antes de entrar na mama, sem atingir o *bucky* embaixo da mama.
7. Em microcalcificações de distribuição segmentar, a mamotomia pode ser mais eficaz que a *core biopsy*, pois com a presença do vácuo, podem-se retirar as mesmas com maior precisão e em maior quantidade.
8. Nas lesões com suspeitas de serem lesão esclerosante radial (em que a biópsia cirúrgica é a mais indicada), em que se opta pela biópsia percutânea como primeiro passo, a mamotomia pode fornecer material mais significativo que a *core biopsy*, podendo dar um diagnóstico mais preciso.

Desvantagens da mamotomia

A grande desvantagem da mamotomia diz respeito ao custo. O dispositivo com a pistola e o aparelho a vácuo custam dez vezes mais que a pistola da *core biopsy*. Lesões muito superficiais podem ter o risco de lesar a pele na região e lesões muito próximas ao prolongamento axilar e à musculatura peitoral também apresentam limitações técnicas. Os resultados "subestimados" não foram totalmente eliminados, mas diminuíram sensivelmente, promovendo maior confiabilidade a esse tipo de biópsia. Resta lembrar que se trata de biópsia diagnóstica e não terapêutica, sendo para o que se propõe até o momento.

Conclusão

A biópsia percutânea de fragmentos (*core biopsy* e "mamotomia") está indicada para estabelecer diagnóstico de lesões mamárias classificadas nas categorias BI-RADS™ 4 (suspeitas de malignidade) e 5 (altamente suspeitas de malignidade).

Raramente a biópsia de fragmentos está indicada em lesões classificadas na categoria 3 (provavelmente benigno), nas quais o acompanhamento por imagem pode ser suficiente. Na categoria 3, a biópsia percutânea pode ser indicada em alguns casos, como: para aliviar a ansiedade da paciente, ou por preferência do seu médico, ou quando a paciente planeja engravidar, ou quando apresenta alto risco para câncer de mama, quando será impossível fazer o seguimento apropriado ou quando será doadora de órgão.

A literatura especializada tem registrado resultados que permitem afirmar que a biópsia percutânea de fragmentos é capaz de diagnosticar o carcinoma da mama com alta precisão, assim como de realizar a subtipagem histológica, além de ser eficiente em diagnosticar as condições benignas, subtipá-las e excluir malignidade.

Tanto o tamanho como o número e volume de fragmentos têm papel relevante na representatividade das amostras, podendo estabelecer o diagnóstico de invasão; contudo, no carcinoma *in situ* não se pode descartar a possibilidade de invasão em área não representada na biópsia.

O diagnóstico de benignidade à biópsia percutânea poupa da cirurgia um grande contingente de pacientes e nos casos de lesão maligna evita a necessidade de cirurgia com fins de diagnóstico, ajudando no planejamento da cirurgia e da pesquisa do linfonodo sentinela.

Critérios para seleção de acordo com imagem ou clínica

De forma sucinta, pode-se generalizar a seleção dos procedimentos conforme as Tabelas 9.1 e 9.2, ressaltando-se que deve haver uma avaliação individualizada e criteriosa.

Tabela 9.1: Indicações gerais por método intervencionista

PAAF	*Core Biopsy*	Mamotomia
Aspiração de cistos sintomáticos	Lesões BI-RADS® 4 ou 5	Lesões BI-RADS® 4 ou 5 muito pequenas
Nódulos BI-RADS® 3 em pacientes jovens	Microcalcificações	Lesões identificadas apenas pela ressonância magnética
Linfonodopatia sincrônica à lesão mamária suspeita	Linfonodopatia sem lesão mamária suspeita	Diagnóstico citológico prévio de atipia
Lesão no leito de mastectomia	Diagnóstico citológico prévio de atipia	Lesão com probabilidade de representar lesão esclerosante radiada

Tabela 9.2: Comparação entre os métodos intervencionistas

PAAF	*Core biopsy*	Mamotomia
Mais barata	Custo médio	Custo elevado
Mais rápida	Útil em quase todo tipo de lesão	Excelente para estudo de calcificações
Imprescindível citopatologista experiente	Pior que a mamotomia para: • CDIS de baixo grau • lesões papilíferas • cicatriz radial	Melhor opção, depois da biópsia cirúrgica de lesões de difícil diagnóstico histológico
Muito operador-dependente		

Fonte: Aguillar V, Bauab S, Maranhão N. *Mama: Diagnóstico por Imagem* – 1ª edição, Revinter – Rio de Janeiro, 2009.

Lembretes

1. Verificar se a lesão é real antes do início do procedimento.
2. Escolher o melhor método para a obtenção de amostra satisfatória.
3. A abordagem da lesão, tanto na biópsia dirigida por ultrassom como na biópsia estereotáxica, deve sempre obedecer ao menor trajeto entre a pele e a lesão.
4. Para a *core biopsy* de microcalcificações, a agulha de calibre 12 é ideal.
5. Se as calcificações têm trajeto linear ou segmentar, a mamotomia é preferível. Se não for possível, deve ser feita a *core biopsy* com agulha de calibre 12, em vários alvos, seguindo o trajeto das calcificações, necessitando múltiplas pequenas incisões para a introdução da agulha nos alvos escolhidos.
6. Biópsia percutânea de calcificações necessita demonstrar a presença das calcificações na radiografia dos fragmentos. Se a biópsia percutânea falhar em demonstrar a presença das mesmas, o procedimento deve ser remarcado para outra data ou sugerido a exérese cirúrgica das mesmas.
7. O número de fragmentos depende da qualidade do material obtido. Se a biópsia for de calcificações, cinco a nove fragmentos, contendo as calcificações, são suficientes, podendo chegar a 20 ou mais. Se a biópsia for de nódulo, dois a cinco fragmentos com a consistência e a coloração esperada para aquela lesão podem ser suficientes.
8. Avaliar o material de nódulo macroscopicamente ao colocá-lo no vidro de formol: se o mesmo mergulhar ao fundo do frasco, o material prova-

velmente corresponde ao desejado. Se ficar na superfície, provavelmente corresponde a tecido adiposo e não ao tecido desejado.

9. Informações radiológicas ou ultrassonográficas, como descrição da lesão e categoria mamográfica e ultrassonográfica (BI-RADS®); devem acompanhar a requisição do exame histopatológico. É importante referir o número de fragmentos retirados e se foram vistas microcalcificações na radiografia dos espécimes.
10. A biópsia percutânea requer responsabilidade antes, durante e após sua realização. A indicação incorreta leva aos procedimentos desnecessários; a precisão e a amostragem adequadas na realização do procedimento levam ao diagnóstico correto em cada caso. Os acompanhamentos dos resultados cito e histológicos e a correlação com as imagens são o padrão-ouro para o sucesso do procedimento.

Leitura recomendada

1. Abreu e Lima, MCC. A core biopsy no diagnóstico das lesões mamárias impalpáveis da mama. Uma integração da anatomia patológica com a radiologia de alta precisão. (Tese de doutoramento) Universidade Federal de Pernambuco, 1997.
2. Aguillar, V; Bauab, S; Maranhão; N. Mama: Diagnóstico por Imagem – 1ª edição Revinter - Rio de Janeiro, 2009.
3. Cardenosa, G; Imagenología mamária – 1ª edição – Buenos Aires: Journal, 2005.
4. Dershaw, DD; Imaging-guided interventional breast techniques. Springer, 2002.
5. Parker, SH; Burbank, F; A practical approach to minimally invasive breast biopsy. Radiology, 1996; 200:11-20.

Capítulo

10

Biópsias percutâneas – aspectos histopatológicos

Fernando Nalesso Aguiar
Filomena Marino de Carvalho

Introdução

As biópsias percutâneas com amostra histológica têm permitido a redução de cirurgias desnecessárias em alterações benignas e um melhor planejamento terapêutico nos casos de neoplasias malignas. Entretanto, elas necessitam de adequada interpretação frente ao contexto clínico-imaginológico no sentido de minimizar resultados falso-negativos. Para isso, é necessário:

1. Escolher o método adequado para a imagem;
2. Avaliar a relação imagem-biópsia;
3. Identificar os casos para re-biópsia ou excisão cirúrgica.

Neste capítulo, abordaremos os itens 2 e 3.

Relação imagem-biópsia

A conduta frente ao diagnóstico histológico depende primeiramente da verificação de consistência com a imagem. Neste trabalho, o entrosamento entre radiologista, patologista e mastologista é de fundamental importância.

Na Tabela 10.1, podemos observar os achados histológicos que podem justificar diferentes tipos de imagem.

Algumas alterações histológicas, por si só, não justificam nenhuma imagem. Entre estas estão:

- Hiperplasias epiteliais, padrão ductal usual;
- Neoplasia intraepitelial lobular (NL), padrão clássico.

Tabela 10.1: Achados histológicos em diferentes tipos de imagem

Imagem	Achados histológicos compatíveis
Nódulo circunscrito	• Fibroadenoma e tumor *phyllodes* • Hamartoma • Cisto apócrino • Hiperplasia pseudoangiomatosa do estroma (PASH) • Linfonodo intramamário • Lesões papilíferas • Sarcomas • Miofibroblastoma • Linfoma • Metástase • Carcinomas (medular, coloide)
Nódulo espiculado	• Carcinomas invasivos • Cicatriz fibrosa • Lesões esclerosantes papilíferas, incluindo cicatriz radiada • Mastites • Lobulite linfocitária esclerosante • Fibromatose • Tumor de células granulares • Adenose esclerosante
Lesão sólido-cística	• Agregado de microcistos apócrinos • Lesões papilíferas • Carcinomas de alto grau com necrose • Tumor *phyllodes* e sarcomas
Microcalcificações	• Hiperplasias atípicas (ductal, colunar e apócrina) • Neoplasia intraepitelial lobular (NL) com microcalcificações • Adenoses (microcística e esclerosante) • CDIS • Mastites • Esteatonecrose • Mucocele • Carcinomas • Fibroadenoma hialinizado • Cistos apócrinos
Assimetrias	• Involução irregular da mama com tecido mamário normal • Adenoses • Alterações fibrocísticas • Mastites • Carcinoma lobular infiltrativo
Distorções	• Cicatriz radiada/lesão papilífera esclerosante • Cicatriz fibrosa • Carcinoma lobular infiltrativo • Mastites • Mucocele
Realces	• Carcinomas, invasivos e *in situ* • Lesões papilíferas • Mastites • Hiperplasia pseudoangiomatosa do estroma (PASH)

Quando repetir a biópsia

A re-biópsia deve ser considerada diante da discordância historradiológica por não representação da lesão na amostra. Em algumas ocasiões, devemos decidir se, de fato, não houve representação da alteração imaginológica. Como exemplo, citamos a amostra histológica composta por tecido mamário dentro da normalidade, que pode corresponder a falha da biópsia, mas também a hamartoma (nódulo) ou à involução irregular do parênquima (alteração de densidade). A amostra pode ainda ser composta somente por estroma, sem elementos glandulares, mas que pode corresponder a lipoma ou adenolipoma. A indicação de re-biópsia depende do diálogo entre radiologista e patologista e deve ser considerada somente se não houver nenhuma alteração que, mesmo não relacionada à imagem, necessite de ampliação cirúrgica.

Quando indicar ampliação cirúrgica

As lesões histológicas candidatas à ampliação cirúrgica são aquelas com risco significativo de subestimação, ainda que exista adequada correlação historradiológica. São elas:

- Hiperplasia ductal atípica;
- Neoplasia intraepitelial lobular;
- Atipia epitelial plana,
- lesões papilíferas;
- Cicatriz radiada;
- Lesões nodulares fibroepiteliais;
- Lesões de células fusiformes;
- Mucocele e lesões vasculares.

Estas lesões compõem a categoria B3 do NHSBSP (*National Health Service Breast Screening Program*) e correspondem a cerca de 4 a 9% dos diagnósticos obtidos em biópsias percutâneas. As taxas de subestimação do grupo são de 10 a 35%, mas variam consideravelmente com o tipo de lesão histológica e sua extensão na amostra, além de sofrer influência do tamanho da imagem, tipo de biópsia (pistola ou à vácuo), número de fragmentos e tamanho da agulha. Com a possibilidade de remoção de maior volume de tecido com as biópsias assistidas a vácuo, tem se considerado somente seguimento para as lesões pequenas e sem atipias. Na Tabela 10.2, colocamos um sumário com as taxas de subestimação das principais lesões e as opções de manejo, a serem consideradas dentro do contexto clínico-imaginológico. As lesões de células fusiformes, mucocele e lesões vasculares devem sempre ser submetidas à ampliação cirúrgica pela dificuldade em se prever o risco de subestimação que, quando ocorre, está associada a neoplasias agressivas.

Tabela 10.2: Lesões mamárias benignas que, em geral, necessitam de ampliação cirúrgica.

Lesão	Taxas aproximadas de subestimação	Possíveis condições de exceção para a ampliação cirúrgica
Hiperplasia ductal atípica	4-59%	Lesão unifocal com remoção de toda imagem radiológica por mamotomia
Atipia epitelial plana	0-20%	Sem outras alterações de risco, remoção completa da imagem e pós-menopausa
Neoplasia intraepitelial lobular	0-38%	Concordância historradiológica, pacientes de risco normal, NL forma clássica, achado incidental e não associada a outras lesões de risco
Lesões papilíferas	18-38% (com atipia) 0-13% (sem atipia)	Remoção completa da imagem e ausência de atipia
Cicatriz radiada	39% (com atipia) 4-9% (sem atipia)	Remoção completa da imagem e ausência de atipia
Lesão fibroepitelial nodular	2%-42%	Sem suspeita clínica, imaginológica ou anatomopatológica de tumor *phyllodes*

Leitura recomendada

1. Mayer S, Kayser G, Rucker G, Bögner D, Hirschfeld M, Hug C, et al. Absence of epithelial atypia in B3-lesions of the breast is associated with decreased risk for malignancy. The Breast 2017; 31:144-9.

   Estudo retrospectivo com 219 pacientes submetidas a biópsia excisional cirúrgica após diagnóstico de lesão histológica B3 por biópsia percutânea. A taxa de subestimação geral foi de 10%. Lesões com atipias tiveram maiores taxas (24% vs. 4,8%), assim como no subgrupo das lesões papilíferas (28,6% vs. 4,7%).

2. Saladin C, Haueisen H, Kampmann G, Oehlschlegel C, Seifert B, Rageth L, et al. Lesions with unclear malignant potential (B3) after minimally invasive breast biopsy: evaluation of vacuum biopsies performed in Switzerland and recommended further management. Acta Radiol 2016; 57:815-21.

   Estudo populacional com inclusão de todas as mamotomias registradas no banco de dados da Suíça no período de 2009 a 2011 (9.153 biópsias). A taxa de B3 foi 17,0% e houve 21,5% de subestimação (CDIS ou invasivo), assim distribuído: hiperplasia ductal atípica – 25,9%;

atipia epitelial plana – 18,3%; neoplasia lobular – 26,4%, cicatriz radiada – 11,1%, e lesões papilíferas – 3,1%.

3. Mooney KL, Bassett LW, Apple SK. Upgrade rates of high-risk breast lesions diagnosed on core needle biopsy: a single institution experience and literature review. Mod Pathol 2016; 29:1471-84.

   Estudo retrospectivo com revisão de 5.750 biópsias percutâneas e análise de 462 lesões de alto risco (atipias epiteliais e cicatriz radiada). As taxas de subestimação foram 18% para hiperplasia ductal atípica, 11% para atipia epitelial plana, 9% para hiperplasia lobular atípica, 28% para CLIS, e 16% para cicatriz radiada. Foram indicativos de benignidade a excisão total de microcalcificações, o tamanho < 1 cm e para o CLIS, o achado incidental.

4. Marcil G, Wong S, Trabulsi N, Allard-Coutu A, Parsyan A, Omeroglu A, et al. Fibroepithelial breast lesions diagnosed by core needle biopsy demonstrate a moderate rate of upstaging to phyllodes tumors. Am J Surg 2016; 27 dez.

   Estudo retrospectivo com 74 biópsias percutâneas com diagnóstico de lesão fibroepitelial nodular. A excisão cirúrgica foi realizada em 48 (64,9%) e os diagnósticos finais foram fibroadenoma (62,5%), tumor phyllodes *benigno (29,2%) e tumor* phyllodes borderline *(8,3%). Foram preditivos de diagnóstico de phyllodes: escore BIRADS $\geq$ 4b, ecotextura heterogênea e ausência de vascularização central ao ultrassom.*

5. Seely JM, Verma R, Kielar A, Smyth KR, Hack K, Taljaard M, et al. Benign Papillomas of the Breast Diagnosed on Large – Gauge Vacuum Biopsy compared with 14 Gauge Core Needle Biopsy – Do they require surgical excision? The Breast J 2017; 23:146-53.

   Estudo retrospectivo com inclusão de diagnóstico de papiloma intraductal benigno, 47 deles provenientes de core *(14 G) e 60 de mamotomia (10/12 G). As taxas de subestimação total (atipia, CDIS e carcinoma invasivo) foram de 19,1% no grupo de* core *e 5% no grupo de mamotomia, mas a diferença não foi estatisticamente significante.*

Capítulo

11

Classificação histopatológica das lesões benignas

Felipe Luzzatto

A maior parte das lesões benignas mamárias possui sua variante atípica ou maligna. Em determinadas ocasiões, essa diferenciação pelo patologista é difícil, pois este deve ater-se a critérios rígidos para o seu diagnóstico. A caracterização imprópria das lesões mamárias como benignas pode levar ao acompanhamento clínico-cirúrgico inadequado e à consequente progressão da doença locorregional, gerando sequelas definitivas para as pacientes. Torna-se fundamental, dessa maneira, o diagnóstico diferencial das lesões benignas com as neoplasias malignas, para a indicação clínico-cirúrgica apropriada nesses casos.

A patologia mamária benigna mais frequente pode ser assim dividida: lesões papilares intraductais, lesões proliferativas benignas, lesões fibroepiteliais, lesões mioepiteliais, lesões mesenquimais, lesões do mamilo e ginecomastia. Neste capítulo, serão enfatizados principalmente os três primeiros grupos acima descritos, discorrendo brevemente a respeito dos demais.

Lesões papilares intraductais

Os papilomas são tumores benignos constituídos por proliferação de células epiteliais e mioepiteliais revestindo eixos fibrovasculares e criando deste modo uma estrutura de aspecto arborescente no interior de um ducto mamário (Figura 11.1). Podem ocorrer em qualquer região do sistema ductal, ou seja, do mamilo à unidade terminal dúctulo-lobular (UTDL). Os papilomas intraductais são divididos em centrais ou periféricos. Os papilomas centrais ocorrem no ducto principal mamário, sendo normalmente únicos, localizados em correspondência da região subareolar e associados à descarga papilar. São raramente palpáveis e as alterações mamográficas que podem ser observadas são desde uma massa retroareolar circunscrita de aparência benigna a um ducto solitário retroareolar dilatado, raramente com microcalcificações. Os papilomas periféricos (papilomas microscópicos) são originados na UTDL, sendo usualmente múltiplos, e normalmente sem manifestações clínicas. O risco para o desenvolvimento de carcinomas invasores associados a essas lesões normalmente é relacionado às alterações observadas no parênquima adjacente, entretanto, papilomas centrais benignos sem alterações atípicas periféricas, possuem um risco relativo (RR) 2 vezes maior para o desenvolvimento de carcinomas invasores, enquanto nos papilomas periféricos este RR é de 3 vezes. O diagnóstico diferencial entre as lesões papilares é importante com o intuito de excluir associação com focos de hiperplasia ductal atípica, visto que alguns estudos demonstram que papilomas atípicos podem possuir um RR de até 7,5 vezes para o desenvolvimento de neoplasias invasoras. O painel imunoistoquímico auxiliar demostrando a presença de células mioepiteliais (p63 e citoqueratinas 5 e 14) é recomendado para a realização do diagnóstico diferencial entre papilomas, com hiperplasia florida, de papilomas com focos de hiperplasia ductal atípica ou de carcinoma papilar.

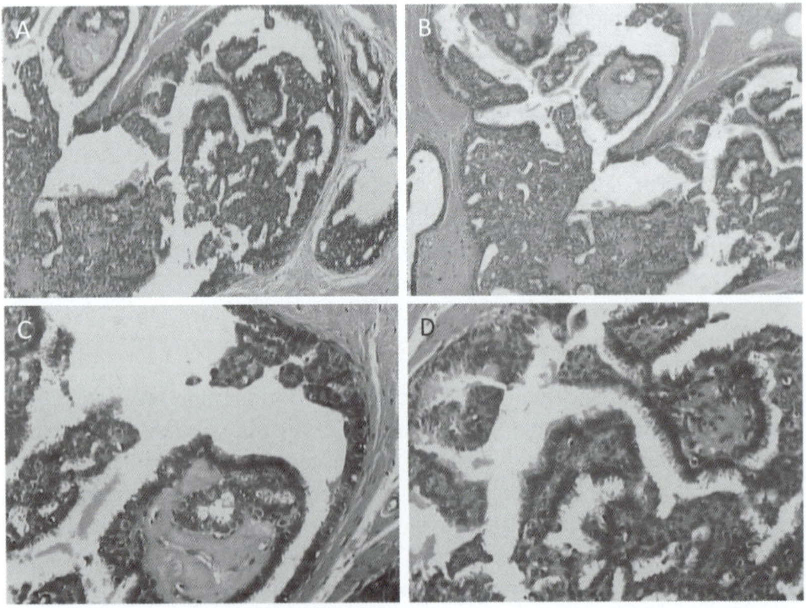

Figura 11.1A-D: Papilomas intraductais.

Diante do diagnóstico de papiloma intraductal em produtos de biópsias percutâneas com agulha grossa, é recomendada a ampliação cirúrgica, em virtude da enorme variabilidade morfológica existente nesses tipos de lesão. Também, vale ressaltar que o exame intraoperatório diferencial entre lesões papilares benignas e malignas é muito difícil, e o diagnóstico definitivo deve ser reservado para as inclusões em parafina.

Lesões proliferativas benignas

A maioria das lesões proliferativas, assim como o carcinoma, se originam na UTDL. Como lesões proliferativas benignas mamárias mais frequentes, podemos destacar:

- Adenose mamária: a adenose mamária é um processo proliferativo benigno frequente, que afeta principalmente a unidade lobular (acinar), ocorrendo particularmente em mulheres da terceira e quarta décadas. Os subtipos mais importantes são a adenose simples, adenose esclerosante, adenose apócrina e adenose microglandular. Caracterizam-se pela proliferação desordenada de ácinos ou estruturas tubulares compostas de uma camada epitelial e uma de células mioepiteliais, circundadas por uma membrana basal em estroma frouxo (adenose simples; Figura 11.2), ou por vezes em estroma fibroso, com disposição compacta dos ácinos (adenose esclerosante; Figura 11.3), ou ainda com metaplasia apócrina associada (adenose apócrina). Em sua forma mais rara, também chamada adenose microglandular, observa-se proliferação desordenada de pequenas glândulas, em um estroma ricamente colagenizado, que por vezes estende-se ao tecido adiposo adjacente, podendo simular um carcinoma invasivo. A adenose esclerosante está associada a um discreto aumento

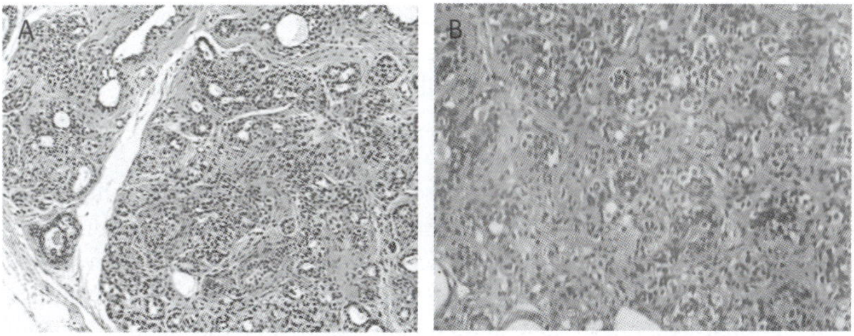

Figura 11.2A-B: Adenose simples.

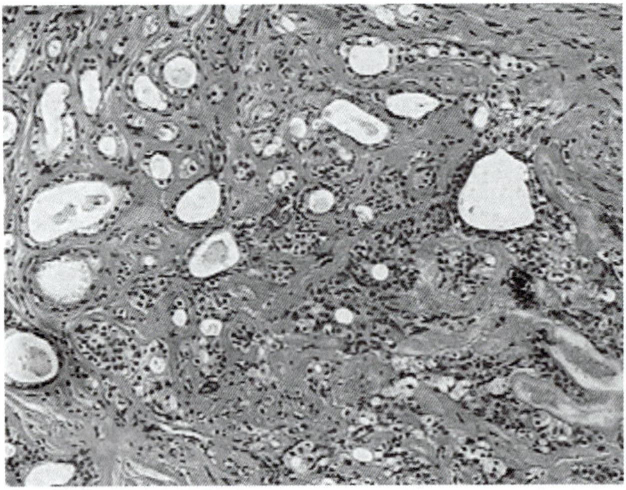

Figura 11.3: Adenose esclerosante.

para o risco subsequente de desenvolvimento de carcinoma mamário, semelhante àquele observado na hiperplasia ductal usual; entretanto, a adenose apócrina é reconhecida como um processo benigno sem significado clínico conhecido. Ainda não é claro, no entanto, se a adenose microglandular representa uma proliferação verdadeiramente benigna ou uma lesão precursora indolente, sendo o seu prognóstico desconhecido e a necessidade de uma excisão cirúrgica completa controversa.

- Cicatriz radiada (CR) e lesão esclerosante complexa (LEC): podem ao exame radiológico (aspecto de adensamento irregular estrelado à mamografia), macroscópico, ou inclusive à microscopia, ser confundidas com um carcinoma invasor, em virtude da desorganização da unidade ducto-lobular pelo processo de esclerose e elastose estromal, que usualmente acomete ductos e lóbulos mamários, aprisionando-os (Figura 11.4). Habitualmente, o termo CR é utilizado para lesões menores com configuração estrelada enquanto o termo LEC é usado para lesões maiores. Normalmente, encontram-se associadas à adenose e à hiperplasia em diferentes graus em parênquima adjacente. O diagnóstico diferencial com neoplasias infiltrantes pode ser realizado por métodos imunoistoquímicos (p63, calponina, cadeia pesada de miosina de músculo liso), comprovando a existência da membrana basal e da camada de células mioepiteliais ao redor das estruturas tubulares. O RR para neoplasias invasoras, assim como ocorre com os papilomas, é diretamente relacionado aos diferentes padrões de hiperplasia ductal observados em parênquima adjacente, embora alguns estudos demonstrem um RR de cerca de 1,45 para o desenvolvimento de carcinoma mamário.

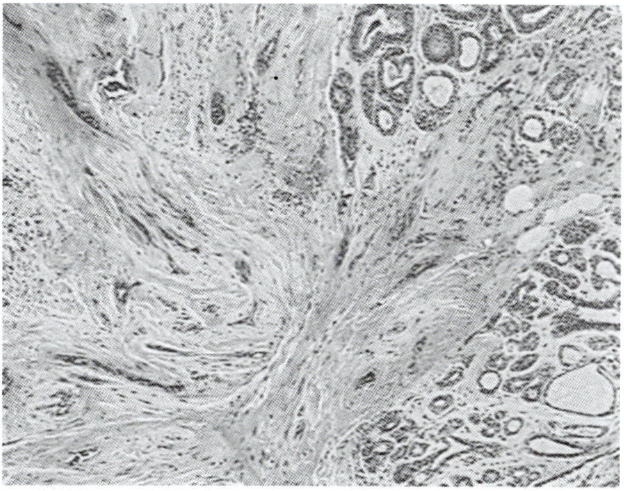

Figura 11.4: Cicatriz radiada.

- Adenomas mamários: possuem características morfológicas semelhantes ao fibroadenoma, seja clínica ou radiologicamente. São constituídos de estruturas tubulares com revestimento epitelial típico e com camada de células mioepiteliais (adenoma tubular), por vezes com alterações secretórias durante a gravidez ou lactação (adenoma lactante) ou com extensa metaplasia apócrina (adenoma apócrino). Menos comumente, podemos citar como lesões mamárias proliferativas, o adenoma pleomórfico, ou tumor misto, que possui características morfológicas semelhantes às lesões encontradas em glândulas salivares, e o adenoma ductal, que apresenta proliferações glandulares para o interior de ductos mamários. São consideradas lesões benignas, que não recidivam, se adequadamente excisadas, sem risco posterior para o desenvolvimento de carcinoma mamário.

Lesões fibroepiteliais

São um grupo heterogêneo de lesões bifásicas representadas por um componente epitelial e um mesenquimal, este último, responsável pelas manifestações clínicas. Podem ser divididas em mastopatia fibroadenomatoide, fibroadenoma, tumor *phyllodes* (filoide) e hamartoma.

- Mastopatia Fibroadenomatoide (Hiperplasia Lobular Esclerosante): lesão localizada de até 8,0 cm de diâmetro, usualmente sem manifestações clínicas, mas com uma massa bem definida à radiologia. Microscopicamente, observam-se lóbulos aumentados com estroma interlobular colagenizado, semelhantes a microfibroadenomas. Excisão da lesão é a terapia adequada e a recidiva é infrequente.
- Fibroadenoma: tumor bifásico, que ocorre principalmente em mulheres abaixo dos 30 anos, constituído de um componente epitelial (canalicular ou tubular), com diferentes graus de hiperplasia, em meio a estroma colagenizado ou mixoide (Figura 11.5). Manifesta-se como lesão nodular única, móvel, de crescimento lento, e, menos comumente, como múltiplas lesões, podendo, por vezes, atingir até 20,0 cm (fibroadenomas gigantes). À mamografia observa-se nódulo homogêneo, oval, circunscrito. O fibroadenoma juvenil normalmente apresenta estroma hipercelular, ocorrendo em mulheres jovens (abaixo dos 20 anos) e deve ser considerado no diagnóstico diferencial com o tumor *phyllodes*. A maior parte dos fibroadenomas quando ressecados não apresenta recorrência, e o risco de desenvolvimento de câncer em fibroadenomas ou em mamas previamente tratadas para os mesmos é baixo.

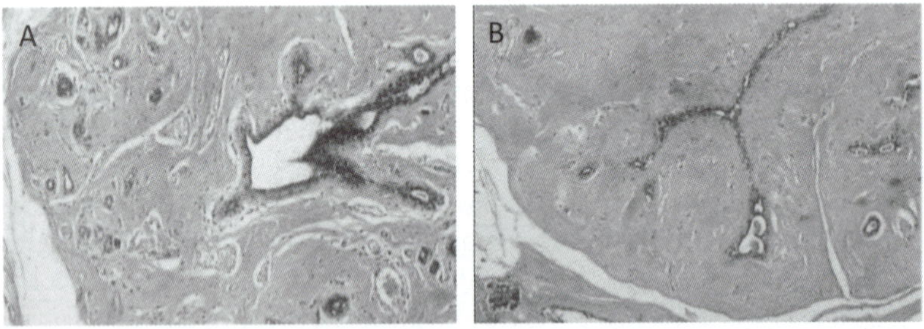

Figura 11.5A-B: Fibroadenoma.

- Tumor *Phyllodes* ou Filoide: grupo de tumores bifásicos circunscritos análogos ao fibroadenoma, mas com componente estromal mais hipercelular, e epitelial com arranjo em fendas, de aspecto foliáceo. Usualmente, são benignos, podendo ser divididos também em variantes *borderline* e maligna. Em geral, são lesões únicas, firmes e indolores, de diâmetro de

4,0-5,0 cm (variando de 1,0-20,0 cm). Lesões multifocais ou bilaterais são raras. Estudos radiológicos revelam imagem arredondada, contendo cistos ou fendas e algumas vezes calcificações, podendo haver margens bem definidas ou irregulares. A recidiva é comum após a excisão simples, principalmente, quando com margens comprometidas, ou em lesões de alto grau.

- Hamartoma (Fibroadenolipoma, Adenolipofibroma, Condrolipoma): lesões circunscritas, compostas por um crescimento desordenado de elementos do tecido mamário benigno maduro. Normalmente assintomáticas, detectadas somente à mamografia, sendo benignas, sem tendência à recidiva, e sem necessidade de tratamento na maior parte das vezes, podendo ser excisadas cirurgicamente quando sintomáticas ou apresentarem achados radiológicos suspeitos.

Lesões mioepiteliais

Originadas nas células mioepiteliais, podendo ser citada a mioepiteliose, que se trata de uma proliferação de células mioepiteliais crescendo para dentro, ou ao redor de ductos mamários, e o adenomioepitelioma, que é composto predominantemente por uma proliferação sólida de células mioepiteliais, de padrão fusiforme, tubular ou com padrão de crescimento lobulado. A maioria dessas lesões é benigna e a recorrência pode ser devido ao crescimento multinodular com extensão da lesão para o interior dos ductos.

Lesões mesenquimais

Nesta categoria vale ressaltar a hiperplasia estromal pseudoangiomatosa (PASH), que é uma lesão benigna constituída de espaços pseudovasculares anastomosantes, presentes em cerca de 25% das biópsias mamárias, e que podem apresentar-se, por vezes, sob a forma de nódulos, como manifestação clínica (Figura 11.6). Outras lesões mesenquimais que podem ser citadas, ainda, são hemangioma, fibromatose, lipoma, tumor de células granulares e tumor miofibroblástico inflamatório.

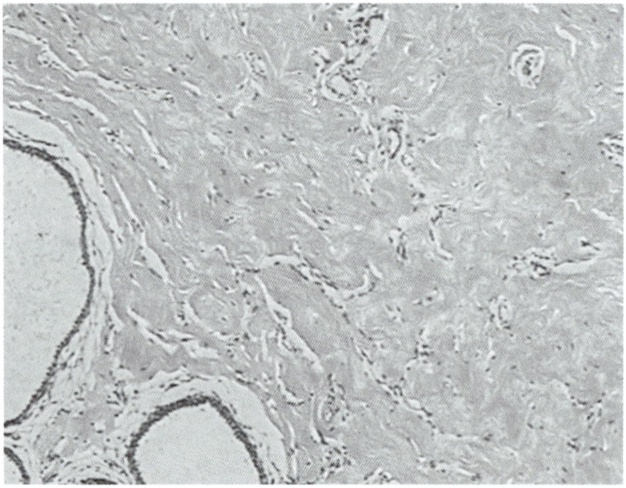

Figura 11.6: Hiperplasia estromal pseudoangiomatosa (PASH).

Lesões do mamilo

Dentre as lesões do mamilo, é importante ressaltar o adenoma do mamilo (papilomatose florida do mamilo, papilomatose de ductos subareolares), que é constituído por uma proliferação compacta de pequenos túbulos, revestidos por células epiteliais e mioepiteliais associadas à esclerose e adenose. Clinicamente, cursa com descarga serossanguinolenta, com erosão do mamilo. Recidiva após sua ressecção tem sido descrita, mas associação com carcinoma, embora referida, é muito rara. A doença de Paget será descrita nos demais capítulos, visto que se trata de lesão maligna do epitélio glandular presente no interior do epitélio do mamilo.

Ginecomastia

Na ginecomastia ocorre um aumento normalmente reversível, não neoplásico, unilateral ou bilateral, da mama masculina com a formação de uma massa palpável e macia retroareolar, devido à hiperplasia do epitélio e estroma, com a proliferação do tecido conjuntivo periductal, edema, inflamação e formação de micropapilas. Origina-se a partir da oscilação na razão entre o andrógeno livre e o estrógeno, podendo ocorrer desde a infância até a idade adulta, regredindo, na maioria das vezes, em cerca de dois anos, não sendo considerada como um fator de risco para o desenvolvimento de câncer na mama masculina.

Sintetizando, segue a Tabela 11.1.

Tabela 11.1: Lesões benignas mais frequentes, achados clínicos, radiológicos, patológicos e risco relativo (RR) para desenvolvimento de carcinoma invasivo

Lesão	Achados clínicos	Achados radiológicos	Patologia	RR (carcinoma invasor)
Papilomas	Centrais: descarga papilar, raramente palpáveis; Periféricos: usualmente inespecíficos	Nódulo sólido bem definido de paredes lisas, hipoecoico Lesão cística de paredes lisas, lobulada, com componente sólido	Projeção arborescente, com eixo vascular, com dupla celularidade (epitélio e mioepitélio)	Centrais: RR de 2x; Periféricos: RR de 3x; Papiloma atípico: RR de 7,5x; e/ou dependente das alterações do parênquima adjacente
Adenose	Usualmente inespecíficos	Usualmente inespecíficos (exceto microcalcificações)	Ductos hiperplásicos com lúmens secundários, irregulares, perifericamente distribuídos e células centrais desorganizadas	Semelhante ao da hiperplasia ductal usual na adenose esclerosante
Lesão esclerosante complexa/cicatriz radiada	Inespecíficos, Raramente palpáveis	Densidade irregular estrelada, com centro denso ou radioluscente	Aspecto estrelado. Túbulos, aprisionados em meio a colágeno	Dependente das alterações do parênquima adjacente
Fibroadenoma	Lesão nodular única, menos comumente múltipla, palpável, móvel, de crescimento lento	Nódulo homogêneo, oval, circunscrito	Nódulo com componente epitelial (canalicular ou tubular), com diferentes graus de hiperplasia, em meio a estroma colagenizado ou mixoide	Muito Baixo
Tumor *phyllodes*	Massa ou nódulo único, firme e indolor, usualmente de diâmetro de 4,0 – 5,0 cm. Raramente múltiplos. Crescimento rápido	Imagem arredondada, contendo cistos ou fendas e algumas vezes calcificações, podendo haver margens bem definidas ou irregulares.	Nódulo com componente estromal mais hipercelular, e epitelial com arranjo em fendas, de aspecto foliáceo	Depende do tipo de lesão (benigna, *borderline* ou maligna)

Leitura recomendada

1. Lakhani SR, Ellis IO, Schnitt SJ, Tan PH, van de Vijver MJ (Eds), WHO Classification of Tumours of the Breast. IARC: Lyon, 2012.

   Achados anatomopatológicos, clínicos, radiológicos e prognósticos dos diferentes tipos de lesões na patologia mamária, segundo a Classificação mais recente da Organização Mundial de Saúde (OMS).

2. Lewis JT, Hartmann LC, Vierkant RA, Maloney SD, Shane Pankratz V, Allers TM, Frost MH, Visscher DW. An analysis of breast cancer risk in women with single, multiple and atypical papilloma. Am J Surg Pathol 2006 Jun 30:665-672.

   Estudo de coorte em pacientes com o diagnóstico de alteração fibrocística mamária. O RR para carcinoma mamário em papilomas únicos (RR 2.04) foi maior se comparado à alteração não proliferativa mamária (RR 1.28), mas similar à alteração proliferativa mamária sem atipia (RR 1.90). O RR para carcinoma de papiloma único com atipia (RR 5.11) não foi substancialmente diferente do da hiperplasia ductal atípica/hiperplasia lobular atípica (RR 4.17). Pacientes com múltiplos papilomas apresentam RR para carcinoma de 3.01, aumentado se comparado à alteração proliferativa sem atipias ou a papilomas únicos, e ainda maior em múltiplos papilomas com atipias (RR de 7.01). Deste modo, múltiplos papilomas representam alteração proliferativa mamária com comportamento biológico e clínico único.

3. Page DL, Salhany KE, Jensen RA, Dupont WD. Subsequent breast carcinoma risk after biopsy with atypia in a breast papilloma. Cancer 1996 Jul 15;78(2):258-66.

   Estudo demonstrando que o risco relativo das lesões papilares atípicas e não atípicas desenvolverem um carcinoma invasivo é proporcional às alterações observadas no parênquima mamário adjacente. O RR de carcinoma em mulheres com papilomas, com hiperplasia atípica em parênquima adjacente, foi > 4× do que aquele observado em papilomas sem atipias, sendo este risco aumentado nos locais onde foi excisado o papiloma original.

4. Spruill L. Benign mimickers of malignant breast lesions. Semin Diagn Pathol. 2016 Jan;33(1):2-12.

   Artigo de revisão em que são descritas algumas das lesões benignas mais comuns (hiperplasia ductal usual, adenose esclerosante, cicatriz radiada, dentre outras) e as lesões malignas que podem simular as mesmas. São ressaltados seus aspectos histopatológicos, com o objetivo de identificar características que levarão ao diagnóstico correto das mesmas, seja por meio de biópsias, com representatividade parcial da lesão, ou por meio de espécimes cirúrgicos, com representação da lesão em sua totalidade.

5. Nakhlis F, Lester S, Denison C, Wong SM, Mongiu A, Golshan M. Complex sclerosing lesions and radial sclerosing lesions on core needle biopsy: Low risk of carcinoma on excision in cases with clinical and imaging concordance. Breast J. 2017 Jul 7.

   Lesões esclerosantes radiais (LER) e complexas (LEC) são achados incomuns em biópsias exibindo diagnósticos discrepantes com relação aos espécimes de excisão cirúrgica, que giram entre 0% e 23%, apresentando, dessa maneira, manejo controverso. Neste estudo, buscou-se determinar o risco de malignidade para LER/LEC diagnosticado em biópsias, com o intuito de avaliar o risco futuro de câncer quando realizado somente o acompanhamento clínico destas lesões, sem excisão cirúrgica. Foram analisados, retrospectivamente,

118 casos de LER/LEC em biópsias entre 2005 e 2014. Dos 98 pacientes avaliados, em 34 casos (35%) foram realizadas excisões e em 64 (65%) foi realizado acompanhamento clínico, comparando-se esses dois grupos. Foi observada uma taxa de malignidade de 9% em espécimes cirúrgicos de lesões BIRADS > 4C caracterizadas como LER/LEC em biópsias. Em pacientes com biópsias concordantes e BIRADS 4A, ou em lesões de menor suspeição, submetidas à observação, foi encontrada uma baixa taxa subsequente de carcinoma ipsilateral. Apesar desses dados, são necessários mais estudos para confirmar que o acompanhamento clínico pode ser uma alternativa razoável à excisão cirúrgica para diagnósticos de LER/LEC em biópsias concordantes, em BIRADS 4A ou em lesões de menor suspeição, não palpáveis.

Capítulo

12

Nódulo de mama

GPM – Grupo de Pesquisas em Mastologia

Introdução

Nódulo de mama é toda tumoração presente na glândula mamária. Pode apresentar conteúdo cístico ou sólido, ser palpável ao exame clínico ou não. Considerada uma das queixas mais comuns, podendo chegar a 60% das consultas. Grande parte das pacientes apresentará patologias benignas (70-75% dos diagnósticos).

Epidemiologia e fisiopatologia

A histologia da mama sofre profundas mudanças durante o envelhecimento feminino, entre a menarca e a menopausa. Inicia-se pela predominância de ductos, lóbulos e estroma intralobular e interlobular observados no início da menacme até as alterações fibróticas e formações císticas, atualmente denominadas alterações fibrocísticas ou alterações funcionais benignas das mamas. Cerca de 60 a 70% das mulheres sem nenhuma patologia mamária, apresentam esta alteração histológica (geralmente transitória e relacionada ao *status* menstrual). Por fim, após a menopausa, a mama sofreu um processo de lipossubstituição, que ocorre em 75% dos casos, ou fibrosubstituição, presente nas restantes 25% das mulheres.

Após a menarca, os lóbulos e o estroma mamário podem responder de maneira exagerada aos estímulos hormonais fisiológicos, formando os fibroadenomas. São nódulos de crescimento limitado e, em geral, não ultrapassam 2 cm, involuindo após a menopausa. Cerca de 50% dos fibroadenomas contêm outras lesões proliferativas, como adenose esclerosante, adenose, hiperplasia ductal usual e microcalcificações epiteliais. Estes são os chamados fibroadenomas complexos. Algumas variações, como o tumor filoide e o fibroadenoma gigante, apresentam maior celularidade do estroma e normalmente atingem tamanhos maiores. Em séries de necrópsias, 15 a 23% das mulheres na faixa etária de 20 anos apresentavam múltiplos fibroadenomas, sendo que dados epidemiológicos apontam apenas 2,2% de incidência clínica. Com o uso rotineiro do ultrassom em mulheres jovens, o diagnóstico de fibroadenoma passa a ser mais frequente.

Na 3ª e 4ª décadas, a proporção de nódulos mamários à palpação aumenta. Em termos histológicos, esse aumento representa adenose, que é decorrente do aumento do tecido lobular normal. O estroma também pode hipertrofiar, resultando em áreas palpáveis, de características indefinidas, sobretudos nos quadrantes superolaterais das mamas. Nas mulheres entre a 4ª década e o início da menopausa, o tecido glandular pode sofrer hipertrofia em associação ao aumento do tecido estromal. Nessa fase, há aumento na incidência de cistos mamários, sobretudo nas mulheres que apresentam menopausa tardia, uso de terapia hormonal e nas mulheres magras (Figura 12.1).

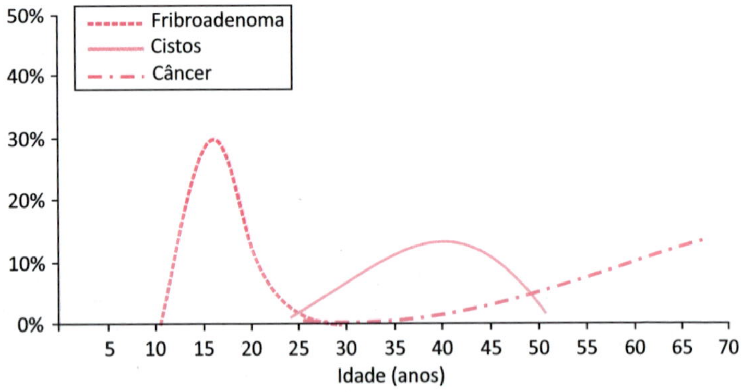

Figura 12.1: Epidemiologia dos nódulos mamários por faixa etária.

Histologicamente os cistos derivam da unidade ducto lobular terminal. Na maioria das vezes, a camada epitelial interna é ausente ou atrofiada. A maioria é subclínica, chamados microcistos. Os cistos complexos correspondem a 5% dos cistos. O diagnóstico se realiza por meio da ultrassonografia, pois possuem área sólida no seu interior. A taxa de malignidade deste tipo de cisto é baixa, porém deve ser considerada como suspeita para neoplasia e investigada com estudo histológico ou citológico.

Quadro clínico

Atualmente, com a utilização mais difundida dos exames de imagem mamária (mamografia e ultrassonografia), muitos nódulos são diagnosticados sem expressão clínica.

O melhor momento para se realizar o exame físico das mamas é após a menstruação. O exame físico deve ser completo, incluindo inspeção estática e dinâmica, palpação e avaliação de linfonodos axilares e supraclaviculares. A avaliação da mama contralateral é imprescindível para definição de pequenos tumores.

Após a identificação do nódulo, as principais características que devem ser descritas são: consistência, limites, regularidade, tamanho e localização. Em casos de seguimento, essas características devem ser comparadas retrospectivamente.

Diagnósticos diferenciais

Fibroadenoma

Os fibroadenomas são tumores firmes, elásticos, apresentando bordas regulares e lisas. Apresentam bilateralidade em 10% das vezes e são múltiplos em 10-15% dos casos. Não apresentam alteração cutânea e linfadenomegalia reacional. Podem alterar o tamanho conforme a fase do ciclo menstrual, geralmente aumentam na gestação e amamentação, e involuem na menopausa.

Tumor *phyllodes*

Possuem as características clínicas do fibroadenoma, porém as dimensões são superiores e apresentam crescimento rápido.

Fibroadenoma juvenil

Mesmo quadro clínico do tumor *phyllodes*, porém acometem a mulher logo após a menarca.

Hamartoma

Também denominado fibroadenolipoma, é uma lesão benigna infrequente. Geralmente é diagnosticada por exames de imagem, porém quando palpáveis, correspondem a tumores bem delimitados de limites precisos. Histologicamente, é descrita como *breast in a breast* (área de tecido mamário normal encapsulado).

Cistos

Apresentam-se como nódulos amolecidos, de bordas lisas e bem definidas. Provocam dor quando crescem repentinamente.

Alteração funcional benigna das mamas

Pacientes referem dor localizada, geralmente em quadrante superolateral das mamas, e ao exame clínico, espessamento fibroelástico, móvel, que involui após a menstruação.

Neoplasias malignas

Encontram-se nódulos endurecidos, limites indefinidos e aderidos a estruturas adjacentes. Podem se encontrar fatores associados: alteração cutânea, fluxo papilar suspeito, linfadenomegalia axilar e supraclavicular. Geralmente são indolores.

Esteatonecrose

Possui característica semelhante à neoplasia maligna, porém são secundárias a trauma ou processo cirúrgico prévio.

Ectasia ductal

A manifestação clínica dessa entidade corresponde à nódulo retroareolar endurecido, comumente associado à sensibilidade dolorosa durante a palpação, inversão de mamilo e fluxo papilar. Acomete mulheres na 4ª década de vida e na perimenopausa. Pode mimetizar neoplasia maligna.

Papiloma

Geralmente acomete mulheres entre 30-50 anos, apresentando-se como fluxo papilar sanguinolento associado à nódulos próximos à aréola. Na maioria das vezes, o tamanho é pequeno, porém podem formar cistos de até 10 cm.

Propedêutica

Inicialmente, a anamnese é de grande valia no diagnóstico do nódulo de mama. A idade (avaliação da incidência dos nódulos conforme a faixa etária), *status* hormonal, fatores associados (dor, alteração cutânea, linfadenomegalia axilar ou supraclavicular) e utilização de medicamentos (anticoncepcionais, terapia hormonal), devem constar na história clínica. Ainda dentro da anamnese, o médico devera identificar fatores de risco para o desenvolvimento de câncer de mama, pois essas pacientes necessitarão de propedêutica mais invasiva. Vale ressaltar que 80% das mulheres diagnosticadas com câncer de mama apresentam poucos ou nenhum fator de risco.

A propedêutica mamária frente à descoberta de um nódulo de mama se baseia em três pilares: exame clínico, radiológico e cito/histológico.

Em nódulos palpáveis, a ultrassonografia tem-se mostrado método mais eficaz quando comparada com a mamografia, apesar de não ter indicação no rastreamento. A ultrassonografia é inócua, obrigatória na diferenciação de lesões sólidas e císticas e geralmente bem tolerada pelas mulheres.

As características ultrassonográficas de benignidade podem ser vistas na Tabela 12.1.

Tabela 12.1: Características ultrassonográficas de benignidade (adaptado de Chala LF et al., 2007)

Característica	Padrão de benignidade
Forma	Redonda, elipsoide ou com até 3 lobulações
Margens	Bem definidas
Distorção arquitetural	Ausente
Relação Altura/Largura	Menor que 1
Sombra acústica	Ausente
Tamanho	Menor que 2 cm

A realização da mamografia tem importância no rastreamento de outras lesões e pode ser diagnóstica em alguns tipos de lesão, como lipoma e fibroadenoma calcificado.

A ressonância magnética tem alta sensibilidade, porém especificidade reduzida. Geralmente não faz parte da propedêutica de rotina, porém pode ser empregada em situações especiais.

A punção biópsia (agulha fina ou grossa) do nódulo é de importância fundamental no tripé diagnóstico. Em caso de lesões não palpáveis ou de difícil palpação, pode ser orientada por método de imagem, de preferência pela ultrassonografia, por apresentar maior facilidade, maior precisão e menor custo.

A retirada de material com agulha fina para avaliação citológica pode ser realizada em ambiente ambulatorial, sem necessidade de anestesia local e é padrão-ouro na diferenciação de lesões sólidas e císticas quando as lesões são císticas, podendo ser curativa no segundo caso quando drena todo o conteúdo do cisto. No caso de lesões solidas, apesar de ser método considerado simples, necessita de boa experiência do executor e do avaliador (patologista), para se alcançar índices satisfatórios de sensibilidade e especificidade.

A biópsia percutânea com agulha grossa é um método mais invasivo que o anterior, porém a retirada de fragmentos do nódulo permite maior especificidade diagnóstica, além de, nos casos de lesões neoplásicas, fornecer material para estudo imunoistoquímico. Deve ser realizada sob anestesia local e apresenta como inconveniente o custo do instrumental de biópsia.

As pacientes com avaliação tripla (clínica, imagem e biópsia) normais têm pouquíssimo risco de achados malignos.

A biópsia cirúrgica incisional (retira parte da lesão) deve sempre ser evitada. Já biópsia excisional (retira toda a lesão) pode ser realizada em alguns casos de baixo risco, pois é ao mesmo tempo diagnóstica e curativa. Nesses casos, a paciente deve ser informada do risco teórico de carcinoma.

Tratamento

Cistos

Cistos simples não palpáveis, diagnosticados apenas em ultrassonografia, não devem ser abordados ou acompanhados e a paciente deve ser tranquilizada.

Nos cistos palpáveis, a punção com agulha fina é uma opção, além de ser diagnóstica torna-se terapêutica. A citologia tem pouca validade e o conteúdo é usualmente desprezado, porém pode ser solicitada em casos suspeitos como na presença de sangue, cisto muito volumosos (acima de 50 ml) ou cistos que recidivam em curto espaço de tempo. O controle deve ser feito em seis meses.

A exérese cirúrgica deve ser indicada nos casos de cistos com conteúdo sólido. Os cistos com conteúdo espesso, septos finos ou microcistos agrupados têm pouco risco de malignidade e podem ser acompanhados clinicamente.

Nódulos sólidos

Todos os nódulos com imagem suspeita devem ser submetidos à biópsia percutânea, independente da idade. A necessidade de cirurgia deve ser determinada de acordo com o resultado da biópsia.

As pacientes menores que 30 anos apresentam pouco risco de câncer mamário, portanto a biópsia pode ser evitada se o exame clínico e de imagem forem absolutamente sugestivos de alteração benigna. Nesses casos, a indicação de cirurgia depende do desejo da paciente e normalmente está indicada em lesões que pelo seu tamanho causem deformidade.

Fluxogramas

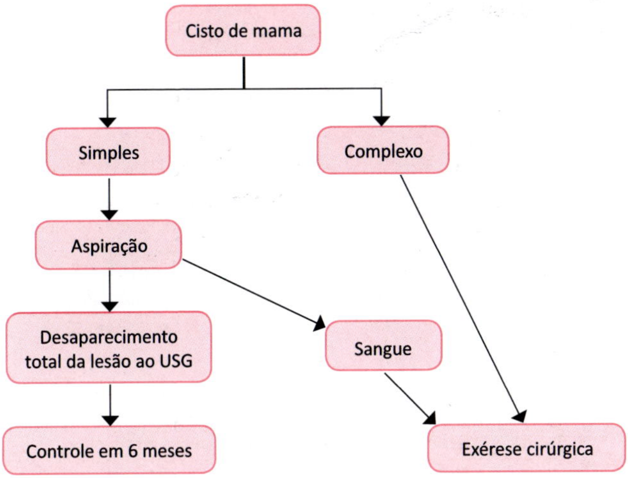

Fluxograma 12.1

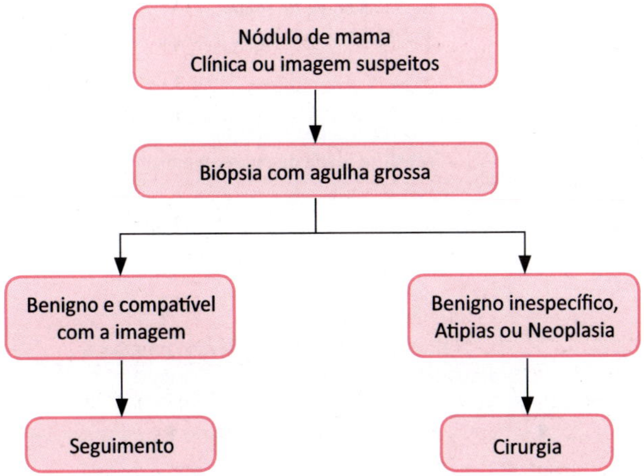

Fluxograma 12.2

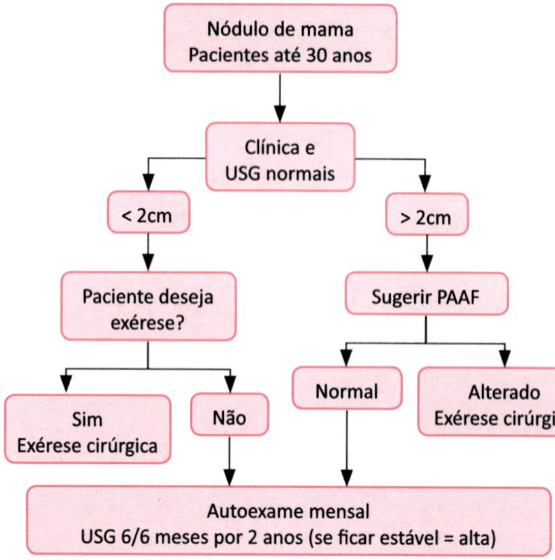

Fluxograma 12.3

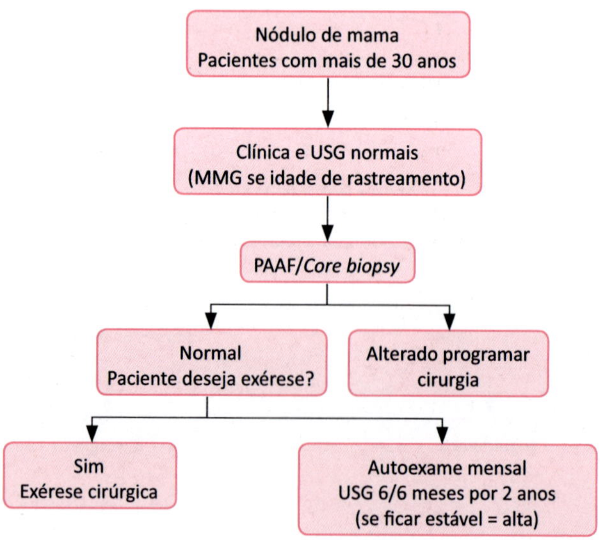

Fluxograma 12.4

Leitura recomendada

1. Hartmenn LC et al. Benign Breast Disease and The Risk of Breast Cancer. N Engl J Med 2005;353:229-37.

   A presença de lesões proliferativas em biópsias, idade da biópsia e antecedentes familiares são fatores determinantes para determinação do risco de câncer de mama. Aparentemente não houve relação entre presença de atipia e antecedente familiar na determinação do risco.

2. Smith GE, Burrows P. Ultrasound diagnosis of fibroadenoma – is biopsy always necessary? Clin Radiol. 2008 May;63(5):511-5.

   Estudo retrospectivo com 347 mulheres com idade abaixo dos 25 anos que apresentavam nódulo com característica de benignidade e mesmo assim foram submetidos a biópsia por agulha grossa. Houve discordância em apenas um caso, em que foi diagnosticado carcinoma invasor. Conclui que em mulheres jovens com nódulos favoráveis à ecografia não necessitam de diagnóstico histológico

3. Oyama T, Koibuchi Y, McKee G. Core needle biopsy (CNB) as a diagnostic method for breast lesions: comparison with fine needle aspiration cytology (FNA). Breast Cancer. 2004;11(4):339-42.

   A punção aspirativa para nódulos não palpáveis mostrou-se menos especifico quando comparada com a bióspia percutânea. Em lesões palpáveis, a especificidade da punção aspirativa aumenta, quando se associa o tríplice diagnóstico: exame físico, imagem e citologia.

4. El-Wakeel H, Umpleby HC. Systematic review of fibroadenoma as a risk factor for breast cancer. Breast. 2003 Oct;12(5):302-7.

   Foram avaliados 7 estudos (coorte e caso controle). Dois estudos apontaram o risco relativo de câncer de mama em fibroadenomas sem hiperplasia entre 1,48 e 1,7, fibroadenoma com hiperplasia entre 3,47 e 3,7 e fibroadenoma com hiperplasia e atipia entre 6,9 e 7,29, sendo que o risco permanece por mais de 20 anos. Sugere maior preocupação com pacientes portadores de fibroadenoma associado à hiperplasia, com ou sem atipia.

5. Román M, Quintana MJ, Ferrer J, Sala M, Castells. Cumulative risk of breast cancer screening outcomes according to the presence of previous benign breast disease and family history of breast cancer: supporting personalised screening. Br J Cancer. 2017 May 23;116(11):1480-1485.

   Acompanhamento de rastreamento de 42.928 mulheres durante 15 anos, mostrando excesso de exames em mulheres com patologias benignas.

Capítulo

13

Dor mamária

GPM – Grupo de Pesquisas em Mastologia

A dor mamária é causa frequente de consulta ao mastologista, podendo interferir diretamente na vida emocional, social e profissional da mulher. A mastalgia traz angústia e ansiedade, pois constantemente é relacionada com câncer.

Epidemiologia

O câncer de mama é pouco associado à mastalgia (0,8 a 2% dos casos), geralmente surgindo como uma dor focal acíclica e persistente em determinado ponto da mama. Dados epidemiológicos mostram que aproximadamente 65-70% das mulheres apresentarão quadro de mastalgia em alguma fase da vida, sendo mais comum no início da adolescência e durante a menacme, posterior atenuação na pré-menopausa e quase desaparecimento durante gestações e na pós-menopausa. Pode ser dividida em cíclica, quando relacionada com o ciclo menstrual, ou acíclica, sem interferência com o ciclo.

A anamnese deve avaliar o início, duração, localização, intensidade, fatores desencadeantes, aliviantes, agravantes ou associados e, principalmente, relação com o ciclo menstrual. O estado psicológico também deve ser percebido, para afastar a associação com origem psicossomática.

Durante o exame físico, a parede torácica deve ser examinada cuidadosamente com o intuito de serem excluídas causas extramamárias (Tabela 13.1). As palpações dos arcos costais, assim como articulações, são fundamentais para o diagnóstico de osteocondrite.

Tabela 13.1: Causas de dor extramamária

Dor muscular
Costocondrite (síndrome de Tietze)
Neurite intercostal
Bursite escapular
Radiculopatia cervical
Trauma na parede torácica/fratura de costela
Herpes-zóster
Pericardite
Refluxo gastroesofágico
Úlcera péptica
Doenças coronarianas

Fisiopatologia da mastalgia cíclica

A fisiopatologia não é completamente conhecida, porém o entendimento é que pode estar relacionada com um desequilíbrio na relação E/P no final da segunda fase do ciclo menstrual. Esse desequilíbrio atua a nível central (sistema dopaminérgico), podendo levar a liberação aumentada de prolactina. Também o estresse excessivo, que libera opioides endógenos (serotonina) reduzindo dopamina, facilita também a liberação de prolactina, podendo justificar o consequente aumento da sensibilidade do tecido mamário.

Quadro clínico da mastalgia cíclica

Mulheres com mastalgia cíclica apresentarão dor frequentemente associada a ingurgitamento mamário no período pré-menstrual ou periovulatório, com remissão dos sintomas após a menstruação. Em casos mais severos, a dor pode persistir durante todo o ciclo. Usualmente, acomete ambas as mamas, sendo mais comum em QSL, geralmente em pontada e de manifestação aguda.

Etiologia da mastalgia acíclica

As causas de mastalgias acíclicas são diversas e estão listadas na Tabela 13.2.

Tabela 13.2: Causas de mastalgia acíclica

Hipertrofia mamária
Macrocistos
Tromboflebites (síndrome de Mondor)
Cirurgia mamária prévia
Ectasia ductal
Mastites
Trauma
Gestação
Nódulos de grande dimensão
Medicamentos
Câncer

Inúmeros são os medicamentos que podem causar mastalgia acíclica, estes estão listados na Tabela 13.3.

Tabela 13.3: Medicamentos com potencial de causar mastalgia acíclica

Medicamentos hormonais (estrogênio, progesterona, clomifeno, ciproterona)
Antidepressivos, ansiolíticos, antipsicóticos (sertralina, venlafaxina, amitripitilina, haloperidol)
Anti-hipertensivos/cardíacos (espironolactona, metildopa, digoxina)
Antimicrobianos (cetoconazol, metronidazol)
Miscelânea (cimetidina, domperidona, ciclosporina)

Quadro clínico da mastalgia acíclica

A mastalgia acíclica se apresenta como desconforto geralmente localizado em um ponto da mama, podendo irradiar para axila, braço, ombro e mão. O fator primordial é a não concordância com o ciclo menstrual.

Propedêutica

A avaliação clínica é geralmente suficiente para a elucidação do quadro. Os exames de imagem têm pouca validade e devem ficar restritos às pacientes com necessidade de rastreamento ou com suspeita de lesões focais, mas a exclusão de neoplasia mamária é essencial na investigação da dor mamária. Nos casos de suspeita de dor extramamária, exames específicos podem ser necessários para avaliar outros órgãos.

Tratamento

O principal tratamento após a exclusão da presença de neoplasia é a orientação verbal. A simples informação sobre o caráter autolimitado do sintoma e também sobre a ausência de relação, em geral, com o câncer de mama é suficiente para tranquilizar 85% a 90% das mulheres. Existem medidas comportamentais que não apresentam eficácia comprovada, porém são relatadas como benéficas e inofensivas: destacam-se o uso de sutiã esportivo, dieta livre de gorduras e exercícios físicos. Outras drogas têm eficácia no tratamento da dor, mas não são específicas para a mastalgia, como os anti-inflamatórios e os analgésicos em geral, porém o uso prolongado apresenta risco de efeitos colaterais. Anti-inflamatórios tópicos na forma de gel apresentam resultados satisfatórios e menos efeitos colaterais, podendo ser uma alternativa para dor de origem osteomuscular. Medicações ansiolíticas ou antidepressivos apresentam efeito global na melhora da dor, além de tratar quadros que poderiam exacerbá-la. Infelizmente, ainda não há estudos randomizados avaliando a resposta da mastalgia a estas medicações. Como as pacientes apresentam altas taxas de resposta à orientação verbal, qualquer medicamento, até mesmo o placebo, aparenta ter taxas de sucesso elevadas. Infelizmente, estes fármacos são amplamente usados na prática clínica, acarretando custo e risco desnecessário: diuréticos, dieta livre de xantinas e progestágenos são exemplos. O tratamento farmacológico preferencial na mastalgia cíclica consiste no bloqueio hormonal. Os inibidores de estrogênio e de prolactina atuam na melhora do quadro, mesmo na ausência de níveis elevados destes hormônios. Srivastava *et al.* realizaram metanálise com as 4 drogas mais utilizadas no tratamento da dor mamária: tamoxifeno, danazol, bromoergocriptina e os derivados do óleo de prímula (fitoterápicos com alta concentração de ácido gamalinoleico) e, apesar de não haver estudos com boa metodologia, algumas conclusões foram obtidas: os resultados indicaram que o óleo de prímula, vitaminas ou ácido gamalinoleico não demonstraram eficácia no tratamento da mastalgia, enquanto fármacos hormonais apresentaram resultados positivos no alívio dos sintomas, sendo o tamoxifeno aquele que apresenta menos efeitos colaterais, na dose de 10 mg ao dia, por via oral, por 3 a 6 meses.

Fluxograma

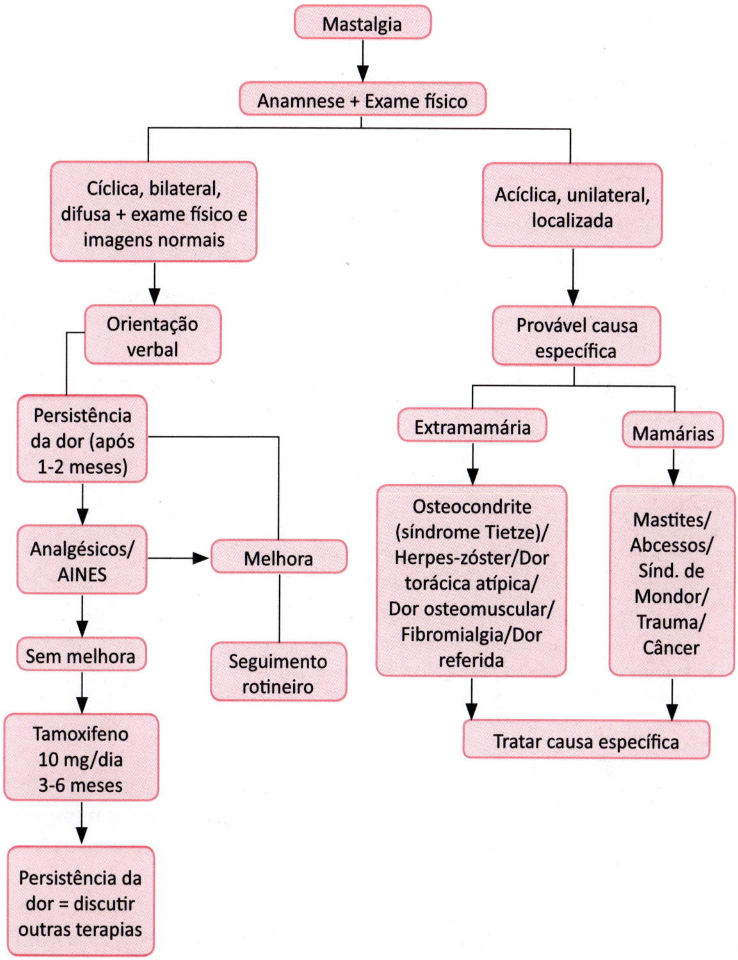

Fluxograma 13.1: Abordagem da paciente com mastalgia.

Leitura recomendada

1. Srivastava A, Mansel RE, Arvind N, Prasad K, Dhar A, Chabra A. Evidence-based management of Mastalgia: A meta-analysis of randomised trials. The Breast (2007) 16, 503–512.

   Danazol, bromoergocriptina e tamoxifeno são drogas que oferecem relativo alívio dos sintomas da mastalgia. Nenhum trabalho comparou a eficácia das drogas entre si, porém o tamoxifeno, em pequenas doses, é a droga de escolha. A utilização de derivados do ácido gamalinolênico ainda carece de estudos confiáveis.

2. Gong C, et al. A Double-blind Randomized Controlled Trial of Toremifen therapy for Mastalgia. Arch Surg. 2006;141:43-47.

   O citrato de toremifeno comprovou ser eficaz no alívio dos sintomas moderados e graves da mastalgia cíclica, além de melhorar a dor mamária não cíclica. Apresenta como maior ponto favorável, em relação ao tamoxifeno, a menor taxa de efeitos colaterais.

3. Goyal A, Mansel RE. A randomized multicenter study of gamolenic acid (Efamast) with and without antioxidant vitamins and minerals in the management of mastalgia. Breast J 2005;11(1):41-7.

   555 mulheres com sintomas moderados a severos de mastalgia cíclica foram randomizadas em quatro grupos de tratamento: ácido gamalinolênico e antioxidantes, ácidos graxos e antioxidantes, acido gamalinolênico e placebo, ácidos graxos e placebo. Houve redução semelhante dos sintomas nos quatros grupos. Esse estudo observou que a utilização de ácido gamalinolênico não diferiu em eficácia, quando comparado com a utilização de placebos.

4. Mansel R, Goyal A, Le Nestour E, Marsini-Etévé V, O'Connell K. Afimoxifene (4-OHT) Breast Pain Research Group. A phase II trial of Afimoxifene (4-hydroxytamoxifen gel) for cyclical mastalgia in premenopausal women. Breast Cancer Res Treat Dec 2007 106(3):389–397.

   O Afimoxifeno é um novo agente antiestrogênico de efeito metabólico único, com redução significativa da sintomatologia mamária. Apresenta como atrativo a diminuição dos efeitos colaterais em relação ao tamoxifeno, por não sofrer metabolismo da primeira passagem hepática.

Capítulo

14

Fluxo papilar

GPM – Grupo de Pesquisas em Mastologia

Definição e epidemiologia

Fluxo papilar é a exteriorização de material fluído pelos poros galactóforos, fora do ciclo grávido puerperal, sendo responsável por aproximadamente 5 a 10% das queixas no ambulatório de mastologia. A secreção láctea é denominada galactorreia e a não láctea, telorreia.

Entre 60% e 80% das mulheres apresentarão fluxo papilar durante toda a sua vida, mais comum durante o menacme, mas quando presente em pacientes idosas a probabilidade de origem neoplásica aumenta. Cerca de 90 a 95% tem origem benigna.

Fisiopatologia

Pode ser ocasionado por fatores próprios da glândula mamária, intra e extraductais, ou por fatores extramamários, relacionados ao controle da produção láctea (Tabelas 14.1 e 14.2).

1. Intraductais: inerentes à parede interna do ducto.
    - Proliferações epiteliais (papilomas, adenomas, hiperplasias etc.);
    - Infecções intraductais (galactoforites);
    - Neoplasia intraductal com necrose.
2. Extraductais: patologias que possam romper parcialmente a parede do ducto ganhando a sua luz e exteriorizando-se.
    - Neoplasias malignas;
    - Infecções;
    - Outras patologias.

Tabela 14.1: Principais fármacos associados à galactorreia

Classe farmacológica	Medicamentos
Hormônios	Estrogênios, anticoncepcionais orais, hormônios tireoideanos.
Psicotrópicos	Risperidona, clomipramina, nortriptilina, inibidores da recaptação da serotonina, fenotiazina, antidepressivos tricíclicos, opioides, codeína, heroína, cocaína, sulpirida.
Antieméticos	Metoclopramida, domperidona.
Anti-hipertensivos	Verapamil, metildopa, reserpina.
Bloqueadores H2	Cimetidina, ranitidina, omeprazol.

Tabela 14.2: Patologias que podem ocasionar aumento da prolactina

Origem	Patologia
Lesões no SNC	Prolactinomas, acromegalia, craniofaringioma, encefalite, tumor hipofisário, transecção cirúrgica, trauma hipofisário.
Lesões em parede torácica	Neurite por herpes-zóster, toracotomia, mastectomia, queimaduras, dermatites e traumatismos.
Doenças sistêmicas	Insuficiência renal crônica, doença de Addison, doença de Cushing, hiperplasia adrenal, hipotireoidismo primário, diabetes, hepatopatias.
Produção ectópica	Carcinoma broncogênico, hipernefroma.
Causas variadas	Anovulação, coito, dilatação e curetagem, estimulação mamária, histerectomia, DIU, pseudociese, cirurgias de pescoço.

- Galactorreia: ocasionada por fatores não mamários, em geral por alterações que causem hiperprolactinemia. Algumas pacientes, entretanto, podem apresentar galactorreia sem aumento de níveis de prolactina detectáveis. A causa mais comum de aumento dos níveis de prolactina é a utilização de fármacos supressores da dopamina.

Diagnóstico

Anamnese

Na anamnese ginecológica rotineira, buscar informações sobre a história familiar, uso de terapia hormonal, utilização de medicações, manipulação excessiva da papila ou traumas, idade, além de outros sinais ou sintomas mamários e características da secreção. Definir as características do fluxo papilar, fato que determina casos que devem investigados:

- Lateralidade (uni ou bilateral).
- Número de orifícios (único ou múltiplos).
- Aparecimento (espontâneo ou provocado à expressão).
- Aspecto macroscópico (lácteo, purulento, multicolorido, esverdeado, marrom ou amarelado, viscoso, cristalino, seroso, hemorrágico).

Exame físico

À inspeção, procura-se confirmar os dados da anamnese quanto às características do derrame, sendo importante visualizar a secreção sobre uma gaze branca. A palpação deve ser orientada no sentido de promover a saída da secreção e estabelecer a localização ou segmento mamário que está originando o derrame ("ponto de gatilho").

As características do fluxo que apresentam suspeitas ao exame físico são:

- Unilateral.
- Espontâneo.
- Uniductal.
- Hemorrágico, sero-hemorrágico, cristalino, seroaquoso
- Presença de tumoração associada.
- Pacientes idosas.
- Sexo masculino.

Diferenças do aspecto do derrame

- Seroaquoso (mastopatia fibrocística, câncer, papiloma, papilomatose).
- Cristalino (papiloma, papilomatose, câncer).
- Multicolorido (ectasia ductal).
- Viscoso (comedomastite).
- Purulento (galactoforite).
- Sero-hemorrágico, hemorrágico (papiloma, câncer).

Citologia

Não existe benefício na realização da citologia deste exame, pois a sensibilidade avaliada em diversos estudos foi muito baixa, variando entre 6% e 17%.

Mamografia e ultrassonografia

Possuem baixa sensibilidade no diagnóstico das alterações, porém sua realização é mandatória para avaliar possíveis lesões concomitantes. A sensibilidade e especificidade da mamografia em câncer ou em lesões de alto risco são 10% e 94-100%, respectivamente.

A ultrassonografia pode detectar algumas lesões intraductais, tais como ectasia ductal, papiloma, abscessos, além de guiar possíveis biópsias percutâneas.

Ressonância magnética

Existe um aumento progressivo, nos últimos anos, da utilização da ressonância magnética na propedêutica do fluxo papilar: apesar ter um papel relevante na diferenciação de lesões benignas e malignas, as taxas de falso-positivo e a limitação na realização de biópsias dificultam a realização deste exame.

Ductografia ou galactografia

Consiste na cateterização do ducto e injeção de contraste hidrossolúvel, com realização de mamografias sequenciais para avaliar a árvore ductal e observar falhas de enchimento ou bloqueio, podendo ser útil em lesões periféricas, porém é pouco utilizado devido ao desconforto da técnica, ser pouco específico e, principalmente, devido ao advento e evolução da técnica de ultrassom, especialmente quando realizado por profissional experiente.

Ductoscopia

Trata-se de um microendoscópio de fibra ótica inserido no ducto que possibilita visualização, biópsia e análise citológica, tendo alto poder preditivo positivo, mas com baixa sensibilidade, além de ser doloroso. Esta técnica é muito utilizada no Japão e China, existindo, inclusive, um sistema de classificação baseado na aparência das lesões, desenvolvido pela Associação Japonesa de Ductoscopia Mamária, com relatos de experiência em outros países, porém é necessário uma curva de aprendizado e cuidados especiais no manuseio do aparelho. Não há relatos científicos de experiência no Brasil.

Lavagem ductal

Esta técnica apresentou-se muito promissora no início; entretanto, apresenta os mesmos inconvenientes da avaliação citológica do fluxo, além de que um resultado benigno não afasta o prosseguimento da investigação e a positividade não determina a localização da doença.

Diagnóstico diferencial

Situações que ocasionem um exsudato na superfície papilar, ou seja, um falso derrame (Figuras 14.1 e 14.2) :

- Inversão papilar;
- Lesões eczematoides;
- Lesões traumáticas;
- Herpes simples;
- Infecções;

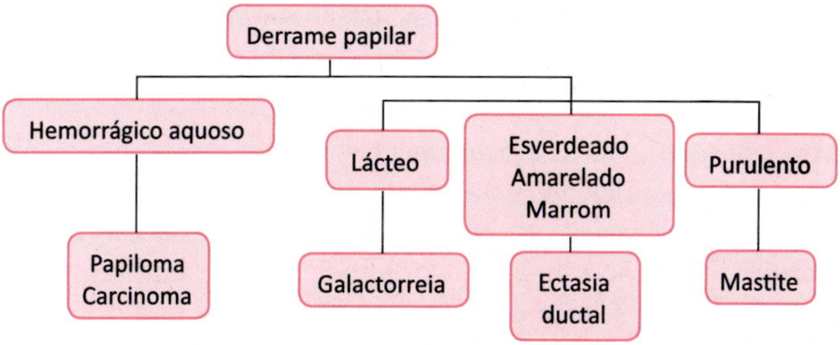

Figura 14.1: Fluxograma das características do derrame e possíveis diagnósticos.

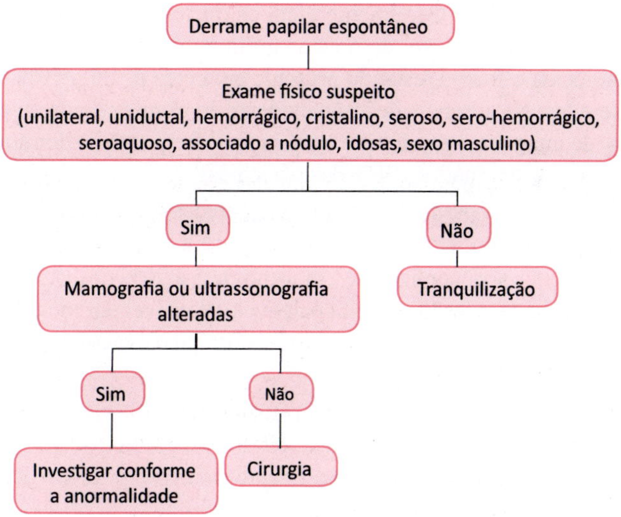

Figura 14.2: Fluxograma manejo no derrame papilar espontâneo.

- Fístulas ductais;
- Abscesso subareolar crônico recidivante.

Somente a excisão permite um diagnóstico histológico definitivo e continua sendo o padrão ouro nas lesões suspeitas.

Tratamento

É dependente das características do fluxo. A maioria necessitará somente orientação e tranquilização, os purulentos são tratados com antibioticoterapia e os suspeitos são operados.

Algumas pacientes com fluxo não suspeito (multiductais, bilaterais) podem necessitar de cirurgia devido ao desconforto excessivo ocasionado pelo derrame contínuo.

Na paciente que ainda deseja amamentar, realiza-se uma ressecção seletiva do ducto acometido, orientado pelo "ponto de gatilho", enquanto em mulheres sem desejo de amamentação ou pós-menopáusicas, a ressecção seletiva pode ser substituída pela ressecção dos ductos principais. O exame transoperatório é de pouca valia no diagnóstico de lesões papilíferas.

Os principais achados anatomopatológicos das pacientes submetidas à cirurgia devido a fluxo papilar são:

- Papiloma: é a causa mais comum de secreção hialina, sero-hemática ou sanguinolenta. Geralmente afeta os ductos principais subareolares, com diâmetro variável de poucos milímetros até 4,0 cm, consistência amolecida e friável, estando presente em cerca de 35 a 50% dos casos operados. Na ausência de lesão evidente ao exame clínico ou por métodos de imagem, o papiloma é a causa mais frequente de derrame papilar patológico em mais de 95% das pacientes;
- Ectasia ductal: perda de elastina das paredes ductais e infiltrado inflamatório crônico, sendo evidenciado em 15 a 30% dos casos operados;
- Carcinoma: será confirmado em torno de 5 a 20% dos casos operados. Quando houver lesão suspeita palpável, ou visível por métodos de imagem, a presença de derrame fluxo hemorrágico é quase patognomônica de neoplasia maligna.

Leitura recomendada

1. Wong Chung JE, Jeuriens-van de Ven SA, van Helmond N et al. Does Nipple Discharge Color Predict (pre-) Malignant Breast Pathology? Breast J. 2016 Mar-Apr;22(2):202-8.

   Avaliação de 184 pacientes com fluxo papilar unilateral e uniductal com aspecto sanguinilento. Encontrados 20 casos de carcinoma e 21 casos de lesões atípicas. Conclui que a presença de secreção sanguinolenta deve orientar a investigação cirúrgica.

2. Sanders LM, Daigle M. The Rightful Role of MRI after Negative Conventional Imaging in the Management of Bloody Nipple Discharge. Breast J. 2016 Mar-Apr;22(2):209-12.

   Em pacientes com fluxo papilar suspeito e exames convencionais negativos (mamografia e ultrassonografia), a ressonância magnética tem indicação, pelo alto valor preditivo negativo.

3. Liu M, Guo G, Xie F et al. Mammary ductoscopy and follow-up avoid unnecessary duct excision in patients with pathologic nipple discharge. J Surg Oncol. 2015 Aug;112(2):139-43.

   Mostra que a ductoscopia, em serviços especializados, é um excelente método diagnóstico para fluxo papilar suspeito.

4. Simmons R, Adamovich T, Brennan M et al. Nonsurgical evaluation of pathologic nipple discharge. Ann Surg Oncol. 2003 Mar;10(2):113-6.

   Avaliação citológica de 108 pacientes com fluxo papilar suspeito, mostrando baixa especificidade. Conclui que não deve fazer parte do arsenal diagnóstico.

5. Alcock C, Layer GT. Predicting occult malignancy in nipple discharge. ANZ J Surg. 2010 Sep;80(9):646-9.

   Corrobora com a maioria dos estudos publicados, que o diagnóstico-tratamento padrão ouro para fluxo papilar suspeito é a microductectomia.

Capítulo 15

Ginecomastia

GPM – Grupo de Pesquisas em Mastologia

Introdução

Ginecomastia é a proliferação benigna do tecido glandular no sexo masculino, sendo mais frequente em adolescentes e idosos. Na maioria dos casos, é uma condição fisiológica e transitória, porém uma investigação clínica aprofundada pode ser necessária para descartar causas patológicas. O diagnóstico diferencial deve ser feito entre ginecomastia verdadeira e lipomastia, que consiste no acúmulo de gordura na região pré-peitoral.

Epidemiologia

A incidência na população geral é desconhecida, porém três picos de incidência conhecidos: nos recém-nascidos, secundária ao estado hiperestrogênico materno, durante a adolescência e na senectude, entre a 6º e 7º décadas de vida.

Fisiopatologia

A ginecomastia ocorre por um desequilíbrio entre a concentração de estrogênio e testosterona livre circulante, porém sua causa na maior parte dos casos é idiopática. A associação com causas externas e patológicas deve ser sempre descartada, como as descritas na Tabela 15.1.

Tabela 15.1: Causas de ginecomastia.

Patologias	Síndrome Klinefelter; neoplasias (pulmão/adrenal/próstata/ testículo); doença de Parkinson; cirrose, hepatoma; insuficiência renal crônica; desnutrição; hipertireoidismo
Medicamentos	Anfetaminas; captopril; cetoconazol; esteroides anabolizantes; espironolactona; haloperidol; nifedipina; prednisona; zoladex; diazepam; metronidazol; flutamida; verapamil; amiodarona; antirretrovirais; acetato de ciproterona; metoclopramida; antipsicóticos; finasteride; omeprazol; ciclofosfamida; teofilina
Drogas	Maconha; álcool; heroína

Investigação diagnóstica

É importante considerar patologias prévias, medicações em uso e abuso de drogas. No exame físico o achado característico, no exame físico, é o nódulo de forma discoide, consistência elástica, bordas bem delimitadas, não aderido aos planos profundos e com crescimento concêntrico em relação ao mamilo, apresentando-se bilateralmente em aproximadamente metade dos pacientes e o fluxo papilar é muito incomum. A diferenciação com lipomastia, ou pseudoginecomastia, é necessária, especialmente em pacientes obesos, quando o aumento do volume mamário é decorrente de tecido adiposo, e não de um aumento real da glândula mamária. Os exames de imagem podem auxiliar, seja no diagnóstico ou no planejamento terapêutico. A investigação laboratorial consiste, principalmente, na dosagem sérica dos seguintes hormônios: gonadotrofina coriônica humana (HCG), estradiol (E2), testosterona (T), hormônio luteinizante (LH). Nenhuma causa específica costuma ser identificada, sendo a maioria dos casos considerada idiopática.

Tratamento

Quando a ginecomastia é de etiologia conhecida, seu manejo consiste no tratamento da causa primária. Pacientes obesos, por exemplo, devem ser estimulados a emagrecer, assim como aqueles que utilizam fármacos associados ao desenvolvimento de ginecomastia são recomendados a trocá-los quando possível. O abandono do uso de substâncias, como álcool, maconha e heroína, deve ser recomendado. Nos casos suspeitos de neoplasia, o tratamento do tumor primário deve ser a prioridade. Nos recém-nascidos, ocorre involução espontânea quando cessa o estímulo estrogênico materno. Em adolescentes, a conduta é expectante, uma vez que na maioria dos casos ocorre regressão espontânea.

O tratamento cirúrgico pode ser considerado nos casos de desconforto social e psicológico. Homens, sem desconforto físico ou psicológico, ou naqueles com contraindicação cirúrgica, podem ter conduta expectante, sendo recomendado seguimento clínico anual. A cirurgia pode ser considerada nos casos de ginecomastia idiopática sem regressão espontânea. As técnicas são variáveis, mas normalmente incisões discretas devem ser consideradas, como a periareolar parcial ou completa. As ginecomastias volumosas podem necessitar de utilização de técnicas de mamoplastia redutora, enquanto a lipoaspiração é método escolhido em casos de lipomastia ou associada a técnicas de cirurgia aberta. O resultado estético é geralmente favorável, mas cuidado com a vascularização de retalhos cutâneos e complexo aréolo papilar é importante para evitar necrose.

O tratamento medicamentoso é controverso. Não existem estudos randomizados sobre uso de fármacos na ginecomastia. O tamoxifeno, na dose de 10-20 mg/dia por 3-6 meses, apresentou alguns resultados favoráveis, entretanto estudos clínicos randomizados ainda são necessários para estabelecer a verdadeira eficácia do tamoxifeno no tratamento da ginecomastia, assim como a dose ideal, duração do tratamento e a real taxa de recorrência, sendo também importante considerar o aumento de eventos tromboembólicos.

Fluxograma

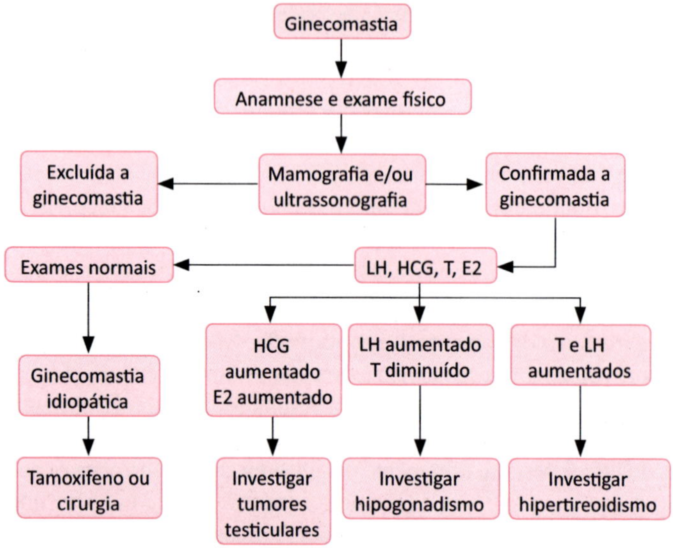

Fluxograma 15.1: Abordagem do paciente com ginecomastia.

Leitura recomendada

1. Deepinder F, Braunstein GD. Drug-induced gynecomastia: na evidence-based review. Expert Opin Drug Saf 2012 Sep; 11(5): 779-95.

   Artigo sobre as medicações indutoras de ginecomastia.

2. Braunstein GD. Gynecomastia. NEJM 2007; 357: (12) 1229 - 37.

   Artigo de revisão sobre investigação (exames de imagem e laboratoriais) manejo da ginecomastia e resultados pós-operatórios.

3. James R, Ahmed F, Cunnick G. The efficacy of tamoxifen in the treatment of primary gynecomastia: an observational study of tamoxifen versus observation alone. Breast J. 2012 Nov;18(6):620-1.

   Uso do tamoxifeno no manejo da ginecomastia.

4. Lee JH, Kim IK, Kim TG, Kim YH. Surgical Correction of Gynecomastia with Minimal Scarring. Aesthetic Plast Surg. 2012 Sep 7

   Tratamento cirúrgico da ginecomastia.

Capítulo 16

Processos infecciosos e inflamatórios da mama

GPM – Grupo de Pesquisas em Mastologia

Introdução

Os processos inflamatórios da mama, também denominados de mastites são, por conceito, infecções que se instalam no tecido mamário. Realizar o diagnóstico diferencial entre as diversas mastites pode ser complicado, especialmente com os tipos de baixa incidência. Além disso, pode ocorrer confusão de diagnóstico entre processos infecciosos e carcinoma da mama, levando a atraso no tratamento da neoplasia mamária. Reconhecer os quadros clínicos e realizar o diagnóstico diferencial entre mastite aguda e carcinoma inflamatório é fundamental no manejo dos pacientes (Figura 16.1).

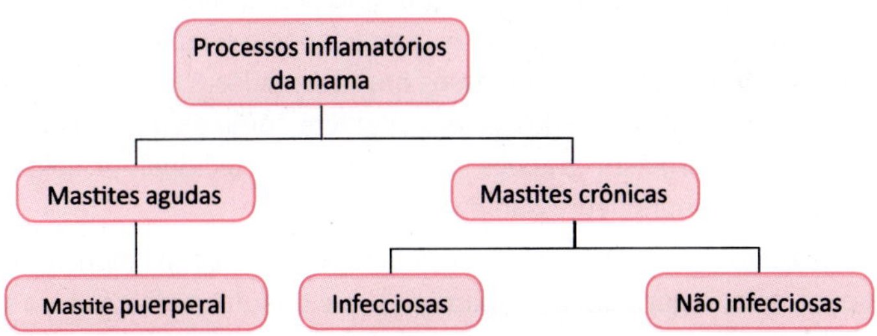

Figura 16.1: Fluxograma dos processos inflamatórios da mama.

A incidência de mastites é inversamente proporcional à qualidade do atendimento básico de saúde, uma vez que são dependentes de fatores higiênicos, de saneamento e dietéticos da população. Apesar de poder ser encontradas em qualquer faixa etária e em todas as fases da vida da mulher, são mais comuns na faixa etária entre 18 e 50 anos.

As mastites são classificadas em: agudas e crônicas, infecciosas e não infecciosas.

Mastites agudas

Apresentam uma evolução clínica com duração inferior a 30 dias e a infecção do parênquima mamário no puerpério é a mastite aguda mais comum.

Mastite puerperal (ou lactacional)

Ocorre no período de amamentação, sendo mais comum da segunda a quinta semana do puerpério. A incidência é maior em primigestas e após cesarianas eletivas. A principal porta de entrada são fissuras nas papilas decorrentes da amamentação. A estase láctea e a prática de má higiene com o complexo areolomamilar são fatores predisponentes. Geralmente são mamilos planos ou umbilicados, de pele fina e pouca elasticidade. Os germes mais relacionados à infecção são os *Staphylococcus aureus* e *epidermidis,* e espécies de *Streptococcus*. Bactérias como a *Escherichia coli*, a *Pseudomonas aeruginosa* e o *Proteus mirabillis* também podem ser responsáveis pelo quadro infeccioso.

Clinicamente se apresenta como edema, eritema e aumento da temperatura da mama. O quadrante superior externo da mama (local com maior produção de leite) é o mais acometido pelo quadro infeccioso. Quando houver área de flutuação, suspeitar sempre de abscesso associado com a mastite. Podem ocorrer, ainda, sintomas sistêmicos como febre alta, anorexia, náuseas e vômitos. As formas mais comuns de apresentação, ocasionadas pelo estafilococo, geralmente culminam com a formação de abscessos multiloculados e com grande quantidade de pus. As mastites estreptocócicas evoluem como celulites, enquanto os anaeróbios podem produzir grandes áreas de necrose tecidual, principalmente em pacientes com imunodepressão ou diabetes.

O tratamento consiste em manter a amamentação, ordenha manual delicada das mamas (evitar ingurgitamento mamário), uso de sutiã ou faixas para sustentar adequadamente as mamas, uso de analgésicos, antitérmicos e antibióticos. Os analgésicos e antitérmicos mais indicados para uso seguro durante a amamentação são o paracetamol e a dipirona. Os antibióticos utilizados podem ser inicialmente administrados por via oral (Tabela 16.1). Se houver piora clínica (maior área mamária acometida pelos sintomas infecciosos, febre ou áreas de flutuação) iniciar o uso de antibiótico por via endovenosa. Na presença de abscesso mamário, a drenagem cirúrgica é obrigatória (Figura 16.2). A realização de ultrassonografia mamária pode ser útil na avaliação de abscessos mamários, quantificando a extensão da coleção purulenta, especialmente em casos de abscessos localizados profundamente. O doppler é um parâmetro interessante de resposta terapêutica. Em abscessos volumosos, o cirurgião deve considerar a colocação de dreno penrose por 48/72 horas. A secreção purulenta drenada do abscesso deve ser encaminhada para cultura e antibiograma. Com o resultado do antibiograma, pode-se adequar o antibiótico testado.

Tabela 16.1: Antibióticos utilizados no tratamento dos processos infecciosos mamários: drogas e posologias

Droga	Posologia	Observações
Cefalexina	500 mg 6/6 horas via oral 7-14 dias	Primeira escolha para processos infecciosos não complicados
Cefadroxila	500 mg 12/12 horas via oral 7-14 dias	Posologia mais cômoda
Amoxicilina/ clavulonato	875 mg 12/12 horas via oral 7-14 dias	
Ciprofloxacina	500 mg 12/12 horas via oral 7-14 dias	Droga de primeira linha para mastite gonocóccica
Trimetoprim/ sulfametoxazol	160/800 mg 12/12 horas via oral 7-14 dias	
Metronidazol e Cefalexina	500 mg 8/8 horas via oral 7-10 dias 500 mg 6/6 horas via oral 7-10 dias	Abscesso subareolar crônico recidivante
Oxacilina	2 g endovenoso 4/4 horas	Opção quando não responder ao tratamento via oral. Passar para via oral após 48 horas afebril
Cefoxitina e Clindamicina	1 g endovenoso 6/6 horas e 600 mg endovenoso 8/8 horas	Mastites por anaeróbios sem resposta ao tratamento via oral. Passar para via oral após 48 horas afebril

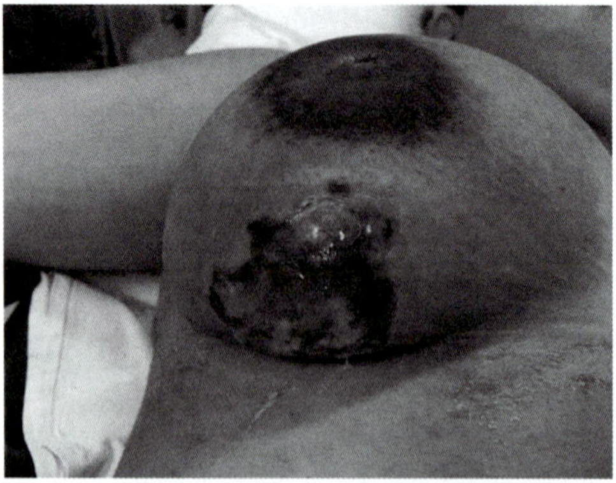

Figura 16.2: Mastite puerperal com abscesso e necrose de pele.

Para realizar a profilaxia da mastite puerperal, na fase pré-natal devem ser ensinadas medidas de higiene e exercícios com os mamilos para aumentar a elasticidade e assim diminuir o aparecimento de fissuras. Durante a amamentação, deve-se evitar a estase láctea (ingurgitamento mamário), considerado caldo de cultura para o crescimento bacteriano.

Mastites crônicas

Se caracterizam por tempo de evolução maior que 30 dias ou pela recorrência após o tratamento. Costumam ser de evolução lenta e podem ou não ser precedidos por uma infecção aguda. Mais comum em mulheres jovens (30-40 anos), dificilmente ocorrem em mulheres na pós-menopausa. Podem ser classificadas em infecciosas (quando existe um agente infeccioso identificado) e não infecciosas.

Mastites crônicas infecciosas

Abscesso subareolar crônico recidivante (ASCR)

Infecção recorrente e crônica da região subareolar (Figura 16.3). Associado fortemente a tabagismo, diabete e obesidade. Doença comum em mulheres jovens, de patogênese não bem estabelecida e que se desenvolve fora do ciclo gravídico-puerperal. Habitualmente são unilaterais, mas podem ser bilaterais. Inicia-se como inflamação de uma área subareolar bem localizada, que evolui para a formação de um pequeno abscesso, que tende a drenar espontaneamente com a formação de uma fístula que cicatriza posteriormente. Repete-se clinicamente várias vezes, com intervalos de meses a anos, de onde deriva a denominação crônico e recidivante. No local do abscesso forma-se uma cavidade que se reabre a cada ativação do processo infeccioso.

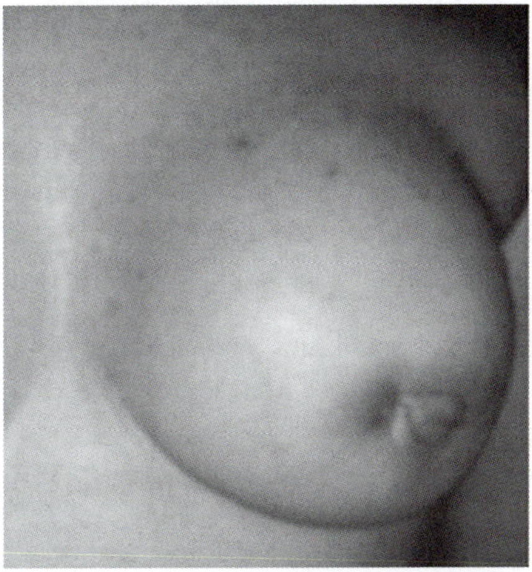

Figura 16.3: Abscesso subareolar crônico recidivante (ASCR).

Nos casos iniciais, o tratamento com antibióticos (com cobertura para aeróbicos e anaeróbicos) via oral apresenta boa resposta. Quando ocorre formação de fístula o tratamento cirúrgico com ressecção do sistema ductal envolvido pode ser realizado. O tecido ressecado deve ser enviado para estudo histológico a fim de afastar neoplasia mamária e outros tipos infecciosos. É recomendado abandonar o tabagismo para o sucesso do tratamento. Se a paciente já apresenta prole constituída, recomenda-se, além da retirada do sistema ductal envolvido, a exérese dos outros ductos principais para diminuir o risco de recidiva.

Mastite tuberculosa

Clinicamente manifesta-se por meio de vários abscessos de evolução lenta ou múltiplas fístulas periféricas, com histórico pessoal ou familiar de tratamento para tuberculose. Linfonodos axilares palpáveis podem ser encontrados. No diagnóstico deve-se realizar prova tuberculínica e radiografia de tórax com o objetivo de avaliar foco primário pulmonar. O diagnóstico definitivo de tuberculose é obtido por meio de biópsia da lesão identificando granulomas caseosos. A cultura pode identificar o bacilo álcool ácido resistente (BAAR). O tratamento é com tuberculostáticos e acompanhamento do infectologista.

Mastite por micobactérias

Processos infecciosos nas mamas de evolução extremamente lenta. Ocorrem com maior frequência em pacientes HIV positivo com CD4 menor que 50/mm^3. O diagnóstico pode ser feito por hemocultura e/ou cultura de material retirado da mama (tecido ou secreções) que identifica micobactérias atípicas. O tratamento geralmente é por meio da associação de claritromicina, etambutol e rifabutina por seis meses. Há descrição de identificação da *Mycobacterium avium-intracellulare* (MAC) na cultura de usuárias de implante de silicone em mulheres imunocompetentes. O tratamento realizado inclui a retirada do implante de silicone e o uso de claritromicina por seis meses.

Mastite viral

Processos infecciosos mamários podem também ser ocasionados por vírus, especificamente por herpes simples ou herpes-zóster. Está geralmente associada a herpes genital e/ou oral. O diagnóstico é clínico, observando-se lesões na pele da mama com vesículas dolorosas e recorrentes. A duração do processo infeccioso costuma ser autolimitado, com resolução em sete a dez dias. O uso de Aciclovir via oral 400 mg 8/8 horas, por cinco a sete dias pode abreviar os sintomas. O herpes-zóster (Varicella Zoster) ocasiona erupções cutâneas com vesículas, muito dolorosas, seguindo a linha de um dermátomo sobre a mama. Na história da doença costuma ocorrer sintomas sistêmicos de febre, mal estar e exantema, 24-48 horas antes do surgimento das lesões cutâneas. Ocorre com maior frequência em pacientes com alguma imunodeficiência, especialmente em mulheres HIV positivo, ou em uso crônico de corticosteroides, ou em tratamento quimioterápico. Recomenda-se Aciclovir via oral para os casos mais leves, e via endovenosa nas formas graves. Usar analgésicos potentes com codeína na fase aguda, ou até bloqueio anestésico do nervo acometido para controlar a dor. Curativos com antissépticos são úteis na prevenção de infecções bacterianas secundárias.

Mastite luética ou sífilis mamária

Apresenta-se primeiramente como lesões cutâneas no complexo aréolo-mamilar, causadas pela inoculação do treponema (cancro duro). Na forma secundária, ocorrem lesões cutâneas maculosas que evoluem para pápulas, e na forma terciária, há nódulo endurecido que amolece sofrendo ulceração ou fistulização. O diagnóstico diferencial mais importante é com doença de Paget. O diagnóstico laboratorial é baseado em antígenos treponêmicos (VDRL e FTA-ABS) e/ou presença do treponema em microscopia de campo escuro. O tratamento é realizado com Penicilina G Benzatina 2,4 milhões intramuscular (1,2 milhão em cada nádega), repetido em sete dias (total de 4,8 milhões).

Podemos citar algumas outras mastites crônicas infecciosas mais raras como actinomicose, hanseníase mamária, mastite gonocóccica, mastite por helmintos e por fungos.

Mastites crônicas não infecciosas

Mastite periductal

A mastite periductal afeta mulheres não lactantes durante sua vida reprodutiva. Pode também ser denominada mastite plasmocitária. Etiologicamente está relacionada à infecção bacteriana e tabagismo. Ocorre com mais frequência em mulheres multíparas que amamentaram. Clinicamente, apresenta-se com mastalgia acíclica unilateral, secreção mamilar (coloração verde-escura ou seroso), retração do mamilo, massa subareolar com ou sem inflamação da mama sobrejacente, e até fístula mamilar. Pode mimetizar outras doenças graves, incluindo carcinoma de mama. Para o diagnóstico diferencial é fundamental a realização de mamografia e ultrassonografia mamária. A citologia do derrame papilar pode ser realizada, porém é importante lembrar que a ausência de células neoplásicas malignas não exclui definitivamente carcinoma mamário. A realização de biópsia e cultura do material retirado da mama é importante no diagnóstico diferencial. Antibióticos eficazes contra os organismos isolados na cultura devem ser utilizados durante o quadro infeccioso. Há indicação de cirurgia para correção das fístulas mamilares ou nos casos de derrame papilar espontâneo que clinicamente incomodam a paciente. Importante lembrar as mulheres no menacme com desejo de ter filhos, que a exérese dos ductos pode dificultar uma futura amamentação.

Mastite granulomatosa idiopática

Doença crônica rara na qual observa-se um processo inflamatório com alterações granulomatosas que ocorrem em torno dos lóbulos e ductos mamários, na ausência de infecção específica, trauma, corpo estranho, ou evidência de sarcoidose. Pode simular carcinoma (Figura 16.4). A taxa de recorrência varia de 16-50%, usualmente mantendo a paciente sob cuidados médicos por longos períodos. Ocorrem em mulheres entre 20 e 50 anos com média de 30 anos. A variabilidade na apresentação clínica e a duração dos sintomas refletem a heterogeneidade desta entidade. Uma característica marcante dessa patologia inflamatória é o acometimento lobular, permitindo diferenciá-la da sarcoidose. Um fenômeno autoimune tem sido sugerido, mas não foi provado. Não há relação consistente com a amamentação, paridade e contraceptivo oral ou uso de hormônios. As manifestações locais dessa patologia podem mimetizar lesões malignas, especialmente quando associadas a uma massa firme irregular ou quando apresenta retração do mamilo. Os achados em exames de imagem da mama, geralmente, são inespecíficos. O processo é mais difuso, a quantidade de pus é mínima e sempre presente em múltiplos pequenos lóculos que se comunicam por meio de pequenos canais.

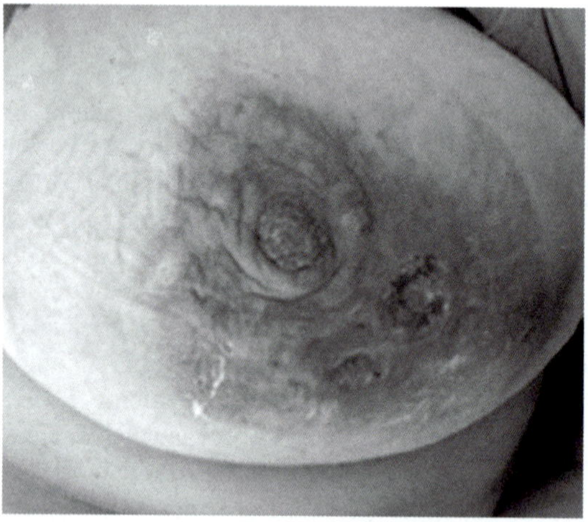

Figura 16.4: Mastite granulomatosa idiopática.

Na literatura não existe um consenso sobre o melhor tratamento. A excisão ampla de toda a massa inflamatória não é indicada e pode ser impossibilitada devido ao pobre resultado estético, especialmente quando a doença envolve mais do que um quadrante. O tratamento deve ser adaptado para cada caso de acordo com a apresentação clínica. Pode-se usar corticoterapia em altas doses como 60 mg/dia (0,8 mg/kg/dia na primeira semana com redução gradual até completar 8 semanas) ou metrotrexate. Embora apresentem altas taxas de recidiva registradas na literatura (até 50%), ainda não está estabelecido por quanto tempo estas pacientes necessitam ser acompanhadas, já que o tempo de recorrência é desconhecido.

Síndrome de Mondor

Caracterizada pela tromboflebite das veias superficiais da mama (veia toracoepigástrica e/ou suas tributárias). A doença é autolimitada e de fisiopatologia ainda não totalmente conhecida. Apresenta-se como cordão fibroso e doloroso no subcutâneo que corresponde ao trajeto venoso comprometido. Acomete com maior frequência mulheres com mamas volumosas e pendulares e após trauma, inclusive cirúrgico. As gestantes, em função do aumento da vascularização e do volume mamário, apresentam maior risco. Essa doença é causa de mastalgia acíclica unilateral. O diagnóstico é basicamente clínico. É tratada de modo conservador, prescrevendo-se antiinflamatórios e analgésicos para alívio da dor. Antibióticos e anticoagulantes não estão indicados.

Sarcoidose mamária

Caracteriza-se por granulomas epitelioides não caseosos, sendo a sua etiologia desconhecida. A mama é envolvida em menos de 1% dos casos. Na maioria dos casos outros órgãos já estão envolvidos, embora o envolvimento da mama possa ser o local inicial da doença. Clinicamente pode apresentar-se como uma massa não dolorosa e móvel, bordas lisas ou irregulares. Na mamografia, a lesão pode aparecer bem definida ou espiculada. Pode existir como uma massa única ou como lesões múltiplas. Na ultrassonografia, uma massa hipoecóica pode mostrar margens indistintas que não podem ser diferenciadas de lesões malignas. Por outro lado, pode apresentar-se como um linfonodo intramamário ou um granuloma. O diagnóstico histológico confirma granuloma não caseoso; com PPD negativo e teste de Kveim positivo. O tratamento é clínico e dirigido aos sintomas sistêmicos da doença. A ressecção total da lesão mamária não é necessária.

Conclusão

Os processos inflamatórios da mama apresentam diversos agentes causadores. Realizar o diagnostico diferencial entre as diversas mastites pode ser difícil, especialmente nos casos de baixa incidência. A utilização de métodos de imagem e de biópsia do tecido mamário comprometido é fundamental para os casos com diagnóstico diferencial complicado, especialmente para excluir carcinoma mamário. Na maioria das vezes, o manejo clínico adequado é suficiente para o tratamento das mastites. A cirurgia esta indicada nos casos de abscessos, e/ou falha do tratamento clínico.

Leitura recomendada

1. Kamal RM, Hamed ST, Salem DS. Classification of inflammatory breast disorders and step by step diagnosis. Breast J. 2009 Jul-Aug;15(4):367-80.
2. Rungruang B, Kelley JL 3rd. Benign Breast Diseases: Epidemiology, Evaluation, and Management. Clin Obstet Gynecol. 2011 Mar;54(1):110–24.
3. Dixon JM, Khan LR. Treatment of breast infection. BMJ. 2011 Feb11;342:d396.
4. Crepinsek MA, Crowe L, Michener K, Smart NA Interventions for preventing mastitis after childbirth. Cochrane Database Syst Rev. 2010.
5. Zerwes F, Vollbrecht B, Viegas JF, Frasson AL. Processos inflamatórios da mama. In: Urbanetz AA, Luz SH, organizadores. PROAGO Ciclo 9 – Vol. 3. Artmed/Panamericana Porto Alegre, 2012. P.9-34.
6. Viegas JF, Zerwes F, Vollbrecht B, Santos MM, Souza ABA, Frasson AL. Mastites. In: Boff RA. Et al Compêndio de Mastologia: Abordagem Multidisciplinar. v.I, p.359-366, Caxias do Sul: Lorigraf, 2015.
7. Taffurelli M, Pellegrini A, Santini D, Zanotti S, Di Simone D, Serra M. Recurrent periductal mastitis: Surgical treatment. Surgery. 2016;160(6):1689-92.
8. Cullinane M, Amir LH, Donath SM, Garland SM, Tabrizi SN, Payne MS, et al. Determinants of mastitis in women in the CASTLE study: a cohort study. BMC Fam Pract. 2015;16:181.

Capítulo

17

Classificação histopatológica das lesões proliferativas intraductais e precursoras

Helenice Gobbi

Conceito, nomenclatura e classificação

Lesões epiteliais proliferativas ou hiperplasias epiteliais mamárias compreendem um espectro heterogêneo de alterações confinadas ao sistema ducto-lobular. Estas lesões são divididas em duas grandes categorias, ductais e lobulares, baseando-se em critérios citológicos e arquiteturais, não significando origem específica em ductos ou lóbulos. A nova Classificação de Tumores de Mama da Organização Mundial de Saúde (OMS) de 2012 (Tabela 17.1) adotou a terminologia clássica ou tradicional das lesões proliferativas intraductais e não recomendou a nomenclatura de "neoplasia intraductal mamária" proposta por Tavassoli. Segundo a OMS, o conceito e a terminologia das lesões proliferativas intraductais devem ser vistos como um processo em evolução, que poderá ser modificado quando novos dados moleculares e genéticos forem incorporados na classificação dessas lesões.

Patologia e clínica

As lesões proliferativas intraductais (LPID) são classificadas à microscopia em hiperplasias ductais usuais, lesões de células colunares, atipia epitelial plana e hiperplasias ductais atípicas (Tabela 17.1). As lesões precursoras incluem o carcinoma ductal *in situ* (CDIS) e a neoplasia lobular, que engloba o carcinoma lobular *in situ* e hiperplasia lobular atípica (Tabela 17.2). As lesões proliferativas intraductais em geral são assintomáticas e ocorrem em ampla faixa etária, variando de 20 a 80 anos. O CDIS é mais frequente entre 50 e 59 anos.

Tabela 17.1: Classificações histopatológicas das lesões proliferativas intraductais mamárias.

<table>
<tr><th>Dupont e Page (1985)</th><th>Tavassoli (1998)</th><th>OMS (2012)</th></tr>
<tr><td>Hiperplasia ductal leve</td><td rowspan="2">Hiperplasia ductal usual</td><td rowspan="2">Hiperplasia ductal usual</td></tr>
<tr><td>Hiperplasia ductal moderada sem atipias</td></tr>
<tr><td></td><td>Neoplasia intraepitelial ductal grau 1A (DIN 1A)</td><td>Lesões de células colunares
– Alteração de células colunares sem atipias
– Hiperplasia de células colunares sem atipias
Atipia epitelial plana</td></tr>
<tr><td>Hiperplasia ductal atípica</td><td>Neoplasia intraepitelial ductal grau 1B (DIN 1B)</td><td>Hiperplasia ductal atípica</td></tr>
<tr><td>Carcinoma ductal in situ de baixo grau</td><td>Neoplasia intraepitelial ductal grau 1C (DIN 1C)</td><td>Carcinoma ductal in situ de baixo grau</td></tr>
<tr><td>Carcinoma ductal in situ de grau intermediário</td><td>Neoplasia intraepitelial ductal grau 2 (DIN 2)</td><td>Carcinoma ductal in situ de grau intermediário</td></tr>
<tr><td>Carcinoma ductal in situ de alto grau</td><td>Neoplasia intraepitelial ductal grau 3 (DIN 3)</td><td>Carcinoma ductal in situ de alto grau</td></tr>
</table>

Tabela 17.2: Classificação histopatológica das lesões precursoras.

Lesões precursoras
Carcinoma ductal *in situ* Neoplasia lobular – Carcinoma lobular *in situ* • Carcinoma lobular *in situ* clássico • Carcinoma lobular *in situ* pleomórfico Hiperplasia lobular atípica

Fonte: 4ª Edição da Classificação dos Tumores de Mama da Organização Mundial de Saúde (2012).

Hiperplasias ductais atípicas (HDA) são lesões proliferativas semelhantes ao carcinoma ductal *in situ* de baixo grau, porém pequenas (< 2 a 3 mm) e não preenchem totalmente dois ductos ou espaços (Figura 17.1). As células são monomórficas, com bordas bem definidas, com núcleos regulares e pouco atípicos e formam padrões arquiteturais semelhantes aos descritos no carcinoma ductal *in situ* (sólido, cribriforme e micropapilar). Estudos moleculares têm fornecido contribuições ao entendimento da natureza biológica e evolução da HDA, mas ainda não estão validados para uso clínico rotineiro. A HDA está associada a risco relativo para desenvolvimento de carcinoma invasor de 3-5x. Para as mulheres na perimenopausa (entre 40-55 anos) o risco é cerca de 4x, e o risco absoluto 10%. A presença de HDA é um indicador de risco para qualquer localização na mama e 3,7-22% das mulheres com este diagnóstico desenvolvem carcinoma invasivo. Se houver história familiar de câncer de mama em parente de primeiro grau (mãe, irmã ou filha) o risco relativo dobra e será em torno de 8-10× (Tabela 17.3).

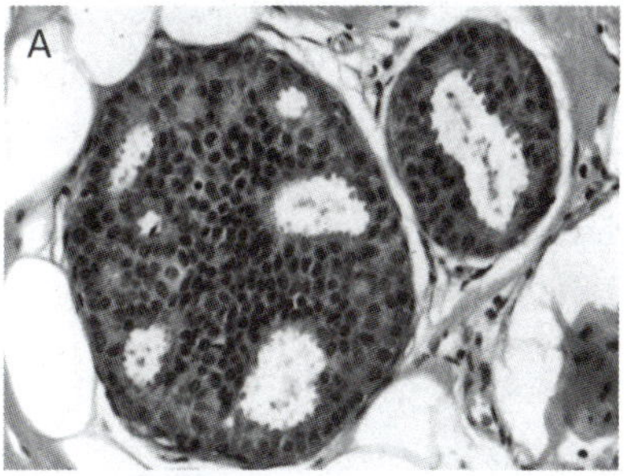

Figura 17.1: Hiperplasia ductal atípica.

Tabela 17.3: Lesões proliferativas intraductais e lesões precursoras e respectivos riscos relativo e absoluto para evolução para carcinoma invasor e mama em risco.

Lesão	Risco relativo**	Risco absoluto***	Mama em risco
Hiperplasia ductal usual	1,5-2,0×	5-7%	Ambas as mamas
Hiperplasia atípica ductal ou lobular	4,0-5,0×	13-17%	Ambas as mamas
Carcinoma *in situ* Carcinoma lobular *in situ* Carcinoma ductal *in situ**	8-10×	25-30%	Ambas as mamas Mama ipsilateral

* Este risco se aplica a carcinoma ductal *in situ* de baixo grau, originalmente diagnosticado erroneamente como lesão benigna, cujas pacientes foram seguidas sem tratamento. O risco para progressão do carcinoma ductal *in situ* de alto grau é presumivelmente mais alto que este; **Risco relativo é o risco comparado ao de mulheres sem nenhum outro fator de risco; ***Risco absoluto ao longo da vida é a porcentagem de mulheres que se espera que venham desenvolver carcinoma invasor caso não sejam tratadas.

Carcinoma ductal *in situ* (CDIS) é uma proliferação neoplásica confinada ao sistema ducto-lobular, caracterizada por atipia citológica e tendência inerente, mas não obrigatória para progressão para carcinoma invasor. Antes dos programas de triagem mamográfica correspondiam a 2-3% dos tumores palpáveis de mama. Atualmente, 80-85% dos CDIS são detectados pela mamografia. O CDIS pode ser classificado baseando-se no padrão arquitetural em tipos sólido, cribriforme, micropapilar e comedo. A graduação histológica do CDIS baseia-se no grau nuclear e na presença e extensão de necrose dividindo-se em graus baixo (Figura 17.2), intermediário e alto. Além do tipo e grau histológico, os patologistas devem incluir no laudo histopatológico a presença e tipo de necrose (focal ou comedo), tamanho e extensão da lesão, localização das microcalcificações (se no CDIS apenas, se associada a outras lesões ou ambos) e o estado das margens cirúrgicas. Atualmente, a pesquisa de receptor de estrógeno é o único marcador molecular validado para uso clínico rotineiro no CDIS para seleção de pacientes para terapia antiestrogênica. Alguns estudos indicam que pacientes jovens, lesões grandes, alto grau nuclear, necrose tipo comedo e margens positivas estão associados a maior risco de recorrência local e progressão para carcinoma invasor.

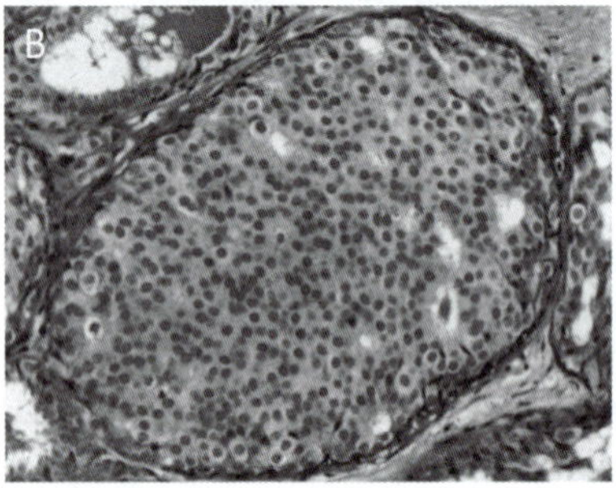

Figura 17.2: Carcinoma ductal *in situ* de baixo grau.

Neoplasia lobular refere-se a todo o espectro de lesões epiteliais atípicas envolvendo a unidade ducto-lobular terminal, caracterizadas pela proliferação de células pequenas, uniformes, sem coesão celular, com ou sem extensão pagetoide para ductos terminais. O Consenso da OMS de 2012 considerou importante distinguir-se hiperplasia lobular atípica (HLA) e carcinoma lobular *in situ* (CLIS) baseado na extensão do envolvimento das unidades lobulares. A neoplasia lobular é multicêntrica em até 85% das pacientes e bilaterais em 30-67%. O CLIS clássico apresenta atipia nuclear leve a moderada (Figura 17.3). A variante pleomórfica do CLIS, geralmente associada a microcalcificações detectadas à mamografia, é caracterizada por perda de coesão celular, contém áreas de necrose tipo comedo, e pleomorfismo nuclear acentuado, semelhante ao CDIS de alto grau, com ou sem características apócrinas (referido como CLIS pleomórfico apócrino). A perda de expressão imunoistoquímica de E-caderina pode ser útil na diferenciação entre carcinoma ductal *in situ* e CLIS pleomórfico. Entretanto, o diagnóstico não deve ser baseado apenas no imunofenótipo e perda de expressão da E-caderina, mas na análise criteriosa das imunocolorações aliada à avaliação da distribuição topográfica das lesões, pois até 15% das lesões lobulares expressam E-caderina. Embora o CLIS tenha evolução muito lenta, ele confere às pacientes um risco relativo para evolução para carcinoma invasor maior (cerca de 8-10×) que a HLA (cerca de 4 vezes) e por isto alguns autores preferem continuar a designar estas duas lesões de forma estratificada, como HLA e CLIS.

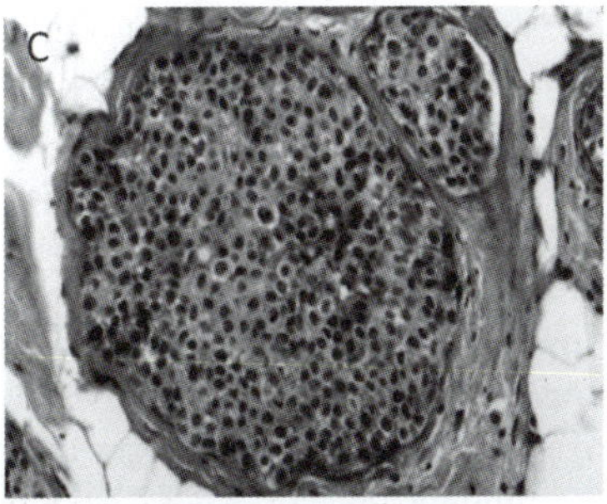

Figura 17.3: Neoplasia lobular (carcinoma lobular *in situ*).

Lesões de células colunares (LCC) englobam a alteração de células colunares e hiperplasia de células colunares sem atipias. Elas afetam as unidades ducto-lobulares terminais, que ficam aumentadas, com ácinos dilatados, revestidos por células colunares altas. Há frequente secreção luminal e microcalcificações e por isso essas lesões têm sido mais diagnosticadas em programas de triagem mamográfica. Lesões com uma a duas camadas de células colunares revestindo os espaços são referidas como "alteração de células colunares"; lesões com mais de duas camadas de células ou formação de tufos celulares são denominadas "hiperplasia de células colunares". Atipia epitelial plana (AEP) foi definida pelo Consenso da OMS (2012) como alteração neoplásica das unidades ducto-lobulares terminais caracterizadas pela substituição das células nativas por uma ou mais camadas de células monomórficas, com baixo grau de atipia (Figura 17.4). O termo *clinging carcinoma* tipo monomórfico já foi empregado para as lesões agora denominadas de AEP. No entanto, o Comitê de Consenso da OMS 2012 recomenda que as lesões proliferativas "planas", com alto grau nuclear, sejam referidas como carcinoma ductal *in situ* e não recomendou a terminologia "*clinging carcinoma*".

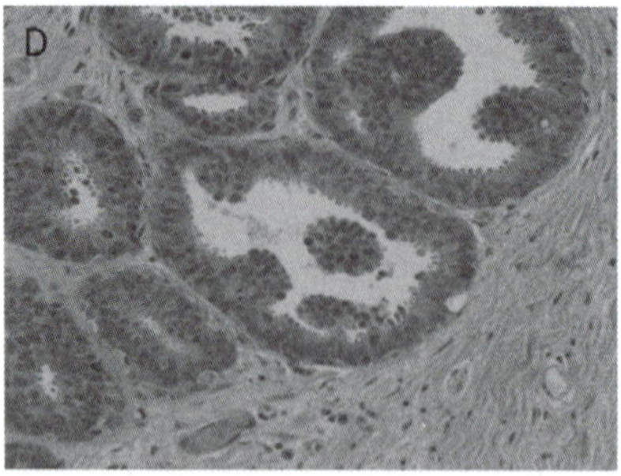

Figura 17.4: Atipia epitelial plana (alteração de células colunares com atipia).

As LCC e AEP são assintomáticas e geralmente encontradas devido a microcalcificações detectadas à mamografia. As LCC e AEP estão frequentemente associadas a cistos, lesões proliferativas epiteliais, hiperplasia ductal atípica e neoplasia lobular. Do ponto de vista prognóstico, a AEP tem mais interesse científico como uma lesão inicial na via evolutiva das neoplasias de baixo grau do que uma lesão com importância clínica como precursora ou marcadora de risco. Poucos dados disponíveis, oriundos de séries pequenas, com seguimento clínico muito limitado, sugerem que alguns casos de AEP possam evoluir para carcinoma invasor. Apesar da presença de "atipia" no nome, a AEP não deve ser considerada equivalente a hiperplasia ductal ou lobular atípica do ponto de vista de manejo clínico do paciente. Resultados de pequenas séries de estudos retrospectivos mostram que até 30% dos pacientes com AEP em biópsia por agulha têm lesão mais avançada na biópsia excisional. Entretanto, devido às limitações dos estudos e a grande variação nos tempos de seguimento após a biópsia inicial, ainda é incerto se há necessidade de se indicar excisão cirúrgica após diagnóstico de AEP em biópsia por agulha. Correlação radiológica e patológica é recomendada para determinação da conduta subsequente. Até este momento, diante do diagnóstico de LCC sem atipia, nenhuma medida adicional é necessária. Nos casos de AEP, o mais recomendado tem sido acompanhar as pacientes.

Leitura recomendada

1. Lakhani S.R., Ellis I.O., Schnitt S.J., Tan P.H., van de Vijver M.J. (Editors), WHO Classification of Tumours of the Breast. 4th edition. IARC: Lyon, France. 2012.

   Trata-se da Classificação de Tumores de Mama mais recente da Organização Mundial de Saúde e contém descrição dos critérios de diagnóstico histopatológico, epidemiologia, clínica e aspectos moleculares das lesões proliferativas intraductais e precursoras.

2. Hartmann LC, Degnim AC, Santen RJ, Dupont WD, Ghosh K. Atypical hyperplasia of the breast--risk assessment and management options. N Engl J Med. 2015; 372(1):78-89.

   Excelente revisão sobre aspectos morfológicos, moleculares, epidemiológicos, risco relacionado aos diferentes tipos de lesão e opções de manejo clínico das hiperplasias atípicas da mama.

3. Collins LC, Aroner SA, Connolly JL, Colditz GA, Schnitt SJ, Tamimi RM. Breast cancer risk by extent and type of atypical hyperplasia: An update from the Nurses' Health Studies. Cancer. 2016;122(4): 515-20.

   Este estudo (parte do projeto que acompanha enfermeiras americanas por muitos anos para vários fatores de risco), avaliou o risco para câncer de mama baseado no tipo e número de focos de hiperplasia atípica na biópsia inicial.

4. King TA, Pilewskie M, Muhsen S, Patil S, Mautner SK, Park A, et al. Lobular Carcinoma *in Situ*: A 29-Year Longitudinal Experience Evaluating Clinicopathologic Features and Breast Cancer Risk. J Clin Oncol. 2015; 33(33):3945-52.

   Estudo de características clínico-patológicas de casos de carcinoma lobular in situ *acompanhados por longo prazo. Observou-se 2% de incidência anual de carcinoma invasor, sendo 63% na mama ipsilateral e de tipos histológicos variados. O risco de carcinoma invasor aumentou com o número de focos de CLIS e reduziu com o uso de quimioprofilaxia.*

5. Boulos FI, Dupont WD, Schuyler PA, Sanders ME, Page DL, Fedda FA, Simpson JF. Clinicopathologic characteristics of carcinomas that develop after a biopsy containing columnar cell lesions: evidence against a precursor role. Cancer. 2012;118(9): 2372-7.

   Carcinomas invasores subsequentes a biópsia prévia com lesões de células colunares ocorreram em ambas as mamas, foram de tipos histológicos variados e não tiveram relação com o tipo de lesão (com ou sem atipia plana). Os autores concluíram que estes fatos falam contra um papel precursor para as lesões de células colunares.

Capítulo

18

Conduta nas lesões proliferativas intraductais e nas lesões precursoras

GPM – Grupo de Pesquisas em Mastologia

Introdução

A adequada classificação das lesões proliferativas apresenta importância por sua associação ao risco de desenvolvimento de carcinoma invasivo das mamas, sobretudo quando diagnosticadas entre 35 e 55 anos. Diversos critérios já foram descritos para a classificação das hiperplasias atípicas de padrões ductal e lobular, sem um consenso definitivo entre os autores, embora haja comum acordo que dividam riscos semelhantes para o desenvolvimento de carcinoma invasivo de mama. Ressalta-se a importância da diferenciação histopatológica das hiperplasias ductais atípicas com o carcinoma ductal *in situ* (CDIS) de baixo grau, o qual necessita tratamento completamente diferenciado.

Definições

Três principais critérios são importantes na classificação destas lesões de acordo com Page: citologia, padrão histológico e extensão (tamanho) da lesão.

As principais lesões representativas deste grupo incluem a hiperplasia ductal atípica, a hiperplasia lobular atípica e o carcinoma lobular *in situ*. Considera-se ainda a atipia epitelial plana (FEA – *flat epithelial atypia*) no espectro das lesões proliferativas intraductais.

Os critérios diagnósticos para a classificação da hiperplasia ductal atípica (HDA) são imperfeitos e caracterizam-se mais pela ausência de critérios para CDIS do que caracteres própios. Caracteriza-se pela dilatação dos ácinos das unidades terminais ducto-lobulares (UTDL) com estratificação de mais de duas camadas de células monomórficas, por vezes com a presença de calcificações intraluminais e em área < 2 mm. Page define que as alterações morfológicas do CDIS podem estar presentes na HDA, porém ocupam menos de dois espaços ductais separados. Áreas maiores, devem ser classificadas como CDIS. Lesões maiores podem ser classificadas como HDA se presentes em associação a cicatriz radial ou lesões esclerosantes complexas. Biologicamente, caracterizam-se pela expressão frequente dos receptores de estrogênio e progesterona (RE/RP), expressão variável de ciclina D-1 e a baixa expressão de Ki-67, demonstrando baixa atividade proliferativa dessas lesões.

Classifica-se a neoplasia lobular (NL) no grupo de lesões representadas por proliferação atípica de pequenas células uniformes com perda da coesividade ao redor da unidade terminal ducto-lobular (UTDL).

Incluem-se neste grupo a hiperplasia lobular atípica (HLA) e o carcinoma lobular *in situ* (CLIS) clássico. Considera-se que este grupo de lesões sejam multicêntricas e de risco aumentado para o desenvolvimento de carcinoma invasivo em ambas as mamas. Apesar dos diferentes critérios propostos para sua diferenciação, existe baixa concordância na classificação diagnóstica destas entidades entre patologistas experientes.

O carcinoma lobular *in situ* pleomórfico apresenta maior pleomorfismo nuclear ao invés da proliferação uniforme habitualmente descrita nestas lesões. Observa-se ainda, frequentemente, áreas de necrose central do tipo comedo e maior frequência da expressão de Ki-67 e p-53. A negatividade para E- caderina permite sua diferenciação do CDIS, sobretudo do subtipo comedocarcinoma.

O diagnóstico diferencial entre o carcinoma lobular *in situ* e o CDIS, nem sempre pode ser realizado baseado apenas em critérios morfológicos. Observa-se maior coesividade das células e melhor organização estrutural no CDIS. A imunoistoquímica, por meio da E-caderina permite esta diferenciação pela demonstração de positividade encontrada na membrana celular das lesões ductais e por não haver impregnação desta nas neoplasias lobulares.

As alterações de células colunares com atipia e a hiperplasia de células colunares com atipia são habitualmente agrupadas no espectro das atipias epitelias planas (FEA – *flat epithelial atypia*). Essas lesões podem coexistir frequentemente com CDIS, CLIS e formas invasoras, mas a progressão biológica destas para uma destas formas parece muito lenta. Como consequência, o achado de FEA em produtos de biópsia percutânea pode estar associado a lesões de maior grau (CDIS, carcinoma ductal invasor – CDI, Carcinoma lobular invasor – CLI) e deve-se indicar a ressecção cirúrgica da área de interesse. Sua presença em margens cirúrgicas de peças diagnosticadas com CDIS, CDI e CLI parece não esta associado a maior risco de recorrência, e por isto não se indica ampliação.

A nova classificação de tumores de mama da Organização Mundial de Saúde (OMS, 2012) adotou a terminologia clássica ou tradicional das lesões proliferativas intraductais. A terminologia neoplasias intraductais (DIN) e neoplasias intralobulares (LIN) proposta por Tavassoli, não foi recomendada nesta última revisão.

Epidemiologia

A incidência de hiperplasia ductal atípica é em torno de 4% das biópsias de lesões sintomáticas benignas da mama, embora seja mais comum seu achado incidental associado a lesões detectadas no rastreamento mamográfico. Sua incidência continua a aumentar mesmo após 10-20 anos da menopausa, importante fator diferencial da neoplasia lobular que apresenta menor incidência na pós-menopausa.

A verdadeira incidência das neoplasias lobulares não é conhecida, sendo estimada em cerca 1 a 3,8% de espécimes de biópsias mamárias. Descreve-se 30% de bilateralidade e até 85% de multicentricidade para estas lesões.

Propedêutica clínica e exames subsidiários

As neoplasias lobulares manifestam-se como achado incidental de biópsias e habitualmente carecem de manifestações clínicas e radiológicas. A variante pleomórfica é encontrada frequentemente associada a microcalcificações distróficas observadas à mamografia, semelhantes às do subtipo CDIS comedo.

Do mesmo modo, o diagnóstico diferencial das lesões proliferativas ductais pode ser realizado por intermédio da avaliação das microcalcificações suspeitas mamograficamente.

Tratamento

Cirúrgico

As lesões proliferativas atípicas apresentam o mesmo algoritmo de tratamento. Nas lesões diagnosticadas por meio de biópsia percutânea deve-se proceder a exérese cirúrgica da área de interesse devido ao risco existente de 15-30% de subestimação diagnóstica (CDIS, CDI e CLI). Com o aumento da utilização de biópsias percutâneas a vácuo (que retiram fragmentos de maior diâmetro) algumas pacientes altamente selecionadas, com retirada completa da lesão (confirmada por exame subsequente à biópsia), podem ser acompanhadas com exames periódicos. Quando resultantes de biópsia cirúrgica, não há necessidade de ampliação das margens, caso resultem comprometidas por uma dessas lesões. A conduta a ser adotada no CLIS pleomórfico é controversa, uma vez que biologicamente este se assemelha mais ao CDIS, mas não existem estudos clínicos prospectivos que tenham comprovado sua maior agressividade. Alguns autores sugerem a ampliação das margens cirúrgicas, quando estas forem positivas para carcinoma lobular *in situ* variante pleomórfica.

O emprego dos SERMS (Tamoxifeno 20 mg/dia ou Raloxifeno 60 mg/dia) por cinco anos consecutivos apresenta redução de pelo menos 50% do risco subsequente de carcinoma invasivo. O tamoxifeno apresenta como vantagem redução da incidência de CDIS, não observada com o Raloxifeno. Estudos com inibidores da aromatase também mostraram benefício.

Fluxograma

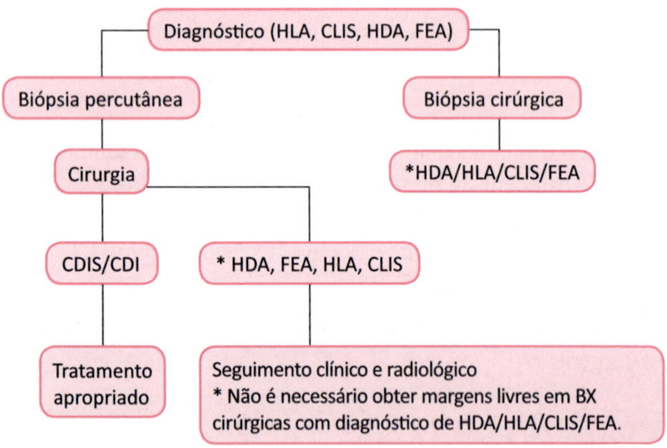

Fluxograma 18.1: Conduta.

Leitura recomendada

1. Ellis IO. Intraductal proliferative lesions of the breast: morphology, associated risk and molecular biology. Modern Pathology (2010) 23, S1–S7.

   Revisão dos principais aspectos morfológicos das lesões proliferativas ductais, e sugestão de condutas nestas lesões.

2. O'Malley FP. Lobular neoplasia: morphology, biological potential and management in core biopsies Mod Pathol (2010) 23: S14-S25.

   Revisão dos principais aspectos morfológicos das lesões proliferativas lobulares, e sugestão de condutas nestas lesões.

3. Fisher ER, Land S, Fisher B, Mamounas E, Gilarski L, Wolmark N. Pathologic Findings from the National Surgical Adjuvant Breast and Bowel Project. Twelve-year Observations Concerning Lobular Carcinoma in Situ. Cancer 2004; 15 (100), 238-44.

   182 pacientes com NL. Após 12 anos, 10,5% de carcinoma invasor (contralateral: 5,0%; ipsilateral: 5,5%). Todas as recidivas locais invasivas ocorreram no local da lesão primária. Interpretação: a NL é uma lesão precursora do câncer de mama, porém bastante indolente.

4. Ho CSB, TanPH. Atypical Hiperplasia and In Situ Breast Carcinona – Lobular Neoplasia of The Breast: 68 years on. Pathology 2009; 41 (1), 28-5.

   A adoção de diferentes classificações representa a dificuldade na escolha da classificação correta destas lesões e a variabilidade interobservador descrita.

Capítulo 19

Carcinoma ductal *in situ*

GPM – Grupo de Pesquisas em Mastologia

Introdução

O carcinoma ductal *in situ* (CDIS) faz parte do grupo das lesões precursoras do câncer de mama. Caracteriza-se por proliferação de células neoplásicas dentro dos ductos mamários, sem ruptura da membrana basal.

Definição e fisiopatologia

Trata-se de neoplasia intraductal com potencial de transformar-se em carcinoma invasor. Podem ser classificados de acordo com seu grau histológico em baixo, intermediário ou alto grau. A alteração histopatológica é semelhante à hiperplasia ductal atípica, porém com maior extensão (a diferenciação entre CDIS de baixo grau e hiperplasia ductal atípica nem sempre é fácil).

O CDIS de baixo grau possui baixo índice proliferativo, não obstrui completamente a luz do ducto e costuma ocorrer em porções descontínuas. Em contrapartida, o CDIS de alto grau geralmente apresenta continuidade da lesão, podendo ocorrer obstrução da luz ductal, com necrose da porção central (comedonecrose) (Figura 19.1).

O percentual de casos que evoluem para carcinoma invasor em dez anos, se não tratados, é de 14% a 46%, dependendo dos estudos. Apesar da suspeita de que as lesões de alto grau apresentam maior risco, nenhum estudo ou teste consegue predizer de maneira objetiva e segura o comportamento dos diferentes tipos de CDIS. Consequentemente, tratam-se todos os casos de maneira agressiva.

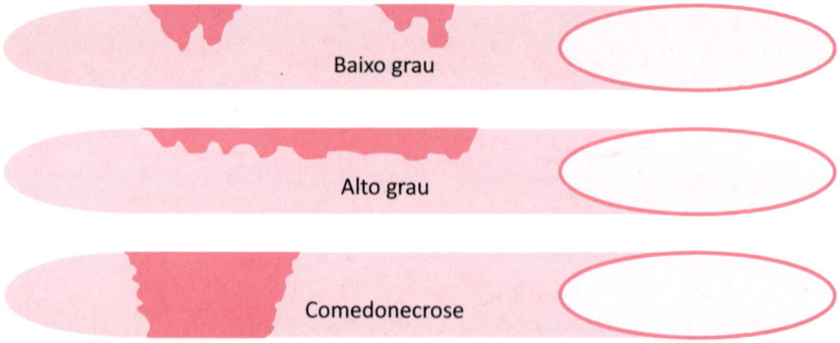

Figura 19.1: Esquemas dos tipos de CDIS.

As recidivas locais (RL) têm particular importância no CDIS, pois cerca de 30% a 50% delas são tumores invasores.

Assim como no carcinoma invasor, o CDIS parece ter prognóstico diferente, de acordo com seu perfil molecular. Tumores luminais A apresentam um índice de recidiva muito menor do que os outros subtipos, com percentual de recidiva invasora em dez anos menor do que 2%.

Os principais fatores de risco para recidiva são: idade jovem, raça negra, margens positivas, alto grau e presença de comedonecrose.

Epidemiologia

A incidência estimada de câncer de mama nos EUA em 2015 foi de 292.130 casos, sendo 60.290 (20,6%) diagnosticados como CDIS. Houve uma elevação anual contínua desde a década de 60, porém desde 2004 a incidência de CDIS nos EUA encontra-se estável. Também nos EUA estudos em necrópsias encontraram a presença de CDIS em 10-15% de pacientes falecidas por outras causas.

Dados de 108 mil mulheres americanas tratadas por CDIS entre 1988 e 2011 evidenciaram mortalidade específica por câncer de mama de 3,3% em 20 anos de seguimento. Pacientes abaixo de 35 anos e de raça negra apresentaram taxas mais elevadas, em torno de 7%. As limitações deste estudo são a ausência de informações sobre margens, utilização de tamoxifen e método de diagnóstico (clínico ou radiológico). O tipo de cirurgia (conservadora ou mastectomia) não modifica a mortalidade.

Diagnóstico

Atualmente 80% dos casos de CDIS são diagnosticados em exames radiológicos de rastreamento, sendo a apresentação mais comum a presença de grupamento de microcalcificações irregulares. Nos exames classificados como BI-RADS™ 4 que resultam positivo, a maioria das lesões é CDIS (65%) ou CDIS com focos de invasão (30%).

Não é possível determinar a presença de invasão apenas com o exame clínico e de imagem. Porém, as lesões palpáveis e as microcalcificações extensas (acima 4 cm) ou lineares indicam maior risco de doença invasiva.

Apesar do uso rotineiro da ressonância magnética (RM), sua indicação no CDIS ainda é controversa. Alguns estudos demonstraram que a RM detecta mais focos de multicentricidade, microinvasão ou doença residual que a mamografia. Em 2007, Kuhl et al. observaram que o rastreamento mamário com este método detectou cerca de 50% a mais de CDIS que a mamografia, principalmente dos tipos de alto grau e comedonecrose.

A dúvida que fica é qual o potencial de malignização desses novos CDIS. O grande temor seria aumentar o diagnóstico excessivo, aumentando o número e o tamanho dos procedimentos, mas sem diminuir a incidência de carcinomas invasores.

Sempre que possível, a realização de biópsias percutâneas está indicada nas alterações dos exames de imagem (BIRADS™ 4 e 5). A biópsia percutânea à vácuo apresenta maior sensibilidade (85-97%) e especificidade (99%) no diagnóstico histopatológico destas lesões. Ela é particularmente importante nas lesões muito pequenas, onde o risco de não retirar a lesão em uma core-biopsia é inversamente proporcional ao tamanho da lesão.

Mesmo que este procedimento revele a presença de CDIS, existe risco médio de subestimação de doença invasora de 20%. A presença de comedonecrose, (além de lesões palpáveis e microcalcificações mais extensas que 4 cm) é preditiva de lesão invasora.

Tratamento cirúrgico

Todo CDIS deve ser retirado cirurgicamente. Objetiva-se primeiramente prevenir o câncer invasor e, de maneira secundária, prevenir recidiva local de CDIS.

Classicamente, a mastectomia total foi considerada padrão ouro no tratamento do CDIS, com índice de cura de 99%. A evolução da cirurgia conservadora proporcionou nova possibilidade de tratamento, sendo considerada o padrão ouro atual, sempre que a relação tamanho de lesão/tamanho de mama favoreçam a ressecção da lesão com margem livre e um resultado estético aceitável.

O tratamento conservador isolado ocasiona índice de recidiva local em torno de 25% em 10 anos de seguimento (30% a 50% destas na forma invasora).

Com a adição da radioterapia as taxas de recidiva local em 15 anos ficam entre 10-20%.

A técnica cirúrgica é semelhante aos carcinomas invasores e a margem ideal,nas pacientes submetidas à radioterapia, de acordo com Consenso publicado em 2016, é de pelo menos 2 mm.

Nos casos em que a margem é menor que 2 mm (porém não positiva) alguns fatores devem ser considerados na decisão cirúrgica posterior: presença de calcificações residuais, extensão do CDIS na proximidade da margem, qual margem está próxima (profunda não deve ser considerada), impacto cosmético da re-excisão e expectativa de vida. Margem menor que 2 mm não deve ser, isoladamente, indicação de mastectomia, e antes de pensar em mastectomia, uma nova abordagem com ampliação de margens de forma conservadora deve ser considerada.

A taxa de recidiva das mastectomias, em 10 anos, é em torno de 1%.

Em 2017, em St. Gallen, foi apresentado o seguimento de 96 meses de 282 pacientes com CDIS submetidas à adenomastectomia no Instituto Europeu de Oncologia, com recidiva local geral de 4,3%, sendo 2,5% de carcinoma invasor.

A biópsia de linfonodo sentinela (BLS) deve ser reservada aos casos de mastectomia e pode ser discutida nos casos onde existam fortes suspeitas de carcinoma invasor como tumores maiores de 4 cm, lesões palpáveis, presença de comedonecrose. A não realização do BLS pode ser discutida com a paciente, , até que haja diagnóstico comprovado de invasão, deixando-se a indicação deste, apenas nos casos onde de fato existir a necessidade.

Tratamento radioterápico

Os quatro estudos randomizados que avaliaram o impacto da radioterapia sobre o tratamento do CDIS, alocaram 3.729 pacientes, com tempo médio de seguimento de 8,9 anos.

Em todos os estudos, houve redução do risco de recidiva em 50% (Figura 19.2), sem diferença estatística entre os subgrupos de CDIS. Nas pacientes submetidas à radioterapia, 47% das recidivas apresentaram-se com carcinoma

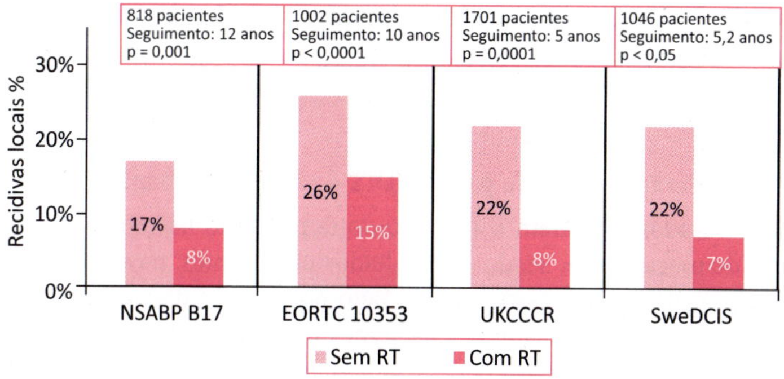

Figura 19.2: Resultados dos estudos randomizados de cirurgia conservadora com ou sem radioterapia em CDIS.

invasivo, e no grupo não submetido à radioterapia, esse evento ocorreu em 48% das recidivas.

Outros estudos tentaram identificar grupos de pacientes que poderiam prescindir da radioterapia. O modelo mais conhecido é o Índice Prognóstico de Van Nuys (IPVN), que atribui notas de acordo com o grau nuclear, tamanho da lesão, distância das margens e idade da paciente. Segundo os autores, a recidiva nos casos de baixo risco sem radioterapia foi de 3% em 12 anos nas 93 pacientes estudadas. Porém, esses resultados não foram obtidos em outros estudos que usaram as mesmas formas de seleção. Os próprios autores do IPVN relataram 13,9% de recorrência na revisão de 12 anos com 212 pacientes.

Foi desenvolvida uma assinatura genômica específica para pacientes com CDIS, o *Oncotype DX Breast DCIS Score test*, que por meio da análise de 12 genes classifica a paciente em três grupos de risco. As pacientes de risco baixo teriam benefício pequeno da utilização da radioterapia. Essa estratégia é pouco utilizada na prática, porque considera um risco mínimo de 10% no escore mais baixo. Além disso, o alto custo e a possibilidade de selecionar essas pacientes de baixo risco por meio de critérios clínico-patológicos fazem com que o teste seja pouco utilizado.

O estudo randomizado RTOG 9804 foi desenhado para avaliar o benefício da radioterapia em 629 pacientes com lesões consideradas de baixo risco (grau baixo e intermediário; dimensão menor que 2,5 cm; 3 mm ou mais de margens). Em cinco anos de seguimento o percentual de recidiva local foi de 0,4% no grupo da RT contra 3,5% no grupo sem RT.

Portanto, rotineiramente, a radioterapia deve fazer parte do tratamento conservador do CDIS. Obviamente, algumas situações clínicas podem ter risco absoluto de RL muito baixo e nestes casos a decisão sobre irradiar a mama pode ser individualizada.

Tratamento sistêmico

A única terapia sistêmica para o CDIS é a hormonioterapia.

Dois estudos avaliaram o impacto do tamoxifeno na recidiva local e na redução de mortalidade, sendo os resultados conflitantes, devido à seleção de pacientes. Aparentemente, existe benefício na redução das recidivas locais e contralaterais, principalmente nas pacientes pré-menopausadas, com margem positiva e com comedonecrose. Já nas outras pacientes, não é possível quantificar este benefício. Com relação à sobrevida global, dados preliminares mostram ganho de sobrevida anual de 1 a 2% após os 15 anos.

Utiliza-se o tamoxifeno em pacientes com risco elevado de recidiva local e que não apresentam contraindicação para esta terapia (antecedentes de fenômenos tromboembólicos, carcinoma de endométrio e catarata).

Os inibidores da aromatase já foram testados em estudos randomizados em pacientes com CDIS na pós-menopausa e mostraram resultados similares ao tamoxifeno.

O estudo NSABP B43 está avaliando a utilização de trastuzumab em pacientes com CDIS e HER2 positivo.

Ausência de tratamento

Três estudos randomizados estão avaliando a ausência de cirurgia em pacientes selecionadas. Os estudos COMET, LORD e LORIS pretendem randomizar 3 mil mulheres com CDIS considerados de baixo risco para tratamento padrão (cirurgia, radioterapia e eventualmente hormonioterapia) *versus* seguimento radiológico. Esta opção não deve ser estimulada fora de estudo clínico.

Fluxograma

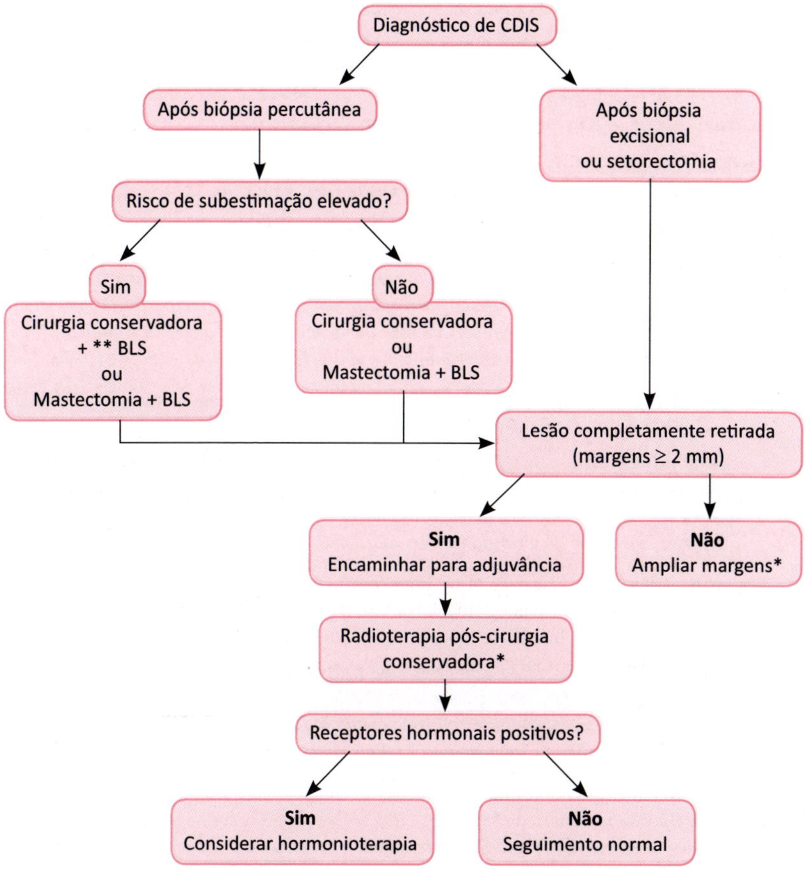

Observações:

*Exceções podem ser feitas, analisando-se o risco-benefício da terapia.

**Nos casos onde não está programada a mastectomia, deve-se preferir realizar o BLS quando houver a comprovação de invasão.

Fluxograma 19.1: Conduta.

Leitura recomendada

1. Goodwin A, Parker S, Ghersi D, Wilcken N. Post-operative radiotherapy for ductal carcinoma in situ of the breast. *Cochrane Database of Systematic Reviews* 2009, Issue 1. Art.No.: CD000563.

   Revisão sistemática dos quatro estudos randomizados sobre RT em CDIS: NSABP B17, EORTC 10353, UKCCCR e SweDCIS. Redução do total de recidivas: 51% (95% IC: 0,41-0,59), benefício em todos os subgrupos de pacientes e efeitos colaterais desprezíveis. Interpretação: A RT sempre deve ser usada após a CC.

2. Davis KL, Barth RJ, Gui J, et al. Use of MRI in Preoperative Planning for Women with Newly Diagnosed DCIS: Risk or Benefit? Ann Surg Oncol (2012) 19:3270–3274.

   Avaliação retrospectiva de 218 pacientes que foram submetidas a tratamento cirúrgico por CDIS, onde 154 pacientes realizaram ressonância magnética pré-operatória e 64 não realizaram. Não houve diferenças entre o tamanho da área ressecada e não houve diminuição das taxas de re-excisão e conversão para mastectomia nas pacientes que foram submetidas à RM pré-operatória. Importante salientar também que houve aumento significativo nos custos e atraso no início do tratamento, no grupo submetido à RM.

3. Staley H, McCallum I, Bruce J. Postoperative tamoxifen for ductal carcinoma in situ. Cochrane Database Syst Rev. 2012 Oct 17;10:CD007847.

   Estudo retrospective com 174 pacientes portadoras de DCIS que foram submetidas à ressonância magnética antes da cirurgia. Houve aumento nos custos e atraso no início do tratamento. Em contrapartida, não houve redução no número de reintervenções e não diminui o risco de conversão da cirurgia conservadora em cirurgia radical.

4. Wapnir IL, Dignam JJ, Fisher B, et al. Long-Term Outcomes of Invasive Ipsilateral Breast Tumor Recurrences After Lumpectomy in NSABP B-17 and B-24. Randomized Clinical Trials for DCIS. J Natl Cancer Inst 2011; 103:478–488.

   Os trials NSABP B-17 e B24, são os estudos prospectivos mais importantes relacionados à cirurgia conservadora no tratamento do DCIS. Em 15 anos de seguimento, 19,4% das pacientes que foram submetidas à cirurgia conservadora somente, comparadas a 8,5% nas pacientes que receberam Tamoxifeno e Radioterapia.

5. Morrow M, Van Zee K, Solin L, et al. Society of Surgical Oncology – *American Society of Radiation Oncology – American Society of Clinical Oncology Guideline* on *Margins for Breast--Conserving Surgery With Whole-Breast Irradiation in Ductal Carcinoma In Situ J Clin Oncol* 2016; 34:4040-4046.

   Consenso das Sociedades Americanas (ASCO, ASTRO, SSO) evidenciando margem mínima necessária em pacientes submetidas à cirurgia conservadora e radioterapia. A utilização de margens maiores do que 2 mm não trouxe benefício em relação à diminuição de recidiva local.

Capítulo 20

Identificação da mulher de alto risco

GPM – Grupo de Pesquisas em Mastologia

Introdução

Estima-se que 75 a 80% dos casos de câncer de mama originem-se em mulheres sem fatores de risco para a doença. Apenas 10% dos tumores são considerados hereditários e 10-15% possuem história familiar positiva (câncer familial). No entanto, a identificação das pacientes de maior risco é útil, pois permite selecionar os casos que se beneficiam de intervenções e ajuda a tranquilizar os de baixo risco.

Definição de alto risco

Os riscos ao longo da vida e em cinco anos para a população geral pode ser visto nas Figuras 20.1 e 20.2.

As mulheres consideradas de alto risco para o desenvolvimento de câncer de mama têm risco vitalício maior ou igual a 20% (RR > 2,5) e as de risco moderado entre 15% e 20% (RR: 1,6 a 2,5).

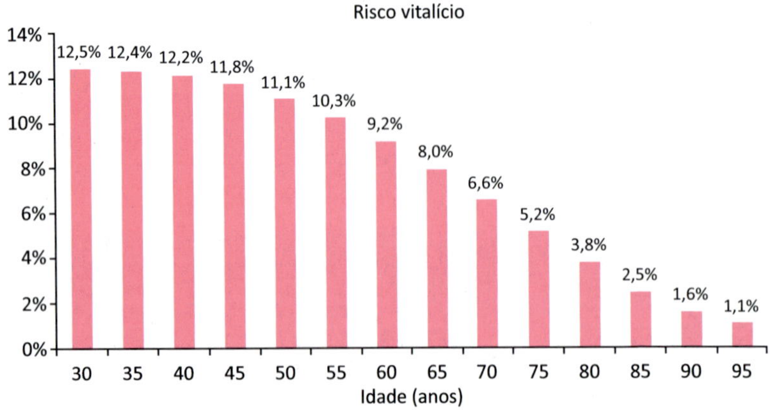

Figura 20.1: Risco vitalício de câncer de mama para a população geral (dados do SEER, NCI).

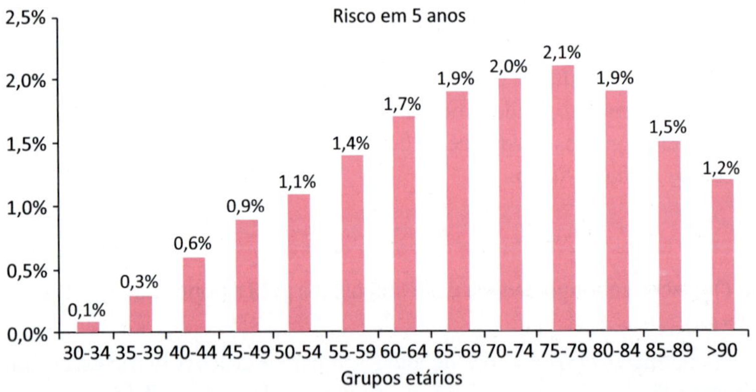

Figura 20.2: Risco em cinco anos de acordo com a faixa de idade (dados do SEER, NCI).

Análise subjetiva do risco

Realizada basicamente pela análise criteriosa da história clínica pessoal e familiar. Além da idade e do sexo feminino, existem múltiplos fatores de risco para câncer de mama que devem ser investigados durante a consulta (Tabela 20.1).

Tabela 20.1: Fatores de risco para câncer de mama

Antecedentes familiares	RR
Câncer de mama ou ovário (1 parente de 1º grau > 50 anos)	1,8
Câncer de mama ou ovário (1 parente de 1º grau < 50 anos)	3,3
Câncer de mama ou ovário (1 parente de 2º grau)	1,5
Câncer de mama ou ovário (2 parentes de 1º grau > 50 anos)	3,6
Câncer de mama bilateral	3,2
Câncer de mama e ovário no mesmo indivíduo	3
Câncer de mama masculino	3–5
Mutação genética conhecida	4–8
Antecedentes pessoais	**RR**
Biópsia mamária prévia com atipia ou carcinoma	4
Irradiação torácica antes dos 30 anos	3
Origem judaica asquenazi	4–8
Menarca precoce	1,3
Menopausa tardia	1,2-1,5
Nuliparidade ou 1ª gestação após os 30 anos	1,7-1,9
Ausência de amamentação	1,2
Uso de TH (E+P ou Tibolona) na pós-menopausa	1,2
Densidade mamária elevada na pós-menopausa	5,23
Obesidade na pós-menopausa	1,2-1,9
Níveis elevados de estrogênio circulante	5
Consumo constante de álcool (> 2 taças/dia)	1,24

Análise quantitativa do risco

Existem modelos matemáticos que podem ser usados para quantificar o risco de câncer de mama, validados principalmente para a população branca norte-americana. Os mais utilizados são os modelos de Gail, Claus, BRCAPRO e Tyrer-Cuzick, todos disponíveis *on-line* (Tabela 20.2).

Tabela 20.2: Endereços virtuais dos principais modelos de cálculo de risco

Modelo	Endereço virtual
Gail	www.cancer.gov/bcrisktool
Claus	www.cyrillicsoftware.com
BRCAPRO	www.cyrillicsoftware.com
Tyrer-Cuzick	www.ems-trials.org/riskevaluator/

O modelo de Gail é o mais conhecido e foca principalmente nos antecedentes pessoais, porém é limitado quanto aos antecedentes familiares. Já os modelos de Claus e o BRCAPRO enfocam quase exclusivamente os antecedentes familiares. O modelo que abrange mais informações é o de Tyrer-Cuzick, que dá importância satisfatória a todos os dados (Tabela 20.3). Alguns estudos compararam a eficácia destes programas em populações de alto e de baixo risco. A conclusão é que o modelo proposto por Tyrer-Cuzick é o que apresenta menor risco de subestimação para ambos os grupos.

Para melhorar a acurácia na predição de risco, outros fatores têm sido introduzidos nos modelos atuais, tais como densidade mamária, dosagens hormonais, estilo de vida.

Uma metanálise de 42 estudos que comparou a densidade mamária como fator de risco para câncer de mama, indicou risco relativo para câncer de mama de 4,64 nas pacientes com mais de 70% do tecido mamário denso, em comparação com as mamas com menos de 5% de densidade à mamografia.

Tabela 20.3: Variáveis analisadas nos principais modelos de cálculo de risco

Variável analisada		Gail	Claus	BRCAPRO	Tyrer-Cuzick
Pessoal	Idade	Sim	Sim	Sim	Sim
	IMC	Não	Não	Não	Sim
	Menarca	Sim	Não	Não	Sim
	1º parto	Sim	Não	Não	Sim
	Menopausa	Não	Não	Não	Sim
	Biópsias prévias	Sim	Não	Não	Sim
	Hiperplasia com atipia	Sim	Não	Não	Sim
	Neoplasia lobular	Não	Não	Não	Sim
Familiar	Parente de 1º grau	Sim	Sim	Sim	Sim
	Parente de 2º grau	Não	Sim	Sim	Sim
	Idade do câncer	Não	Sim	Sim	Sim
	Câncer de mama bilateral	Não	Não	Sim	Sim
	Câncer de ovário	Não	Não	Sim	Sim
	Câncer de mama masculino	Não	Não	Sim	Não

Síndromes genéticas hereditárias

Existem algumas síndromes genéticas conhecidas para o câncer de mama. A mais frequente e estudada é a mutação de BRCA 1 e 2, com risco vitalício de cerca de 70%.

Existem modelos estatísticos específicos para o cálculo do risco da probanda apresentar esta mutação. Os mais conhecidos são:

- BRCAPRO (Parmigiani *et al.,* 1997);
- Myriad (Frank *et al.*);
- BOADICEA;
- Escore de Manchester.

O uso destes modelos é importante, pois permite selecionar quais casos realmente precisam do teste genético. Aparentemente, o que apresenta maior eficácia é o BRCAPRO, mas o Myriad foi validado num número maior de pacientes.

As outras síndromes genéticas são menos comuns e não possuem teste diagnóstico comercialmente disponível. As principais características dessas alterações podem ser vistas na Tabela 20.4.

Tabela 20.4: Características das síndromes genéticas mais conhecidas

Síndrome	Gene	Risco aos 70 anos	Tumores associados
HBOC	BRCA 1	55%	Ovário e pâncreas
HBOC	BRCA 2	47%	Ovário, próstata e pâncreas
Li-Fraumeni	p53	> 90%	Sarcoma de partes moles, osteossarcoma, SNC, adrenal, leucemia e cólon
Cowden	PTEN	25-50%	Tireoide, endométrio e genitourinário
Peutz-Jeghers	STK11/LKB1	45-54%	Intestino, útero, testículo e cordões sexuais
Carcinoma gástrico difuso hereditário	CDH1	39%	Carcinoma lobular e câncer gástrico difuso
Ataxia-telangectasia	ATM	RR: 3-4	Não definido
Variante de Li-Fraumeni	CHEK2	RR: 2	Não definido

HBOC: *Hereditary Breast and Ovarian Cancer.*

Conclusão

A definição do risco individual é importante na medicina atual. O uso de modelos estatísticos ajuda a definir quais pacientes merecem intervenção para diminuir o aparecimento de câncer e quem deve fazer o teste genético. No entanto, caso estes artifícios não estejam disponíveis, a anamnese adequada e cuidadosa é suficiente para esta avaliação.

Fluxograma

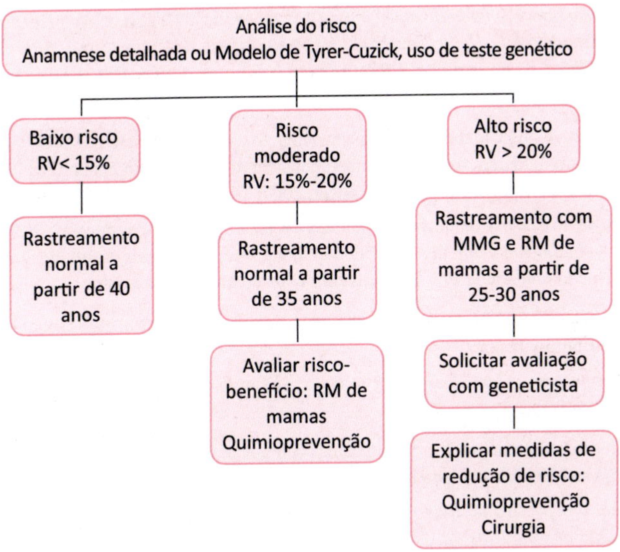

Fluxograma 20.1

Leitura recomendada

1. Gail MH, Brinton LA, Byar DP, Corle DK, Green SB, Schairer C et al. Projecting individualized probabilities of developing breast cancer for white females who are being examined annually. J Natl Cancer Inst, 1989; 81(24): 1879-86.

   Primeiro relato do modelo de Gail. Caso-controle em pacientes brancas norte-americanas participantes de estudo de prevenção. Posteriormente, Chlebowski et al. observaram que só predizia tumores com receptores positivos. Sugere-se outro modelo para afro-americanas.

2. Berry DA, Parmigiani G, Sanchez J, Schildkraut J, Winer E. Probability of carrying a mutation of breast-ovarian cancer gene BRCA1 based on family history. J Natl Cancer Inst, 1997; 89(3): 227-38.

   BRCAPRO. Modelo matemático com teorema bayesiano que calcula o risco da probanda ser portadora de mutação genética no BRCA, posteriormente validado por estudos diagnósticos.

3. Tyrer J, Duffy SW, Cuzick J. A breast cancer prediction model incorporating familial and personal risk factors. Stat Med, 2004; 23(7): 1111-30.

   Modelo de Tyrer-Cuzick. Teorema bayesiano que avalia a maioria dos riscos conhecidos para câncer de mama e calcula o risco para a doença e de ser portador de mutação no BRCA.

4. Evans DG et Howell A. Breast Cancer Risk-Assessment Models. Breast Cancer Res, 2007; 9: 213-21.

Estudo de revisão que compara a eficácia dos principais modelos de cálculo de risco para calcular o aparecimento de doença e o risco de mutação de BRCA. No primeiro quesito, o melhor modelo foi o Tyrer-Cuzick (81%), seguido pelo de Claus (56%), BRCAPRO (49%) e Gail (48%). Já no segundo, o BRCAPRO é o mais eficaz para BRCA 1 e o de Manchester para BRCA 2.

5. Santen RJ, Boyd NF, Chlebowski RT, Cummings S, Cuzick J, Dowsett M et al. Critical assessment of new risk factors for breast câncer: consideratins for development of as improved risk prediction model. Endocrine-Related Cancer, 2007; 14: 169-87.

Artigo de revisão que atualiza os principais fatores de risco para o câncer de mama, analisando principalmente a influência hormonal: mamas densas e níveis plasmáticos de estrogênio livre. Inclui também fatores pessoais (atipia e radioterapia) e genéticos.

6. NICE, 2013 – current UK guidance on the management of patients at high risk of breast cancer due to their family history.

Guideline *com orientações sobre manejo e identificação de paciente de alto risco para câncer de mama.*

7. Brentnall et al. Mammographic density adds accuracy to both the Tyrer-Cuzick and Gail breast cancer risk models in a prospective UK screening. Breast Cancer Research (2015) 17:147.

Estudo prospectivo no Reino Unido que analisou a densidade mamária para melhorar a acurácia dos modelos de risco de Gail e Cuzick. O Estudo incluiu 50628 pacientes com seguimento de 3,2 anos. Na análise univariada, a densidade mamária impactou na melhor acurácia dos modelos de Tyrer-Cuzick e Gail em predizer o risco de câncer.

Capítulo

21

Testes genéticos de identificação de risco

Bernardo Garicochea
Rodrigo Santa Cruz Guindalini

Definição

Mutações germinativas em genes de predisposição hereditária ao câncer são responsáveis por cerca de 5-10% de todos os casos diagnosticados de câncer de mama. A perda de função de cerca de 30 genes diferentes apresenta clara correlação com padrões de hereditariedade, ou seja, indivíduos portadores de mutação germinativa em um destes genes apresentam maior probabilidade de desenvolverem câncer da mama, bem como outros tipos de câncer durante a vida, em comparação com a população em geral. Essas pacientes portadoras de mutação têm o que se chama de câncer de mama hereditário. Atualmente, a identificação de indivíduos portadores dessas alterações genéticas é fundamental, pois não só pode ser extremamente útil para guiar o tratamento clínico-cirúrgico de pacientes acometidos por neoplasias, mas também pode orientar estratégias personalizadas de prevenção e de redução de risco para portadores assintomáticos que fazem parte da mesma família. É importante destacar que, uma vez identificada a mutação no probando, há 50% de chance de que familiares de primeiro grau (filhos, irmãos e pais) possuam essa mutação e estejam em risco aumentado para desenvolver câncer. Parentes mais distantes também podem possuir essa variante genética e esse risco deve ser avaliado individualmente.

Síndromes hereditárias que cursam com câncer de mama: aspectos clínicos

A suspeita que certa família ou indivíduo apresenta mutações em genes que predispõem a câncer pode ser estimado a partir de características individuais e da história familiar que devem ser pesquisadas ativamente na anamnese. Os achados mais comuns de suspeição de hereditariedade para câncer de mama estão apresentados na Tabela 21.1. Muitas vezes, é importante olhar com atenção para a composição da família materna ou paterna. Por exemplo, o pai só teve irmãos, assim como o avô? Neste caso, a mutação pode ter sido transmitida

Tabela 21.1: Suspeitas mais comuns de hereditariedade para câncer de mama

Indivíduo afetado com 1 ou mais dos seguintes:	Indivíduo não afetado com história familiar de 1 ou mais dos seguintes:
Câncer de mama precoce (< 35 anos*)	≥ 2 tumores primários de mama, sendo em 1 indivíduo ou em indivíduos diferentes do mesmo lado da família
Câncer de mama triplo-negativo (< 60 anos*)	≥ 1 câncer de ovário do mesmo lado da família
Câncer de mama em idade ≤ 50 anos e: 1 segundo tumor primário da mama;* ≥ 1 parente com câncer de mama e/ou ovário.*	Parente de 1° ou 2° graus com câncer de mama ≤ 45a
Câncer de mama em qualquer idade e: ≥ 1 parente com câncer de mama ≤ 50 anos;* ≥ 1 parente com câncer de mama masculino;* ≥ 1 parente com câncer de ovário;* ≥ 2 parentes com câncer de mama, próstata ou pâncreas;* de uma população de alto risco (judeus asquenazi).*	Combinação de câncer de mama com 1 ou mais dos seguintes: cânceres de tireoide, endométrio, gástrico difuso, adrenocortical, cerebral, sarcoma, alterações dermatológicas e/ou macrocefalia, ou leucemia/linfoma no mesmo lado da família
Combinação de câncer de mama com 1 ou mais dos seguintes: cânceres de ovário, a tireoide, endométrio, gástrico difuso, adrenocortical, cerebral, sarcoma, alterações dermatológicas e/ou macrocefalia, ou leucemia/linfoma no mesmo lado da família	Mutação conhecida na família em gene de susceptibilidade ao câncer de mama Câncer de mama em homem

Símbolo: *, critérios para cobertura obrigatória pelos planos de saúde do teste genético para BRCA1 e BRCA2 segundo o Rol de Procedimentos e Eventos em Saúde da Agência Nacional de Saúde publicado em 2016.

silenciosamente por duas gerações sem fenótipo identificável, vindo a se revelar na primeira mulher que seja portadora após várias gerações. Além disso, é necessária atenção com famílias muito pequenas (estrutura familiar limitada = ausência de dois familiares de 1°, 2° ou 3° graus do sexo feminino em uma das linhagens – materna ou paterna – que tenha vivido além dos 45 anos de idade) ou em casos que a paciente não parece estar segura para informar sobre moléstias que afetaram seus familiares.

Com o objetivo de otimizar a estratégia de investigação, a equipe responsável pelo aconselhamento genético da paciente precisa identificar o melhor membro da família para oferecer o teste genético. Em geral, o indivíduo mais indicado é o adulto com diagnóstico de câncer em idade mais precoce relacionado à suspeita clínica em questão.

Genes relacionados a câncer de mama hereditário

Genes associados a hereditariedade para câncer são muito diferentes entre si, tanto na função que exercem na célula normal, como no padrão de câncer que se associam (fenótipo). Deste modo, quando um gene destes tem sua estrutura química modificada, o reflexo que será produzido na proteína poderá afetar mais intensamente certos tecidos em detrimento de outros. Assim, certas mutações associam-se apenas a câncer de mama, enquanto outras a câncer em diversos órgãos, incluindo mama.

Dezenas de genes já tiveram mutações descritas que se correlacionam com o fenótipo de câncer de mama. Pode-se agrupar esses genes em três grupos: genes cujas mutações tem alta penetrância (> 5× aumento de risco de câncer, ou seja, a correlação entre a mutação e câncer de mama é muito forte), genes com moderada penetrância (2-5× > risco de câncer) e genes de baixa penetrância (1-2× > risco de câncer). Essa classificação permite a individualização dos programas de prevenção.

Genes de alta penetrância

Portadores de mutações nestes genes tem mais de 50% de chance de terem câncer de mama durante a vida (até os 90 anos). BRCA1 e BRCA2 albergam cerca de 50% das mutações associadas a câncer de mama hereditário até o momento e são responsáveis por aproximadamente 5% de todas as neoplasias de mama. Outros genes com mutações menos frequentes são: PALB2, PTEN (síndrome de Cowden), STK11 (síndrome de Peutz-Jeghers), TP53 (síndrome de Li-Fraumeni) e homozigosidade/heterozigosidade composta no CHEK2. O gene TP53 raramente está mutado na espécie humana, mas na população brasileira uma mutação especifica é bastante prevalente (R337H) e deve sempre ser considerada em painéis genéticos para câncer de mama.

Genes de moderada penetrância

O risco de câncer de mama nos portadores de mutação em heterozigose nesses genes geralmente não excede 25 a 50%. Os genes mais frequentes são ATM, heterozigose em CHEK2, NBN, BARD1 e NF1.

Genes de baixa penetrância

Mutações ou variantes (polimorfismos) nestes genes aumentam levemente o risco para câncer de mama, e estas alterações não são avaliáveis por testes genéticos comerciais disponíveis no momento. A combinação de múltiplas variantes de baixa penetrância (risco poligênico) pode, certamente, provocar um aumento substancial para o risco de câncer de mama, mas para que se entenda como esses genes se articulam, será necessário mais tempo de observação e pesquisa clínica.

Testes genéticos

Historicamente, critérios clínicos como antecedentes pessoais e familiares de câncer combinados a algumas características fenotípicas de um indivíduo eram utilizados para indicar a investigação de mutações em genes que mais provavelmente estavam relacionados à condição clínica de interesse. Os testes moleculares eram direcionados para 1 ou 2 genes mais comumente envolvidos e a investigação passava para genes menos prováveis somente quando a suspeita clínica era muito alta. Com esse tipo de estratégia, no decorrer das duas últimas décadas, progressivamente os testes moleculares para avaliação de risco de câncer disseminaram-se e diretrizes para guiar a solicitação dos testes genéticos baseadas em evidência foram sendo criadas para câncer de mama hereditário.

Mais recentemente, a realização de testes genéticos para síndromes de câncer hereditário foi transformada pelo advento de plataformas de sequenciamento de nova geração (em inglês, *next generation sequencing* – NGS) que viabilizou a leitura de múltiplos genes em profundidade (ou seja, diversas vezes o mesmo trecho) em uma única reação. Com a melhoria da tecnologia, da rapidez e da abrangência com que a leitura de múltiplos genes pode ser feita, é possível hoje a abordagem de inúmeras síndromes genéticas simultaneamente. Além disso, o preço destes testes caiu acentuadamente, o que os torna acessíveis para muitos pacientes. Na prática clínica, esses testes são preferencialmente realizados a partir de saliva ou sangue de um indivíduo portador de câncer de mama e são comercialmente disponibilizados por meio de painéis multigênicos associados a câncer de mama.

Após se detectar a mutação, é possível, na maioria dos casos, estimar o risco de aumento de outros canceres que este indivíduo possui e, com isso, programar estratégias personalizadas de rastreamento e prevenção de câncer para determinados órgãos. Os demais familiares não necessitam repetir o mapeamento genético abrangente com a pesquisa de dezenas de genes. Na medida que o gene mutado já foi identificado, basta apenas estudar a mutação pontual descoberta neste gene em uma plataforma muito mais simples nos familiares em risco.

Variantes de significado incerto

Um inconveniente de testar um maior número de genes, especialmente os que não estão bem caracterizados, é o potencial de identificar um maior número de variantes de significado clínico incerto (em inglês, *variant of unknown significance* – VUS), ampliando consideravelmente a porcentagem de pacientes com resultados inconclusivos. A presença de uma VUS significa que o efeito desta variante sobre a função do produto gênico ainda é desconhecido. Portanto, o conjunto das evidências científicas disponíveis até o momento não permite concluir se esta variante provoca ou não aumento no risco de câncer. Até que essa incerteza possa ser resolvida, deve-se ter cautela antes de usar esse resultado para nortear decisões de manejo clínico-cirúrgico. Na realidade, é improvável que a maioria das VUS sejam mutações patogênicas, mas algumas serão. Historicamente, a maioria das VUS são posteriormente reclassificadas como variantes benignas. No entanto, a reclassificação pode levar anos. Neste cenário, as recomendações para prevenção, rastreamento e redução de risco de câncer devem ser realizadas com base em fatores de risco pessoais e os antecedentes familiares tanto para o paciente quanto para seus parentes. De forma geral, não é recomendado testar familiares para uma VUS, exceto dentro do contexto de pesquisa acadêmica. No entanto, em alguns raros casos, a compreensão do padrão de herança de uma variante pode ser útil para o aconselhamento genético.

Síndromes genéticas associadas a câncer de mama

As principais síndromes genéticas associadas a alto risco de desenvolvimento de câncer de mama são: síndrome de predisposição hereditária ao câncer de mama e ovário (mutações nos genes BRCA1 e BRCA2), síndrome de Li-Fraumeni (mutação no gene TP53), síndrome de Cowden (mutação no gene PTEN), câncer gástrico difuso hereditário (mutação no gene CDH1) e síndrome de Peutz-Jeghers (mutação no gene STK11). Entre estas, as mutações deletérias no BRCA 1/2 são as mais prevalentes e responsáveis por aproximadamente 5% de todas as neoplasias de mama.

Síndrome de predisposição hereditária ao câncer de mama e ovário

Mutações deletérias nos genes BRCA1 e BRCA2 causam a síndrome de predisposição hereditária ao câncer de mama e ovário que é uma síndrome autossômica dominante. As portadoras de mutação BRCA1 apresentam risco cumulativo de 72% para câncer de mama (até os 80 anos), 44% para câncer de ovário (até os 80 anos) e 40% para câncer de mama contralateral (até 20 anos após o diagnóstico do câncer de mama prévio). Já as pacientes portadoras de mutação BRCA2 apresentam risco cumulativo de 69% para câncer de mama (até os 80 anos), 17% para câncer de ovário (até os 80 anos) e 26% para câncer de mama contralateral (até 20 anos após o diagnóstico do câncer de mama prévio). É importante destacar que o risco de câncer de mama praticamente duplica com a presença ≥ 2 parentes de 1º e/ou 2º graus com histórico de câncer de mama. Além disso, foi identificado que mutações localizadas fora das regiões c.2282-c.4071 do gene BRCA1 e c.2831-c.6401 do gene BRCA2 aumentam o risco para câncer de mama significativamente (Figura 21.1 e Tabela 21.2).

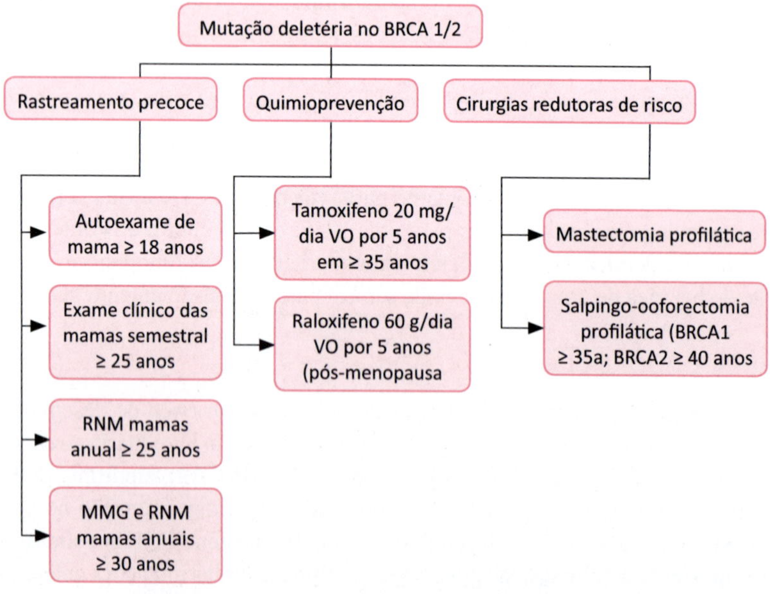

Figura 21.1: Fluxograma de orientação para pacientes com mutação deletéria em BRCA1/2.

Tabela 21.2: Proposta de manejo clínico-cirúrgico baseado em achados do resultado do teste genético

Gene	Risco cumulativo de câncer de mama	Ressecção profilática do tecido mamário	Rastreamento com RNM de mamas anual	Salpingo-forectomia bilateral profilática
BRCA1	72%	Sim	≥ 20-25a	≥ 35a
BRCA2	69%	Sim	≥ 20-25a	≥ 40a
TP53	90%	Sim	≥ 20-25a	Não
CDH1	40%	BHF	≥ 30a	Não
STK11	~ 50%	BHF	≥ 25a	Não
PTEN	~ 50%	BHF	≥ 30a	Não
PALB2	35%	BHF	≥ 30a	BHF
ATM	RR 2.8	BHF	≥ 40a	BHF
CHEK2	RR 1.5-3.0	Não	≥ 40a	BHF
NBN	RR 2.7	Não	≥ 40a	BHF
BRIP1/RAD51C/ RAD51D	DI	Não	BHF	≥ 50-55a

a: anos; BHF: baseado em história familiar; DI: dados insuficientes; RNM: ressonância nuclear magnética; RR: risco relativo.

Leitura recomendada

1. 1. Valencia OM, Samuel SE, Viscusi RK, Riall TS, Neumayer LA, Aziz H. The Role of Genetic Testing in Patients With Breast Cancer: A Review. JAMA Surg 2017;152(6):589-594.

    Revisão prática e concisa sobre os principais genes envolvidos com câncer de mama hereditário. Interpretação: útil para consultas rápidas e direcionadas.

2. 2. Kuchenbaeker KB, Hopper JL, Barnes DR et al. Risks of Breast, Ovarian, and Contralateral Breast Cancer for BRCA1 and BRCA2 Mutation Carriers. JAMA 2017; 317(23):2402-2416.

    Estudo prospectivo com aproximadamente 10.000 portadoras de mutação BRCA1/2 que estabeleceu risco cumulativo de câncer de mama, câncer de ovário e câncer de mama contralateral. Além disso, avaliou a influência da história familiar e local da mutação no risco de câncer de mama. Interpretação: identificou que a história familiar é um forte fator de risco para os portadores de mutação e que o risco de câncer de mama varia de acordo com a localização da mutação.

3. 3. Tung N, Domchek SM, Stadler Z, Nathanson KL, Couch F, Garber JE, Offit K, Robson ME. Counselling framework for moderate-penetrance cancer-susceptibility mutations. Nat Rev Clin Oncol 2016;13(9):581-8.

    Consenso de especialistas que propõe manejo clínico e cirúrgico diferenciados para portadoras de mutações em genes de moderada penetrância. Interpretação: ainda faltam estudos para validar intervenções de rastreamento e prevenção de câncer de mama para portadoras de mutações em genes de moderada penetrância.

4. 4. Warner E, Messersmith H, Causer P, Eisen A, Shumak R, Plewes D. Systematic review: using magnetic resonance imaging to screen women at high risk for breast cancer. Ann Intern Med. 2008;148(9):671.

    Revisão sistemática com 11 estudos que demonstrou que a ressonância de mamas em conjunto com a mamografia possui sensibilidade de 94% e especificidade de 77% em pacientes com alto risco para desenvolver câncer de mama. Interpretação: atualmente é recomendado acrescentar a ressonância anual de mamas no esquema de rastreamento precoce.

5. 5. Villani A, Tabori U, Schiffman J, Shlien A, Beyene J, Druker H, Novokmet A, Finlay J, Malkin D. Biochemical and imaging surveillance in germline TP53 mutation carriers with Li-Fraumeni syndrome: a prospective observational study. Lancet Oncol. 2011;12(6):559.

    Primeiro estudo prospectivo a demostrar em síndrome de Li-Fraumeni que um acompanhamento rigoroso pode detectar tumores mais precocemente. Interpretação: rastreamento precoce rigoroso é efetivo.

Capítulo 22

Prevenção – medidas comportamentais e hábitos de vida

GPM – Grupo de Pesquisa em Mastologia

Introdução

O câncer de mama causa grande angústia nas mulheres devido à alta incidência, mortalidade e risco de mutilação. Além do rastreamento, as pacientes querem saber que outras medidas podem ser tomadas para diminuir o risco. Dentre os assuntos mais questionados estão os hábitos de vida e os fatores ambientais.

Desde meados dos anos 1990, a quantidade de literatura científica sobre esse assunto tem aumentado de forma significativa. O relatório *Alimentos, Nutrição e Prevenção de Câncer: uma perspectiva global*, produzido pelo Fundo Mundial para Pesquisa em Câncer (WCRF) junto com o Instituto Americano para Pesquisa em Câncer, foi um dos documentos de maior autoridade sobre este tema nos últimos dez anos.

Em maio de 2017, após realização de revisão sistemática global com 119 publicações, foram lançadas as novas *Recomendações de Prevenção do Câncer*. Os estudos avaliaram dados de mais de 12 milhões de mulheres e mais de 260 mil casos de câncer de mama. O relatório avalia a relação entre dieta, peso, atividade física e câncer de mama e quais desses fatores aumentam ou diminuem o risco de desenvolver a doença.

Em resumo, os autores concluíram que:

- Câncer de mama pré-menopausa – há evidências fortes de que:
  - Consumir bebidas alcoólicas aumenta o risco;
  - Realizar atividade física regular diminui o risco;
  - A amamentação diminui o risco;

  - Sobrepeso e obesidade entre a adolescência e idade adulta até antes da menopausa não eleva o risco, pode até diminuí-lo.
- Câncer de mama pós-menopausa – há evidências fortes de que:
  - Consumir bebidas alcoólicas aumenta o risco;
  - Ser fisicamente ativo (incluindo atividade física regular de alta intensidade) diminui o risco;
  - Excesso de peso ou obesidade durante a vida adulta aumenta o risco;
  - A amamentação diminui o risco.

A seguir, vamos discutir alguns tópicos mais frequentes relacionados ao tema.

Índice de massa corpórea

O peso elevado influencia diferentemente no risco de acordo com o estado hormonal.

Pós-menopausa

Pesquisas demonstraram que mulheres obesas na pós-menopausa têm mais risco de câncer de mama que as com peso normal. Duas são as hipóteses mais aceitas: aumento de esteróides sexuais circulantes devido a maior conversão periférica de androstenediona em estrona no tecido subcutâneo e um ambiente inflamatório crônico favorecendo a atuação de agentes mitogênicos e antiapoptóticos. Em coorte de 337.000 participantes o IMC > 28 kg/m^2 causou 26% mais tumores mamários. Outro estudo observou que o ganho de 20 a 29 kg aumentava o risco em 56% e o ganho de 40 a 49 kg dobrava as chances. Já a perda de peso apresenta efeito protetor, principalmente em mulheres que não utilizam terapia hormonal. Em outra coorte, a perda sustentada em pelo menos 10 kg reduzia o risco em 57%.

O impacto do ganho de peso após os 40 anos de idade foi avaliado no estudo *European Prospective Investigation into Cancer and Nutrition*, que incluiu mais de 200 mil mulheres. Nesse estudo, o ganho de peso elevado (0,83 a 4,98 kg/ano) foi associado com um pequeno, mas significativo, risco aumentado de câncer de mama (HR 1,09, CI 1,01-1,18).

Pré-menopausa

Contrariamente aos resultados anteriores, o peso elevado representa efeito protetor na pré-menopausa. Os mecanismos deste efeito não são muito claros.

A principal hipótese é a anovulação causada pela obesidade, que pode acarretar menores níveis hormonais circulantes. Outras hipóteses seriam a diferenciação celular mais precoce ou menores níveis de fatores de crescimento.

Numa análise combinada de estudos de coorte havia diminuição de 14% no risco para cada aumento de 5 kg/m^2 no IMC.

Estudo apresentando em dezembro de 2016 *(Chlebowski, Aragaki, Anderson, et al SABCS 2016 S5-04 – WHI DM Trial)* evidenciou que mulheres diagnosticadas com câncer de mama e que adotam uma dieta com baixa quantidade de gordura apresentam um menor risco de recidiva e morte pela doença embora não tenha sido estatisticamente significativo. Os resultados do WHI e outros não fornecem evidências definitivas para orientar as escolhas das mulheres sobre a dieta ideal para prevenir o câncer de mama. Entretanto houve uma sugestão no estudo de que a baixa ingestão de gordura poderia ajudar a reduzir o risco de se desenvolver a doença.

Exercício físico

Diferentes medidas são utilizadas para coletar os dados sobre a atividade física, sendo difícil padronizar todos os tipos de atividades e realizar um estudo específico sobre cada tipo de prática. Entretanto, a categorização em atividades de baixa ou alta intensidade permite-nos algumas conclusões.

Na pré-menopausa, não há acréscimo de benefício quando comparamos a intensidade do exercício realizado: nesta fase a periodicidade parece ser mais relevante. Já no período da pós-menopausa, a metanálise mais recente (*Breast Cancer Report* 2017) avaliou oito estudos (n = 11.798) quanto ao impacto da intensidade dos exercícios físicos realizados e concluiu que há uma redução em 13% no risco de se desenvolver a neoplasia (RR: 0,87 (CI95%: 0,79-0,96) no grupo que realizou exercícios mais vigorosos.

Alguns estudos observacionais sugeriram que quatro a sete horas de exercícios físicos semanais podem reduzir o aparecimento de neoplasia mamária em até 20%, independentemente do estado menopausal.

Em estudo coorte de Howard *et al.* (2009), com mais de 45.000 mulheres, diferenciando o tipo e a quantidade do exercício, concluiu que mais que dez horas semanais de caminhada tem efeito protetor. Já outros tipos de exercício ou menos tempo de caminhada não apresentaram resultados significantes. Outra observação é que o efeito protetor do exercício dava-se em mulheres na pré-menopausa ou aquelas pós-menopausadas, que nunca usaram terapia hormonal na menopausa (TH).

Diversos estudos conduzidos em todo o mundo observaram uma redução média no risco de 30 a 40% nas mulheres que praticavam atividades físicas regulares. A atividade física reduz os níveis dos hormônios sexuais e a produção de estrogênios e andrógenos, além de aumentar a quantidade de globulina carreadora de hormônios sexuais, reduzindo a capacidade de ação desses hormônios sobre os tecidos alvos, interferindo no risco do desenvolvimento de carcinomas hormônio-dependentes. Além disso, há uma redução significativa nos níveis de insulina, interferindo no fator de crescimento *insulin-like* (IGFs) que estão associados ao aumento do risco de câncer de mama.

Ingestão de álcool

O consumo de bebidas alcoólicas está associado com aumento do risco tanto em estudos epidemiológicos como em modelos animais. A principal hipótese é o efeito carcinogênico dos metabólitos do álcool, porém outras teorias sugerem interferência no metabolismo do estrogênio ou deficiências nutricionais.

Segundo o NCCN 2016, deve-se limitar o consumo de álcool para 1 drinque por dia (equivalente a 29 ml de licor; 177 ml de vinho; 236 ml de cerveja). Metanálise de dez estudos de seguimento avaliaram a ingestão diária de bebida alcoólica e o risco de câncer de mama na pré-menopausa (n = 4.227), mostrando um aumento significativo de 5% por 10 gramas de etanol/dia (RR: 1,05 (IC95%: 1,02-1,08) (Figura 22.1).

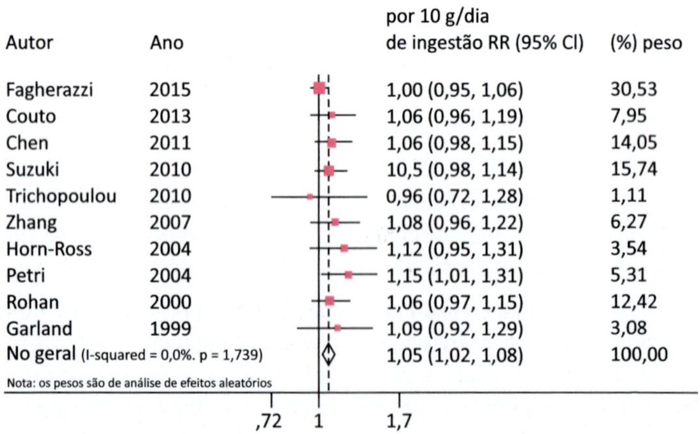

Figura 22.1: Metanálise de dose-resposta de álcool (como etanol) e câncer de mama pré-menopausa, 10 g/dia.

Já em relação ao consumo de álcool e o risco de câncer de mama na pós--menopausa, metanálise com 22 estudos (n = 35.221) mostrou um aumento significativo de 9% por 10 gramas de álcool/dia (RR: 1,09 (IC95%: 1,07-1,12) (Figura 22.2).

Autor	Ano	por 10 g/dia de ingestão RR (95% CI)	(%) peso
Fagherazzi	2015	1,03 (1,00, 1,05)	9,44
Brinton	2014	1,08 (1,06, 1,11)	9,54
Falk	2014	1,12 (1,03, 1,22)	4,93
Park	2014	1,04 (1,02, 1,06)	9,74
Couto	2013	1,10 (0,96, 1,28)	2,49
Hartz	2013	1,39 (1,18, 1,62)	2,11
Sczaniecka	2012	1,48 (1,28, 1,70)	2,51
Chen	2011	1,12 (1,09, 1,15)	9,16
Suzuki	2010	1,01 (0,87, 1,18)	2,25
Trichopoulou	2010	1,02 (0,74, 1,37)	0,66
Ericson	2009	1,13 (0,98, 1,30)	2,52
Nielson	2008	1,09 (0,99, 1,20)	4,19
Zhang	2007	1,07 (0,99, 1,15)	5,52
Mellemkjaer	2006	1,08 (1,03, 1,13)	7,80
Suzuki	2005	1,24 (1,08, 1,42)	2,64
Hor-Ross	2004	1,08 (0,99, 1,17)	5,10
Petri	2004	1,05 (0,96, 1,48)	4,36
Sellers	2004	1,19 (0,96, 1,48)	1,28
Feigelson	2003	1,13 (1,03, 1,24)	4,24
Rohan	2000	1,05 (0,98, 1,11)	6,44
van den Brandt	1995	1,09 (0,95, 1,25)	2,73
Barrett-Connor	1993	0,85 (0,56, 1,31)	0,35
No geral (I-squared = 70,7%. p = 0,000)		1,09 (1,07, 1,12)	100,00

Nota: os pesos são de análise de efeitos aleatórios

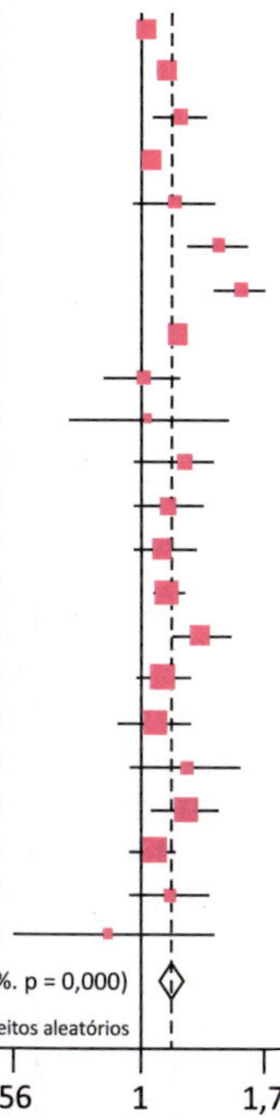

Figura 22.2: Metanálise dose-resposta de álcool (como etanol) e câncer de mama pós-menopausa, 10 g/dia.

O tipo de bebida parece não influenciar, mas o suplemento de ácido fólico parece reduzir ou eliminar o risco causado pelo álcool.

Fitoestrogênios

A prevenção, por meio dos alimentos funcionais, emerge como uma ferramenta adicional, por meio de prováveis mecanismos de ação anticancerígenos, antioxidantes, anti-inflamatórios, antiestrogênicos e antiangiogênicos. Dentre os compostos alimentares estudados por sua ação preventiva, os principais são: o ácido linoleico conjugado (CLA), os ácidos graxos poli-insaturados n-3, os fitoestrogênios (isoflavonas), vitaminas e minerais.

Altos níveis de isoflavanoides estão associados com baixo risco para câncer de mama, sendo encontrados nos derivados de soja, lignanos, cimicífuga racemosa e trifolium pratense.

O consumo de alimentos ricos em fitoestrogênios como frutas frescas, verduras frescas e óleos vegetais, tem sido relatado como protetor do câncer de mama, podendo reduzir em até 33-45% o risco para câncer de mama.

No entanto, o efeito destas substâncias ainda carece de estudos clínicos consistentes. Afinal, existem vários fatores que podem interferir na análise, tais como seleção de pacientes e perda de peso no grupo com dieta rica em vegetais.

Alimentos

A dieta saudável é fundamental para manter uma boa qualidade de vida, permitindo maior controle do peso e menos doenças cardiovasculares. Tem se observado um crescente interesse em pesquisas que avaliam os padrões alimentares dos adolescentes e dos adultos jovens *versus* o risco de câncer de mama. Os tipos de alimentos consumidos, sua frequência e a sua proporção na dieta têm sido analisados em diversos países. Nos Estados Unidos, um grande estudo populacional envolvendo mais de 95.000 mulheres concluiu que o consumo de determinada quantidade de fibras dietéticas (frutas, vegetais e grãos integrais) está associado a um risco significativamente inferior de câncer de mama: 13% menor por 10 g/dia de aumento de fibra durante o início da idade adulta e 14% de redução de risco por 10 g/dia de incremento de fibra durante a adolescência. Outros estudos estimaram uma redução mais modesta do risco – 5% para cada 10 g/dia de incremento na ingestão de fibras – mas ainda sim significativo.

Estudos anteriores quase não foram significativos, mas vale ressaltar que nenhum deles examinou a dieta durante a adolescência, período em que os fatores de risco para o desenvolvimento da neoplasia parecem ser particularmente importantes uma vez que o tecido mamário apresenta maior taxa de proliferação.

O efeito dos principais tipos de alimento no risco pode ser visto na Tabela 22.1.

Tabela 22.1: Efeito dos principais tipos de alimento no risco

Alimento/Nutriente	Efeito no risco	Evidência
Total de gordura	Sem associação	9 coortes e 1 ensaio clínico
Tipo de gordura	Associação inconsistente (aparente piora com gordura animal)	9 coortes e 1 ensaio clínico
Total de carboidratos	Sem associação	1 coorte observacional
Tipo de carboidrato	Sem associação	3 coortes observacionais
Fibras	Sem associação	1 coorte observacional
Carne vermelha	Associação inconsistente	1 coorte observacional e análise sistemática de 8 coortes prospectivas
Laticínios/Leite	Sem associação	Análise sistemática de 13 coortes prospectivas
Frutas e vegetais	Sem associação	Análise sistemática de 8 coortes prospectivas
Cafeína	Sem associação	1 coorte observacional
Vitaminas A, C e E	Sem associação	1 coorte observacional
Ácido fólico	Sem associação	1 coorte observacional
Carotenos	Aparente redução	1 coorte observacional

Tabagismo

Apesar dos resultados não serem uniformes, vários estudos sugerem que há um modesto aumento no risco de câncer de mama em tabagistas. O risco aumentado foi mais consistente em estudos que avaliaram início precoce do tabagismo, longa duração e/ou alta taxa de maços/ano.

Amamentação

Um efeito protetor da amamentação tem sido mostrado em diversos estudos e sua magnitude depende da duração do aleitamento materno. Uma metanálise estimou que para cada 12 meses de amamentação há uma redução no risco relativo do câncer de 4,3%. O mecanismo que explicaria esse fator protetor é que a amamentação confere ciclos anovulatórios para as mulheres, ficando assim menos tempo exposta ao estrogênio endógeno.

Conclusões

De forma relevante, os estudos evidenciam e passam a acrescentar, fatores de risco e fatores protetores potencialmente modificáveis para o desenvolvimento do câncer de mama. Dentre eles, merece destacar alguns fatores que elevam o risco, como obesidade na pós-menopausa e consumo excessivo de álcool e fatores que diminuem o risco, como prática regular de atividade física, perda de peso ou IMC normal e amamentação.

Leitura recomendada

1. Assaf AR, Beresford SA, Risica PM, Aragaki A, Brunner RL, Bowen DJ et al. Low-Fat Dietary Pattern Intervention and Health-Related Quality of Life: The Women's Health Initiative Randomized Controlled Dietary Modification Trial. J Acad Nutr Diet. 2016 Feb;116(2):259-71.

   O DM Trial pesquisou o efeito de uma dieta de baixo teor de gordura, alta consumo de fruta, vegetais e grãos em câncer de mama, câncer colorretal e doença cardíaca em mulheres na pós-menopausa. Os objetivos de intervenção foram reduzir a ingestão de gordura para 20% de calorias, aumentar frutas/vegetais para cinco ou mais porções diariamente e aumentar as porções de grãos para seis ou mais diariamente. 48.835 mulheres pós-menopáusicas de raças múltiplas e etnias e idades variadas participaram do trial. *No geral, houve uma taxa de câncer de mama não significativa de 9% menor em mulheres no grupo da intervenção dietética em comparação com mulheres no grupo-controle.*

2. Harris HR, Willett WC, Vaidya RL, Michels KB. An Adolescent and Early Adulthood Dietary Pattern Associated with Inflammation and the Incidence of Breast Cancer. Cancer Res. 2017 Mar 1; 77 (5): 1179-1187.

   Estudo que investiga se um padrão alimentar "inflamatório" em mulheres e sua associação com câncer de mama entre 45.204 mulheres no Nurses 'Health Study II.As participantes completaram um questionário de frequência alimentar em 1998 sobre a dieta do ensino médio e um em 1991, quando tinham idades entre 27 e 44 anos. Um padrão alimentar caracterizado por inflamação foi associado a uma incidência aumentada de câncer de mama pré-menopausa e pós-menopausa. No geral, as descobertas apoiam a noção de que uma dieta adolescente e adulta caracterizada pela ingestão elevada de refrigerantes adoçados com açúcar e dieta, grãos refinados, carne vermelha e processada e margarina, e baixa ingestão de vegetais de folhas verdes, vegetais e café podem aumentar a incidência de câncer de mama pré-menopausa.

3. Diet, nutrition, physical activity and breast cancer 2017. In: http://www.aicr.org/continuous--update-project/reports/breast-cancer-report-2017.pdf.

   O relatório Alimentos, Nutrição e Prevenção de Câncer: uma perspectiva global, produzido pelo Fundo Mundial para Pesquisa em Câncer (WCRF) junto com o Instituto Americano para Pesquisa em Câncer. Os estudos analisaram dados de mais de 12 milhões de mulheres e mais de 260 mil casos de câncer de mama. O relatório avalia a relação entre dieta, peso, atividade física e câncer de mama e quais desses fatores aumentam ou diminuem o risco de desenvolver a doença.

4. Eliassen AH, Colditz GA, Rosner B, Willett WC, Hankinson SE. Adult weight change and risk of postmenopausal breast cancer. JAMA. 2006 Jul 12;296(2):193-201.

Estudo demonstrou que ganho de peso na pós menopausa, mais especificamente ganho de 10 kg, aumentava o risco relativo de desenvolver câncer de mama (RR: 1,18; IC95%: 1,03-1,35; p = 0,002).

5. Cummings SR, Tice JA, Bauer S, Browner WS, Cuzick J, Ziv E et al. Prevention of breast cancer in postmenopausal women: approaches to estimating and reducing risk. J Natl Cancer Inst. 2009 Mar 18;101(6):384-98.

Neste estudo, os autores verificaram que a prática regular de atividade física na pós-menopausa relacionava-se a menor risco de desenvolver a doença (RR: 0,80; IC95%: 0,69-0,94).

Capítulo

23

Prevenção – quimioprevenção

GPM – Grupo de Pesquisas em Mastologia

Definição

Em 1976, Sporn definiu quimioprevenção como o uso de agentes naturais ou farmacológicos que inibem o desenvolvimento do carcinoma invasor da mama por meio do bloqueio de alterações no DNA que iniciariam a carcinogênese ou por meio do impedimento e reversão da progressão de lesões precursoras já presentes. Os métodos comprovados e já bem estabelecidos bloqueiam a ação estrogênica na mama por meio da utilização de SERMs (Moduladores Seletivos de Receptor Estrogênico) ou de inibidores de aromatase.

SERMs

Os SERMs (tamoxifeno e raloxifeno) são compostos que agem nos receptores estrogênicos (RE). As características que diferem essas substâncias dos agonistas ou antagonistas puros é que sua ação nos diferentes tecidos é variável (Tabela 23.1).

Tabela 23.1: Variações da ação do tamoxifeno e raloxifeno

Local de ação	Tamoxifeno	Raloxifeno
Osso	↓ (pré-menopausa)	↓ (pré-menopausa)
	↑ (pós-menopausa)	↑↑ (pós-menopausa)
Mama	↓↓	↓
Colesterol	↓	↓
Coagulação	↑↑	↑
Endométrio	↑↑	↑

Inibidores de aromatase (IA)

Na pós-menopausa o estrogênio é produzido por meio da conversão periférica de androgênios, produzidos no córtex da adrenal ou gônadas, pelo complexo da enzima aromatase. O processo da esteroidogênese é complexo, e a enzima aromatase cataliza a conversão de androstenediona em estrona (E1), enquanto a esteroide sulfatase (STS) hidroliza sulfato de estrona (E1S) em E1. Posteriormente E1 é convertida em estradiol (E2) pela 17-ß-hidroxiesteroide desidrogenase tipo 1 (17bHSD1). A testosterona, por sua vez, é convertida em E2 pela enzima aromatase. As fontes predominantes de aromatase em mulheres na pós-menopausa são os tecidos periféricos como músculo, pele e principalmente o tecido adiposo. O tecido adiposo mamário também apresenta capacidade para formar estrogênios a partir da aromatização de androgênios circulantes. A taxa de supressão estrogênica dos inibidores de aromatase varia de 85 a 95%.

Histórico

Em 1895, Beatson realizou a primeira oforectomia bilateral devido a um câncer de mama localmente avançado e observou regressão de recorrência da doença em parede torácica em uma paciente na pré menopausa. A eficácia do bloqueio estrogênico para controle do câncer de mama já era conhecida desde meados do século XIX. Inúmeras drogas atuavam na supressão ovariana, estas evoluíram ao longo dos anos e o tamoxifeno (TMX) passou a ser a droga de escolha.

Alguns estudos sobre hormonioterapia em câncer de mama relataram redução da incidência na mama contralateral. Tais informações levaram ao primeiro estudo randomizado sobre uso de tamoxifeno na prevenção primária do câncer mamário: o NSABP-P1 (Figura 23.1).

Paralelamente, a ação do raloxifeno (RAL) foi aventada na prevenção primária. Dados de pesquisa sobre osteoporose (Estudos MORE e CORE) mostraram resultados favoráveis. Surgiu então o estudo NSABP-P2 ou STAR (*Study of Tamoxifen and Raloxifen*) que comparou o raloxifeno com o tamoxifeno (Figura 23.2).

Após os estudos com SERMs, Goss et al., 2011 (MAP.3), publicaram estudo clínico randomizado comparando inibidor de aromatase (exemestano) com placebo (Figura 23.3).

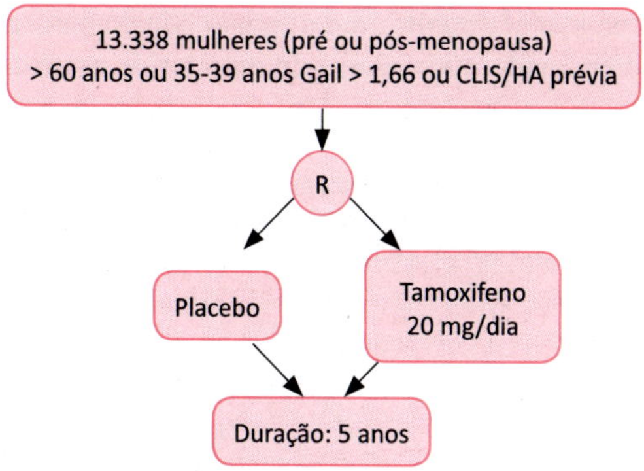

Figura 23.1: Desenho do estudo NSABP-P1.

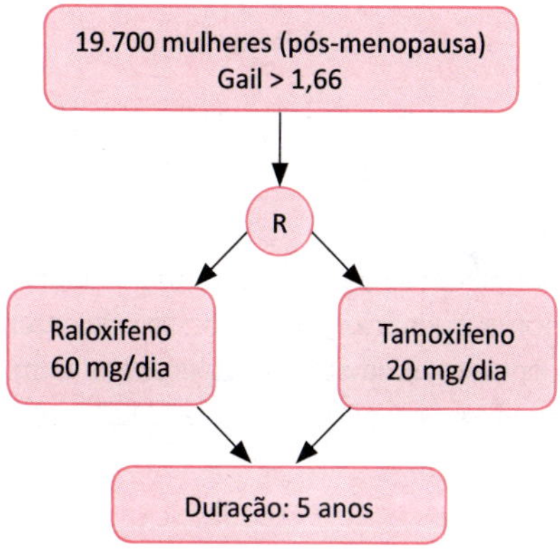

Figura 23.2: Desenho do estudo STAR.

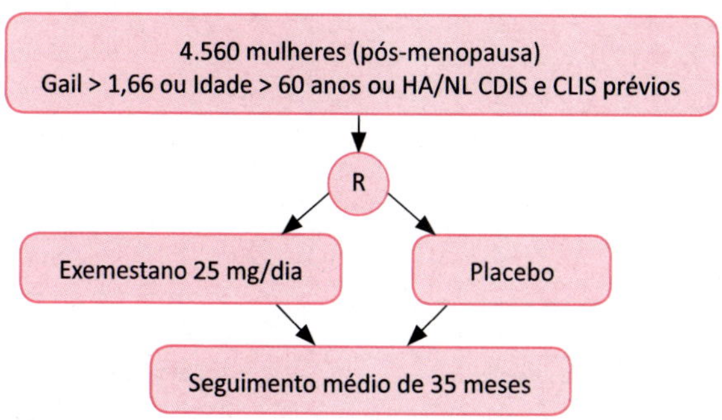

Figura 23.3: Desenho do estudo de quimioprevenção com exemestano (MAP.3).

Em 2014, Cuzik *et al.*, publicaram o estudo clínico randomizado denominado IBIS II, comparando outra classe de inibidor de aromatase (anastrozol) com placebo (Figura 23.4).

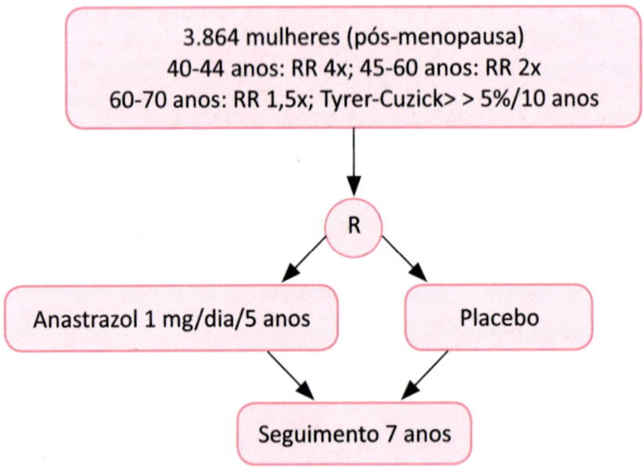

Figura 23.4: Desenho do estudo de quimioprevenção com anastrozol (IBIS II).

Eficácia

Os resultados do NSABP-P1 demonstraram redução de 49% no risco de surgimento de carcinoma mamário invasor e 50% de carcinoma *in situ* (Figura 23.5). Em pacientes com antecedente de hiperplasia com atipia, essa redução foi de até 86%.

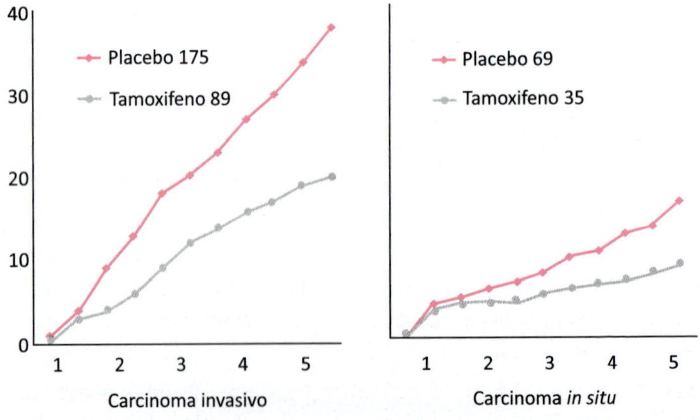

Figura 23.5: Número de eventos de carcinoma invasor e *in situ* no estudo NSABP-P1 após cinco anos (adaptado de Fisher B *et al.*, 1998).

Este benefício também foi observado na metanálise dos principais estudos que avaliaram o tamoxifeno e o raloxifeno como medicamentos redutores de risco, porém somente para tumores com expressão de receptores hormonais (RH) (Figura 23.6). Análise de subgrupo de pacientes portadoras de mutação dos genes BRCA1/2 do estudo NSABP-P1 mostrou que não houve redução de risco nas pacientes com mutação BRCA 1, provavelmente devido ao fato da maioria dessas pacientes desenvolverem tumores RH negativos, já nas pacientes com mutação do BRCA 2 houve redução no risco em 68%, resultado esse corroborado por estudo de coorte. Portanto, o uso da quimioprevenção com SERMs aparenta ser ineficaz em mulheres com mutação de BRCA-1 e os dados são limitados para BRCA 2.

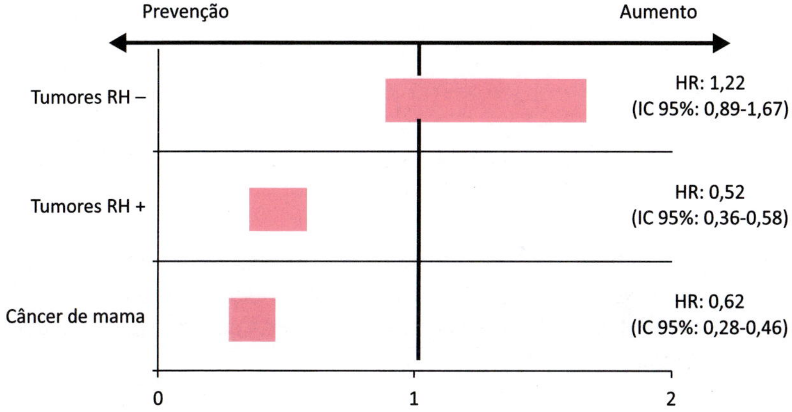

Figura 23.6: Metanálise dos principais estudos sobre quimioprevenção com TMX (NSABP-P1, IBIS-1, Royal Marsden e Milão) demonstrando redução do risco apenas nos tumores RH+ (adaptado de Cuzick *et al.*, 2003).

O estudo STAR, avaliando o efeito do RAL, demonstrou inferioridade desta droga em comparação ao TMX na prevenção de carcinoma invasor e *in situ*, após 81 meses de seguimento (Figura 23.7).

Estudos com IA apresentaram redução do risco em desenvolver câncer de mama em relação ao placebo. O estudo com exemestano demonstrou diminuição em 65% no risco de desenvolver carcinoma invasor de mama (IC 95%: 0,18-0,70; p 0,002) e 35% no risco de desenvolver carcinoma *in situ*, porém sem diferença estatística neste último (IC 95%: 0,28-1,5; p 0,31).

Já o estudo com anastrozol demonstrou redução de 50% no risco de desenvolver carcinoma invasor (IC 95%: 0,32-0,76; p 0,001) e de 53% de carcinoma *in situ* (IC 95%: 0,32-0,68; p < 0,0001).

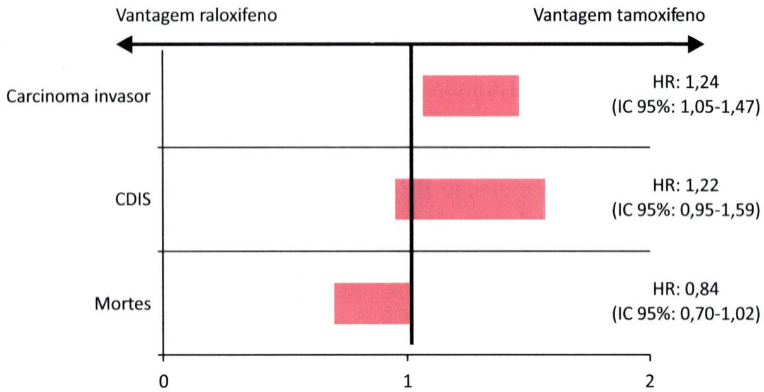

Figura 23.7: Resultados da comparação entre TMX e RAL após 81 meses de seguimento (adaptado de Vogel *et al.*, 2010).

Efeitos colaterais

Os principais efeitos colaterais do TMX e do RAL podem ser observados nas Figuras 23.8 a 23.10.

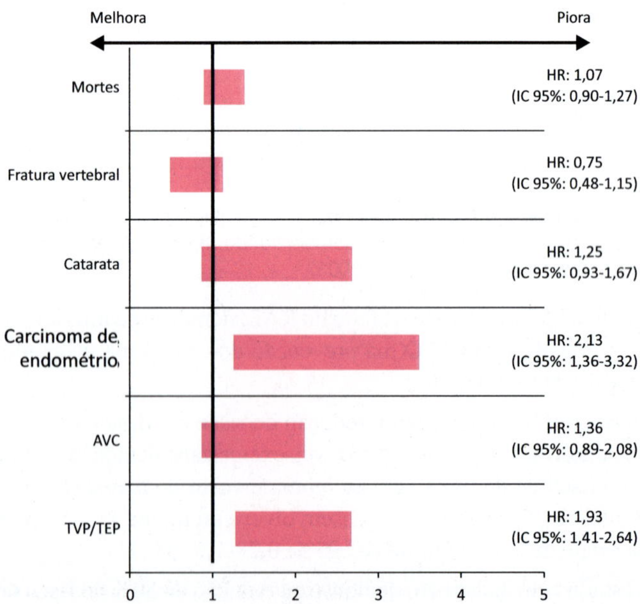

Figura 23.8: Metanálise dos principais efeitos colaterais dos estudos comparando TMX com placebo (adaptado de Nelson *et al.*, 2009).

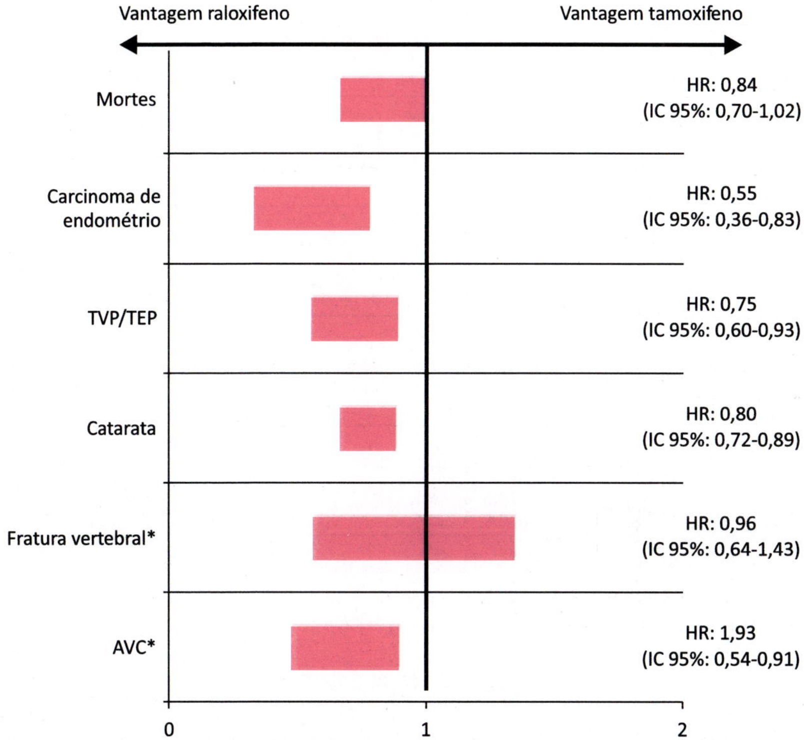

Figura 23.9: Resultados do estudo STAR, comparando RAL com TMX (adaptado de Vogel *et al.*, 2010 e 2006*).

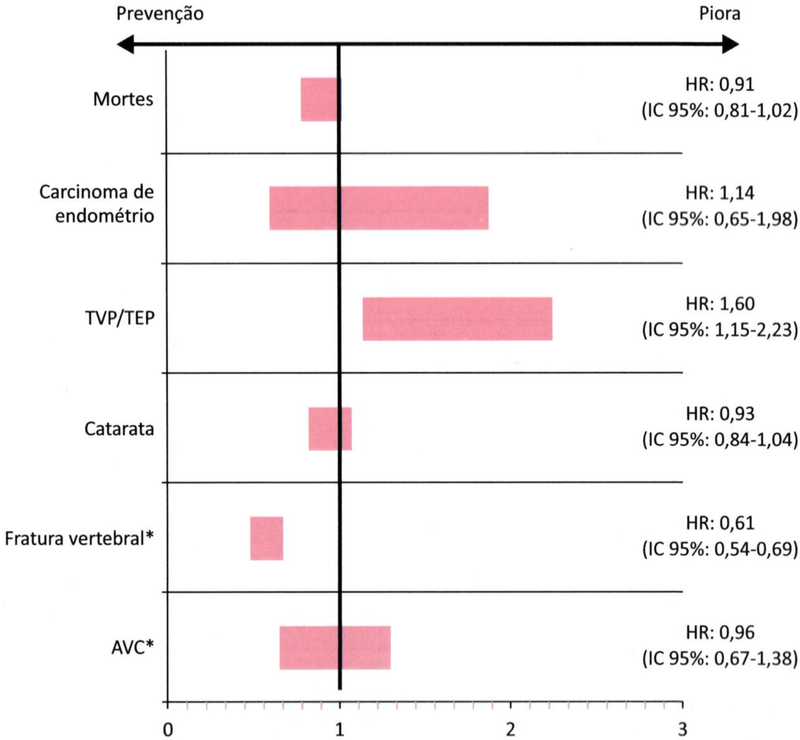

Figura 23.10: Metanálise dos principais efeitos colaterais dos estudos comparando RAL com placebo (adaptado de Nelson *et al.*, 2009).

Análises do uso de inibidores de aromatase demonstraram segurança em relação aos fenômenos tromboembólicos e endometriais. Porém, o uso dessas medicações aumentou osteoporose, dores musculares e articulares e elevação dos níveis arteriais sistêmicos com o uso de anastrozol.

Interações medicamentosas

Algumas medicações podem interferir na ação do tamoxifeno (via metabolismo do CYP2D6) e devem ser evitadas. As principais drogas nessa situação são os antidepressivos inibidores de recaptação de serotonina e noradrenalina, principalmente a paroxetina, fluoxetina e bupropiona, considerados inibidores fortes.

Indicações

Com base nas evidências científicas e em recomendações internacionais como do *National Comprehensive Cancer Network* (NCCN), as indicações de quimioprofilaxia e respectivos agentes para as pacientes que desejam realizá-la são:

- Tamoxifeno 20 mg/dia por 5 anos: Pacientes na pré e pós menopausa consideradas de alto risco (índice de Gail ≥ 1,7); história pessoal de carcinoma lobular *in situ* ou hiperplasia com atipia prévios. Evidências são limitadas, porém com certo benefício para portadoras de mutação do gene BRCA 2.
- Raloxifeno 60 mg/dia por 5 anos: Pacientes na pós-menopausa consideradas de alto risco (índice de Gail ≥ 1,7); história pessoal de carcinoma lobular *in situ* ou hiperplasia com atipia prévios.
- Exemestano 25 mg/dia ou Anastrozol 1 mg/dia por 5 anos: Pacientes na pós-menopausa com indicação à quimioprofilaxia porém com contraindicação ou intolerância ao TMX e RL.

Sempre levar em consideração antes da prescrição dos medicamentos as contraindicações.

Conclusão

A quimioprevenção com SERMs (TMX e RL) ou Inibidores de aromatase (Exemestane ou Anastrozol) são opções para mulheres com risco elevado para desenvolver câncer de mama (*in situ* ou invasor). A análise de que os benefícios do uso dos medicamentos superam os riscos de seus efeitos colaterais sempre deve ser considerada para a tomada de decisão. Caberá à paciente a decisão final em utilizá-los ou buscar outras formas redutoras de risco.

Fluxograma

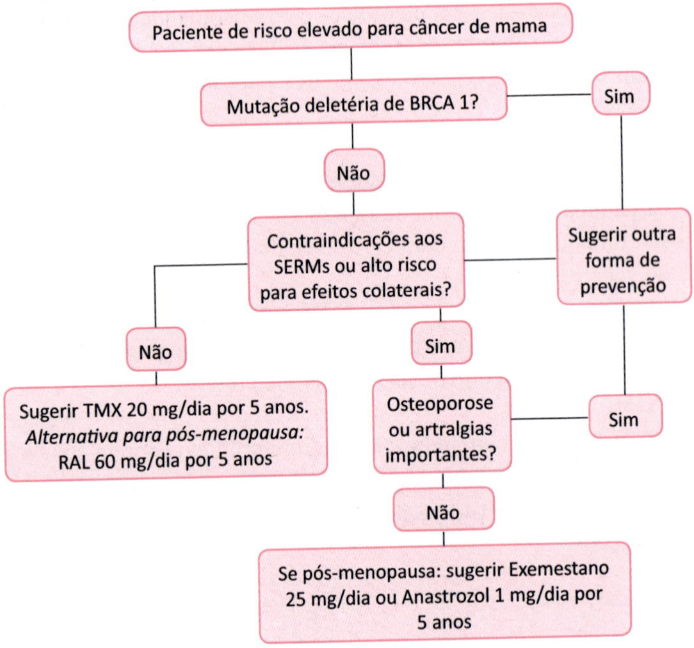

Fluxograma 23.1: Paciente de risco elevado para câncer de mama.

Leitura recomendada

1. Fisher B, Costantino JP, Wickerham DL, Redmond CK, Kavanah M, Cronin WM, Vogel V, Robidoux A, Dimitrov N, Atkins J, Daly M, Wieand S, Tan-Chiu E, Ford L, Wolmark N. Tamoxifen for prevention of breast cancer: report of the National Surgical Adjuvant Breast and Bowel Project P-1 Study. J Natl Cancer Inst. 1998 Sep 16;90(18):1371-88.

1º ensaio clínico randomizado placebo-controlado de quimioprevenção. Avaliou 13.338 mulheres, principalmente de alto risco. Após cinco anos foi observada redução de 48% na incidência do câncer de mama, porém sem redução na mortalidade. Observou-se aumento de carcinoma de endométrio, catarata e TVP/TEP.

2. Vogel VG, Costantino JP, Wickerham DL, Cronin WM, Cecchini RS, Atkins JN et al. Update of the National Surgical Adjuvant Breast and Bowel Project Study of Tamoxifen and Raloxifene (STAR) P-2 Trial: Preventing Breast Cancer. Cancer Prev Res, 2010; 3(6):OF1-11.

Ensaio clínico randomizado com 19.747 pacientes comparando o uso de tamoxifeno com raloxifeno por cinco anos. Seguimento de 81 meses. O tamoxifeno foi mais eficiente na quimioprevenção do câncer invasor (IC 95%: 1,05-1,47) e limítrofe para o CDIS (IC 95%: 0,95-1,59), porém os efeitos colaterais do RAL foram menores, principalmente no endométrio e na coagulação.

3. Nelson HD, Fu R, Griffin JC, Nygren P, Smith B et Humphrey L. Systematic Review: Comparative Effectiveness of Medications to Reduce Risk for Primary Breast Cancer. Ann Int Med, 2009; 151: 703-15.

Revisão sistemática com estudos de quimioprevenção: TMX (4 estudos) e de RAL (2 estudos). Ambas as medicações reduziram o risco de câncer de mama invasor e in situ, *porém apenas nos tumores RH+. As fraturas também foram reduzidas, porém houve aumento nos problemas tromboembólicos e carcinoma endometrial (principalmente com o TMX).*

4. King MC, Wieand S, Hale K, Lee M, Walsh T, Owens K. Tamoxifen and breast cancer incidence among women with inherited mutations in BRCA1 and BRCA2: National Surgical Adjuvant Breast and Bowel Project (NSABP-P1) Breast Cancer Prevention Trial. JAMA. 2001 Nov 14;286(18):2251-6.

Análise de pequeno grupo de pacientes do estudo NSABP-P1 que tiveram mutação do BRCA comprovada. Nas 19 mulheres estudadas, houve redução não significante da incidência de câncer de mama apenas no grupo com mutação no BRCA-2 (RR: 0,38, IC95%: 0,06-1,56). Não foi observado benefício nas pacientes BRCA-1 (RR: 1,67, IC95%: 0,32-10,7).

5. Goss PE, Ingle JN, Alés-Martínez JE. et al. Exemestane for breast-cancer prevention in postmenopausal women. NCIC CTG MAP.3 Study Investigators. N Engl J Med, 2011; 23;364(25):2381-91.

Estudo randomizado, duplo cego, com 4.560 mulheres na pós-menopausa, de alto risco, randomizadas para utilizar exemestano ou placebo por cinco anos. Após seguimento médio de 35 meses observou-se redução no câncer de mama de 65% no grupo experimental. Os principais efeitos colaterais foram relacionados ao aparelho locomotor.

6. Cuzick J, Sestak I, Forbes JF, Dowsett M, Knox J, Cawthorn S et al. Anastrozole for prevention of breast cancer in high-risk postmenopausal women (IBIS-II): an international, double-blind, randomised placebo-controlled trial. Lancet 2014; 383: 1041–48.

Estudo randomizado, duplo cego, com 3864 mulheres na pós-menopausa, de alto risco, randomizadas para utilizar anastrozol ou placebo por cinco anos. Após seguimento de sete anos observou-se redução no câncer de mama de 50% no grupo experimental. Os principais efeitos colaterais foram relacionados ao osteoarticular.

Capítulo

24

Prevenção – cirurgias redutoras de risco

GPM – Grupo de Pesquisas em Mastologia

Definição

As cirurgias redutoras de risco também são erroneamente conhecidas por "cirurgias profiláticas". Este segundo termo deve ser evitado, pois sugere a falsa ideia que existe prevenção total do câncer. As cirurgias são: mastectomia profilática bilateral e/ou salpingooforectomia bilateral.

São estratégias que podem ser utilizadas em pacientes de alto risco para o câncer de mama, no entanto seu papel está muito mais bem definido nas mulheres portadoras de mutações deletérias associadas ao câncer de mama, especialmente BRCA 1 e 2.

Essas cirurgias possuem alta complexidade e considerável risco de complicações, devendo ser reservadas para situações de exceção e após criteriosa avaliação de riscos e benefícios.

Seleção de pacientes

Entre todas as formas de prevenção, a mais efetiva quanto à diminuição de incidência de câncer é a cirúrgica, embora os dados sobre benefício em relação a sobrevida sejam bastante controversos.

Não existe consenso sobre qual grupo de pacientes deve ser submetido ao procedimento. Aparentemente, mulheres jovens com mutação comprovada no BRCA-1 são as melhores candidatas, já que os benefícios da quimioprevenção são questionáveis devido à grande parte desses tumores serem receptores hormonais negativos. Portadoras de mutação BRCA-2 também se beneficiam das cirurgias redutoras de risco, porém, devido a maior parte desses tumores serem receptores hormonais positivos, é possível que a quimioprevenção seja uma medida também eficaz. A grande discussão é se seria tão eficaz quanto a cirurgia redutora de risco, sendo que, até o momento, não existem dados que confirmem este benefício.

Alguns *guidelines,* como o NCCN em sua versão 2017, contemplam a possibilidade de mastectomia redutora de riscos (MRR) para as mulheres portadoras de mutações em outros genes como TP53, ATM, PTEN e PALB2 e de salpingooofectomia (SOB) para aquelas em mutações de RAD51C, RAD51D e BRIP1.

As pacientes com lesões precursoras e pacientes de risco elevado sem mutação genética – podem se beneficiar da quimioprevenção e o papel da cirurgia deve ser muito bem discutido e individualizado.

Existem dois cenários muito distintos na indicação das cirurgias redutoras de risco:

1. Pacientes sem antecedentes pessoais para câncer;
2. Pacientes com história pessoal de câncer de mama/ovário prévia, onde o benefício da cirurgia deve levar em conta o estadiamento da doença.

Técnica cirúrgica

Mastectomias redutoras de risco (MRR)

Os estudos sobre mastectomia redutora de risco são heterogêneos, utilizando diferentes técnicas cirúrgicas, desde mastectomia total, mastectomia preservadora de pele e mastectomia preservadora de pele e CAP (adenomastectomia). Não existem dados que demonstrem maior ou menor eficácia entre uma ou outra técnica.

Os melhores resultados estéticos são obtidos com a adenomastectomia, no entanto, nem sempre é factível, pois depende muito do volume, formato e grau de ptose. O tipo de reconstrução mais utilizado é com próteses definitivas ou expansoras, e apenas em casos de exceção com retalho miocutâneo. Em pacientes sem lesões mamárias suspeitas, a biópsia do linfonodo sentinela (BLS) não deve ser realizada (Tabela 24.1).

Tabela 24.1: Modelo matemático baseado nos principais estudos sobre risco de carcinoma incidental, BLS e EA. Demonstrando que o uso sistemático da BLS numa população causa mais danos que o eventual esvaziamento axilar dos casos com achado incidental (adaptado de Boughey et al., 2007)

Probabilidade/Risco	Resultados da literatura médica		
	Base	Mínimo	Máximo
Carcinoma incidental (média)	1,9%	0,1%	3,5%
Complicações da BLS (média)	6,8%	0%	22%
Complicações do uso rotineiro da EA (média)	31,4%	12%	69%
Complicações com EA somente nos casos de carcinoma incidental	0,5%	0,01%	2,4%

Salpingooforectomia bilateral (SOB)

Este procedimento pode ser associado ou não a cirurgia mamária. Nos casos de portadoras de mutação BRCA-1 e 2, como a apresentação do câncer de tubas/ovário geralmente ocorre mais tardiamente do que o câncer de mama, dá-se preferência pela realização da mastectomia entre 25 e 40 anos e da SOB entre 40 e 45 anos. Dessa maneira evita-se também as consequências da castração precoce em mulheres jovens, com todos seus desdobramentos em relação a saúde óssea e qualidade de vida.

O procedimento em si é simples, e é importante que toda a tuba uterina seja retirada junto com o ovário, desde sua porção uterina até as fímbrias.

Eficácia na prevenção

Cirurgias redutoras de riscos – pacientes sem câncer

Os primeiros dados consistentes referentes ao benefício da MRR nas mulheres de alto risco para câncer de mama são decorrentes do estudo de Hartmann. A redução de risco após 14 anos de seguimento foi de 90% e houve uma estimativa de redução de mortalidade com o procedimento (Figura 24.1 e 24.2). Uma das publicações do grupo PROSE (*Prevention and Observation of Surgical End Points Study Group)* mostrou em um seguimento médio de 6,4 anos, 105 casos de MRR em pacientes carreadoras de mutação nos genes BRCA 1 e 2 comparados com 378 casos-controle, a incidência de câncer de mama foi de 1,9% e 48,7%, respectivamente (OR: 0,05, IC95%: 0,01-0,22).

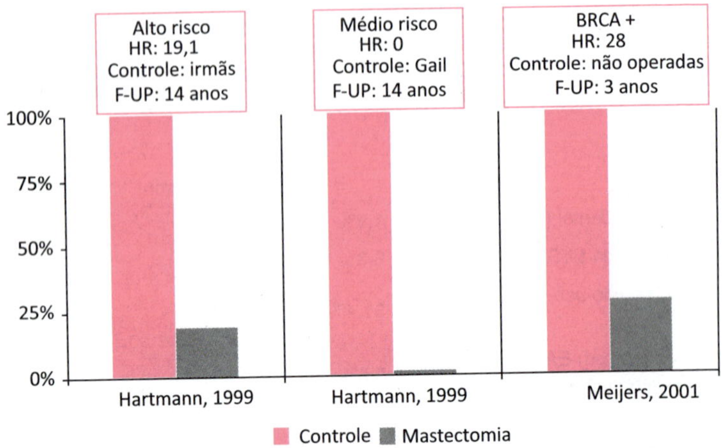

Figura 24.1: Mortalidade específica em estudos sobre mastectomia bilateral.

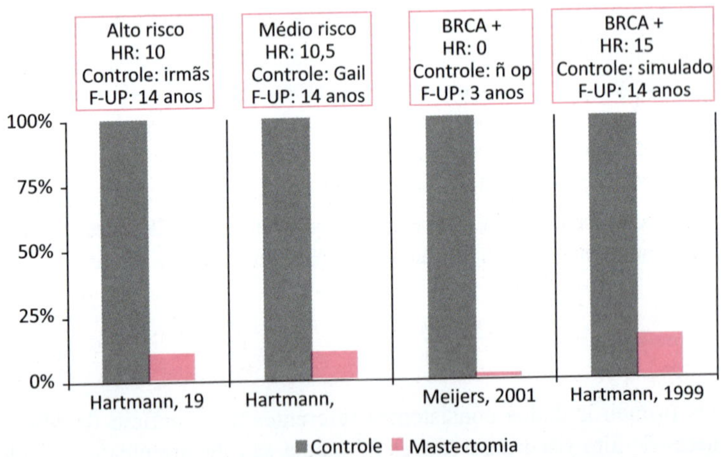

Figura 24.2: Incidência de câncer de mama em estudos sobre mastectomia bilateral.

Em coorte prospectivo com 22 centros nos Estados Unidos e na Europa, Domcheck *et al.* avaliaram 2.482 mulheres portadoras de mutação BRCA 1 e 2, sendo 15% submetidas a MRR e 40% submetidas a SOB. Nenhuma paciente submetida a MRR desenvolveu câncer de mama, *versus* 7% no grupo não submetido a MRR. A SOB foi associada a redução de mortalidade por qualquer causa (OR: 0,40, IC95%: 0,26-0,61), redução de mortalidade específica para câncer de mama (OR: 0,44, IC95%: 0,26-0,76) e redução de mortalidade específica para câncer de ovário (OR: 0,25, IC95%: 0,08-0,75).

Até o momento a literatura é falha em apresentar dados robustos que associem a MRR com aumento de sobrevida nas mulheres com alto risco para câncer de mama. O único estudo de coorte prospectivo que conseguiu demonstrar tal associação é holandês e avaliou 570 mulheres saudáveis e portadoras de mutação de BRCA 1 ou 2, das quais 212 foram submetidas a MRR. Apesar de um seguimento relativamente curto para avaliar mortalidade, os autores conseguiram demonstrar aumento de sobrevida no grupo submetido a cirurgia.

Quanto a SOB, a eficácia desta cirurgia em reduzir o risco de câncer de mama e ovário nas pacientes com mutação de BRCA tem sido demonstrada em inúmeros estudos. Kauff *et al.*, em estudo prospectivo e multicêntrico, estudaram 170 portadoras de mutação BRCA 1 e 2 acima de 35 anos de idade, seguidas prospectivamente por dois anos. Mostraram taxas de câncer de tuba, carcinomatose ou câncer de ovário em 1/98 (1%) nas pacientes submetidas a SOB e 5/83 (6%) naquelas não operadas. Em recente publicação do mesmo grupo e com seguimento maior, a SOB reduziu significantemente, em 88%, a chance de desenvolvimento de câncer mamário/ginecológico. O benefício foi mais evidente nas portadoras de mutação BRCA 2 e naquelas com tumores com receptores hormonais positivos (Figura 24.3).

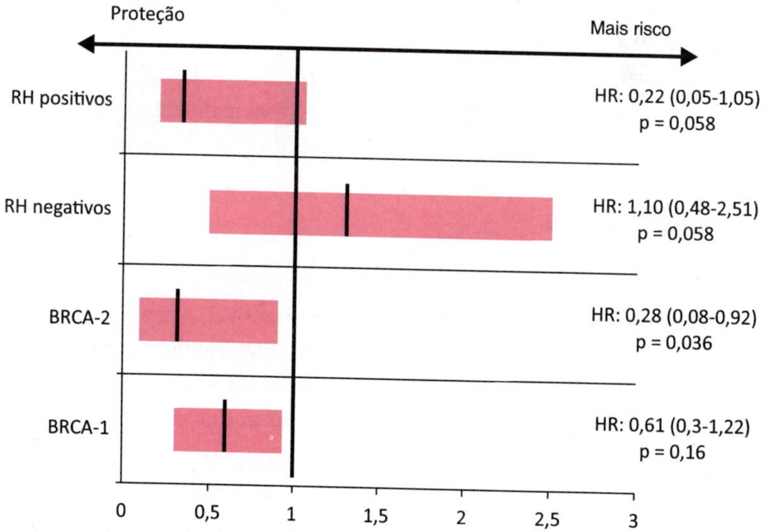

Figura 24.3: Coorte prospectiva com 325 mulheres com mutação no BRCA-1 e 185 no BRCA-2, seguidas por 36 meses e comparadas com 283 controles (adaptado de Kauff ND *et al.*, 2008).

Na meta-analise publicada por Rebbbeck *et al.* em 2009, foram estudados dez trabalhos com mulheres portadoras da mutação BRCA 1 ou 2 e submetidas a SOB e os respectivos desfechos em relação ao câncer de mama e ginecológico. Os dados mostram redução de risco em torno de 80% para câncer de ovário/tubas e de 50% para câncer de mama com a SOB (Figura 24.4).

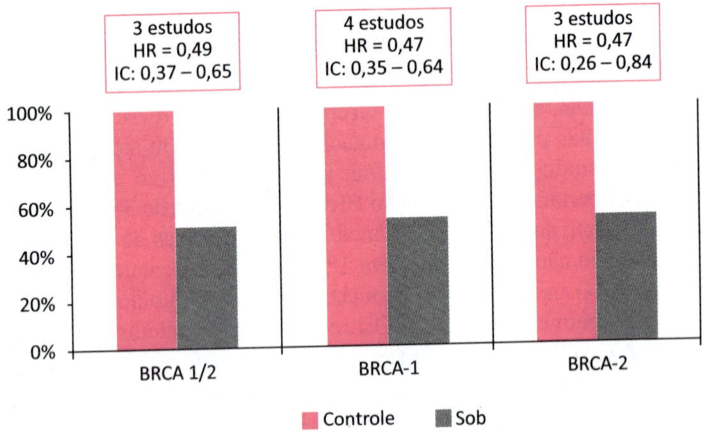

Figura 24.4: Metanálise de estudos sobre SOB em pacientes com mutação genética (adaptado de Rebbeck *et al.*, 2009).

Em suma, há evidências de que a MRR e principalmente a SOB devam ser incluídas entre as estratégias de prevenção do câncer nas mulheres com mutação do BRCA 1 e 2. Os dados em relação a mutações de outros genes são ainda bastante escassos.

Cirurgias redutoras de risco – pacientes com câncer

O benefício deste procedimento também é discutível. Afinal, estudos sobre cirurgia conservadora (sem cirurgia contralateral) para carcinoma em pacientes com mutação em BRCA-1 ou BRCA-2 demonstraram sobrevida semelhante à população geral. Apesar de aumento de recidiva local e de câncer contralateral.

O principal fator prognóstico das pacientes com carcinoma de mama são as características do tumor e estadiamento. Portanto, a MRR contralateral pode ter benefício nos casos com risco baixo para recidivas, metastases ou morte. As limitações dos estudos também impedem avaliar o verdadeiro impacto da cirurgia na redução da mortalidade.

Boughey *et al.* compararam 385 mulheres de alto risco familiar (sem mutação determinada) e com câncer de mama estádio I e II e submetidas a mastectomia por câncer e MRR contralateral e com 385 outras submetidas apenas a mastectomia. No seguimento de 17 anos, houve aumento de SLD e SG no grupo submetido a MRR contralateral. Já para mulheres com mutação BRCA e câncer de mama, Metcalfe *et al.* estudaram 390 mulheres norte-americanas, estádio I e II, sendo 181 submetidas a MRR contralateral e seguidas por 20 anos. A taxa de sobrevida foi de 88% no grupo da MRR contralateral (IC95%: 83-93) e 66% no grupo da mastectomia unilateral (IC95%: 59-73), o que representa redução de 48% na mortalidade (OR: 0,52 IC95%: 0,29-0,93). Neste estudo, 94% das MRR contralaterais foram realizadas nos primeiros dez anos após o diagnóstico.

Os estudos que avaliaram o papel da SOB nas mulheres com mutação BRCA e antecedente pessoal de câncer de mama tratado com cirurgia apenas na mama afetada, mostraram impacto positivo na diminuição de risco para câncer na mama contralateral. Metcalfe *et al.* mostraram que o risco destas mulheres que já desenvolveram câncer de mama, de apresentarem câncer de ovário foi de 12,7% para as portadoras de mutação BRCA 1 e 6,8% para o grupo BRCA 2 (sendo a diferença significativa). Foi importante o dado de que 25% das mortes nas pacientes com câncer de mama estádio I foram em decorrência de câncer de ovário.

Portanto, também há evidências de que tanto a MRR como a SOB possam oferecer benefícios em relação a sobrevida para as mulheres com mutação de BRCA e câncer já diagnosticado.

Complicações

As complicações existentes após a mastectomia com reconstrução devido ao câncer e na MR são similares, afinal trata-se procedimento não estético. Este dado tem que ser claramente informado, pois não é raro que as expectativas das pacientes sejam superestimadas (Tabela 24.2).

Além disso, os problemas psicológicos decorrentes do procedimento também são observados em número considerável de mulheres. Há estudos que mostram aumento de cancerofobia, piora da feminilidade, da autoestima e da sexualidade em cerca de 20% a 25% das pacientes. Em revisão da Cochrane Database feita por Lostumbo *et al.*, em 2010, mostraram que a maioria das pacientes estava satisfeita pela opção da cirurgia; no entanto, não houve unanimidade quanto a satisfação pelo resultado estético (Figuras 24.5 e 24.6).

Tabela 24.2: Compilação das taxas de complicações em mastectomias/reconstruções

Complicações da mastectomia	
Seroma	25-60%
Infecção de ferida	2,8-15%
Necrose de pele	1,0-22%
Hematoma	2%
Complicações da reconstrução com implante	
Infecção de prótese	0,5-5%
Contratura capsular	5,0-50%
Exposição ou rupturas com necessidade de intervenção	10-25%
Complicações da reconstrução com retalhos	
Necrose de pele	1-6%
Infecção de ferida	4-12%
Hérnias abdominais (TRAM)	20%
Outras limitações funcionais	Até 15%

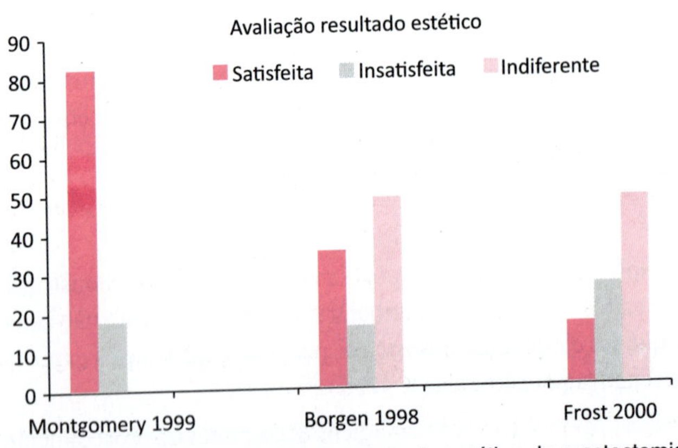

Figura 24.5: Avaliação pelas pacientes do resultado estético da mastectomia redutora de risco (Modificado de Lostumbo *et al.*, 2010).

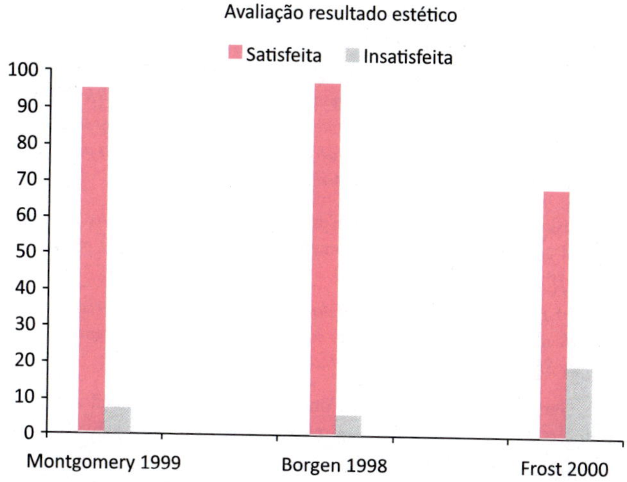

Figura 24.6: Satisfação da paciente pela escolha da mastectomia redutora de risco (Modificado de Lostumbo *et al.*, 2010).

A SOB causa infertilidade e menopausa precoce. O uso de terapia de reposição pode reduzir os sintomas climatéricos, porém deve ser usada em situações de exceção, pois não há estudos clínicos sobre a segurança.

Conclusão

A cirurgia redutora de risco deve ser adotada após análise criteriosa de cada caso, sem necessidade de urgência, e o atendimento deve ser multidisciplinar. Os riscos existentes e a falta de estudos conclusivos sobre a proteção devem sempre ser informados.

Leitura recomendada

1. Lostumbo L, Carbine NE, Wallace J. Prophylactic mastectomy for the prevention of breast cancer. Cochrane Database Syst Rev. 2010; 10(11):CD002748.

   Revisão sistemática escrita inicialmente em 2004 e revisada em 2010. Avalia os principais estudos sobre mastectomia bilateral e contralateral.

2. Rebbeck TR, Kauff ND, Domchek SM. Meta-analysis of Risk Reduction Estimates Associated With Risk-Reducing Salpingooophorectomy in *BRCA1* or *BRCA2* Mutation Carriers. J Nat Cancer Inst, 2009; 101(2):80-87.

   Metanálise de 10 estudos sobre o benefício da SOB na redução de risco de câncer de mama, O benefício foi observado em todas as pacientes mutadas: BRCA-1 (HR: 0,47 IC:0,35-0,64) e BRCA-2 (HR: 0,47; IC: 0,265-0,85).

3. Domcheck SM, Friebel TM, Singer CF et al. Association of risk-reducing surgery in BRCA 1 or BRCA2 mutation carriers with cancer risk and mortality. JAMA 2010;304:967-975.

Avaliação de 2.482 mulheres portadoras de mutação BRCA 1 e 2, sendo 15% submetidas a MRR e 40% submetidas a SOB. Nenhuma paciente submetida a MRR desenvolveu câncer de mama, versus 7% no grupo não submetido a MRR e a SOB foi associada a redução de mortalidade por qualquer causa, redução de mortalidade específica para câncer de mama e redução de mortalidade específica para câncer de ovário.

4. Boughey J, Hoskin TL, Degnim AC et al. Contralateral prophylactic mastectomy is associated with a survival advantage in high-risk women with a personal history of breast cancer. Ann Surg Oncol 2010;17:2702-2709.

Estudo retrospectivo que avalia o papel da mastectomia redutora de riscos contralateral em mulheres de alto risco e com cancer de mama Ec I e II. No seguimento de 17 anos, houve aumento de SLD e SG no grupo submetido a MRR contralateral.

5. Metcalfe K, Gershman S, Ghadirian P. Contralateral mastectomy and survival after breast cancer in carriers of BRCA 1 and BRCA 2 mutations: retrospective analysis. BMJ 2014;348.

Estudo com mulheres com câncer de mama estádio I e II e mutação no BRCA 1 e 2, submetidas a cirurgia unilateral. Nesta amostra, o risco de desenvolvimento de câncer contralateral foi de 40% em 10 anos e os fatores que se associaram a redução deste risco foram o uso de tamoxifen e a ooforectomia e que o risco destas mulheres que já desenvolveram câncer de mama apresentarem câncer de ovário foi de 12,7% para as portadoras de mutação BRCA 1 e 6,8% para o grupo BRCA 2.

6. Heemskerk-Gerritsen BA, Rookus MA, Aalfs CM et al. Improved overall survival after contralateral risk-reducing mastectomy in BRCA ½ mutation carriers with a history of unilateral breast cancer: a prospective analysis. Int J Cancer 2015;136:668-677.

Estudo com 583 mulheres com câncer e mutação BRCA foram avaliadas com seguimento de 11 anos. A incidência de câncer de mama foi de 2% no grupo da MRR contralateral versus 19% no grupo apenas da mastectomia e houve redução de cerca de 50% na mortalidade no grupo da MRR contralateral.

Capítulo

25

Carcinogênese e história natural do câncer de mama

José Cláudio Casali da Rocha

Introdução ao desenvolvimento do carcinoma invasivo de mama

A apresentação clínica do câncer de mama pode variar desde formas microinvasivas até altamente metastáticas. A grande maioria dos cânceres de mama pertence à classe dos carcinomas originados do epitélio dos lóbulos e ductos da glândula, mais especificamente das células luminais (potencialmente secretoras de leite). Os adenocarcinomas mamários de subtipo basal-*like* – frequentemente negativos para a expressão de receptores de estrogênio (RE) e de progesterona (RP) e da proteína HER2 – têm uma assinatura genética similar a das células mioepiteliais que revestem túbulos e lóbulos e típica dos tumores com deficiência de BRCA1 (Casali-da-Rocha, 2010; Rakha, 2008). O carcinoma invasivo encontra-se frequentemente associado com focos de carcinoma *in situ* e com lesões hiperplásicas atípicas, sugerindo que essas lesões pré-malignas possam representar lesões precursoras do câncer. Os lóbulos do tipo I das nulíparas, menos ramificados e mais celularizados, são mais sujeitos a transformação maligna em comparação com o lóbulo do tipo III das multíparas, mais diferenciados.

Embora vários fatores de risco para o câncer de mama já sejam bastante conhecidos, tais como envelhecimento, história familiar, radiação ionizante, dieta e história reprodutiva, os mecanismos genéticos da transformação maligna estão sendo desvendados apenas recentemente com grandes estudos epidemiológicos e com o sequenciamento genômico dos tumores. A percepção atual de que o ambiente externo ao indivíduo (exposições, hábitos, dieta, bem-estar) se relaciona com o microambiente tecidual (modificações genéticas e epigenéticas) revelam um verdadeiro ecossistema tumoral com interações imuno-psico-endócrino e genéticas entre o tumor e o indivíduo, e porque não dizer, entre o tumor primário e suas metástases. Investigações epidemiológicas e experimentais têm identificado fatores protetores relacionados à dieta que influenciam as fases de iniciação e promoção do câncer. Alguns alimentos e nutrientes (alho, selênio) e hormônios (fitoestrógenos, vitamina D) têm efeito protetor contra o câncer, agindo como antioxidantes (impedindo a formação de adutos de DNA) e antiproliferativos. Recentemente, o papel da amamentação como modificador de risco foi explorado em mulheres de alto risco genético, sendo protetor para portadoras de mutação familial no gene *BRCA1* (redução do risco em 32%), mas sem influência para aquelas mutantes *BRCA2* (Kotsopoulos, 2012).

Carcinogênese mamária

O câncer é uma doença crônica, degenerativa e de bases genéticas, causado por uma série de eventos estruturais (genéticos) e químicos (epigenéticos) que conduzem o processo de transformação de uma célula normal na direção da malignidade. O sequenciamento de genomas de centenas de cânceres de mama vem mostrando que apenas quatro mutações em genes "chave" (do inglês, *key genes*) são suficientes para essa transformação, chamadas mutações condutoras (do inglês, *driver mutations*). Grande parte dos cânceres de mama apresenta instabilidade genômica levando ao acúmulo de alterações genômicas aparentemente irrelevantes, chamadas de mutações passageiras (do inglês, *passenger mutations*). Quando uma mutação condutora é herdada e pode ser transmitida para os filhos aumentando significativamente seu risco o câncer é designado como hereditário ou familiar. A conceituação da carcinogênese como um processo de múltiplas etapas que antecedem o aparecimento de neoplasias gerou o conceito de pré-neoplasia, que seria caracterizada por estágios anteriores às neoplasias benignas e malignas (Sapkota, 2013).

Didaticamente, o processo de carcinogênese pode ser dividido em três etapas:

- Iniciação: caracterizada por mutações em uma célula-tronco mamária provocadas por agentes químicos, físicos (radiação ultravioleta e ionizante), biológicos (vírus) ou herdadas (hereditariedade), geralmente irreparáveis e permanentes, afetando a proliferação celular e a morte celular programada (apoptose). O processo se inicia com a inativação de genes supressores de tumor (p.e. *TP53*, *PTEN*, *CDKN2A*, *Ciclina D*, *Caspase 8*) ou com a ativação de protoncogenes em oncogenes (*HER2*, *MYC*). O acúmulo clonal de células leva histologicamente à hiperplasia ductal, inicialmente sem atipias;
- Promoção: nessa fase, ocorre a expansão de clones mutantes compostos de células fenotipicamente alteradas (FABER; SARMA, 1987) por estímulos à proliferação celular de fatores de crescimento autócrinos onde a

célula em transformação secreta seu próprio fator de crescimento (*EGF*, *IGF*, *VEGF*, *PDGF*, *TGF-alfa*, *HIF*, entre outros) ou recruta células inflamatórias e estromais para produzirem esses fatores. A célula desenvolve mecanismos de evasão ao sistema imune, não somente neutralizando linfócitos e macrófagos, mas também os recrutando como verdadeiros aliados. Histologicamente surgem atipias nucleares e raras mitoses, além de infiltração linfocitária e marcadores de proliferação vascular;

- Progressão: o processo de transformação atinge seu clímax, com células mutantes imortais, capazes de proliferar indefinidamente, destruir a lâmina própria e invadir tecidos, linfáticos e ganhar a corrente sanguínea. Genes ligados ao metabolismo da glicose, angiogênese e moléculas de adesão são reprogramados para que a célula consiga sobreviver em situações inóspitas de acidose e hipóxia extremas. Fenotipicamente constituem carcinomas *in situ* e carcinomas invasivos.

No momento do diagnóstico, o câncer de mama é composto por populações heterogêneas de células tumorais com comportamentos biológicos distintos e não raramente, com diferentes respostas aos tratamentos sistêmicos. Dois modelos de evolução clonal são reconhecidos (Figura 25.1):

1. O modelo estocástico da evolução clonal postula que o tumor se origina de uma única célula que sofre pressões seletivas através de aberrações genéticas adquiridas randomicamente levando a expansão dos clones mais vantajosos;

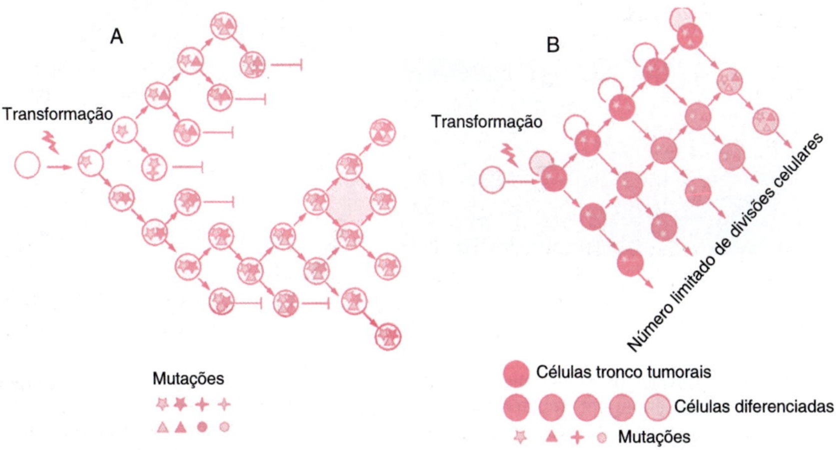

Figura 25.1: Modelos de carcinogênese. A: O modelo estocástico postula a evolução clonal a partir de uma única célula. B: O modelo das células-tronco tumorais postula que os tumores são originados a partir de uma população rara de células capazes de se auto renovarem e se diferenciarem em linhagens diferentes de limitado potencial replicativo.

2. O modelo de evolução clonal a partir das chamadas células-tronco tumorais (do inglês, *cancer stem cells*) sugere que a população de células do tumor se origina a partir de células autorregenerativas capazes de derivar todos os componentes celulares do tumor. Sabemos por experimentos que cerca de 1% das células tumorais malignas é constituído por células-tronco tumorais capazes de regenerar todos componentes do tumor quando recrutadas e de permanecerem em estado quiescente (fase G0 do ciclo celular) por longos períodos de hibernação. Por outro lado, as células tumorais malignas já diferenciadas (ou seja, 99% do tumor) não são suficientes para regenerar sozinhas novos tumores.

Inúmeras alterações citogenéticas podem ser observadas no câncer de mama, sendo que a enorme maioria delas é decorrente de instabilidade genômica e não são funcionais. A instabilidade genômica dos tumores mais proliferativos leva a uma desorganização do genoma, com enormes alterações estruturais como múltiplas cópias cromossômicas e translocações complexas entre eles (Figura 25.2).

O sequenciamento genômico comparativo dos tumores de mama desvendou as principais mutações e aberrações genéticas encontradas nos quatro principais subtipos moleculares (Luminal A, Luminal B, HER2 enriquecido, e Basal-*like*), revelando diferenças que explicam seu comportamento biológico e prognóstico distintos (Tabela 25.1).

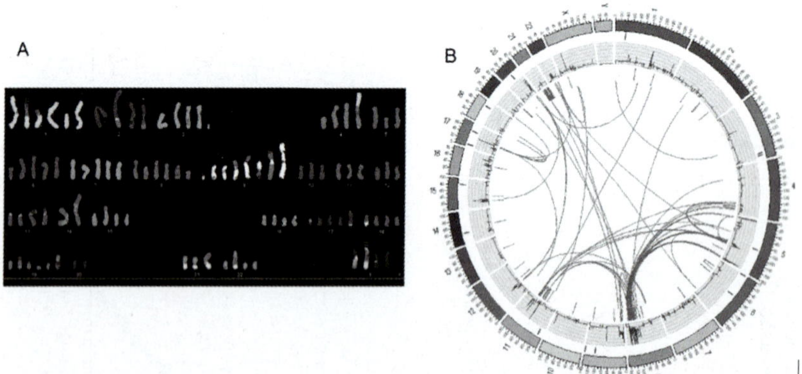

Figura 25.2: Avanços da genética com representação das alterações estruturais observadas em uma linhagem celular de câncer de mama. A: Cariótipo espectral (SKY), onde cada cromossomo é identificado por cores distintas, revela extensa aneuploidia (célula pseudotetraploide, ~4n) e com múltiplas quebras e rearranjos cromossômicos. Observe os cromossomos de múltiplas cores. B: Resultado gráfico do sequenciamento genômico amplo dessa mesma célula. Os cromossomos são apresentados como nos ponteiros de um relógio (anel circular externo), e as translocações estão indicadas pelas linhas lilases que ligam cromossomos.

Tabela 25.1: Principais mutações e aberrações por subtipos moleculares de câncer de mama. ER+, expressão do receptor de estrógeno; HER2-, sem expressão de cErbB2/HER2; TN, triplo-negativo; mut, mutação; del, deleção; amp, amplificação; entre parênteses, a frequência

Subtipo	Luminal A	Luminal B	Basal-like	HER2
ER+/HER2 – (%)	87	82	10	20
HER2+ (%)	7	15	2	68
TNs (%)	2	1	80	9
Via TP53	mut *TP53* (12%); ganho *MDM2* (14%)	mut *TP53* (32%); ganho *MDM2* (31%)	mut *TP53* (84%); ganho *MDM2* (14%)	mut *TP53* (75%); ganho *MDM2* (30%)
Via PIK3CA/PTEN	mut *PIK3CA* (49%); mut/del *PTEN* (13%); del *INPP4B* (9%)	mut *PIK3CA* (32%); mut/del PTEN (24%); del *INPP4B* (16%)	mut *PIK3CA* (7%); mut/del *PTEN* (35%); del *INPP4B* (30%)	mut *PIK3CA* (42%); mut/del *PTEN* (19%); del *INPP4B* (30%)
Via RB1	amp Ciclina D1 (29%); ganho CDK4 (14%); hipoexpressão CDKN2C; hiperexpressão RB1	amp Ciclina D1 (58%); ganho CDK4 (25%)	mut/del RB1 (20%); amp ciclina E1 (9%); hiperexpressão CDKN2A; hipoexpressão RB1	amp Ciclina D1 (38%); ganho CDK4 (24%)
Proliferação	baixa	alta	alta	alta
Alterações cromossômicas (numéricas e estruturais)	predominantemente diploide; maioria sem instabilidade genômica; ganho de 1q, 8q, 8p11; 8p, del 16q; amp 11q13.3 (24%)	maioria aneuploide; frequente amp focal; ganho 1q, 8q, 8p11; del 8p, 16q; amp 11q13.3 (51%); amp 8p11.23 (28%)	maioria aneuploide; alta instabilidade genômica; ganho 1q, 10p; del 8p, 5q; ganho focal MYC (40%)	maioria aneuploide; alta instabilidade genômica; ganho 1q, 8q; del 8p; amp focal HER2 (71%)
Mutações DNA	*PIK3CA* (49%); *TP53* (12%); *GATA3* (14%); *MAP3K1* (14%)	*TP53* (32%); *PIK3CA* (32%); *MAP3K1* (5%)	*TP53* (84%); *PIK3CA* (7%)	*TP53* (75%); *PIK3CA* (42%); *PIK3R1* (8%)
Metilação DNA (epigenética)	–	Fenótipo hipermetilado	hipometilado	–
Expressão protéica	alta expressão via estrogênica; alta expressão MYB; subtipos RPPA	alta expressão via estrogênica; alta expressão FOXM1 e MYC	alta expressão de proteínas de reparo DNA, sem expressão PTEN e INPP4B (pAKT)	alta expressão de EGFR e HER2

História natural do câncer de mama: desenvolvimento e disseminação

A partir da transformação maligna as células tumorais crescem em número, se acumulando e formando tumores. O padrão de crescimento celular do tumor maligno, resultado do balanço entre proliferação e morte celular tumoral, segue uma curva sigmoide Gompertziana (Figura 25.3). Uma vez que o índice de proliferação mitótica (dosado pelo marcador Ki67) se correlaciona diretamente com o grau histológico do tumor e seu comportamento biológico, parece óbvio que para que ocorra uma adequada detecção de tumores mais proliferativos, mais intenso deve ser o rastreamento preventivo, tal como o recomendado para mulheres portadoras de síndromes hereditárias de câncer de mama (por ex., síndrome de câncer de mama e ovários hereditários e Li-Fraumeni).

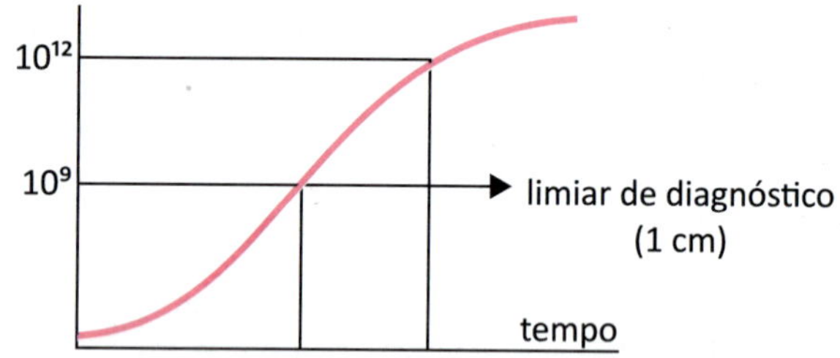

Figura 25.3: Curva Gompertziana de crescimento tumoral. O crescimento celular atinge capacidade proliferativa máxima até cerca de 1 cm^3 com aproximadamente 1 bilhão de células.

Hanahan e Weinberg atualizaram recentemente seu modelo de carcinogênese com um total de dez capacidades biológicas adquiridas pelas células tumorais humanas. A Figura 25.4 mostra esquematicamente esses processos biológicos (Hananhan e Weinberg, 2011).

O processo de disseminação do câncer localmente e para os sítios distantes do sitio primário depende assim, de uma multicapacitação da célula tumoral. A reprogramação da expressão genética das células tumorais resulta:

a) da produção de fatores de transcrição que estimulam a produção de proteínas favoráveis a proliferação e sobrevivência tumoral;
b) de mutações pontuais e/ou estruturais que ativam ou inativam genes;
c) "epimutações" (como metilação e acetilação) que ligam ou desligam genes;

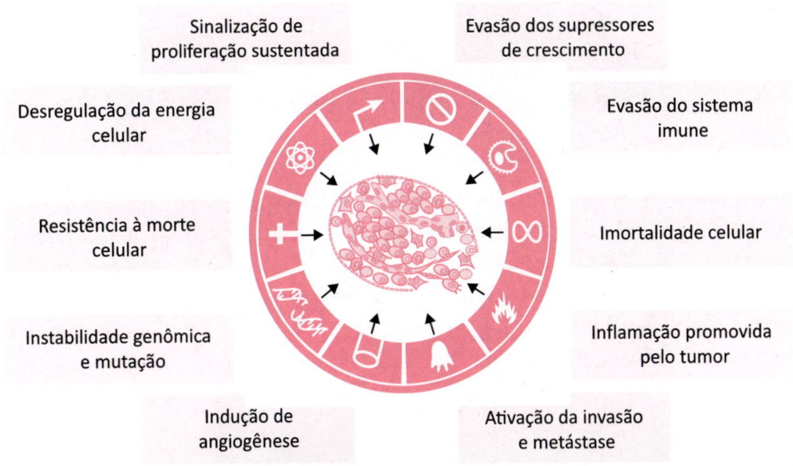

Figura 25.4: Capacidades biológicas adquiridas pela célula maligna, conforme revisão atualizada de Hanahan e Weinberg (2011).

d) pela interferência de micro-RNAs de interferência (miRNA), como miR-155 e miR-21 de autorregulação, que não codificam para proteínas, mas que interceptam e bloqueiam RNAs de genes alvo (Krell, 2012).

Disseminação locorregional

Um grupo de moléculas de adesão intercelular e entre a célula-membrana basal (histologicamente formam, respectivamente, os desmossomos e as junções aderentes) é reprogramado na célula maligna para permitir o deslocamento desta; enzimas líticas são liberadas localmente para abrir passagem à invasão tumoral locorregional. A célula tumoral rompe a membrana basal e invade o estroma, alcança os minúsculos capilares linfáticos e é drenada para os linfonodos regionais, onde são retidas (Figura 25.5). Recentemente foi descoberto que as células tronco tumorais circulam livremente pelo sistema sanguíneo e linfático mesmo nos estágios clínicos iniciais pondo abaixo a hipótese da disseminação secundária tardia e definido o câncer de mama como uma doença sistêmica; a quantificação do número de células tronco circulantes (CTCs) por métodos moleculares pode ser utilizada clinicamente para definir a carga tumoral e orientar terapias sistêmicas.

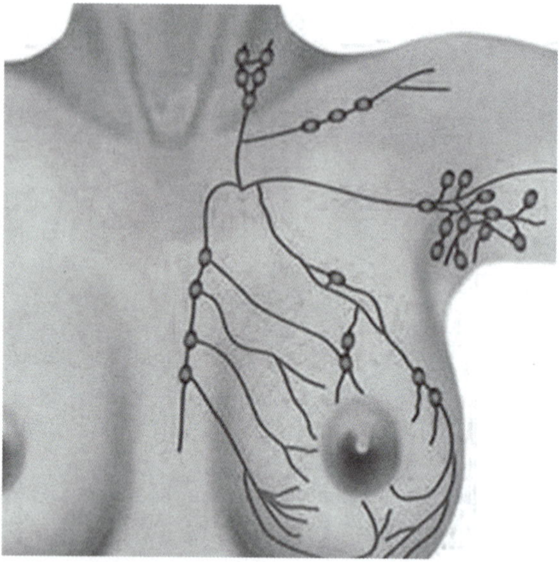

Figura 25.5: Cadeias de drenagem linfática da mama.

Disseminação por metástases

Já está claro que as metástases sistêmicas podem se originar do sítio primário, mas também a partir de outras metástases. As células tumorais semeadas na corrente sanguínea podem se fixar em órgãos distantes randomicamente por embolização tumoral, mas há muito tempo se conhece a tendência dos tumores de se fixarem em sítios secundários preferenciais. Os ossos são o principal sítio de metástase em todos os subtipos moleculares, exceto o Basal-*like*, e o primeiro sítio de recorrência nas pacientes que falham ao tratamento sistêmico. Especialmente aqueles tumores em que os ossos são o único sítio de metástase (do inglês, *bone-only metastasis*), correspondente a 15% dos cânceres de mama, o prognóstico é relativamente bom, com boa resposta aos tratamentos sistêmicos e maior sobrevida; esses tumores costumam expressar receptores hormonais (RE+ e RP+) em mais de 85% dos casos, e a maior parte daqueles que recorrem precocemente nos primeiros 36 meses da cirurgia incide em mulheres jovens, em tumores de maior grau histológico e nuclear e com maior envolvimento de coluna (Lee, 2011). Por outro lado, o subtipo Basal-*like* é associado com predileção por sítios cerebrais e viscerais e pouca para sítios ósseos. A Tabela 25.2 mostra a frequência dos principais sítios de metástase preferenciais de cada subtipo molecular de câncer de mama.

Tabela 25.2: Diferenças de padrão de estádio do tumor e disseminação de acordo com os subtipos moleculares de câncer de mama (Adaptado de Nielsen, 2010)

Fenótipo do câncer de mama	Luminal A	Luminal B	Luminal/ HER2+	HER2 enriquecido	Basal-like	Triplo-negativo não-basal	Valor de p
Tamanho do tumor (T) %							0,002
T0-2	86,4	83	80,7	80,5	81,5	78,9	
T3-4	4	5	8,2	7,9	6	7,9	
n.a.	9,6	12	11,1	11,7	12,5	13,2	
Locorregional (N) %							< 0,001
N0	55,5	49,9	42	42,9	59,4	56,3	
N1	38,5	42	49,4	48,5	33,5	36,2	
N2-3	1,2	2,7	3,7	1,9	1,1	2,5	
n.a.	4,8	5,4	4,9	6,9	6	5	
Metástase sistêmica (M) % em 15 anos							
Cerebral	2,2	4,7	7,9	14,3	10,9	7,2	< 0,001
Fígado	7,9	13,8	21,3	23,3	9,3	10,7	< 0,001
Pulmão	6,7	13,4	17,7	24,1	18,5	12,5	< 0,001
Osso	18,7	30,4	30,9	30,1	16,6	15,1	< 0,001
Linfonodo distante	4,5	9,6	10,5	13	17,2	12,3	< 0,001
Peritônio/pleura	7,8	14,7	16	16,2	12,8	9,2	< 0,001

Leitura recomendada

1. JC Casali-da-Rocha, S Cocramo, R Ramirez. Aspectos moleculares das neoplasias: câncer de mama. Em: Oncologia Molecular. Editora Atheneu, 2ª Edição, 2010.
2. EA Rakha, JS Reis-Filho e IO Ellis. Basal-Like Breast Cancer: A Critical Review. J Clin Oncol 26(15):2568-81, 2008.
3. J Kotsopoulos, J Lubinski, L Salmena, HT Lynch, C Kim-Sing, WD Foulkes, P Ghadirian, SL Neuhausen, R Demsky, N Tung, P Ainsworth, L Senter, A Eisen, C Eng, C Singer, O Ginsburg, J Blum, T Huzarski, A Poll, P Sun, SA Narod. Breastfeeding and the Risk of Breast Cancer in BRCA1 and BRCA2 Mutation Carriers. Breast Cancer Res 14(2):R42, 2012.
4. Y Sapkota, S Ghosh, R Lai, B P. Coe, C E. Cass, Y Yasui, J R. Mackey, S Damaraju. Germline DNA Copy Number Aberrations Identified as Potential Prognostic Factors for Breast Cancer Recurrence. PlosOne 8(1): e53850, 2013.
5. D Hanahan e RA Weinberg. Hallmarks of Cancer: The Next Generation. Cell 144(5): 646-67, 2011.
6. J Krell, A E Frampton, J Jacob, L Castellano, J Stebbing. miRNAs in breast cancer: ready for real time? Pharmacogenomics 13(6):709-19, 2012.
7. S J Lee, S Park, H K Ahn, J H Yi, E Y Cho, J M Sun, J E Lee, S J Nam, J Yang, Y H Park, J S Ahn, e Y Im. Implications of Bone-Only Metastases in Breast Cancer: Favorable Preference with Excellent Outcomes of Hormone Receptor Positive Breast Cancer. Cancer Res Treat 43(2):89–95, 2011.
8. H Kennecke, R Yerushalmi, R Woods, MCU Cheang, D Voduc, CH Speers,
9. TO Nielsen e K Gelmon. Metastatic Behavior of Breast Cancer Subtypes. J Clin Oncol 28(20):3271-7, 2010.

Capítulo

26

Classificação histopatológica e imunoistoquímica (molecular aproximada) dos carcinomas invasivos da mama

Carlos E. Bacchi
Cristiano Ribeiro Viana

Introdução

Os carcinomas da mama são divididos em dois grandes grupos: carcinomas *in situ* e carcinomas invasivos. Os carcinomas *in situ* são definidos como uma proliferação de células epiteliais malignas confinadas ao sistema ductoacinar da mama, sem evidências de invasão estromal. Ao contrário, os carcinomas invasivos são aqueles onde as células tumorais invadem os tecidos adjacentes aos ductos mamários, e apresentam tendência a metastatizar para linfonodos regionais e sítios anatômicos distantes. Neste capítulo, serão considerados apenas os carcinomas invasivos.

A maioria dos tumores invasivos da mama é representada por carcinomas que provavelmente originam-se a partir das células da unidade terminal dúctulo-lobular (TDLU). Os carcinomas da mama exibem amplo espectro de fenótipos morfológicos, com tipos histológicos específicos, os quais apresentam diferenças prognósticas e, por vezes, características clínicas próprias. A Tabela 26.1 apresenta os principais tipos histológicos dos carcinomas invasivos de mama de acordo com a mais recente classificação da Organização Mundial da Saúde (OMS, 2012). A seguir, são discutidos individualmente os principais tipos histológicos.

Tabela 26.1: Classificação histopatológica dos carcinomas invasivos de mama de acordo com a OMS, 2012

A. Carcinoma invasivo de tipo não especial (sinônimo: carcinoma ductal invasivo SOE)	
B. Carcinomas invasivos, tipos especiais	
b1.	Carcinoma lobular invasivo
b2.	Carcinoma tubular
b3.	Carcinoma cribriforme
b4.	Carcinoma mucinoso
b5.	Carcinoma com achados medulares
b6.	Carcinoma com diferenciação apócrina
b7.	Carcinoma com diferenciação em célula sem anel de sinete
b8.	Carcinoma micropapilífero invasivo
b9.	Carcinoma metaplásico, sem tipo especial
b10.	Carcinoma inflamatório
b11.	Carcinoma de mama bilateral e não sincrônico
C. Tipos raros	
c1.	Carcinoma com achados neuroendócrinos
c2.	Carcinoma secretor
c3.	Carcinoma papilífero invasivo
c4.	Carcinoma de células acinares
c5.	Carcinoma mucoepidermoide
c6.	Carcinoma polimorfo
c7.	Carcinoma oncocítico
c8.	Carcinoma rico em lipídeos
c9.	Carcinoma de células claras rico em glicogênio
c10.	Carcinoma sebáceo
c11.	Tumores do tipo glândula salivar/anexo cutâneo

Carcinoma invasivo de tipo não especial (carcinoma ductal invasivo, SOE)

O carcinoma invasivo de tipo não especial, também conhecido como carcinoma ductal invasivo, sem outra especificação (SOE), é o tipo histológico mais comum, perfazendo de 40 a 75% dos casos de câncer de mama, dependendo da série avaliada. Trata-se provavelmente de grupo heterogêneo de tumores e são assim designados pois não exibem achados morfológicos característicos para serem classificados como tipo especial, como, por exemplo, o carcinoma tubular ou o carcinoma lobular.

É raro antes dos 40 anos. O tamanho encontra-se no espectro entre 10 e 100 mm. Estes carcinomas apresentam, ao exame de imagem, bordas espiculadas ou irregulares em mais de 90% das vezes, seguido por um padrão nodular, que se sobrepõem aos achados do exame macroscópico, sendo duros a palpação. As características microscópicas variam de caso para caso e o diagnóstico de carcinoma invasivo de tipo não especial, é obtido por meio da exclusão de todos os tipos especiais de carcinoma de mama. Em geral, as células neoplásicas formam cordões, grupos irregulares de células, frequentemente coesas entre si, além de trabéculas. Dependendo do grau de diferenciação dos carcinomas, são encontradas formações glandulares neoplásicas (Figura 26.1), inclusive com lúmens bem formados. O citoplasma é abundante e eosinofílico. Os núcleos variam entre regulares e uniformes a pleomórficos, com nucléolos proeminentes. Figuras de mitoses, em alguns casos, são inúmeras, em outros, escassas. Microcalcificações podem ou não estar presentes, assim como áreas de necrose de dimensões variáveis, ou seja, com padrão focal, ou de necrose geográfica. De acordo com a classificação da OMS, 2012, são descritas variantes do carcinoma invasivo de tipo não especial, a saber: carcinoma do tipo misto, carcinoma pleomórfico, carcinoma com estroma com células gigantes do tipo osteoclasto, carcinoma com achados coriocarcinomatosos e carcinoma com achados melanocíticos, sendo as quatro últimas muito raras.

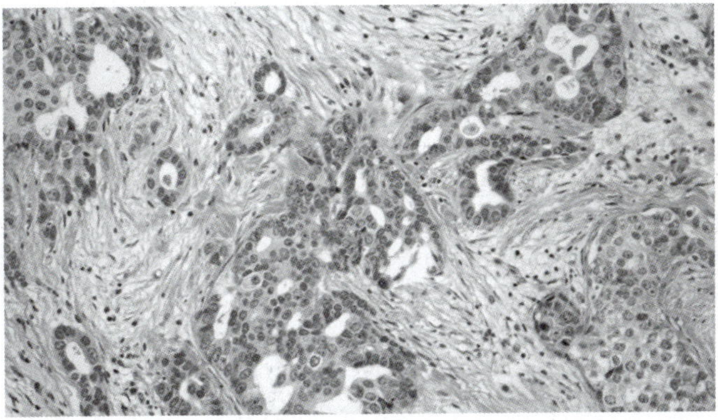

Figura 26.1: Carcinoma invasivo de tipo não especial. Proliferação de estruturas ducto-glandulares malignas com invasão estromal.

O prognóstico é semelhante ao de outros subtipos de carcinoma da mama e depende fundamentalmente dos seguintes fatores prognósticos: grau histológico, tamanho do tumor (medida macroscópica), status do linfonodo regional e invasão angiovascular. A sobrevida desse tipo de carcinoma é influenciada também por fatores biológico-preditivos, a saber, expressão de receptores hormonais (estrógeno e progesterona) e HER2.

A seguir são apresentados alguns dos carcinomas de mama de tipos especiais, que constituem em torno de 25% dos carcinomas mamários.

Carcinoma tubular

O carcinoma tubular em sua forma pura perfaz apenas 2% dos carcinomas de mama. Esse tipo de carcinoma costuma apresentar bom prognóstico. Os achados morfológicos são caracterizados pela presença de estruturas tubulares neoplásicas, com lúmens bem nítidos e revestidos por única camada de células. Esse padrão morfológico deve estar presente em > 90% da lesão para que o carcinoma seja designado como tubular. Em torno de 60-70% deles são massas não palpáveis e achados de mamografias, sendo identificáveis devido ao seu aspecto espiculado e ao estroma altamente celular. Há tendência de que este carcinoma ocorra em um grupo etário mais velho, quando comparado ao carcinoma de tipo não especial. Além disso, a maioria não apresenta comprometimento linfonodal. Em decorrência dessas características, o carcinoma tubular apresenta excelente prognóstico. Inclusive, em algumas séries, a sobrevida de mulheres com carcinoma tubular é semelhante àquelas sem carcinoma da mama.

Carcinoma com achados medulares

De acordo com a nova definição da OMS, 2012, o tipo especial de carcinoma com achados medulares inclui os seguintes tipos de carcinomas até então diagnosticados separadamente: carcinoma medular, carcinoma medular atípico e um subtipo de carcinoma invasivo de tipo não especial, com achados medulares. Estes tumores devem apresentar alguns dos seguintes achados para serem qualificados dentro da designação carcinoma com achados medulares: interface entre o carcinoma e o tecido adjacente não neoplásico do tipo não infiltrativo, ou seja, o tumor mais empurra do que infiltra o tecido vizinho, padrão sincicial de crescimento, células com grau nuclear elevado, e infiltrado inflamatório proeminente.

O carcinoma medular clássico, representa cerca 1% de todos os carcinomas da mama. A idade média varia de 45 a 52 anos. Tanto do ponto de vista clínico quanto aos exames de imagem, o carcinoma com achados medulares é bem circunscrito podendo inclusive, em alguns casos, ser confundido com tumor benigno aos achados mamográficos.

A característica macroscópica do carcinoma com achados medulares reflete os achados clínicos e de imagem, ou seja, é um tumor bem delimitado, arredondado, ovalado ou lobulado, de consistência mais amolecida, podendo ter focos de necrose e hemorragia e medindo entre 2 e 3 cm. Microscopicamente, é composto de células neoplásicas grandes, pouco diferenciadas, arranjadas em grandes lençóis, sem a presença de estruturas glandulares, com estroma escasso e presença de proeminente infiltrado linfoplasmocitário associado. Em geral, o carcinoma medular apresenta negatividade de expressão para receptores hormonais e HER2, fazendo, por isso, parte do grupo dos carcinomas triplo--negativos. Há alta frequência desse tipo de carcinoma entre pacientes que são *BRAC1*-positivos. Embora este conceito tenha sido questionado nos últimos anos, o carcinoma medular tem sido considerado um tumor de melhor prognóstico, quando comparado ao carcinoma invasivo de tipo não especial, principalmente aqueles que têm denso infiltrado linfocitário e alta atividade mitótica, já que respondem melhor à quimioterapia.

Carcinoma mucinoso (coloide)

O carcinoma mucinoso ou coloide é uma variedade de tumor da mama onde há grande produção de mucina intra e/ou extracelular. Em sua apresentação microscópica característica, o carcinoma mucinoso revela células neoplásicas pequenas e uniformes entre si, aprisionadas em lagos de muco (Figura 26.2). Em sua forma pura, onde > 90% do tumor é rico em mucina, o carcinoma mucinoso é responsável por 2% dos tumores invasivos da mama. A média de idade dos pacientes com esse tipo de carcinoma costuma ser em torno de 66 anos, maior do que a de pacientes com carcinoma ductal infiltrativo, SOE. Os achados mamográficos são de tumor bem delimitado. A macroscopia revela características típicas, a saber, aparência gelatinosa e bocelada, com consistência bem amolecida. Em torno de 95% deles são positivos para receptor de estrógeno e apenas 5% para HER2. O prognóstico do carcinoma mucinoso também é dependente dos fatores prognósticos mencionados para o carcinoma invasivo de tipo não especial. É importante ressaltar, no entanto, que, em geral, os carcinomas mucinosos puros tendem a apresentar bom prognóstico (80 a 100% de sobrevida em dez anos).

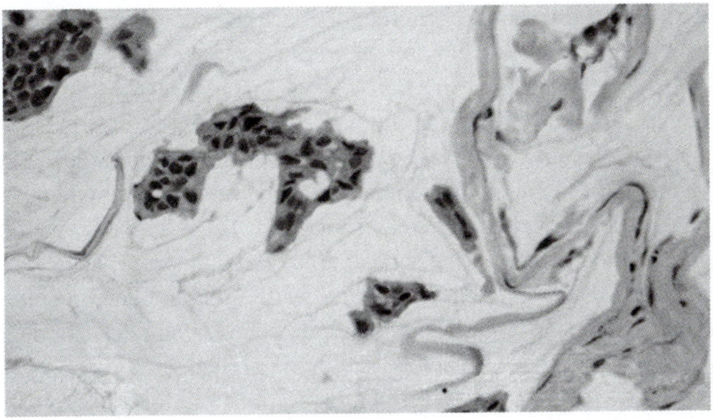

Figura 26.2: Carcinoma mucinoso (coloide). Presença de grupos de células neoplásicas coesas entre si em meio a abundante estroma rico em mucina.

Saliente-se que na classificação da OMS, 2012, são descritos dois subtipos de carcinomas mucinosos. O carcinoma mucinoso tipo A, considerado o tipo clássico, que apresenta, à microscopia grande quantidade de mucina (lagos de muco), com células tumorais com baixo grau de atipia e baixo índice de figuras mitóticas. Por outro lado, o carcinoma mucinoso que se apresenta com grandes grupos celulares, é designado como hipercelular ou carcinoma mucinoso do tipo B. Este tipo de carcinoma mucinoso, em particular, costuma apresentar diferenciação neuroendócrina demonstrada pela expressão de cromogranina A e sinaptofisina.

Carcinoma com diferenciação apócrina (carcinoma apócrino invasivo)

O carcinoma com diferenciação apócrina, segundo a OMS, 2012, é um carcinoma que demonstra achados citológicos de células apócrinas em > 90% da população de células neoplásicas. Classicamente essas células são grandes, com núcleos redondos, nucléolos evidentes e citoplasmas eosinofílicos, finamente granulares. Sua incidência varia de 1 a 4%. Eles demonstram expressão de receptor de andrógeno, em combinação com negatividade para receptores hormonais e expressão de HER2 em torno de 50% dos casos. O marcador imunoistoquímico GCDFP-15 (*gross cystic disease fluid protein*-15) é classicamente expresso nesses carcinomas. Não existem diferenças na apresentação clínica, mamográfica e macroscópica entre os carcinomas apócrinos e não apócrinos. Esta semelhança também parece ocorrer em relação ao prognóstico.

Carcinoma metaplásico

O carcinoma metaplásico é raro, correspondendo a menos de 1% dos carcinomas invasivos da mama. Compreendem um grupo heterogêneo de tumores constituídos inteiramente ou em parte por um componente que não tem aparência histológica de carcinoma invasivo de tipo não especial (clássico). Dentre os principais subtipos temos: carcinoma de células fusiformes (Figura 26.3), carcinoma de células escamosas, carcinoma adenoescamoso de baixo grau, carcinoma metaplásico com diferenciação mesenquimal, que pode ser benigna (carcinoma produtor de matriz óssea ou condroide) ou maligna (carcinoma com diferenciação osteossarcomatosa, por exemplo) e o carcinoma metaplásico misto. A expressão imunoistoquímica de citoceratina de alto peso molecular deve estar presente, mas pode ser focal. Usualmente os achados clínicos são de grandes massas palpáveis e as metástases são preferencialmente por via hematogênica. O carcinoma metaplásico também pertence ao grupo dos carcinomas triplo-negativos. O prognóstico é geralmente pobre, exceto para alguns subtipos, como o carcinoma adenoescamoso de baixo grau.

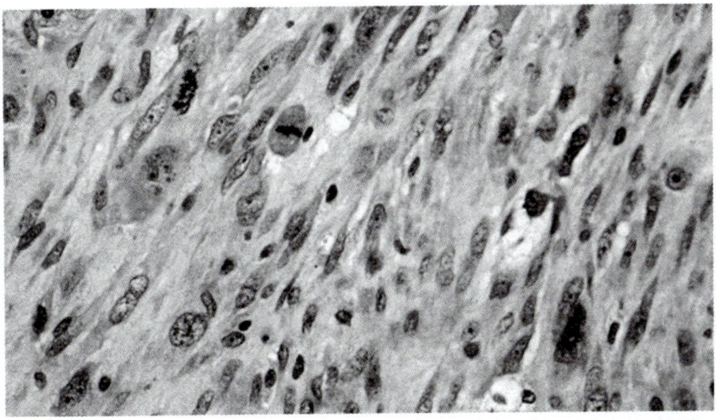

Figura 26.3: Carcinoma metaplásico, variante fusocelular (sarcomatoide). Proliferação de células neoplásicas fusocelulares com intensa atipia, pleomorfismo e inúmeras figuras de mitoses.

Carcinoma secretor

O carcinoma secretor é um carcinoma raro, de baixo grau, representando < 0,2% de todos os carcinomas invasivos mamários. É um carcinoma comumente encontrado em jovens (média de 25 anos), incluindo crianças, daí a denominação alternativa de carcinoma juvenil. É importante ressaltar que esse carcinoma, em 50% dos casos, tem localização subareolar, especialmente quando ocorre em homens e crianças. Eles apresentam abundante quantidade de secreção eosinofílica no citoplasma das células e nos lúmens tumorais, exibindo padrão de crescimento caracteristicamente sólido e microcístico, além de áreas com componente tubular. O carcinoma secretor costuma apresentar excelente prognóstico, principalmente em crianças, sendo mais agressivo em mulheres. Em geral, não há expressão dos receptores hormonais, sendo outro exemplo de carcinoma triplo-negativo da mama.

Carcinoma inflamatório

O carcinoma inflamatório é definido como um carcinoma de mama com apresentação clínica peculiar (mais de um terço da pele com eritema, edema, calor e *peau d'orange*) devido à importante obstrução linfática causada pela disseminação do carcinoma que acomete a mama. A vasta maioria dos casos apresenta importante obstrução neoplásica dos vasos linfáticos dérmicos. Não há associação com uma inflamação verdadeira. Clinicamente pode ser confundido com mastite ou celulite. É considerado um tipo de carcinoma mamário avançado e o diagnóstico deve ser sempre anatomoclínico. A frequência de carcinoma inflamatório varia entre 1 e 10%, de acordo com os critérios diagnósticos utilizados para este tipo de carcinoma. O uso de quimioterapia sistêmica tem melhorado a sobrevida (25 a 50% em cinco anos) de pacientes acometidas por esse tipo de carcinoma. Em geral, apresenta ausência de expressão para receptores hormonais e HER2, ou seja, trata-se de um carcinoma triplo-negativo.

Carcinoma lobular invasivo

O carcinoma lobular invasivo, em geral associado ao carcinoma lobular *in situ*, representa 5-15% dos carcinomas mamários. Cursa com multicentricidade e bilateralidade, em frequência maior que o carcinoma invasivo de tipo não especial. O exame macroscópico, em geral, revela massa tumoral mal delimitada, irregular, de difícil individualização pelo patologista. Os achados microscópicos revelam células tumorais não coesivas entre si, dispostas individualmente e infiltrando o estroma (padrão de "fila indiana"), caracterizando o tipo clássico e mais frequente (Figura 26.4). Há outras variantes morfológicas como o tipo sólido, alveolar, pleomórfico, túbulo-lobular e misto. Em torno de 85% deles perdem a expressão de E-caderina (molécula de adesão celular) e aproximadamente 70-95% apresentam expressão para receptores hormonais e negatividade para HER2. O subtipo pleomórfico (Figura 26.5) apresenta comportamento biológico mais agressivo, com negatividade para receptores de estrógeno e progesterona e expressão para HER2. O clássico e os outros subtipos de carcinoma lobular invasivo apresentam menor índice de metástases linfonodais, quando comparados ao carcinoma invasivo de tipo não especial, porém costumam dar mais metástases à distância, inclusive para locais não usuais, como superfícies serosas do trato gastrointestinal e ginecológico, além de leptomeninges e osso.

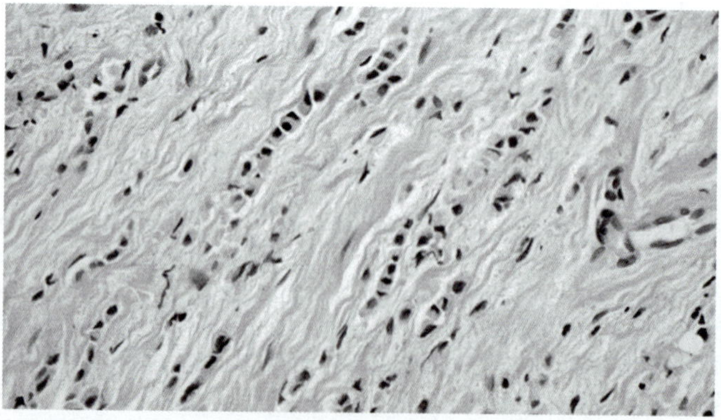

Figura 26.4: Carcinoma lobular invasivo, clássico. Proliferação de células neoplásicas com discreta atipia, com citoplasma eosinofílico e padrão de crescimento em "fila indiana".

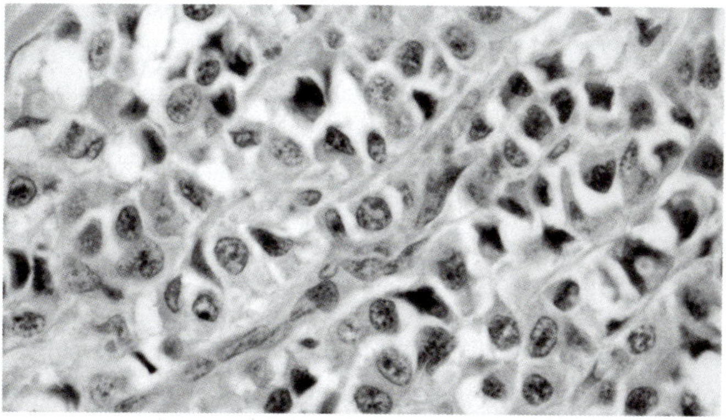

Figura 26.5: Carcinoma lobular invasivo, variante pleomórfica. Presença de células de padrão epitelioide, descoesas entre si, com atipia e pleomorfismo.

Outros carcinomas de mama

Existem outros carcinomas de mama, que devido à sua menor frequência, não são discutidos em detalhes neste capítulo, sendo apenas mencionados: carcinoma cribriforme invasivo, carcinoma neuroendócrino, carcinoma papilífero invasivo, carcinoma micropapilífero invasivo, carcinoma com diferenciação em células em anel de sinete, carcinoma rico em lipídeos, carcinoma oncocítico, carcinoma adenoide cístico, carcinoma de células acinares, carcinoma mucoepidermoide, carcinoma polimorfo, carcinoma de células claras rico em glicogênio e carcinoma sebáceo.

Classificação molecular do câncer de mama

O carcinoma de mama é uma neoplasia heterogênea com achados morfológicos, comportamento clínico e resposta variável a regimes terapêuticos. Alguns investigadores têm levantado a hipótese de que essa heterogeneidade pode estar relacionada à origem celular ou à via de diferenciação das células tumorais. A mama normal contém duas camadas celulares: as células luminais ou internas, e a camada de células mioepiteliais ou basal-externa. Pela análise do perfil de expressão gênica, usando a metodologia de microarranjo de DNA, Sorlie *et al.* caracterizaram cinco grupos moleculares diferentes de carcinoma de mama (basal-símile, HER2+, tipo mama normal, luminal B e luminal A) e demonstraram pior prognóstico no grupo basal-símile. A designação basal-símile é devida ao perfil de expressão gênica destes tumores que é semelhante ao das células basais da mama, precursoras das células epiteliais glandulares e células mioepiteliais. Na análise de mais de 300 tumores, para expressão de perfil gênico e correlação com seguimento clínico, dados de três estudos distintos e independentes, demonstraram que carcinomas de mama do tipo basal-símile compreendem 19% destes tumores e apresentam estreita associação com pior prognóstico, avaliado pela sobrevida livre de doença. Estudos subsequentes que se propuseram a avaliar o perfil imunoistoquímico do grupo basal-símile revelaram que estes tumores são tipicamente negativos para receptores de estrógeno e progesterona e para produto proteico do HER2. Devido à negatividade para esses três marcadores, esse grupo de carcinoma de mama tem sido denominado triplo-negativo. Outros marcadores comumente expressos no grupo são as citoceratinas basais 5 e 6, receptor do fator de crescimento epidérmico (EGFR) ou HER1, KIT e vimentina. Além do perfil imunoistoquímico distinto, o fenótipo basal-símile tem sido relacionado à mutação do *BRCA1* e apontado como mais frequente no grupo de mulheres na pré-menopausa, o que sinaliza uma provável maior frequência em pacientes jovens.

A Tabela 26.2 resume as principais características de expressão gênica e achados clínicos dos subtipos moleculares de câncer de mama.

Outro grupo molecular caracterizado pela metodologia do microarranjo de DNA, em 2005, é o grupo molecular apócrino. Os carcinomas pertencentes ao grupo molecular apócrino, apresentavam forte evidência morfológica de diferenciação apócrina, e foram positivos para receptor de andrógeno, mas negativos para receptores de estrógeno e progesterona por imunoistoquímica, além de frequentemente expressarem HER2. É possível que o grupo molecular apócrino apresente superposições ao grupo HER2 originalmente descrito.

Em 2007, foi descrito outro tipo molecular de câncer de mama: o subtipo *claudin-low*. Os carcinomas deste grupo têm como característica molecular a baixa expressão de genes codificadores das proteínas de adesão celular, a saber, claudinas 3, 4, 7 e e-caderina. Além disso, são triplo-negativos e apresentam intensa resposta imune associada.

Tabela 26.2: Subtipos moleculares de câncer de mama e suas características de expressão gênica e clínica

	Subtipos Moleculares		
	Luminal	HER2	Basal
Padrão de expressão gênica	Alta expressão de genes dos receptores hormonais e genes associados	Alta expressão do gene HER2 e genes do *amplicon*; Baixa expressão de genes dos receptores hormonais	Alta expressão de genes de células basais; Expressão de genes das citoceratinas basais
Achados clínicos	70% dos cânceres invasivos; Receptores de estrógeno e progesterona positivos; Luminal B apresenta tendência de maior grau nuclear do que o luminal A; Alguns podem expressar HER2 (luminal híbrido)	15% dos cânceres invasivos; Receptores de estrógeno e de progesterona negativos; Maior probabilidade de apresentar-se com alto grau nuclear e metástase linfonodal	15% dos cânceres invasivos; Maioria triplo-negativo; Disfunção do BRCA1; Particularmente comum em mulheres afro-americanas

Imunoistoquímica na classificação molecular do câncer de mama

Cheang MC *et al.* (2008), têm sugerido que a aplicação de um painel selecionado de anticorpos, em tecido fixado em formalina e incluído em parafina, tem a habilidade de classificar os carcinomas de mama de uma maneira muito aproximada à classificação molecular (luminal, HER2 e basal-símile). A Tabela 26.3 resume o uso de seis marcadores imunoistoquímicos que podem ser usados na rotina dos laboratórios de patologia para classificar os carcinomas de mama em grupos moleculares aproximados. Vale a pena ressaltar que as amostras tumorais provenientes de *core biopsy* devem ser fixadas em formol tamponado a 10%, por um período de 6 a 48 horas e que as peças cirúrgicas devem ser pintadas e fatiadas assim que forem retiradas dos pacientes, para também serem fixadas em formalina por um período de 12 a 72 horas. Esses procedimentos irão impedir a autólise e facilitar a análise morfológica da neoplasia, bem como evitar resultados falso-negativos nos estudos imunoistoquímicos e moleculares.

Tabela 26.3: Uso da imunoistoquímica na classificação molecular do câncer de mama

Subtipo molecular	Perfil imunoistoquímico
Luminal A	RE+ e/ou RP+, HER2-, e Ki-67 (< 14%)
Luminal B	RE+ e/ou RP+, HER2-, e Ki-67 (≥ 14%)
Luminal híbrido	RE+ e/ou RP+, HER2+, e qualquer índice de Ki-67
HER2	RE-, RP-, HER2+
Basal-símile	RE-, RP-, HER2-, e CK5/6 e/ou EGFR+

RE: receptor de estrógeno, RP: receptor de progesterona, CK: citoceratina.

O grupo molecular apócrino aparentemente demonstra imunofenótipo próprio, ou seja, positividade para receptor de andrógeno e para HER2 e negatividade para os receptores hormonais (estrógeno e progesterona) ou positividade para receptor de andrógeno e triplo-negativo (negatividade para receptores de estrógeno, progesterona e HER2).

Mensagem final

1. Os carcinomas invasivos da mama exibem amplo espectro morfológico e são divididos em tipo não especial e tipos especiais;
2. O carcinoma invasivo de tipo não especial (carcinoma ductal invasivo, SOE) é o tipo histológico mais comum (70% dos casos);
3. A classificação molecular do câncer de mama inclui os subgrupos Luminal A, Luminal B, HER2 e Basal-símile. Outros grupos moleculares bem caracterizados são o apócrino e *claudin-low*;
4. Com um painel de seis biomarcadores é possível classificar, aproximadamente, pela imunoistoquímica, o câncer de mama em subtipos moleculares.

Leitura recomendada

1. Lakahni SR, Ellis IO, Schnitt SJ, Tan PH, van de Vijver MJ (Eds): World Health Organization Classification of Tumours of the Breast. IARC Press: Lyon 2012.

   Esta publicação se refere ao fascículo da Organização Mundial da Saúde sobre classificação dos tumores da mama e reflete as opiniões de Grupo de Consenso de especialistas em câncer de mama que se reuniram em setembro de 2011 em Lyon, França. Dentre os carcinomas invasivos, é proposta a alternativa de se usar a denominação carcinoma invasivo apenas, em casos de carcinoma de mama quando não pertencerem a um subtipo especial.

2. Sorlie T, Perou CM, Tibshirani R, Aas T, Geisler S, Johnsen H, Hastie T, Eisen MB, van de Rijn M, Jeffrey SS, Thorsen T, Quist H, Matese JC, Brown PO, Botstein D, Eystein Lonning P, Borresen-Dale AL: Gene expression patterns of breast carcinomas distinguish tumor subclasses with clinical implications. Proc Natl Acad Sci USA 2001;98:10869-10874.

Em estudo prospectivo, a análise de sobrevida de pacientes com doença de mama localmente avançada e tratadas uniformemente demonstrou diferenças significantes para pacientes pertencentes a diferentes grupos moleculares. O grupo basal-símile correlacionou-se com pior prognóstico e houve diferença entre os dois grupos receptores positivos, com o grupo luminal A apresentando melhor prognóstico que luminal B.

3. Cheang MC, Chia SK, Voduc D, et al. Ki67 index, HER2 status and prognosis in patients with luminal B breast cancer. J Natl Cancer Inst. 2009;101:736-750.

Os autores avaliaram a expressão gênica para determinar o subtipo molecular de câncer de mama. A seguir, o grupo receptor hormonal positivo foi avaliado com painel de quatro marcadores (Ki-67, HER2, receptor de estrógeno e receptor de progesterona). Os resultados demonstraram que os pacientes com receptores positivos puderam ser separados em dois grupos distintos (luminal A e luminal B) com repercussão na sobrevida. A principal contribuição, deste estudo, foi demonstrar que esses marcadores podem ser úteis na separação entre os grupos luminal A e luminal B à semelhança como é feito com a avaliação molecular.

4. Hicks DG, Lester SC. Diagnostic Pathology Breast. Second edition. Canada: Amirsys/Elsevier; 2016.

Excelente livro, onde os autores descrevem os principais tópicos da patologia mamária. No capítulo de carcinomas, correlacionam os achados clínicos e de imagem com os de macroscopia. Além disso, também correlacionam os achados microscópicos, imunoistoquímicos e moleculares com o prognóstico e a sobrevida dos pacientes portadores de carcinomas da mama.

Capítulo 27

Estadiamento e fatores prognósticos no câncer de mama

Felipe Luzzatto

Estadiamento do câncer de mama

O estadiamento do câncer possui um papel fundamental, sendo um importante ponto de referência, padronização e direcionamento para a definição do prognóstico, da progressão da doença, quando diagnosticada, e para a determinação do melhor tratamento e abordagem da mesma.

O estadiamento do câncer de mama é utilizado seja para os carcinomas invasivos, assim como para os carcinomas *in situ*, com ou sem microinvasão. No entanto, as neoplasias tais como os sarcomas mamários, tumores *phyllodes* e linfomas mamários serão classificados, respectivamente, com relação ao estadiamento, como sarcomas de partes moles do tronco e extremidades, sarcomas de partes moles de sítios e histologias não usuais e como neoplasias hematológicas, não obedecendo às regras preconizadas para o estadiamento dos carcinomas mamários.

A União Internacional de Controle do Câncer (UICC – *Union for International Cancer Control*) em conjunto com a Comissão Conjunta Americana do Câncer (AJCC – *American Joint Committee on Cancer*) em sua 8ª edição enfatizam algumas modificações realizadas em relação às edições prévias do estadiamento TNM (*Tumor, Nodes, Metastases*) do câncer de mama e de seus fatores prognósticos, que serão abordados no decorrer deste capítulo.

Códigos de topografia

- Mamilo (C 50.0)
- Porção Central da mama (C 50.1)
- Quadrante superior interno da mama (C50.2)
- Quadrante inferior interno da mama (C50.3)
- Quadrante superior externo da mama (C50.4)
- Quadrante inferior externo da mama (C50.5)
- Prolongamento axilar da mama (C50.6)
- Lesão sobreposta da mama (C50.8)
- Mama, SOE (C50.9)

Definição clínica e patológica do tumor primário (cT/pT)

A categoria T do tumor primário é definida pelos mesmos critérios, independentemente destes critérios serem clínicos, patológicos ou ambos. A classificação do tumor primário deve ser indicada por "c" ou "p", quando clínica ou patológica, respectivamente, sendo que a classificação patológica deve ser a definitiva para a classificação do tamanho da lesão.

O carcinoma lobular *in situ* (CLIS) foi removido da categoria pTis para a caracterização do tumor (T), visto que é considerada uma entidade benigna.

Tumores maiores que 1,0 milímetros e menores que 2,0 milímetros devem ser referidos arredondando sua dimensão para 2,0 milímetros, não sendo considerados neoplasias microinfiltrantes (pT1mi), que são definidas como neoplasias invasoras de dimensões iguais ou menores que 1,0 milímetro.

Focos microscópicos tumorais satélites na periferia do tumor maior não alteram significativamente o volume tumoral principal e dessa maneira não são adicionados à maior dimensão tumoral (T).

Múltiplos tumores concomitantes, identificados clinicamente ou macroscopicamente, continuam nessa edição, assim como nas anteriores, a ser documentados com a utilização de (m) após a categoria T, sendo utilizada somente a dimensão do maior tumor para a definição do T (dimensão de múltiplos tumores não é adicionada).

Nódulos satélites cutâneos devem ser separados do tumor primário e macroscopicamente identificados para categorizar pT4b. Achados microscópicos de tumores satélites dérmicos ou cutâneos, na ausência de ulceração ou edema cutâneo (*peau d'orange* clinicamente) não se qualificam com pT4b.

T (Categoria)	T (Critérios)
TX	Tumor primário não pode ser avaliado
T0	Não há evidências de tumor primário
Tis (CDIS)*	Carcinoma ductal *in situ*
Tis (Paget)	Doença de Paget do mamilo *SEM* associação com carcinoma invasor e/ou carcinoma in situ (CDIS) do parênquima mamário subjacente. Carcinomas no parênquima mamário associados à doença de Paget são categorizados baseados no tamanho e características da doença do parênquima, embora a existência da doença de Paget deve ser ressaltada
T1	Tumor ≤ 20 mm de maior dimensão
T1mi	Tumor ≤ 1 mm de maior dimensão (microinvasão)
T1a	Tumor > 1 mm, mas ≤ 5 mm de maior dimensão
T1b	Tumor > 5 mm, mas ≤ 10 mm de maior dimensão
T1c	Tumor >10 mm, mas ≤ 20 mm de maior dimensão
T2	Tumor > 20 mm, mas ≤ 50 mm de maior dimensão
T3	Tumor > 50 mm de maior dimensão
T4	Tumor de qualquer tamanho com extensão direta para a parede torácica e/ou para a pele (ulceração ou nódulos macroscópicos) Nota: somente a invasão dérmica não caracteriza um T4
T4a	Extensão para a parede torácica Nota: invasão ou aderências ao músculo peitoral, na ausência de invasão das estruturas da parede torácica não caracterizam um T4
T4b	Ulceração e/ou nódulos satélites macroscópicos ipsilaterais e/ou edema (incluindo *peau d'orange*) da pele, que não preenchem os critérios para carcinoma inflamatório
T4c	Ambos T4a e T4b estão presentes
T4d**	Carcinoma inflamatório

Notas:

* Carcinoma lobular *in situ* (CLIS) é considerada uma entidade benigna, que foi removida do Manual da AJCC de Estadiamento do Câncer de Mama em sua 8ª edição;

** Carcinoma inflamatório é uma entidade clínico-patológica caracterizada por eritema e edema (*peau d'orange*), apresentando êmbolos neoplásicos linfáticos envolvendo 1/3 ou mais da pele da mama (caracteristicamente um diagnóstico clínico), associado ou não à massa subjacente, com ou sem tumor.

Linfonodos regionais

Os linfonodos regionais são caracterizados anatomicamente como axilares ipsilaterais dos níveis I (região axilar inferior), II (região axilar média) e III (região axilar apical), além dos linfonodos supraclaviculares ipsilaterais.

Nota: qualquer outra metástase em linfonodos é classificada como metástase à distância (M1), incluindo os linfonodos cervicais ou mamários internos contralaterais.

Definição de linfonodos regionais (N)

Os critérios utilizados para a medida patológica das metástases linfonodais são bem definidos. Múltiplos depósitos tumorais não são utilizados para definir a categoria pN, mas sim o maior depósito contíguo tumoral (depósitos tumorais satélites adjacentes não são adicionados).

A categoria cNX não é válida segundo o painel de especialistas, a não ser que o linfonodo tenha sido removido e não possa ser examinado, seja por imagem ou exame clínico.

A categoria cN0 é utilizada quando qualquer análise dos linfonodos é possível e os exames clínicos e de imagem são negativos.

Definição clínica dos linfonodos regionais (cN)

Os estadiamento clínico e patológico são diversos. O estadiamento clínico inclui linfonodos detectados por exame de imagem (exceto linfocintilografia) ou pelo exame clínico, tendo características altamente suspeitas para malignidade, ou uma provável metástase histológica comprovada pela punção aspirativa por agulha fina (PAAF) ou pela biópsia por agulha grossa (*core biopsy)*.

cN (Categorias)	cN (Critérios)
cNX*	Linfonodos regionais não podem ser avaliados (p.ex., previamente removidos)
cN0	Ausência de metástases em linfonodos regionais (por imagem ou exame clínico)
cN1	Metástases em linfonodo(s) axilar(es), ipsilateral(is), móvel(eis) dos níveis I e II
cN1mi**	Micrometástases (aproximadamente 200 células; maiores que 0,2 mm, mas menores que 2,0 mm)

Continua

Continuação

cN (Categorias)	cN (Critérios)
cN2	Metástases em linfonodos axilares ipsilaterais dos níveis I e II clinicamente fixos ou fusionados; *ou* metástases em linfonodo(s) mamário(s) interno(s) ipsilateral(is), na ausência de metástases em linfonodo(s) axilar(es)
cN2a	Metástases em linfonodos axilares dos níveis I e II, fixos ou fusionados uns aos outros ou a outras estruturas
cN2b	Metástases somente em linfonodo(s) mamário(s) interno(s), na ausência de evidências de metástase(s) em linfonodo(s) axilar(es)
cN3	Metástases em linfonodo(s) infraclavicular(es) ipsilateral(is) do nível III axilar, com ou sem envolvimento de linfonodo(s) axilar(es) dos níveis I e II; *ou* metástases em linfonodo(s) mamário(s) interno(s) ipsilateral(is), com metástases em linfonodo(s) dos níveis I e II axilar(es); *ou* metástases em linfonodo(s) supraclavicular(es) ipsilateral(is) com ou sem envolvimento de linfonodo(s) mamário(s) interno(s) ou axilar(es)
cN3a	Metástases em linfonodo(s) infraclavicular(es) ipsilateral(is)
cN3b	Metástases em linfonodo(s) mamário(s) interno(s) e axilares ipsilateral(is)
cN3c	Metástases em linfonodo(s) supraclavicular(es) ipsilateral(is)

Notas:

Os sufixos (sn) e (f) devem ser adicionados à categoria N para demonstrar a presença de metástases por meio da biópsia do linfonodo sentinela ou da biópsia por agulha fina/grossa, respectivamente.

* A categoria cNX é utilizada com moderação nos casos em que os linfonodos regionais foram previamente removidos cirurgicamente ou quando não há documentação do exame físico da axila.

** A categoria cN1mi raramente é utilizada, mas pode ser apropriada nos casos em que a biópsia do linfonodo sentinela é realizada antes da ressecção do tumor (mais provavelmente em casos tratados com terapia neoadjuvante).

Definição patológica dos linfonodos regionais (pN)

A classificação histopatológica requer a ressecção e o exame, pelo menos, dos linfonodos axilares inferiores (nível I), incluindo, geralmente, seis ou mais linfonodos. Se os linfonodos são negativos, mesmo que o número usualmente examinado não tenha sido encontrado, classifica-se como pN0.

O exame de um ou mais linfonodos sentinelas pode ser usado para a classificação patológica. Se a classificação é baseada somente em biópsia do linfonodo sentinela sem dissecção subsequente dos linfonodos axilares, deve ser designada como (sn) para o linfonodo sentinela, p. ex., pN1(sn).

pN (Categorias)	pN (Critérios)
pNX	Linfonodos regionais não podem ser avaliados (p.ex., não removidos para estudo patológico ou removidos anteriormente)
pN0	Ausência de metástases em linfonodos regionais ou presença apenas de células tumorais isoladas (CTIs)
pN0(i+)	Apenas CTIs (aglomerados de células malignas não superiores a 0,2 mm) em linfonodo(s) regional(is)
pN0 (mol+)	Achados moleculares positivos pela reação da cadeia da polimerase da transcriptase reversa (RT-PCR); CTIs não detectadas
pN1	Micrometástases; ou metástases em 1-3 linfonodos axilares; e/ ou linfonodos mamários internos clinicamente negativos com micrometástases ou macrometástases por meio da biópsia do linfonodo sentinela
pN1mi	Micrometástases (aproximadamente 200 células, maiores que 0,2 mm, mas menores que 2,0 mm)
pN1a	Metástases em 1-3 linfonodos axilares. Pelo menos uma metástase maior que 2,0 mm
pN1b	Metástases nos linfonodos sentinela mamários internos ipsilaterais, excluídas as CTIs
pN1c	pN1a e pN1b combinados
pN2	Metástases em 4-9 linfonodos axilares; ou linfonodos mamários internos ipsilaterais positivos por imagem na ausência de metástases aos linfonodos axilares
pN2a	Metástases em 4-9 linfonodos axilares (pelo menos um depósito tumoral maior que 2,0 mm)
pN2b	Metástases em linfonodos mamários internos clinicamente detectados com ou sem confirmação microscópica; com linfonodos axilares patologicamente negativos
pN3	Metástases em 10 ou mais linfonodos axilares; ou em linfonodos infraclaviculares (nível III axilar); ou linfonodos mamários internos ipsilaterais positivos por imagem na presença de um ou mais linfonodos axilares positivos dos níveis I e II; ou em mais de três linfonodos axilares e micrometástases ou macrometástases por meio da biópsia do linfonodo sentinela em linfonodos mamários internos ipsilaterais clinicamente negativos; ou em linfonodos supraclaviculares ipsilaterais
pN3a	Metástases em 10 ou mais linfonodos axilares (pelo menos um depósito tumoral maior que 2,0 mm); ou metástases para linfonodos infraclaviculares (linfonodos axilares do nível III)

Continua

Continuação

pN (Categorias)	pN (Critérios)
pN3b	pN1a ou pN2a na presença de cN2b (linfonodos mamários internos positivos por imagem); ou pN2a na presença de pN1b
pN3c	Metástases em linfonodos supraclaviculares ipsilaterais

Nota:
Os sufixos (sn) e (f) devem ser adicionados à categoria N para demonstrar a presença de metástases por meio da biópsia do linfonodo sentinela ou da biópsia por agulha fina/grossa, respectivamente, sem ressecção adicional de linfonodos.

Definição de metástases à distância (M)

A categoria pM0, segundo o painel de especialistas não é válida. Todos os casos devem ser categorizados como cM0 ou cM1; entretanto, se o cM1 é subsequentemente confirmado microscopicamente, o pM1 é utilizado.

M (Categorias)	M (Critérios)
M0	Sem evidências radiológicas ou clínicas de metástases à distância
cM0(i+)	Ausência de evidências clínicas ou radiográficas de metástases à distância na presença de células tumorais ou depósitos não maiores que 0,2 mm detectados microscopicamente ou por técnicas moleculares no sangue circulante, medula óssea ou outro tecido linfonodal não regional, pacientes sem sintomas ou sinais de metástases
M1	Metástases à distância detectadas por meios clínicos e radiográficos (cM) e/ou metástases histologicamente comprovadas maiores que 0,2 mm (pM)

Nota: estudos de imagem não são necessários para atribuir a categoria de cM0.

Classificação da terapia pós-neoadjuvante (ypTNM)

O painel de especialistas esclarece que a categoria patológica (ypT) pós terapia neoadjuvante é baseada no maior foco de tumor residual, se presente. A fibrose, relacionada ao tratamento, adjacente ao carcinoma invasor residual não é incluída na categoria de maior dimensão ypT. Quando múltiplos focos de tumor residual estão presentes é incluído o modificador (m). O laudo anatomopatológico deve incluir a descrição da dimensão do tumor residual explicando, desse modo, a razão pela categorização ypT, e quando possível documentando a categoria clínica pré-tratamento (cT).

Resposta patológica completa (pCR)

O maior foco de tumor residual em linfonodos, se presente, é usado para a categorização de ypN. A fibrose relacionada ao tratamento adjacente aos depósitos de tumor residual em linfonodos não é incluída na dimensão e classificação do ypN. Além disso, qualquer foco patológico de carcinoma invasivo residual mamário ou em linfonodos impede a classificação de resposta patológica completa (pCR). Mesmo com a classificação clínica ou patológica de um carcinoma como M1, antes da terapia, ele será categorizado da mesma forma (M1), após a terapia neoadjuvante, independentemente da resposta observada à terapia.

Classificação para recidiva ou reintervenção (rTNM)

A classificação T, N e M para recidiva ou reintervenção é expressa pelo prefixo *r* minúsculo: rcT, rcN, rc/rpM e rpT, rpN, rc/rpM. O rc/rpM pode incluir rcM0, rcM1 e rpM1.

A classificação para a recidiva ou reintervenção é determinada se ocorre a recidiva do câncer após um intervalo durante o qual o paciente foi considerado livre de doença (intervalo livre de doença), ou se ocorre a progressão da doença e o paciente nunca foi considerado livre da mesma (mesmo se nenhuma reintervenção foi planejada).

Estadiamento anatômico e grupos prognósticos

O estadiamento anatômico somente é utilizado quando os testes biomarcadores não são utilizados rotineiramente.

Estádio	Tumor (T)	Linfonodos (N)	Metástases (M)
Estádio 0	Tis	N0	M0
Estádio IA	T1	N0	M0
Estádio IB	T0 T1	N1mi N1mi	M0 M0
Estádio IIA	T0 T1 T2	N1 N1 N0	M0 M0 M0
Estádio IIB	T2 T3	N1 N0	M0 M0

Continua

Continuação

Estádio IIIA	T0 T1 T2 T3 T3	N2 N2 N2 N1 N2	M0 M0 M0 M0 M0
Estádio IIIB	T4 T4 T4	N0 N1 N2	M0 M0 M0
Estádio IIIC	Qualquer T	N3	M0
Estádio IV	Qualquer T	Qualquer N	M1

Notas:
- T1 inclui T1mi.
- Tumores T0 e T1 somente com micrometástases linfonodais são excluídos do estádio IIA e são classificados como Estádio IB.
- M0 inclui M0(i+).
- A designação pM0 não é válida; qualquer M0 deve ser clínico.
- Se um paciente se apresentar como M1 antes da terapia sistêmica neoadjuvante o estádio é considerado um Estádio IV e permanece neste Estádio, independentemente da resposta da terapia neoadjuvante.
- A designação do Estádio se estudos pós-cirúrgicos de imagem revelam a presença de metástases à distância considerando que estes estudos tenham sido realizados dentro de 4 meses do diagnóstico na ausência de progressão da doença e considerando que esta paciente não recebeu terapia neoadjuvante.
- Terapia pós-adjuvante é designada com os prefixos "yc" ou "yp" para a classificação T e N. Nenhum grupo de estadiamento é atribuído se observada uma resposta patológica completa (pCR) à terapia neoadjuvante, como, p. ex., ypT0 ypN0 cM0.

Grau histológico (G)

Todos os tumores invasivos de mama devem ser graduados. O grau histológico combinado de Nottingham (modificação de Nottingham do sistema de graduação de Scarff-Bloom-Richardson) é recomendado, baseando-se em padrões morfológicos como formação tubular, pleomorfismo nuclear e número de mitoses, e designando de um valor 1 (favorável) a 3 (desfavorável) para cada característica. Após, os escores destas três categorias são somados obtendo-se os escores combinados (3-5 pontos: grau 1; 6-7 pontos: grau 2; 8-9 pontos grau 3).

- GX – Grau não pode ser avaliado;
- G1 – Grau histológico combinado baixo (favorável);
- G2 – Grau histológico combinado intermediário (moderadamente favorável);
- G3 – Grau histológico combinado alto (desfavorável).

Tipos histopatológicos

- Carcinomas *in situ*: carcinoma ductal *in situ;* doença de Paget;
- Carcinomas invasores: sem outra especificação (SOE); ductal; inflamatório; medular, SOE; medular com estroma linfoide; mucinoso; papilar (micropapilar); tubular; lobular; doença de Paget invasiva; indiferenciado; células escamosas; adenoide cístico; secretório; cribriforme.

Fatores prognósticos no câncer de mama

Atualmente muito esforço tem sido feito para a identificação de novos e precisos fatores prognósticos e preditivos no câncer de mama. Os fatores prognósticos contribuem para a avaliação do risco de recaídas de pacientes baseados em indicadores tais como a biologia intrínseca tumoral e o Estádio da doença na ocasião do diagnóstico, sendo tradicionalmente utilizados para a escolha dos pacientes que poderão ser poupados da terapia adjuvante desnecessária.

A presença ou ausência de metástases linfonodais, a dimensão tumoral, o grau nuclear e o tipo histológico são já aceitos como fatores prognósticos bem definidos no câncer de mama. Além disso, a invasão vascular linfática é outro importante fator prognóstico, visto que quando confirmada, histologicamente, está associada a um risco aumentado de doença metastática, ao aumento do risco de recidiva local e à redução da sobrevida.

Com relação aos diversos tipos histológicos de carcinomas mamários, alguns deles anteriormente citados, é importante ressaltar, que podem ser divididos nos grupos prognósticos distintos abaixo descritos:

- Carcinomas de excelente prognóstico (acima de 80% de sobrevida em dez anos): tubular, cribriforme invasivo, mucinoso e túbulo-lobular;
- Carcinomas de bom prognóstico (60-80% de sobrevida em dez anos): tubular misto, lobular alveolar, misto (ductal SOE e tipos específicos) e medular atípico;
- Carcinomas de prognóstico reservado (50-60% de sobrevida em dez anos): medular, papilar invasivo e lobular clássico;
- Carcinomas de prognóstico ruim (menos de 50% de sobrevida em dez anos): lobular misto, lobular sólido, ductal SOE, misto (ductal SOE/lobular) e inflamatório.

Na 8ª edição do *Manual de Estadiamento do Câncer de Mama*, o painel de especialistas discutiu, além dos fatores prognósticos acima referidos, a importância de integrar biomarcadores ao estadiamento do TNM, sem comprometer a capacidade de usar este sistema de estadiamento se as informações destes biomarcadores não estiver disponível, afirmando, dessa maneira, que todos os carcinomas invasivos mamários devem ser analisados quanto aos receptores de estrógeno (RE), progesterona (RP) e do fator de crescimento epidérmico humano 2 (HER2, também chamado *erbB2* e *c-neu*), por meio de testes apropriados, sempre que possível.

Além dos receptores hormonais e do status HER2, a análise da expressão, assinatura ou classificação multigênica, que também incorpora biomarcadores prognósticos/preditivos (p. ex., o escore de recidiva Oncotype Dx®) pode também levar a informações adicionais e preditivas, além do estadiamento patológico e da determinação do RE/RP e do HER2, auxiliando na escolha dos pacientes que poderão ter benefícios com o tratamento quimioterápico. Uma das vantagens de utilizar estes testes multigênicos é o fato de serem reproduzíveis e confiáveis quando comparados à análise do índice de proliferação celular por meio do estudo imunoistoquímico do Ki67, devido à falta de reprodutibilidade e de concordância do melhor ponto de corte do Ki67 entre diferentes laboratórios. Desse modo, pacientes com tumores exibindo receptores hormonais positivos, HER2-negativo, linfonodos não metastáticos e com baixos scores segundo os testes genéticos (Oncotype Dx®, Mammaprint®, EndoPredict, PAM50 e Breast Cancer Index, dentre outros), independentemente da dimensão tumoral (T), poderão ter suas neoplasias classificadas e tratadas da mesma forma que a categoria prognóstica de tumores T1a-T1b N0 M0 (Estádio I).

Outra tentativa de utilizar a classificação molecular do câncer de mama na prática clínica, e de maior acesso à população em geral devido ao custo, quando comparada aos testes multigênicos, é a utilização da avaliação combinada dos já conhecidos marcadores imunoistoquímicos (RE, RP, HER2 e Ki67), que se aproximariam da classificação molecular de luminal A, luminal B, luminal híbrido, HER2 e basal-símile. No entanto, deve ser observado que a classificação molecular e imunoistoquímica não se sobrepõem completamente, como por exemplo, nem todos os carcinomas do tipo basal-símile, de acordo com a classificação molecular serão triplo-negativos para RE, RP e HER2 segundo a classificação imunoistoquímica e vice-versa.

Concluindo, a utilização dos já conhecidos fatores prognósticos (p.ex. dimensão tumoral, o grau nuclear e o tipo histológico), associados aos biomarcadores (RE, RP, HER2 e Ki67), em conjunto com os métodos de assinatura, escore ou classificação multigênica, tornam-se cada vez mais fundamentais para a caracterização do perfil biológico distinto de cada neoplasia mamária. Desse modo, todos estes fatores agrupados podem ajudar a prever as probabilidades de recidiva, independentes da terapia sistêmica, atuando como marcadores de risco residual, levando em conta que o paciente irá receber terapia endócrina, ou ainda, como fatores preditivos para os diferentes tipos de quimioterapia e contribuindo, dessa maneira, para o tratamento cada vez mais individualizado do câncer de mama.

Leitura recomendada

1. AJCC. AJCC Cancer Staging Atlas. 8a ed. New York: Springer; 2017.

   Oitava e última edição do estadiamento anatomopatológico (TNM) segundo o AJCC (American Joint Comittee on Cancer) desenvolvida por painéis de especialistas internacionais e reunindo uma ampla variedade dos conhecimentos atualmente disponíveis a respeito do estadiamento do câncer em diferentes topografias anatômicas.

2. Elston CW, Ellis IO, Pinder SE. Pathological prognostic factors in breast cancer. Crit Rev Oncol Hematol. 1999 Aug;31(3):209-23.

   Artigo demonstrando alguns dos fatores anatomopatológicos prognósticos no câncer de mama, dentre eles o tamanho tumoral, o grau e o tipo histológico das neoplasias, o estadiamento dos linfonodos axilares, a invasão vascular neoplásica, os receptores hormonais e marcadores moleculares (dentre eles o c-erbB-2 e p53).

3. Kos Z, Dabbs DJ. Biomarker assessment and molecular testing for prognostication in breast cancer. Histopathology. 2016 Jan;68(1):70-85.

   Artigo de revisão centrado nos biomarcadores RE, RP, HER2 e o controverso, mas clinicamente implementado biomarcador Ki67, e os testes multigênicos atualmente comercializados para prever o resultado e evolução clínica dos tumores com maior precisão.

4. Cheang MC, Chia SK, Voduc D, Gao D, Leung S, Snider J, Watson M, Davies S, Bernard PS, Parker JS, Perou CM, Ellis MJ, Nielsen TO. Ki67 index, HER2 status, and prognosis of patients with luminal B breast cancer. J Natl Cancer Inst. 2009 May 20;101(10):736-50.

   Neste artigo foi desenvolvido um estudo imunoistoquímico da expressão de RE, RP, HER2 e Ki67 em neoplasias mamárias, chegando-se à conclusão que este painel pode ajudar na distinção dos tumores luminal B dos tumores luminal A, auxiliando também na separação destes tumores a partir da sobrevida específica e livre de recidiva da doença.

5. Cotter MB, Dakin A, Maguire A, Walshe JM, Kennedy MJ, Dunne B, Riain CÓ, Quinn CM. Comparison of Oncotype DX® Recurrence Score® with other risk assessment tools including the Nottingham Prognostic Index in the identification of patients with low-risk invasive breast cancer. Virchows Arch. 2017 Jul 14. doi: 10.1007/s00428-017-2184-1 [Epub ahead of print].

   O objetivo deste estudo foi correlacionar os grupos de risco segundo o Oncotype DX® com parâmetros histopatológicos tradicionais e os resultados de outras ferramentas de avaliação de risco (Recurrence Score-Pathology-Clinical, Adjuvant Risk Index, Nottingham Prognostic Index e Adjuvant! Online 10-year score), demonstrando que há uma boa correlação entre os escores obtidos usando ferramentas de risco alternativas.

Capítulo 28

Epidemiologia do câncer de mama

Ruffo de Freitas Júnior
Leonardo Ribeiro Soares
Danielle Cristina Netto Rodrigues

Introdução

O estudo da epidemiologia do câncer de mama permite a discussão de estratégias e de intervenções potencialmente úteis para a prevenção e o manejo da doença, em nível de saúde pública. No Brasil, deve-se destacar a importância dos Registros de Câncer de Base Populacional, que coletam e validam diversas informações referentes ao câncer de mama, as quais podem ser utilizadas para o cálculo estatístico das variáveis de interesse. Se necessário, utilizam-se informações complementares do Instituto Brasileiro de Geografia e Estatística, do Departamento de Informática do SUS, entre outros bancos de dados.

Incidência de câncer de mama no mundo

O câncer de mama é a neoplasia mais comum na população mundial, com cerca de 2,4 milhões de casos incidentes em 2015. Com relação a 2008, observou-se um aumento de 20% na incidência global de câncer de mama. Assim, a neoplasia mamária representa um em cada quatro cânceres na população feminina e configura-se o tipo de câncer mais comum entre as mulheres em 140 de 184 países analisados.

Embora as taxas de incidência apresentem aumento na maioria das regiões do mundo, existe grande disparidade entre os países desenvolvidos e em desenvolvimento (Figura 28.1). As taxas de incidência mais elevadas permanecem nas regiões mais desenvolvidas; na Europa Ocidental, a incidência de câncer de mama atingiu mais de 90 novos casos por 100.000 mulheres por ano, em comparação com 30/100.000 na África oriental. Nos Estados Unidos, foram estimados 252.710 novos casos de câncer de mama em 2017, o que constitui 15% do total de casos novos de câncer no país. Essa variação nas taxas de incidência reflete as diferenças na distribuição dos fatores de risco da doença e as diferenças no acesso ao rastreamento populacional.

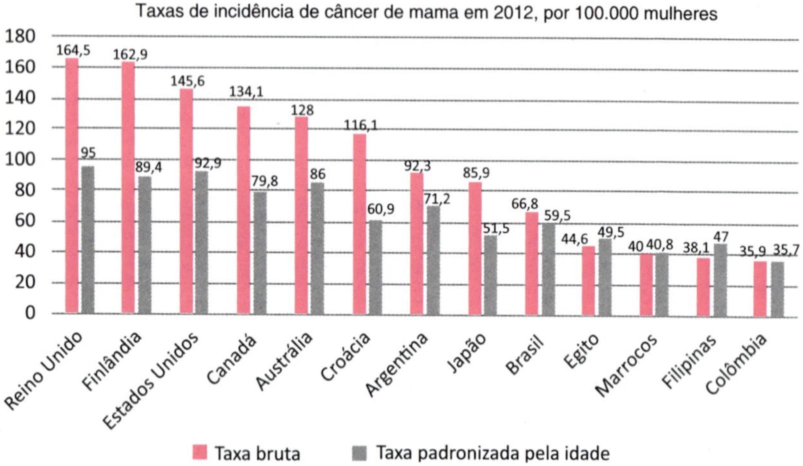

Figura 28.1: Taxas de incidência de câncer de mama em 2012, por 100.000 mulheres, em países selecionados. Fonte: International Agency for Research on Cancer (IARC). Disponível em: http://gco.iarc.fr/today/home.

Incidência do câncer de mama no Brasil

No Brasil, foram esperados 57.960 casos novos de câncer de mama para o biênio 2016-2017, com estimativa de 83.035 casos novos em 2020. Esse tipo de câncer é o mais frequente nas mulheres das regiões Sul (74,30/100.000), Sudeste (68,08/100.000), Centro-Oeste (55,87/100.000) e Nordeste (38,74/100.000), excluindo-se os tumores de pele não-melanoma. Na região Norte, é a segunda neoplasia mais incidente (22,26/100.000). Já nas Unidades da Federação (UF), as taxas variam de 14,93/100.000 no Amapá a 91,25/100.000 no Rio de Janeiro, com tendência de aumento de incidência na maioria das Unidades. Na Tabela 28.1, observa-se o estadiamento do câncer de mama no momento do diagnóstico, em cinco diferentes séries brasileiras publicadas recentemente. Entre as diferenças regionais observadas, destaca-se a efetividade do rastreamento mamográfico realizado na região de Barretos e a incidência da doença em estágios iniciais.

Na avaliação por subgrupos, tem sido sugerido aumento na incidência do câncer de mama em mulheres jovens nas últimas décadas. No entanto, apesar do aumento global das taxas de incidência com o envelhecimento, os estudos populacionais não observaram diferenças significativas entre o grupo de 20-39 anos e o grupo com idade superior a 40 anos. Por outro lado, diversos estudos observaram associação positiva entre a incidência do câncer de mama e outras variáveis clínicas, como a raça negra, a obesidade e a presença de determinadas mutações genéticas, como nos genes BRCA1, BRCA 2 e TP53.

Tabela 28.1: Estadiamento do câncer de mama em diferentes séries brasileiras publicadas na Revista Brasileira de Mastologia, entre 2013 e 2016.

Estudo/Ec	*In Situ*	I	II	III	IV
Lavras 2008-2013 (n = 112)	8,9%	30,3%	37,5%	21,5%	1,8%
São Paulo 2012-2014 (n = 3566)	8,1%	17,2%	43,1%	28,6%	3%
Barretos 2003-2010 (n = 257)	24,4%	34,2%	24%	4%	1,6%
Ubá 2001-2014 (n = 647)	12%	34%	37%	11%	6%
Curitiba 1990-2009 (n = 5158)*	2,5%	11,7%	36,6%	21%	9,4%

Legenda: Ec: estadiamento clínico; *18,8% não estadiados ou sem informações.

Mortalidade por câncer de mama no mundo

Para o ano de 2015, foram estimadas 523.000 mortes de mulheres e 10.000 mortes de homens por câncer de mama no mundo, o que representaria a quinta causa de óbitos por câncer no mundo. Entretanto, as taxas de mortalidade apresentam grande variação geográfica, possivelmente em decorrência de fatores socioeconômicos e relacionados ao diagnóstico e tratamento da doença (Figura 28.2). As taxas de mortalidade, ajustadas pela idade, variam de 6,1/100.000 na Ásia Oriental a 20,1/100.000 na África. Nas regiões menos desenvolvidas, o câncer de mama configura-se como a causa mais frequente de morte por câncer em mulheres, com tendência de aumento das taxas de mortalidade nos últimos anos. Já nas regiões mais desenvolvidas, trata-se da segunda causa de morte por câncer, refletindo uma tendência de estabilização e/ou queda da mortalidade desde a década de 1990. Essa estabilização é associada às mudanças no estilo de vida e ao diagnóstico precoce decorrente do rastreamento mamográfico, bem como aos avanços no tratamento da doença. Assim, para 2020, estima-se 398.000 mortes por câncer de mama nas regiões menos desenvolvidas e cerca de 217.600 mortes nas regiões mais desenvolvidas do mundo.

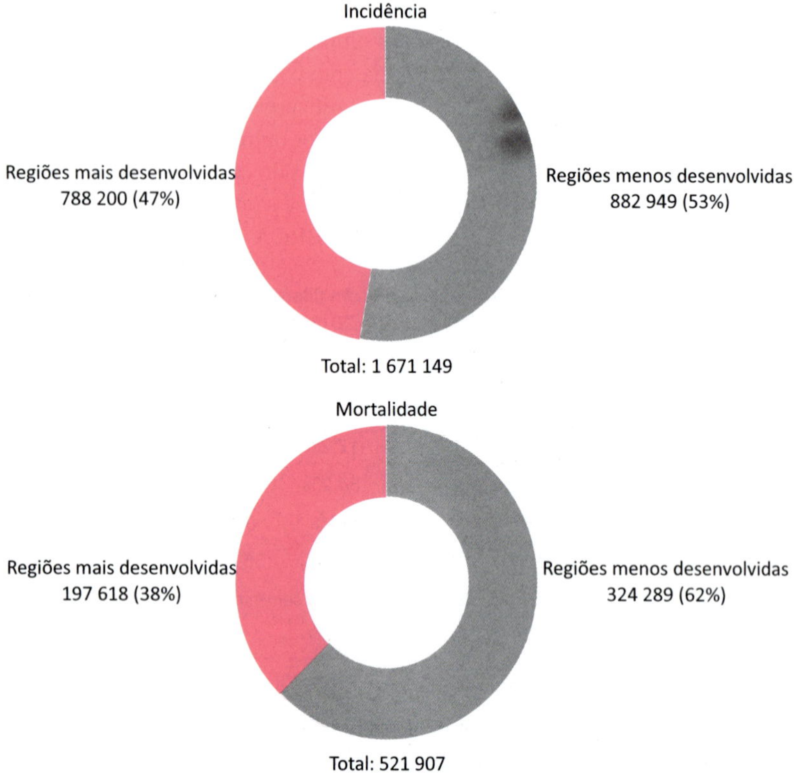

Figura 28.2: Representação das estimativas de incidência e de mortalidade por câncer de mama em 2012, no mundo, segundo o desenvolvimento socioeconômico regional.
Fonte: International Agency for Research on Cancer (IARC). Disponível em: http://gco.iarc.fr/today/home.

Em estudos populacionais conduzidos nos Estados Unidos, observou-se associação linear entre o aumento do tamanho tumoral e o aumento da mortalidade específica por câncer de mama. Do mesmo modo, foram observadas maiores taxas de mortalidade em mulheres com estadiamento N1 e N2 em relação àquelas com estadiamento N0. Em outras séries, observou-se também uma associação significativa entre a mortalidade e a idade mais jovem ao diagnóstico, a raça negra, o grau histológico III e a expressão de biomarcadores específicos, como a oncoproteína HER2. Desse modo, o entendimento da biologia tumoral e do estágio da doença ao diagnóstico foi fundamental na avaliação crítica das curvas de mortalidade por câncer de mama.

Mortalidade por câncer de mama no Brasil

A taxa bruta de mortalidade por câncer de mama feminino no Brasil, em 2014, foi de 14,7/100.000. Entretanto, destaca-se a variação geográfica da taxa de mortalidade, a qual variou de 6,9/100.000, na região Norte, a 17,7/100.000 e 18,3/100.000, nas regiões Sudeste e Sul, respectivamente. Este mesmo padrão heterogêneo é observado nas taxas de mortalidade nas UF brasileiras, sendo que as maiores taxas foram registradas em Unidades com maior nível socioeconômico, como Rio Grande do Sul, Rio de Janeiro, São Paulo e Distrito Federal.

Com relação à tendência temporal da mortalidade por câncer de mama feminino no Brasil, no período de 1994 a 2009, o país apresentou estabilização de 0,4%. No entanto, as taxas apresentaram-se de modo desigual nas regiões e estados brasileiros, com tendência de aumento significativo nas regiões Nordeste (5,3%), Centro-Oeste (1,9%) e Norte (2,4%), e queda significativa na região Sudeste (-0,9%). Nos estados também se observou o mesmo perfil: tendência de queda e de estabilidade nas taxas de mortalidade nos estados com maior nível socioeconômico e aumento acentuado entre os estados com menor nível socioeconômico. Em outros estudos nacionais, também se observou variação nas taxas de mortalidade segundo a raça ou cor de pele, o índice de desenvolvimento humano e a localização geoespacial (zona rural *versus* centro urbano).

A mortalidade por câncer de mama também está associada diretamente aos fatores relacionados à biologia tumoral, como o grau histológico e o subtipo molecular da doença. Nesse contexto, mulheres portadoras de tumores indiferenciados e/ou com fenótipo tumoral mais agressivo possuem maiores taxas de letalidade em relação às portadoras de tumores mais indolentes. Em estudos ecológicos, também se observou o impacto do estadiamento da doença no prognóstico e nos desfechos clínicos oncológicos. No Brasil, estudo de base hospitalar realizado em Vitória observou associação significativa entre doença avançada ao diagnóstico (estádios III e IV) e aumento na taxa de mortalidade. Esses dados reforçam a importância do diagnóstico precoce do câncer de mama, o qual pode contribuir para a redução da mortalidade em subgrupos populacionais de pior prognóstico.

Conclusão

Nos últimos anos, observou-se o aumento das taxas de incidência do câncer de mama, no Brasil e no mundo, principalmente em regiões de menor desenvolvimento socioeconômico.

Já as curvas de mortalidade mostraram tendência de redução ou de estabilização, nos países desenvolvidos; e tendência de aumento, nos países em desenvolvimento. No Brasil, a mortalidade da doença segue o mesmo perfil mundial, com redução significativa da mortalidade apenas na região Sudeste.

Leitura recomendada

1. Ministério da Saúde, Secretaria de Atenção à Saúde, Instituto Nacional de Câncer, Coordenação de Prevenção e Vigilância. Estimativa 2016: incidência de câncer no Brasil [internet]. Rio de Janeiro: INCA; 2016 Disponível em: http://www1.inca.gov.br/estimativa/2016/.

   Site que reúne diversas estimativas epidemiológicas acerca do câncer de mama e de outras neoplasias, no Brasil.

2. Ferlay J, Soerjomataram I, Ervik M, Dikshit R, Eser S, Mathers C, et al. GLOBOCAN 2012 v1.0, Cancer Incidence and Mortality Worldwide: IARC CancerBase No. 11 [internet]. Lyon, France: International Agency for Research on Cancer; 2013. Disponível em: http://globocan.iarc.fr.

   Site que reúne diversas estimativas epidemiológicas acerca do câncer de mama e de outras neoplasias, no Brasil e no mundo.

3. Freitas-Junior R, Gonzaga CMR, Freitas NMA, Martins E, Dardes RCM. Disparities in female breast cancer mortality rates in Brazil between 1980 and 2009. Clinics 2012; 67(7):731-37.

   Estudo ecológico que analisou a variação temporal e a distribuição geográfica das taxas de mortalidade por câncer de mama no Brasil, entre 1980 e 2009. Observou a estabilização da mortalidade no Brasil, desde 1994, com diferentes tendências regionais.

4. Wo JY, Chen K, Neville BA, Lin NU, Punglia RS. Effect of very small tumor size on cancer--specific mortality in node-positive breast cancer. J Clin Oncol. 2011;29(19):2619-27.

   Estudo de base populacional conduzido com dados do Surveillance, Epidemiology and End Results (SEER), nos Estados Unidos. Observou-se associação significativa entre a mortalidade específica por câncer de mama, o tamanho tumoral e o status axilar.

5. DeSantis C, Ma J, Bryan L, Jemal A. Breast cancer statistics, 2013. CA Cancer J Clin. 2014. 64(1):52-62.

   Estudo conduzido pela American Cancer Society com descrição das taxas de incidência, de mortalidade e de sobrevida por câncer de mama, nos Estados Unidos.

Capítulo

29

Preditores de prognóstico – assinaturas genéticas, Adjuvant! e PREDICT

Marcelo Rocha Cruz
Antônio Carlos Buzaid

Definições

Fatores prognósticos são aqueles que determinam o risco de recorrência e morte relacionados ao câncer, isto é, que determinam a história natural da doença independente do tratamento realizado. Fatores preditivos são aqueles que determinam a possibilidade ou não de resposta a um tratamento.

Metodologia e interpretação

Há vários testes laboratoriais comercialmente disponíveis que permitem prognosticar, com relativa acurácia, o risco de recorrência. Alguns parecem ter também poder preditivo, isto é, permitem determinar, com algum grau de acurácia, se a adição de quimioterapia à hormonoterapia pode ou não ser benéfica a paciente.

Os testes mais conhecidos e recomendados por diretrizes internacionais são o OncotypeDX, MammaPrint, Prosigna (PAM50) e Breast Cancer Index (BCI). Na prática clínica, os mais utilizados são o OncotypeDX e o Mammaprint. Isto basicamente se deve pelo desenvolvimento e lançamento precoce destes testes quando comparado com as outras assinaturas genéticas, o que traz maior volume de conhecimento científico e experiência clínica sobre estes testes. Além disto, os dados recentes do único estudo randomizado utilizando um teste de assinatura genética em câncer de mama, o MINDACT, tem reforçado as recomendações de diretrizes internacionais para o uso do Mammaprint.

Oncotype Dx

O Oncotype DX consiste na análise de 21 genes por RT-PCR, dos quais 16 relacionados ao tumor e 5 genes de referência. O teste é realizado em bloco de parafina e o resultado é expresso como o *recurrence score* (RS) em 10 anos, na vigência de tamoxifeno adjuvante. O RS é calculado por uma fórmula cujo maior peso é dado para os genes que medem proliferação celular. Pacientes com RS < 18 são considerados de baixo risco; RS entre 18 e 31, risco intermediário; e RS > 31, são considerados de alto risco. Porém, esta classificação utilizada nos estudos retrospectivos que validaram o teste não tem sido utilizada nos desenhos de importantes estudos randomizados e prospectivos confirmatórios, como o TAILORx, o RxPONDER e o PlanB. O estudo randomizado TAILORx, que se encontra em andamento, publicou recentemente dados do grupo não randomizado considerando RS baixo risco < 11. Trata-se de um grupo de 16% do total de mais de 10 mil mulheres recrutadas até o momento. Para este grupo de pacientes RE+, N0, com RS < 11 que receberam somente hormonioterapia adjuvante, 99,3% estavam livres de doença metastática à distância e 98% estavam vivas em 5 anos. Cerca de 70% das pacientes deste estudo estão no grupo com 11 < RS < 25, considerado RS intermediário e sendo, portanto, randomizadas entre receber quimioterapia adjuvante seguido de terapia endócrina *versus* terapia endócrina adjuvante. Os resultados finais deste estudo são aguardados. O estudo alemão PlanB utilizou a classificação de RS ≤ 11 como baixo risco, 12 < RS < 25 como risco intermediário e RS > 25 como alto risco. Neste estudo, todas as mulheres com RS > 11 receberam quimioterapia adjuvante (randomizadas a TC X 6 ou esquema ACT *like*) seguida de hormonioterapia. Portanto, a principal conclusão deste estudo reside somente no grupo de pacientes com baixo risco: 15,3% do total de pacientes apresentavam RS ≤ 11 e obtiveram SVL em três anos de 98%.

Mammaprint

O Mammaprint é um teste de 70 genes desenvolvido pelo Instituto do Câncer da Holanda. A semelhança do OncotypeDx, o teste é hoje realizado em tumor parafinado. Diferente dos outros testes disponíveis, o resultado do Mammaprint é dado de modo binário: boa assinatura ou pobre assinatura genética. Trata-se da única ferramenta de assinatura genética para câncer de mama com os dados de estudos iniciais retrospectivos e prospectivos confirmados através de estudo randomizado, recentemente publicado no *New England Journal of Medicine*. O estudo MINDACT recrutou mais de 6.000 pacientes com câncer de mama inicial (com 0 a 3 nodos axilares positivos). Deste grupo, cerca de 40% foram classificadas (utilizando critérios clínicos do Adjuvantonline) como clinicamente e genomicamente baixo risco e receberam somente terapia endócrina adjuvante;

27% das pacientes foram classificadas como clinicamente e genomicamente alto risco e, portanto, receberam quimioterapia adjuvante e terapia hormonal. A prima hipótese do estudo era avaliar se pacientes com critério clínico de alto risco e genômico de baixo risco poderiam prescindir da quimioterapia adjuvante (que compreendeu 23% dos casos). Este grupo foi randomizado para receber quimioterapia adjuvante ou somente hormonioterapia. O estudo MINDACT mostrou que para paciente consideradas clinicamente de alto risco, porém com baixo risco genômico pelo Mammaprint, a quimioterapia adjuvante não adiciona qualquer benefício em sobrevida livre de metástases à distância (*end-point* primário) e, portanto, deve ser evitada neste grupo de mulheres. Com este resultado, o estudo MINDACT apresenta uma redução de 43% na indicação de quimioterapia para pacientes consideradas clinicamente com critérios de alto risco, porém genomicamente classificadas como baixo risco. Os dados deste estudo levaram a *American Society of Clinical Oncology* (ASCO) a revisar sua diretriz sobre o uso de biomarcadores em câncer de mama (publicada em 2016, sem os dados do MINDACT) e, mais recentemente, recomendar o uso deste teste em mulheres com câncer de mama RE+, N0 ou 1-3 nodos axilares positivos.

Prosigna

O teste Prosigna (conhecido como PAM50) avalia a expressão de 50 genes e divide o risco de recorrência (ROR, do inglês *Risk Of Recurrence*) para mulheres na pós-menopausa com tumor RE+, N0, em três categorias: ROR 0-40, baixo risco; $40 < \text{ROR} \leq 60$, risco intermediário; $\text{ROR} > 60$, alto risco. O valor prognóstico deste teste foi validado em estudos prospectivos-retrospectivos. Tem um forte poder prognóstico tanto em pacientes com linfonodo negativo como positivo. Em estudo recente que incluiu várias assinaturas genomicas, o teste teve um desempenho muito melhor em termos prognóstico quando comparado com OncotypeDx em pacientes com linfonodo positivo.

Breast Cancer Index

O teste Breast Cancer Index (BCI) avalia a expressão de 11 genes (sete relacionados ao tumor e cinco genes de referência). A maioria dos genes envolve proliferação celular e a via de sinalização do receptor de estrogênio. Deste modo, os estudos retrospectivos-prospectivos que validaram o teste envolvem, em sua maioria, a avaliação do risco de recorrência a longo prazo e o uso de hormonioterapia adjuvante (tipo de agente e tempo de terapia endócrina). O grande valor do teste reside em prever (valor preditivo) quem pode prescindir de hormonioterapia prolongada. Aquelas com BCI baixo têm um risco de recorrência após 5 anos de hormonioterapia muito baixo e podem ter seu tratamento suspenso.

Adjuvant! e PREDICT PLUS

Adjuvant! (www.adjuvantonline.com) é uma ferramenta clínica que permite, de modo grosseiro, prognosticar uma paciente e determinar a redução do risco de recorrência baseado no tipo de tratamento adjuvante administrado. Esta ferramenta não incorporou ainda o status do HER2 e trata o tamanho tumoral como variável categórica (por exemplo, um tumor de 1,1 cm tem o mesmo prognóstico de um com 1,9 cm).

Desenvolvida pelos ingleses, o PREDICT (www.predict.nhs.uk) é uma ferramenta parecida com o Adjuvant!. Porém, ao contrário do Adjuvant!, trata o tamanho do tumor como variável continua, incorpora o *status* do HER2 e tem um poder prognóstico mais acurado que o Adjuvant!. Tanto o Adjuvant! como o PREDICT demonstram a magnitude do benefício da quimioterapia, da hormonoterapia e da combinação de ambos os tratamentos na redução do risco de recorrência e morte por câncer.

Indicações

Os testes OncotypeDX, MamaPrint, Prosigna e BCI podem ser úteis quando há dúvida se uma paciente com câncer de mama inicial, RE+, N0, deve ou não receber quimioterapia adjuvante.

A situação clínica mais comum que deflagra a solicitação destes testes são os tumores RE+ com grau 2, menores que 5 cm e N0. Para o Mammaprint, desde a publicação do MINDACT, pode-se considerar também o uso em paciente com RE+ e 1-3 nodos axilares positivos. Tal recomendação foi recentemente revisada pela ASCO, após avaliação criteriosa dos resultados do MINDACT. O painel de especialistas reforçou recomendação contra a utilização do Oncotype DX, Prosigna e BCI para pacientes com N+ devido à escassez de dados científicos que efetivamente comprovem tal indicação.

Em geral, estes testes se mostraram úteis em reduzir o número de pacientes que receberam quimioterapia adjuvante e, por causa disto, são frequentemente pagos por seguradores nos Estados Unidos e na Europa. No Brasil, não há ainda cobertura para esses testes.

A ferramenta Adjuvant! e o PREDICT são úteis para o médico determinar o prognóstico, mas seu maior ganho advém da determinação do benefício absoluto da quimioterapia e hormonoterapia adjuvantes e discussão destes dados com a paciente, diante da decisão de riscos *versus* benefícios da quimioterapia. Porém, é importante lembrar que a assinatura genética Mammaprint foi superior à classificação clínico-patológica do Adjuvant! na seleção adequada de pacientes que não precisam receber quimioterapia adjuvante.

Limitações

A maior crítica e limitação ao OncotypeDX, Prosigna e BCI, é que estes testes foram incorporados na prática clínica utilizando dados retrospectivos--prospectivos e sem resultados finais de estudos randomizados. Portanto, o seu valor preditivo, principalmente no grupo de pacientes considerados de risco intermediário e que perfazem a maioria das pacientes nestes testes (cerca de 60-75%), não foi ainda validado. Com o intuito de melhor avaliar o papel do OncotypeDX na seleção do tratamento adjuvante com base no RS, está atualmente em andamento nos Estados Unidos um grande estudo, chamado TAILORx, que já findou recrutamento com mais de 10.000 mulheres com tumores apresentando receptor de estrogênio positivo, cujos resultados são aguardados. Neste estudo, mulheres com RS < 11 receberam somente hormonoterapia adjuvante; aquelas com RS > 25 receberam QT adjuvante seguido de hormonoterapia adjuvante; e aquelas com RS entre esses valores foram randomizadas para QT seguida de hormonoterapia *versus* hormonoterapia isolada. O estudo RxPONDER também se encontra em andamento, e avalia o papel do OncotypeDX em pacientes com linfonodos positivos.

Quanto ao Mammaprint, o estudo MINDACT (discutido anteriormente) coloca este teste como o primeiro teste de assinatura genômica com nível de evidência 1A.

Situações desnecessárias ou contraindicadas

Em princípio, os testes moleculares não estão indicados quando o médico está confortável com a conduta a ser tomada na adjuvância. Assim, estes testes não estão indicados para pacientes com fatores clínicos e biológicos que denotem baixo risco de recorrência, como por exemplo RE+, grau I, T1, N0, ou maior risco de recorrência, como por exemplo tumores triplo-negativos (basal) e HER2 positivos e pacientes com linfonodos positivos, exceto em pacientes com doença N1mi.

Perspectivas

O futuro da oncologia como um todo é a individualização do tratamento em todas as situações clinicas (terapia adjuvante, neoadjuvante, e doença metastática). Vários estudos estão em andamento para melhor estabelecer o perfil genético do tumor não só como fator prognóstico, mas principalmente na seleção de drogas oncológicas. Acreditamos que dentro de cinco anos, esta estratégia já esteja incorporada na prática clínica.

Recomendações práticas

Considerando o custo do OncotypeDX, e tendo em vista que este teste é focado na expressão gênica de proliferação e receptores hormonais, diversos estudos compararam seu uso *versus* avaliação criteriosa por IHC dos receptores hormonais e Ki67. Em suma, os estudos mostram que é possível evitar o uso do OcotypeDX e, consequentemente reduzir custos, seguindo alguns critérios anatomopatológicos. A Figura 29.1 auxilia nesta decisão e tem se mostrado muito útil na prática clínica.

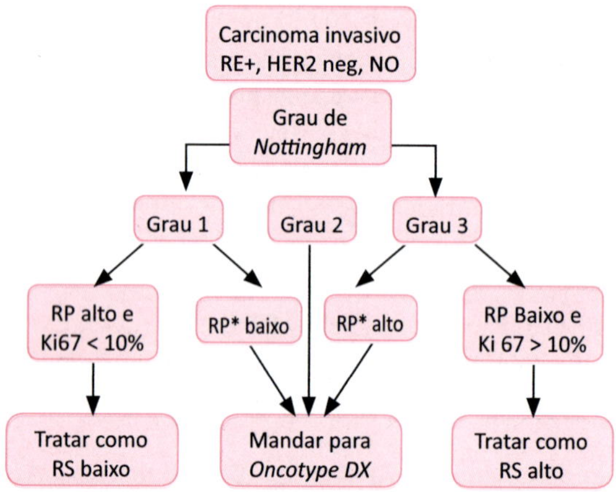

*RP (receptor de progesterona) baixo foi definido com Allred score < 5 e alto 5.

Figura 29.1

As Tabelas 29.1 e 29.2 mostram os critérios clínico-patológicos utilizados pelo estudo MINDACT para classificar pacientes entre baixo risco e alto risco. Deste modo, para pacientes que apresentem as características de alto risco descritas, a utilização do teste Mammaprint deve ser considerada. Para pacientes que não apresentam as características de alto risco descritas abaixo, consideramos adequado utilizar os testes OncotypeDX ou Prosigna. Diante do maior volume de dados com o OncotypeDX, favorecemos a utilização deste teste.

Com relação à utilização de hormonioterapia estendida em mulheres, o teste BCI e Prosigna tem apresentado resultados superiores ao OncotypeDX em termos prognósticos. Favorecemos o BCI pois tem também valor preditivo em termos de benefício da hormonioterapia estentida. O Mammaprint não foi avaliado neste contexto e, portanto, não deve ser utilizado para definir o tempo de hormonioterapia.

Tabela 29.1: definição de risco clínico para pacientes com linfonodos negativos

GRAU	Tamanho do T	Risco Clínico
1	< 3 cm 3,1 a 5 cm	Baixo Alto
2	< 2 cm 2,1 a 5 cm	Baixo Alto
3	< 1 cm 1,1 a 5 cm	Baixo Alto

Tabela 29.2: Definição de risco clínico para pacientes com linfonodos positivos (1 a 3)

GRAU	Tamanho do T	Risco Clínico
1	< 2 cm 2,1 a 5 cm	Baixo Alto
2	Qualquer T	Alto
3	Qualquer T	Alto

Leitura recomendada

1. Krop I, Ismaila N, Andre F, Bast RC et al, Use of Biomarkers to Guide Decisions on Adjuvant Systemic Therapy for Women With Early-Stage Invasive Breast Cancer: American Society of Clinical Oncology Clinical Practice Guideline Focused Update. J Clin Oncol. 2017 Jul 10

   Atualização da diretriz da ASCO publicada em 2016, com foco nos resultados do estudo randomizado MINDACT, ampliando a recomendação do teste Mammaprint.

2. Harris LN, Ismaila N, McShane LM, et al: Use of biomarkers to guide decisions on adjuvant systemic therapy for women with early-stage invasive breast cancer: American Society of Clinical Oncology Clinical Practice Guideline. J Clin Oncol 34: 1134-1150, 2016.

   Diretriz da ASCO sobre a recomendação das assinaturas moleculares. Esta publicação foi atualizada em 2017, após a publicação do estudo MINDACT.

3. Duffy MJ, Harbeck N, Nap M et al, Clinical use of biomarkers in breast cancer: Updated guidelines from the European Group on Tumor Markers (EGTM). Eur J Cancer. 2017 Apr;75:284-298.

   Diretriz européia com as recomendações do uso de assinaturas moleculares no câncer de mama inicial.

4. Cardoso F, van't Veer LJ, Bogaerts et al. J 70-Gene Signature as an Aid to Treatment Decisions in Early-Stage Breast Cancer. N Engl J Med. 2016 Aug 25;375(8):717-29.

   Resultados do estudo randomizado utilizando o teste Mammaprint.

5. Joseph A. Sparano, Robert J. Gray, Della F. Makower et al. Prospective Validation of a 21-Gene Expression Assay in Breast Cancer. N Engl J Med. 2015 Nov 19;373(21):2005-14.

   Análise prospectiva do grupo de baixo RS (< 11) do estudo TAILORx, utilizando o teste Oncotype DX.

6. Wishart GC, Bajdik CD, Dicks E et al. PREDICT Plus: development and validation of a prognostic model for early breast cancer that includes HER2. Br J Cancer. 2012 Aug 21;107(5):800-7.

Este estudo demonstra o valor da ferramenta PREDICT comparado com o Adjuvant! e demonstra que o PREDICT, incorpora o status do HER2, é mais acurado.

7. Allison KH, Kandalaft PL, Sitlani CM, Dintzis SM, Gown AM. Routine pathologic parameters can predict Oncotype DX recurrence scores in subsets of ER positive patients: who does not always need testing? Breast Cancer Res Treat, 2012;131(2):413-24.

Algoritmo baseado na anatomia patológica que sugere quais pacientes não precisam realizar o OncotypeDx no processo decisório.

Capítulo 30

Mastectomia

GPM – Grupo de Pesquisas em Mastologia

A mastectomia é a remoção cirúrgica da glândula mamária: trata-se do primeiro tratamento efetivo descrito para o câncer de mama, sendo utilizado até os dias atuais. A mastectomia simples se refere apenas a retirada da mama, enquanto as mastectomias radicais estão associadas à remoção dos linfonodos axilares. As cirurgias que preservam a pele ou o complexo aréolo-papilar (CAP) são denominadas mastectomias poupadoras ou preservadoras, descritas frequentemente em inglês como *skin-sparing mastectomy* (SSM) e *nipple-sparing mastectomy* (NSM) ou adenomastectomias.

Histórico

A mastectomia radical foi descrita inicialmente por William Halsted em 1894: a técnica consistia na retirada completa da glândula mamária com pele adjacente, dos músculos peitorais e dos linfonodos axilares. Halsted acreditava na disseminação centrípeta do câncer, porém, apesar de melhor controle local da doença, muitas mulheres tinham desfecho sistêmico adverso, a despeito da radicalidade do procedimento. Até o advento da cirurgia conservadora, existiram poucos avanços na técnica cirúrgica, conforme demonstrado na Tabela 30.1.

O conceito de Halsted persistiu por décadas, até meados da década de 1970, quando Bernard Fisher, Umberto Veronesi e outros cirurgiões colocaram a cirurgia radical em teste: iniciava a era dos estudos randomizados. O estudo NSABP-04 abriu caminho e demonstrou que mastectomias menos radicais, mesmo sem abordagem axilar, tinham o mesmo desempenho em termos de sobrevida quando comparado a estratégias mais "amplas". Os ensaios de cirurgia conservadora da

Tabela 30.1: Principais evoluções da mastectomia (M: mastectomia; CMI: cadeia mamária interna).

Cirurgia	Autor	Extensão da cirurgia		
		Mama	Músculos peitorais	Linfonodos
M. radical	Halsted, 1894	Sim	Maior e menor	Níveis 1, 2 e 3
M. radical modificada	Patey, 1948	Sim	Somente menor	Níveis 1, 2 e 3
	Auchincloss, 1963	Sim	Não	Níveis 1 e 2
	Madden, 1965	Sim	Não	Níveis 1, 2 e 3
M. radical estendida	Urban, 1956	Sim	Maior e menor	Níveis 1, 2 e 3 + CMI

mama chegaram na sequência, assim como os *trials* de terapia sistêmica, e o conceito radical foi substituído pelo "tratamento mínimo necessário".

Isto causou grande impacto nas técnicas de mastectomia. As cirurgias radicais e radicais estendidas, por exemplo, ficaram reservadas somente aos casos em que havia comprometimento clínico destas estruturas e a mastectomia mais utilizada passou a ser a mastectomia radical modificada, que apresentava a mesma eficácia, porém com menor morbidade. Dogmas, como a necessidade de retirada de pele sobre tumor, foram caindo, surgindo a mastectomia preservadora, que é, atualmente, a técnica de escolha no câncer de mama. O resultado estético evoluiu consideravelmente, levando muitas mulheres a escolher, paradoxalmente, esta técnica mesmo em situações onde a conservação mamária é possível.

De modo geral, a evolução da cirurgia pode ser observada na Figura 30.1.

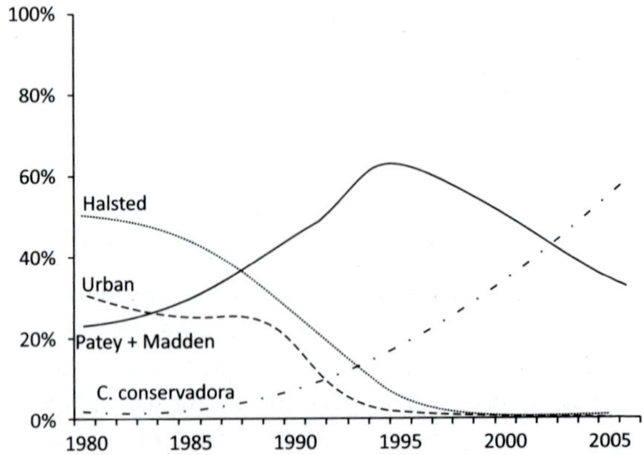

Figura 30.1: Evolução da cirurgia mamária (adaptado de Noguchi, 2007).

Técnica cirúrgica convencional

A técnica convencional consiste em incisão fusiforme horizontal (incisão de "*Stewart*"), seguida por confecção de retalhos cutâneos e abordagem dos linfonodos axilares pela mesma incisão (Figura 30.2).

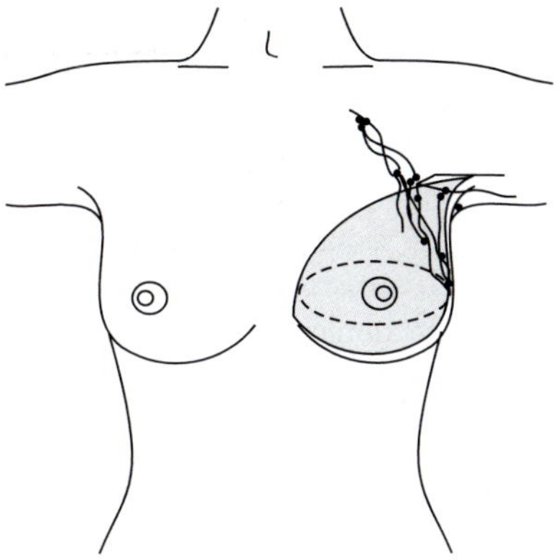

Figura 30.2: Técnica convencional de mastectomia.

Mastectomias preservadoras

As mastectomias preservadoras (ou conservadoras) procuram poupar o máximo de tecido saudável para proporcionar melhores resultados estéticos nas reconstruções mamárias. As principais técnicas são a mastectomia preservadora de pele (SSM) e a mastectomia preservadora de pele, aréola e papila (NSM). Apesar das diferenças conceituais, ambas apresentam princípios oncológicos e riscos semelhantes. Não existem estudos randomizados comparando a eficácia destas técnicas; entretanto, estudos retrospectivos demonstraram aceitável taxa de recidiva local.

Técnica cirúrgica das mastectomias preservadoras

A cirurgia objetiva a remoção completa do tecido glandular com preservação de todo o retalho de pele e subcutâneo (eventualmente do CAP). O procedimento é bastante complexo e artesanal, pois a retirada insuficiente do tecido mamário pode aumentar o risco oncológico e a retirada excessiva prejudica os resultados da reconstrução.

Apesar de alguns autores estabelecerem espessuras fixas para o retalho, não há estudos clínicos disponíveis. O retalho remanescente deve respeitar, geralmente, a constituição da paciente e a quantidade de tecido subcutâneo presente, com a dissecção respeitando o plano anatômico, limite entre o tecido subcutâneo e a fáscia mamária anterior (Figura 30.3).

As incisões cutâneas devem ser discretas, porém suficientes para a execução da cirurgia. Existem vários tipos de técnicas descritas e a escolha da mesma deve ser individualizada, sendo que, de modo geral, opta-se por incisões circulares ou elipticas ao redor do CAP nas SSM (Figura 30.3B), enquanto nas NSM, as incisões preferidas são aquelas no sulco inframamário, periareolares com prolongamento radial ou radial (Figura 30.3B). A incisão radial, apesar de proporcionar bom acesso a mama, ainda traz algum estigma da cirurgia radical, enquanto incisões inframamárias e periareolares são tecnicamente mais difíceis, porém com resultado cosmético normalmente superior quando bem executada.

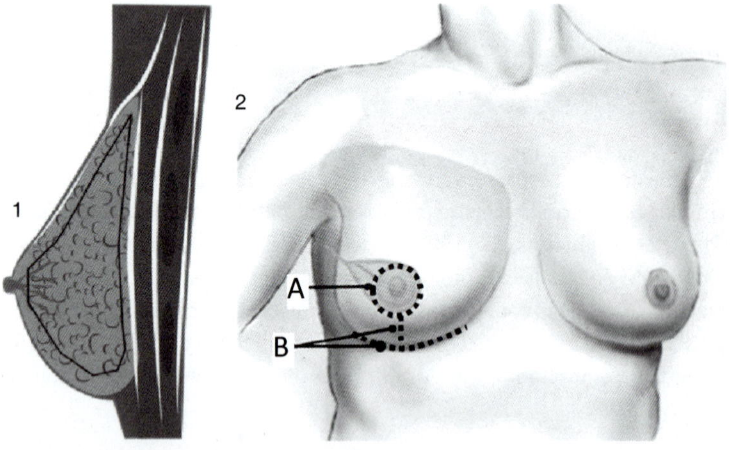

Figura 30.3: Técnica das mastectomias preservadoras - 1: retalho de pele e subcutâneo; 2: incisões preferidas – periareolar (A), radial e sulco (B).

A margem cirúrgica deve sempre ser observada nas mastectomias preservadoras. A maior parte das recidivas destas cirurgias ocorre na pele sobre o tumor primário, portanto esta área deve ser cuidadosamente avaliada e estar livre de neoplasia.

Nas NSM também deve observar-se a margem retroareolar, pois existe o risco de disseminação intraductal do tumor. A biópsia do tecido retroareolar é controversa, porém muitos autores sugerem para predizer o estado do CAP. O grupo de Milão não experimentou maiores taxas de recidiva no mamilo, mesmo em situações com comprometimento por neoplasia: em 81 casos onde o CAP não foi excisado, nenhuma recaída foi observada, ressaltando que todas as pacientes citadas fizeram radioterapia intraoperatória na área do CAP.

Resultados das mastectomias preservadoras

O índice de complicações cirúrgicas é maior quando comparado as mastectomias convencionais: a necrose do retalho de pele e do CAP são os principais, ocorrendo entre 3% e 9% dos casos. As mastectomias preservadoras se tornaram populares e a falta de estudos clínicos randomizados não foi impeditivo para o uso destas técnicas na prática cotidiana, pois várias séries de casos e algumas coortes demonstram a segurança clínica da técnica, conforme demonstrado na Tabela 30.2 e na Figura 30.4.

Tabela 30.2: Sumário de estudos de NSM com mais de 100 pacientes.

Autor/Ano	NSM	Estádio	RL%	REC. CAP%	Seguim. meses
Benediktsson 2008	216	0-III	24	0	156
Petit 2009	579	0-I	0,9	0	19
Paepke 2009	109	0-III	0,9	-	34
de Alcantara 2011	156	0-III	0	0	10
Stanec 2012	241	0-III	4,1	1,2	63
Sakurai 2013	788	-	8,2	3,7	78
Coopey 2013	315	0-III	2,6	0	22
Eisenberg 2014	208	-	0,5	0,5	33
Poruk 2014	105	0-IV	0,9	0	26

NSM: nipple-sparing mastectomy (adenomastectomias). Modificado de Adam H et al., EJSO 40 (2014) 1209-1215.

Local Recurrence

Study name	Risk difference	Standard error	Lower limit	Upper limit	p-Value	Relative weight
Adam	-0.034	0.017	-0.067	-0.002	0.040	20.31
Boneti	-0.004	0.025	-0.053	0.045	0.886	9.15
Burdge	-0.040	0.091	-0.218	0.137	0.656	0.70
Gerber	0.004	0.048	-0.089	0.098	0.928	2.50
Kim	0.011	0.011	-0.011	0.034	0.325	43.60
Poruk	-0.023	0.023	-0.067	0.022	0.317	11.17
Sakurai	0.006	0.024	-0.041	0.054	0.801	9.74
Shi	0.007	0.045	-0.081	0.095	0.874	2.83
	-0.004	0.008	-0.019	0.010	0.567	

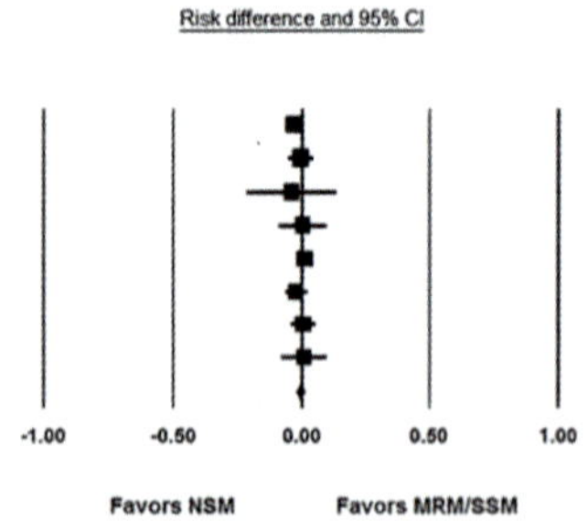

Figura 30.4: *Forest plot* de recidiva local em NSM *versus* MRM/SSM.
Modificado de De La Cruz L et al *Ann Surg Oncol* (2015) 22: 3241-3249.

As taxas de recidiva locais, nestes estudos, são aceitáveis e comparáveis a mastectomias radicais, porém o estudo de Benediktsson *et al.*, 2008, apresentou elevadas taxas de recorrência. Este resultado pode ser justificado pelo estadiamento do câncer, concomitante a manutenção de retalho subcutâneo mais espesso que o recomendável e ausência de radioterapia adjuvante. Recentemente, durante o último *St. Gallen International Breast Cancer Conference* sobre câncer de mama inicial, o grupo de Milão apresentou atualização sobre o tema: 2011 pacientes submetidas a NSM, sendo 17% após terapia sistêmica neoadjuvante. Após 96 meses de seguimento as taxas de recidiva foram de 5,1% e 4,3% para carcinoma invasor e *in situ* respectivamente, com 93,5% de sobrevida global. Os participantes do Consenso de *St Gallen* de 2017 também referendaram a técnica após tratamento neoadjuvante.

A radioterapia adjuvante também é motivo de debate: sua associação pode, teoricamente, tornar estas cirurgias mais seguras, porém pioram o resultado estético final, pela maior taxa de complicação, especialmente na reconstrução com implantes. Não há estudos clínicos sobre o tema. A irradiação tem seguido, em geral, as mesmas recomendações para mastectomias convencionais. Alguns autores optam por individualizar cada caso, de acordo com a informação do cirurgião sobre a quantidade de tecido remanescente, sugerindo uma mamografia após a cirurgia para auxiliar na avaliação de tecido (conduta não padronizada).

Fluxograma

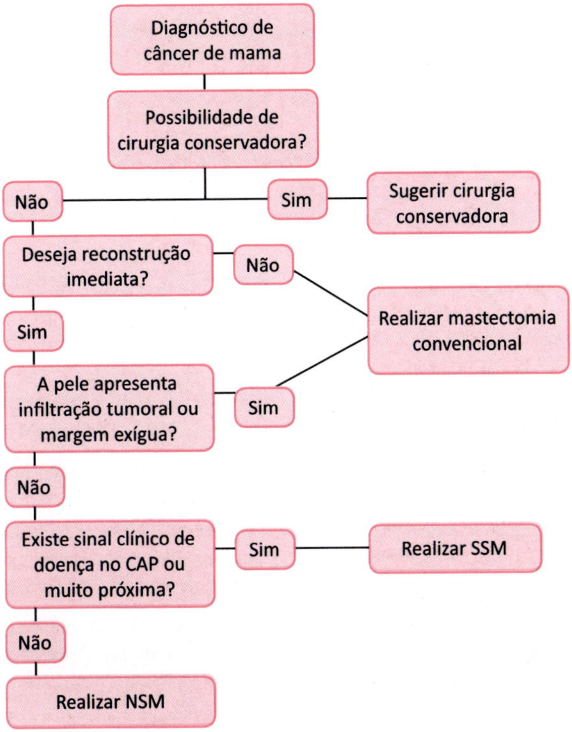

CAP – complexo aréolo-papilar
SSM – *skin sparing* mastectomia
NSM – *nipple sparing* mastectomia

Fluxograma 30.1: Seleção do tipo ideal de mastectomia.

Leitura recomendada

1. Halsted WS. The results of radical operations for cure of cancer of the breast. Ann Surg 1907;46:1-19.

   Primeiro relato sobre a mastectomia radical. Numa série de 50 casos seguidos por 2 anos, houve apenas 3 recidivas locais. Resultados bastante superiores às técnicas descritas anteriormente.

2. Gerber B, Krause A, Dieterich M, Kundt G, Reimer T. The Oncological Safety of Skin Sparing Mastectomy with Conservation of the Nipple-Areola Complex and Autologous Reconstruction: An Extended Follow-Up Study. Ann Surg, 2009; 249: 461-68.

   Coorte com 40 SSM, 60 NSM e 130 mastectomias convencionais em pacientes com estadiamentos semelhantes. As taxas de recidiva local após 101 meses foram respectivamente 10,4%, 11,7% e 11,5%.

3. Petit Jy, Veronesi U, Orecchia R, Curigliano G, Rey PC, Botteri E et al. Risk factors associated with recurrence after nipple-sparing mastectomy for invasive and intraepithelial neoplasia. Ann Oncol, 2012: 23: 2053-58.

   Coorte de 934 casos de NSM com radioterapia intraoperatória sobre o CAP seguidas por 50 meses. Foram 772 casos de CDI, com 3,6% de recidivas local e 0,8% de recidivas no CAP. Já os casos de CDIS foram 162, com 4,9% de recidiva local e 2,9% de recidiva no CAP.

4. Murthy V, Chamberlain RS. Defining a Place for Nipple Sparing Mastectomy in Modern Breast Care: An Evidence Based Review. Breast J, 2012; 1-11.

   Revisão baseada em evidências sobre NSM. A ocorrência de doença oculta no CAP média é de cerca de 15% a 20%. Porém, o número de recidivas clínicas observadas é de cerca de 4%, com menos de 2% de recidiva no CAP. O número de necrose do CAP varia entre 0% e 7%.

5. De La Cruz L, Moody A, Tappy E, Blankenship S, Hecht E. Overall Survival, Disease-Free Survival, Local Recurrence, and Nipple-Areolar Recurrence in the Setting of Nipple-Sparing Mastectomy: A Meta-Analysis and Systematic Review. Ann Surg Oncol 201) 22:3241-3249.

   Meta-análise de estudos de NSM que evidencia a segurança oncológica do procedimento.

Capítulo

31

Cirurgia conservadora da mama

GPM – Grupo de Pesquisas em Mastologia

Introdução

A terapia conservadora da mama, conhecida por quadrantectomia, setorectomia ou tumorectomia, consiste na retirada cirúrgica do tumor primário, com margem de segurança e radioterapia (RT) total da mama. A adição de RT à cirurgia conservadora (CC) reduz em 50% a taxa de recorrência local, com impacto na mortalidade em 15 anos, segundo metanálise do grupo *Early Breast Cancer Trialists Collaborative Group* (EBCTCG), evidenciando que a omissão da radioterapia na CC não é recomendada.

Eficácia oncológica

A sobrevida da CC foi equivalente a mastectomia em seis ensaios clínicos randomizados, porém as pacientes destes estudos experimentaram maior recidiva local (RL) quando comparado a cirurgia radical. O estudo NSABP-06, por exemplo, iniciado ainda na década de 1970, teve RL ipsilateral em torno de 14%. A adição da terapia sistêmica, com o objetivo de reduzir metástases a distância, também reduziu as recidivas locais. Na década de 1990 os *trials* do NSABP tinham RL que variavam entre 3,5 e 6,5% em 10 anos. A melhora na radiologia mamária, assim como a avaliação patológica, também contribuiu para essa queda da RL. Atualmente, os dados disponíveis sugerem que a RL é mais relacionada a biologia tumoral do que com a técnica cirúrgica. Os pacientes com tumores triplo-negativos apresentam a maior taxa de recorrência, seja na CC ou na mastectomia.

Técnica cirúrgica

O principal objetivo do tratamento conservador, além do controle oncológico adequado, é a manutenção da estética corporal. Alguns dogmas foram incorporados à técnica cirúrgica, apesar de não haver evidência científica que os justifiquem. A retirada sistemática da pele sobre o tumor, a remoção da fáscia do músculo peitoral, a ressecção do trajeto da agulha da biópsia percutânea e a necessidade de saída do dreno próxima à incisão cutânea são exemplos de condutas que causam pior resultado estético sem melhorar o controle local, devendo ser, portanto, evitadas sempre que possível.

Existem várias técnicas descritas. Nas técnicas mais simples, geralmente opta-se por incisões mais cosméticas, como as periareolares ou no sulco inframamário. A pele sobre o setor pode ser mobilizada, seguida pela exérese do tumor com margens macroscópicas e orientação apropriada para análise histológica. O tecido mamário adjacente pode ser aproximado após a ressecção, liberando eventuais retrações de pele e minimizando complicações.

Eventualmente, são necessárias incisões cutâneas em outros locais, sendo as incisões arciformes preferidas em quadrantes superiores e radiais em quadrantes inferiores ou sobre o sulco lateral. As cicatrizes no quadrante superomedial, de modo geral, devem ser evitadas, conforme demonstrado na Figura 31.1.

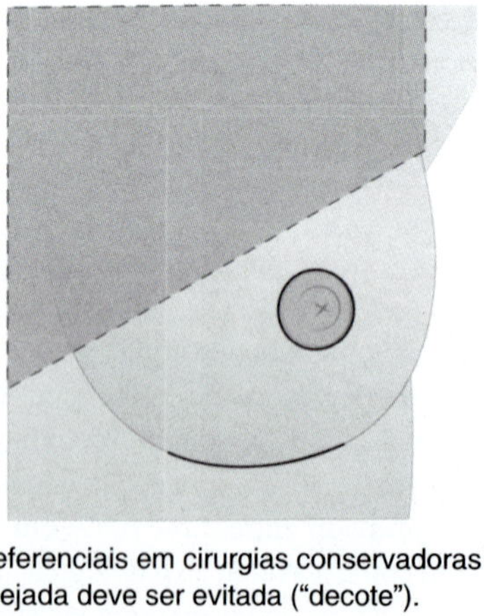

Figura 31.1: Incisões preferenciais em cirurgias conservadoras de mama. A área demarcada em linha tracejada deve ser evitada ("decote").

Não há um limite fixo de tamanho tumoral, mas o ideal é que os tumores submetidos a técnicas conservadoras ocupem até 20% do volume total da mama. Acima desta proporção, geralmente são necessárias técnicas de oncoplastia para obtenção de resultados satisfatórios: neste cenário, a marcação do local da ressecção da neoplasia com clipes metálicos pode ser feita para orientar a radioterapia (*boost*).

Estadiamento tumoral

A avaliação correta da extensão tumoral é fundamental para a execução adequada da cirurgia. O exame físico e a mamografia normalmente são suficientes na maioria dos casos. Algumas pacientes podem, eventualmente, necessitar de complemento com ultrassonografia e ressonância magnética (RM).

O uso da RM é controverso. Alguns estudos demonstraram aumento na detecção de novos focos tumorais em 6 a 34% dos casos, com maior frequência em mulheres de alto risco e mulheres com carcinoma lobular invasivo, entretanto a natureza multicêntrica/multifocal é conhecida há décadas (o objetivo da CC nunca foi erradicar toda doença presente na mama) e os estudos randomizados de cirurgia conservadora não experimentaram maior taxa de recidiva pela omissão da RM. A indicação do exame deve ser, portanto, avaliada caso a caso, especialmente quando há suspeita de doença adicional ou quando os exames de imagem forem inconclusivos.

Margens cirúrgicas

Margem é avaliada por meio da mensuração da distância entre a tinta aplicada na superfície da peça cirúrgica para qualquer célula tumoral. A margem mínima ideal na CC foi motivo de debate durante muitos anos. Esta preocupação iniciou na prática clínica após os principais estudos randomizados sobre CC, entretanto o único estudo que estabeleceu margem livre como critério foi o NSABP 06, sendo não tocar a tinta a distância recomendada. Os outros cinco estudos clássicos não estabeleceram critério sobre margem mínima, sendo a ressecção macroscópica do tumor suficiente, ou seja, o *status* da margem era desconhecido. As taxas de recidiva local eram altas após o advento da CC e minimizar a recidiva local é muito importante, já que afeta a mortalidade e qualidade de vida. Estudos para avaliar esta questão eram necessários, visto que as taxas de reoperação eram muito elevadas chegando a 25%.

A metanálise publicada em 2014 por Houssami et al veio ao encontro desta necessidade: utilizando 33 estudos, com 28.162 pacientes, observou 1.506 casos de RL (5,3%), após 79,2 meses de seguimento, não encontrando diferença na RL levando em consideração as distâncias das margens de 1, 2 e 5 mm. Este estudo concluiu que margens positivas afetam o controle local, enquanto a ausência de tinta na borda tumoral (ou seja, sem células cancerígenas adjacentes a qualquer borda) é considerada adequada na era da terapia multidisciplinar. Portanto, se o tumor não "tocar" o nanquim, a margem está livre. Esta é a recomendação atual da *Society of Surgical Oncology* (SSO), da *American Society for Radiation Oncology* (ASTRO) e da *American Society of Clinical Oncology* (ASCO) para carcinoma invasor, também recentemente referendada durante consenso de *St. Gallen* em 2017. Estas recomendações já trouxeram impacto importante na mastologia, visto que as taxas de reintervenção diminuíram, assim como as taxas de mastectomia, segundo estudo recente.

A margem no carcinoma ductal *in situ* (CDIS) também foi discutida recentemente e um consenso publicado em 2016 estipulou 2 mm como a margem mínima adequada, entretanto margens livres abaixo desta mensuração podem não necessitar de ampliação, podendo ser avaliado caso a caso. A metanálise, publicada por Luke Marinovich, com 20 estudos (8.651 pacientes), demonstrou que margens mais amplas que 2 mm não estão relacionadas a taxas menores de RL.

Existem várias técnicas para a avaliação das margens, sendo as principais a macroscopia, a citologia e a congelação. Não há estudos que concluam qual a técnica ideal, entretanto a congelação intraoperatória de margens tem diminuído ao longo dos anos, especialmente após os consensos de margens.

Tratamento adjuvante

O uso da terapia sistêmica tem impacto substancial na redução da RL. O *Early Breast Cancer Trialists' Collaborative Group* (EBCTCG) observou que a taxa de RL após 10 anos com o uso do tamoxifeno foi de 8,7% em comparação a 18,6% sem hormonioterapia, uma redução relativa de pouco mais de 50%, assim como uso de quimioterapia à base de antraciclina ou ciclofosfamida, metotrexate e fluorouracil (CMF) reduziu o risco relativo de RL em 30% a 40%. A melhora do tratamento sistêmico também foi importante: o uso de inibidores de aromatase ou da terapia endócrina prolongada com tamoxifeno seguido por um inibidor de aromatase mostrou uma redução de 20% a 50% no risco de RL em comparação com o tratamento com tamoxifeno sozinho, assim como a adição de taxanos a antraciclinas resulta em uma queda da RL ainda maior. A terapia-alvo, por meio do trastuzumabe em mulheres com expressão do HER2, mostrou uma redução importante na RL independentemente da cirurgia escolhida, uso de radioterapia ou *status* da menopausa, segundo estudo do *Memorial Sloan Kettering Cancer Center*.

Conclusão

A cirurgia conservadora da mama é o tratamento ideal para a maioria os casos de câncer de mama. As condições para a sua realização são: desejo da paciente, possibilidade de controle oncológico e preservação da estética mamária.

Fluxograma

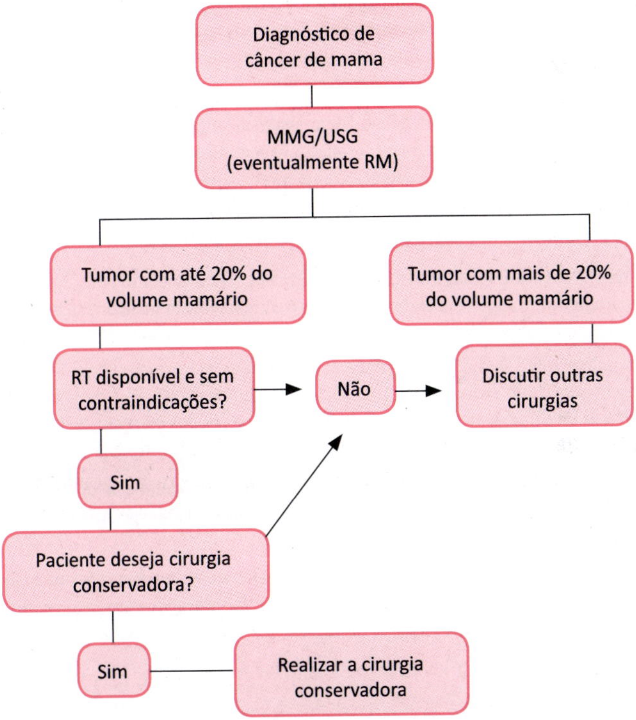

Fluxograma 31.1: Sequência para realização de cirurgia conservadora da mama.

Leitura recomendada

1. Barrio AV, Morrow M. Appropriate margin for lumpectomy excision of invasive breast cancer. Chin Clin Oncol. 2016 Jun;5(3):35.

   Revisão da literatura sobre os dados disponíveis referente a relação entre o status da margem e controle local para câncer de mama invasivo e o impacto dos subtipos moleculares e terapia sistêmica no controle local.

2. Bodilsen A, Bjerre K, Offersen BV, Vahl P, Amby N, Dixon JM, Ejlertsen B, Overgaard J, Christiansen P. Importance of margin width in breast-conserving treatment of early breast cancer. J Surg Oncol. 2016 May;113(6):609-15.

   Estudo coorte com 11.900 mulheres, com tempo de seguimento de 4,9 anos, com taxas de RL de 2,4% em 5 anos e 5,9% em 9 anos. Demonstrou aumento das taxas de RL significativamente associado à idade jovem (< 50 anos), receptor de estrogênio negativo, grau III, mais de 4 linfonodos positivos e reintervenção.

3. Houssami N, Turner RM, Morrow M. Meta-analysis of pre-operative magnetic resonance imaging (MRI) and surgical treatment for breast cancer. Breast Cancer Res Treat. 2017 Jun 6.

   Revisões sobre estadiamento mamário com RM, com 19 estudos concluiu que a RM pré-operatória está associada ao aumento da indicação de mastectomia ipsilateral e mastectomia profilática contralateral.

4. Houssami N, Macaskill P, Marinovich ML, Morrow M. The association of surgical margins and local recurrence in women with early-stage invasive breast cancer treated with breast-conserving therapy: a meta-analysis. Ann Surg Oncol. 2014 Mar;21(3):717-30.

   Metanálise sobre margens em carcinomas invasivos. 33 estudos, com 28.162 pacientes, encontraram 1506 casos de RL (5,3%), com seguimento de 79,2 meses. Não encontrou diferença na RL levando em consideração as distâncias das margens de 1, 2 e 5 mm.

5. Marinovich ML, Azizi L, Macaskill P, Irwig L, Morrow M, Solin LJ, Houssami N. The Association of Surgical Margins and Local Recurrence in Women with Ductal Carcinoma In Situ Treated with Breast-Conserving Therapy: A Meta-Analysis. Ann Surg Oncol. 2016 Nov;23(12):3811-3821.

   Metanálise de 20 estudos que avalia pacientes com carcinoma ductal in situ *e observa a RL de acordo com o estado das margens. Demostrou que margens mais amplas que 2 mm não estão relacionadas a taxas menores de RL.*

Capítulo

32

Cirurgia da axila e outros linfonodos regionais

GPM – Grupo de Pesquisas em Mastologia

A cirurgia para a retirada dos linfonodos axilares faz parte do tratamento clássico do câncer de mama desde a primeira descrição de mastectomia radical.

Inicialmente acreditava-se que a retirada dos linfonodos melhorava tanto a sobrevida global quanto o controle local. Posteriormente, o estadiamento axilar também passou a ter importância para a tomada de decisão quanto ao tratamento sistêmico.

Entretanto, estudos mais recentes demonstraram que a avaliação de toda a axila poderia ser omitida com segurança em muitas pacientes com linfonodos clinicamente negativos, proporcionando menor morbidade.

Apesar da técnica de biópsia do linfonodo sentinela (BLS) estar disseminada, existem ainda controvérsias sobre as limitações das indicações.

Discussão sobre a importância da cirurgia linfonodal

Classicamente, o tratamento cirúrgico do câncer de mama sempre incluía a retirada de todos os linfonodos axilares, com um objetivo terapêutico, quando estão grosseiramente comprometidos, ou prognóstico, quando são clinicamente negativos. Os tópicos a seguir exploram os possíveis benefícios desta abordagem, demonstrando que na grande maioria das pacientes a informação obtida por meio da BLS é suficiente para o tratamento adequado.

Sobrevida global

Estudos randomizados demonstraram que a retirada dos linfonodos não altera o prognóstico global.

Fisher *et al.* (2002), publicaram o seguimento de 25 anos do estudo NSABP B-04 que randomizou 1.079 para mastectomia com ou sem abordagem axilar. A sobrevida global foi semelhante, mesmo sem nenhuma terapia adjuvante (Figura 32.1).

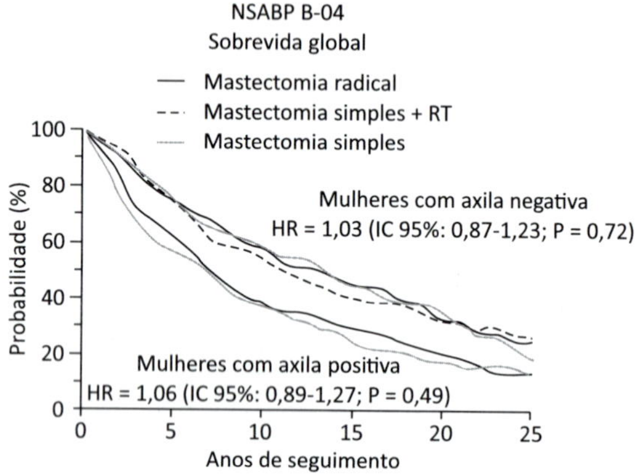

Figura 32.1: Resultados de sobrevida global do estudo NSABP B-04. A análise dividiu as pacientes em axila clinicamente positiva (N = 586), que realizaram mastectomia radical ou mastectomia simples com radioterapia axilar, ou clinicamente negativa (N = 1.079), que realizaram mastectomia radical, mastectomia simples ou mastectomia simples com radioterapia axilar. O seguimento de 25 anos não demonstrou diferença estatística na sobrevida global (Adaptado de Fisher B et al., N Eng J Med, 2002).

Controle de recidiva axilar

No mesmo estudo NSABP B-04, as pacientes tratadas com mastectomia simples não receberam nenhum tratamento adjuvante. A taxa de recidivas axilares foi menor que a esperada (18% contra 40% em 25 anos) e a imensa maioria foi ressecável cirurgicamente (98%).

Outro estudo, realizado pelo Instituto Curie comparou o esvaziamento com radioterapia axilar. Após 15 anos de seguimento as recidivas axilares foram estatisticamente iguais.

Os estudos com biópsia de linfonodo sentinela têm taxa de falso-negativo (TFN) de cerca de 8%, porém as recidivas axilares nesses estudos, mesmo com seguimentos longos, foram quase desprezíveis (< 0,5%).

Cálculo de prognóstico e definição de adjuvância

Nos primórdios da quimioterapia adjuvante a informação sobre o estado axilar era fundamental para avaliar o prognóstico e também para a decisão terapêutica.

Atualmente, a decisão sobre quimioterapia depende muito pouco da quantidade de linfonodos retirados. Os parâmetros mais utilizados estão relacionados com a biologia tumoral. Quando necessário, a informação obtida apenas pela biópsia de linfonodo sentinela já é suficiente.

Nos estudos ACOSOG Z0011 e AMAROS que randomizaram mulheres com linfonodos clinicamente negativos e que apresentavam BLS positivo, para serem submetidas a esvaziamento axilar radical *versus* nenhuma cirurgia axilar, a proporção de pacientes que receberam quimioterapia foi estatisticamente igual.

A radioterapia adjuvante pós-mastectomia também era decidida pela quantidade de linfonodos comprometidos (acima de 4). Entretanto, a metanálise publicada pelo grupo EBCTCG em 2014 demonstrou que existe indicação de radioterapia após mastectomia mesmo em casos de apenas 1 linfonodo comprometido.

Situações que necessitam esvaziamento axilar (EA)

A indicação de esvaziamento axilar sem biópsia de linfonodo sentinela deve ser restrita a poucas situações, tais como carcinoma inflamatório ou paciente com axila clinicamente positiva no momento da cirurgia.

Obviamente, as pacientes que não tiveram linfonodo sentinela identificado devido a falhas na marcação também necessitam de cirurgia radical.

O número mínimo de linfonodos que necessitam ser retirados é controverso. A maioria dos estudos clínicos utilizou o mínimo de 10 linfonodos e este número consta na maioria das diretrizes. Entretanto, as normas da AJCC permitem que o estadiamento axilar (pN) seja definido com o mínimo de 6 linfonodos retirados em situações sem biópsia de linfonodo sentinela.

Situações que podem dispensar qualquer cirurgia axilar

A seguir, enumeramos situações clínicas em que a avaliação axilar pode ser dispensada:

1. Carcinoma ductal *in situ* (CDIS): o acometimento linfonodal em CDIS é menor que 2% e a cirurgia axilar não deve ser indicada. A única indicação formal são situações de mastectomia, pois geralmente são lesões extensas e com maior risco de subestimar lesão invasiva. Além disto, nestes casos, a possibilidade de realização imediata após mastectomia fica inviabilizada. Discute-se também a realização de BLS em situações com risco considerável de subestimação de doença invasiva, tais como alterações palpáveis ou lesões extensas e com alto grau;
2. Risco de acometimento linfonodal menor que a taxa de falso-negativo do linfonodo sentinela: os estudos de linfonodo sentinela em tumor inicial demonstraram TFN de cerca de 7% a 9%. Portanto, o LS pode ser dispensável em tumores cujo risco de acometimento axilar é menor que este, tais como carcinomas invasivos não especiais ou lobulares com até 0,5 cm (pT1a) e carcinomas de subtipos especiais (tubular, mucinoso, medular e cribriforme) com até 1,0 cm (pT1a-b);
3. Situações especiais em tumores iniciais: existem estudos randomizados que avaliaram a omissão da cirurgia axilar em tumores iniciais.

Martelli *et al.* (2012) e IBCSG (2006), randomizaram pacientes idosas para a realização ou não de estudo axilar em tumores iniciais e não observaram diferenças no prognóstico.

Agresti et al., 2014, randomizaram 565 mulheres de 30 a 65 anos com tumores iniciais (T1 N0) submetidas à cirurgia conservadora e radioterapia para a realização de esvaziamento axilar ou observação. Após 10 anos de seguimento, a sobrevida global e a sobrevida livre de doença foram estatisticamente semelhantes. A taxa de recidiva axilar foi 9% no grupo sem cirurgia axilar, contra nenhuma no grupo submetido ao esvaziamento.

Obviamente, a avaliação axilar pela BLS apresenta pouca morbidade e a sua omissão deve ser avaliada individualmente, preferencialmente pela equipe multidisciplinar. Como regra geral, os tumores invasivos sempre devem ter a axila avaliada.

Importância de outros linfonodos regionais

O aumento da acurácia dos métodos de imagem permite maior detecção de alterações em outras cadeias linfonodais, como a mamária interna. Além disso, o sistema de estadiamento do câncer de mama inclui estas drenagens. Todavia, a cirurgia de linfonodos de cadeia mamária interna ou de outras drenagens anômalas deve ser desaconselhada, pois não tem influência no prognóstico e impacta minimamente a decisão de adjuvância.

Em casos de recidiva local ou alguns tumores localmente avançados pode ocorrer maior frequência de drenagem linfática anômala, principalmente para outras cadeias linfonodais regionais (mamária interna, subdiafragmática ou axila contralateral). Entretanto, não existem conclusões sobre o impacto clínico da cirurgia destas eventuais variações e, na maioria das vezes, o tratamento radioterápico é o método de escolha para o tratamento.

Biópsia de linfonodo sentinela (BLS)

A BLS é o padrão de tratamento ideal para as pacientes com axila clinicamente negativa no momento da cirurgia. Inicialmente, as pacientes com linfonodo sentinela (LS) positivo eram submetidas ao esvaziamento da axila (EA). Porém, atualmente, muitas pacientes com LS positivo podem prescindir desta cirurgia com segurança.

Outro ponto que causava discussões era a BLS após quimioterapia, principalmente nos casos de axila positiva antes da quimioterapia. Porém, estudos recentes também autorizam a BLS nestes grupos.

As particularidades de cada situação podem ser vistas nos itens abaixo.

LS negativo – sem terapia neoadjuvante

As pacientes com LS negativo não necessitam esvaziamento axilar. O primeiro estudo clínico randomizado que avaliou os desfechos oncológicos foi publicado por Veronesi *et al.* (2003). Nele foram randomizadas 532 mulheres para a realização de BLS e esvaziamento axilar ou apenas BLS, sendo que neste segundo grupo a axila era dissecada apenas se o LS estivesse positivo. A taxa de identificação do LS foi de 91,2% e a de falso-negativo foi de 4,6% (8/174) e não existiu diferença estatística na mortalidade ou eventos oncológicos, mesmo após seguimento de 78 meses.

O estudo NSABP B-32, escrito por Krag *et al.* (2007), randomizou 5.611 mulheres em desenho semelhante ao utilizado no estudo acima. Neste estudo a taxa de identificação do LS foi 97,2% e a TFN foi 9,8%. A principal variável relacionada ao aumento de falso-negativo foi a quantidade de linfonodos retirados (1 linfonodo = 17,7%; 2 linfonodos ou mais ≤ 10%). Os resultados oncológicos do estudo podem ser vistos na Figura 32.2.

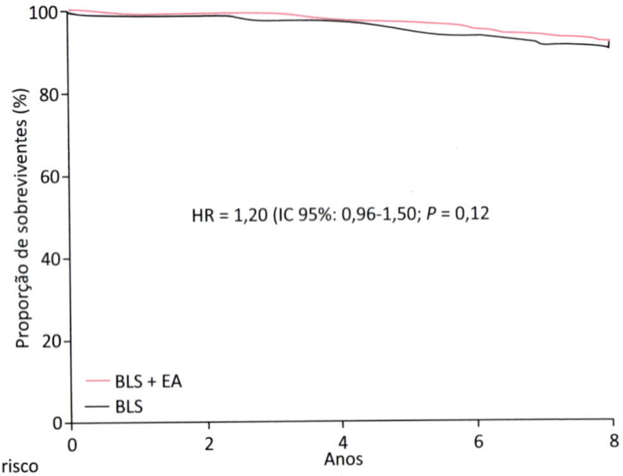

Nº em risco	0	2	4	6	8
BLS + EA	1975	1932	1876	1544	549
BLS	2011	1968	1893	1559	537
Total	3986	3900	3769	3103	1086

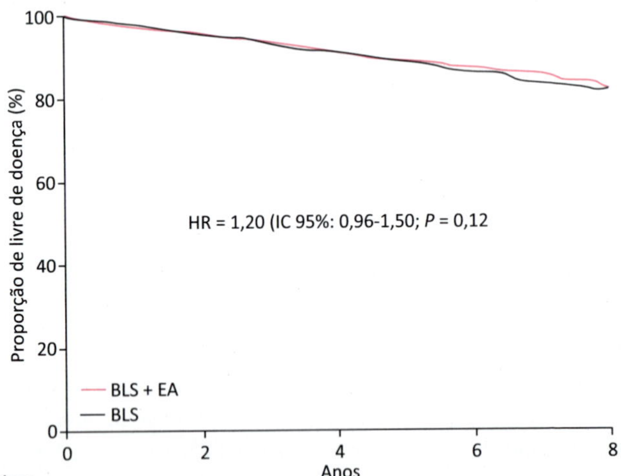

Nº em risco	0	2	4	6	8
BLS + EA	1975	1865	1757	1416	491
BLS	2011	1902	1784	1439	481
Total	3986	3767	3541	2855	972

Figura 32.2: Resultados do estudo NSABP B-32 que comparou biópsia de linfonodo sentinela (BLS) e esvaziamento axilar (EA) com biópsia de linfonodo sentinela. A sobrevida global e a sobrevida livre de doença foram semelhantes (Adaptado de Krag DN et al., Lancet Oncol, 2010; 11: 927-33).

LS com micrometástase

O estudo IBCSG 23-01 randomizou 465 pacientes com presença de micrometástase no LS. O estudo comparou o EA com nenhuma outra cirurgia. Após 5 anos de seguimento, a sobrevida livre de doença foi semelhante (HR: 0,78, IC95%: 0,55-1,11, p = 0,16), assim como a sobrevida global (HR: 0,89; IC90%: 0,52-1,54; p = 0,73). As recidivas axilares foram poucas e estatisticamente semelhantes nos dois grupos (1 *vs*. 4).

LS positivo (macrometástase)

Os estudos ACOSOG Z0011, AMAROS e OTOASOR randomizaram pacientes com presença de macrometástase no LS para a realização de EA contra observação (Z0011) ou radioterapia axilar (AMAROS e OTOASOR). As características e resultados destes estudos podem ser vistos na Tabela 32.1.

Tabela 32.1: Comparação entre os 3 principais estudos sobre preservação da axila em pacientes com LS positivo.

	ACOSOG Z0011	AMAROS	OTOASOR
Tamanho tumoral	< 5 cm	< 5 cm	< 3 cm
Terapia mamária	CC + RT	CC ou mastectomia	CC ou mastectomia
Terapia axilar	Nenhuma	RT	RT
N° de pacientes	891	1.425	474
Seguimento	111 meses	73 meses	97 meses
Sobrevida global	HR = 0,87 IC 90%: 0,62-1,23	92,5% *vs.* 93,3% p = 0,34	77,9 *vs.* 84,8% p = 0,06
Recidiva axilar	HR = 0,75 IC 90%: 0,40-1,40	1,2% *vs.* 0,4% p = 0,09	2,0 *vs.* 1,7% p = 1,00

Pacientes submetidas à quimioterapia neoadjuvante

Axila negativa antes da quimioterapia (cN0 → QT → cN0)

As pacientes com axila clinicamente negativa antes da quimioterapia podem ser submetidas à BLS, da mesma forma que aquelas com câncer de mama inicial. Vários estudos avaliaram a TFN e também o impacto no prognóstico e demonstraram que a técnica é segura.

Classe J et al. apresentaram os resultados do estudo GANEA 2 em 2016 (SABCS Oral Presentation). Neste estudo foram avaliadas 432 mulheres com axila negativa antes da quimioterapia que realizaram apenas BLS. Após seguimento de 3 anos a sobrevida global foi 98,7% e a sobrevida livre de doença foi 94,8%, números comparáveis à pacientes tratados com esvaziamento axilar.

Axila positiva antes da quimioterapia (cN1-2 → QT → cN0)

Existem 3 estudos que avaliaram a TFN em pacientes com axila clinicamente positiva: ACOSG Z1071, SENTINA e SN FNAC. Nestas pesquisas, as pacientes recebiam quimioterapia neoadjuvante e, posteriormente, eram submetidas à BLS seguido por esvaziamento axilar.

As características destes estudos podem ser vistas na Tabela 32.2.

Tabela 32.2: Resumo dos principais estudos sobre BLS após quimioterapia neoadjuvante que avaliaram a taxa de falso-negativo (*O estudo ACOSG Z1071 publicou apenas os resultados de cN1)

	ACOSOG Z1071	Sentina	SN FNAC
Critério de elegibilidade axilar	cN1-2*	cN1-2	cN1-2
Biópsia obrigatória para confirmar metástase?	Sim	Não	Sim
Número de pacientes	cN1 = 603 cN2 = 34	592	153
Taxa de identificação do LS	92,7%	87,8%	87,6%
Taxa de falso-negativo	12,6%	14,2%	13,4%

Numa análise mais detalhada, observou-se que a dupla marcação do LS (azul patente e radiocoloide) e a retirada de 3 ou mais linfonodos proporcionaram taxas de falso-negativo menores que 10%. Estes números podem ser vistos na Tabela 32.3.

Tabela 32.3: Influência da técnica de marcação e cirúrgica na TFN.

	ACOSOG Z1071	Sentina	SN FNAC
Taxa de falso-negativo geral	12,6%	14,2%	13,4%
TFN de acordo com o tipo de marcação			
Agente único	20,3%	16%	16%
Dupla marcação	10,8%	8,6%	5,2%
TFN de acordo com o número de LS			
1 LS	31%	24,3%	18,2%
2 LS	21,1%	18,5%	4,9%
3 LS	9,1%	4,9%	

Claude et al., 2016, demonstraram que a marcação do linfonodo suspeito no momento da biópsia com uso de sementes radioativas permitiu resultados ainda menores de FN (1,4%).

Existem controvérsias sobre a utilização da BLS em pacientes nesta situação. A principal crítica é a falta de estudo prospectivo que demonstre segurança oncológica, por meio de análise de sobrevida global e livre de doença.

Neste panorama, Galimberti et al., 2016, publicaram análise retrospectiva de 396 mulheres com tumores cT 1-4 cN0/1-2 que fizeram BLS após quimioterapia neoadjuvante e não receberam esvaziamento axilar nos casos de sentinela negativo. Após 61 meses de seguimento, a sobrevida global foi 90,7% (IC 95%: 87,7% - 93,7%) em toda a coorte. Não houve diferença na sobrevida em mulheres inicialmente cN0 (93,3%; IC 95%: 90,0% - 96,6%) comparadas com aquelas inicialmente cN1-2 (86,3%; IC 95%: 80,6% - 92,1%; p = 0,12).

Conclusão

A cirurgia axilar tem se demonstrado cada vez menos importante nas pacientes com câncer de mama e pode causar sequelas importantes. A conservação dos linfonodos axilares deve ser almejada em todas as cirurgias e apenas situações excepcionais ainda requerem cirurgia radical.

Fluxograma

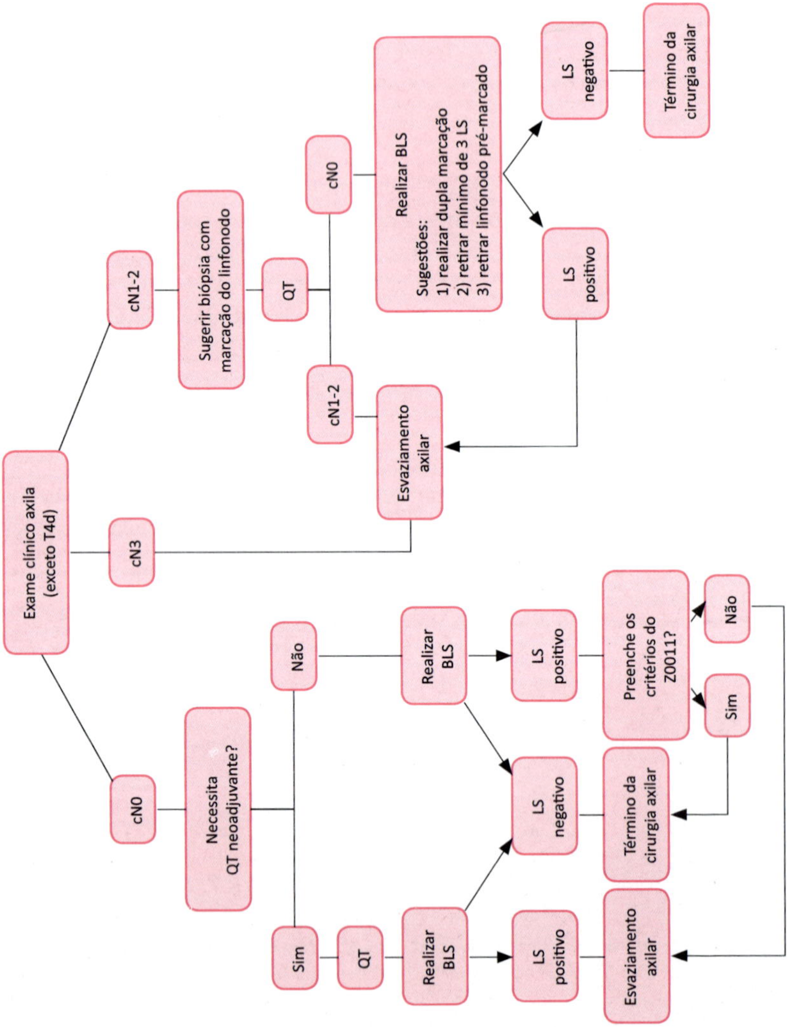

Fluxograma

Leitura recomendada

1. Fisher B, Jeong JH, Anderson S, Bryant J, Fisher ER, Wolmark N. Twenty-five-year follow-up of a randomized trial comparing radical mastectomy, total mastectomy, and total mastectomy followed by irradiation. N Engl J Med, 2002; 347(8): 567-75.

   Estudo clássico que randomizou 1079 mulheres com axila clinicamente negative para a realização de mastectomia simples, mastectomia radical ou mastectomia simples com radioterapia axilar. Após 25 anos de seguimento o prognóstico foi igual nos 3 grupos e as recidivas axilares menores que o esperado (18% contra 40%).

2. Krag DN, Anderson SJ, Julian TB, Brown AM, Harlow SP, Costantino JP et al. Sentinel-lymph-node resection compared with conventional axillary-lymph-node dissection in clinically node-negative patients with breast cancer: overall survival findings from the NSABP B-32 randomised phase 3 trial. Lancet Oncol, 2010; 11(10): 927-33.

   Maior estudo sobre biópsia de LS em tumores iniciais (cT1-2 cN0) que demonstrou que a preservação da axila em casos de LS negativo não alterou o prognóstico e as recidivas axilares foram desprezíveis (< 0,5%). Estes resultados ocorreram apesar da TFN de 9,8%.

3. Galimberti V, Cole BF, Zurrida S, Viale G, Luini A, Veronesi P et al. Axillary dissection versus no axillary dissection in patients with sentinel-node micrometastases (IBCSG 23-01): a phase 3 randomised controlled trial. Lancet Oncol, 2013; 14(4): 297-305.

   Estudo randomizado com mulheres com micrometástase no linfonodo sentinela randomizadas para esvaziamento axilar ou observação. A conservação da axila não impactou o prognóstico e as recidivas axilares não foram significantes.

4. Giuliano AE, Ballman K, McCall L, Beitsch P, Whitworth PW, Blumencranz P et al. Locoregional Recurrence After Sentinel Lymph Node Dissection With or Without Axillary Dissection in Patients With Sentinel Lymph Node Metastases: Long-term Follow-up From the American College of Surgeons Oncology Group (Alliance) ACOSOG Z0011 Randomized Trial. Ann Surg, 2016; 264(3): 413-20.

   Estudo randomizado com 891 mulheres com tumores iniciais (cT1-2 cN0) submetidas à cirurgia conservadora e radioterapia que apresentaram linfonodo sentinela positivo. A pesquisa comparou o esvaziamento axilar com a observação. A sobrevida global, livre de doença e recidivas axilares foram semelhantes nos 2 grupos.

5. Galimberti V, Ribeiro Fontana SK, Maisonneuve P, Steccanella F et al. Sentinel node biopsy after neoadjuvant treatment in breast cancer: Five-year follow-up of patients with clinically node-negative or node-positive disease before treatment. Eur J Surg Oncol, 2016; 42(3): 361-8.

   Análise retrospectiva de 396 mulheres com tumores cT 1-4 cN0/1-2 que fizeram BLS após quimioterapia neoadjuvante e não receberam esvaziamento axilar nos casos de sentinela negativo. Após 61 meses de seguimento, a sobrevida global foi 90,7% (IC 95%: 87,7% - 93,7%) em toda a coorte. Não houve diferença na sobrevida em mulheres inicialmente cN0 (93,3%; IC 95%: 90,0% - 96,6%) comparadas com aquelas inicialmente cN1-2 (86,3%; IC 95%: 80,6% - 92,1%; p = 0,12).

Capítulo

33

Cirurgia das lesões não palpáveis

GPM – Grupo de Pesquisas em Mastologia

Nos países desenvolvidos, com a utilização sistemática do rastreamento mamográfico, e aprimoramento dos métodos de imagens, 1/3 dos tumores detectados, apresentam-se como lesões não palpáveis.

Segundo dados do SEER (*Surveillance Epidemiology End Results*)/NCI (*National Cancer Institute*), a sobrevida em 5 anos de pacientes com lesões não palpáveis é de 96%, e em 20 anos de mulheres com tumores inferiores a 1 cm é próxima de 90%.

A escolha do método radiológico de marcação ou biópsia percutânea será realizada de acordo com o tipo de lesão. As microcalcificações devem ser preferencialmente marcadas por estereotaxia (STX), enquanto as lesões vistas a ultrassonografia (US), marcadas por este método. A utilização de marcação por ressonância magnética (RM) reserva-se aos casos em que não é possível identificar a lesão pelos outros métodos.

A cirurgia idealmente deve ser realizada após o diagnóstico histopatológico obtido por biópsia percutânea, o que reduz a necessidade de intervenção nos casos benignos e permite planejamento adequado nos casos de câncer. Esta tática reduz a necessidade de reoperações por margens comprometidas e permite realizar em único tempo a ressecção da lesão mamária, associada a biópsia do linfonodo sentinela (BLS) quando este é indicado.

Técnicas cirúrgicas

A localização pré-operatória das lesões mamárias não palpáveis é fundamental para garantir a remoção da área suspeita com margens livres sem remover grande quantidade de tecidos sadios adjacentes.

Diversas técnicas para a orientação precisam da excisão cirúrgica foram desenvolvidas, e sua escolha depende da disponibilidade, custo, além da familiaridade do cirurgião com os métodos disponíveis.

Entre as técnicas, destacam-se o reparo metálico cutâneo, a injeção de azul de metileno ou violeta de genciana, o carvão ativado, as agulhas metálicas, sendo a mais utilizada o fio de Kopans, além das cirurgias radioguiadas como o ROLL (*Radioguided Occult Lesion Localization), SNOLL (sentinel Node and Occult Lesion Localization)* e mais recentemente o uso de semente radioativa (semente com iodo radioativo: I125 – *Radio Seed Lesion Localization)*.

Dos métodos descritos, o fio de Kopans é o mais amplamente utilizado. Além destes, a utilização de cirurgia radioguiada, seja por tecnécio ou marcação com semente de I125 tem sido amplamente utilizada nos países desenvolvidos. Alguns autores, ainda descrevem a utilização de localização intraoperatória guiada por ultrassonografia.

Marcação pré-operatória com fio metálico

Os guias mais comumente utilizados são os fios metálicos, em que na extremidade distal, apresentam pontas como ganchos que impedem seu deslocamento, descritos inicialmente por Kopans. Estes são introduzidos através de agulhas guia, orientados por US, STX ou RM.

Embora seja um procedimento de relativamente fácil execução, apresenta como inconvenientes: a necessidade da realização da cirurgia após curto intervalo da inserção do fio (para evitar o seu deslocamento), introdução da agulha em localização distante da lesão desejada, com eventual retirada de maior tecido do que o necessário e resultados estéticos não ideais, além da possibilidade de ruptura durante o procedimento cirúrgico do fio metálico. A parte do fio com maior probabilidade de ruptura é o gancho. Em caso de ruptura, a localização da parte fragmentada do fio é muito difícil. No caso de a paciente permanecer com um fragmento do fio em sua mama após o procedimento cirúrgico, o seguimento deve ser realizado rotineiramente e a retirada do fragmento normalmente não está indicada, pois o fio é inerte. Apenas se a lesão não foi ressecada, ou o resultado é inconclusivo a retirada da ponta da agulha pode ser realizada por um novo agulhamento ou outra técnica de localização.

Após a marcação da lesão por qualquer dos métodos radiológicos disponíveis, recomenda-se que seja realizada uma mamografia nas incidências perfil absoluto e craniocaudal. Isto permite que o cirurgião avalie precisamente onde encontra-se a lesão a ser ressecada com margens livres, a posição do fio em coordenadas e sua correlação com a lesão, a fim de programar a melhor incisão, a ressecção mais dirigida possível e por fim melhor resultado estético.

Dentre as complicações, além do rompimento do fio, podemos encontrar o desconforto/dor da paciente, posicionamento incorreto do fio, raramente pneumotórax e migração do fio para o pulmão ou abdome. Alguns estudos demonstram taxa de infecção de ferida um pouco maior neste método, devido a manipulação pré-operatória.

Ainda como inconveniente, é necessária perfeita sincronia entre o radiologista e cirurgião, entre os tempos de marcação da lesão e realização da cirurgia, o que dificulta a realização do procedimento em locais que não tenham disponibilidade de radiologista mamário dedicado ou cirurgião com habilidade em marcação da lesão.

Apesar das dificuldades descritas ainda é o método mais amplamente utilizado na maioria dos serviços.

ROLL (*Radioguided Occult Lesion Localization*) – localização radioguiada de lesão oculta

A técnica descrita como ROLL foi desenvolvida na década de 1990 no Instituto Europeu de Oncologia (IEO) e baseia-se na injeção de um coloide radioativo (macroagregados de albumina humana marcados com o tecnécio 99m) dentro da lesão, sob controle do método radiológico mais adequado (STX, US ou RM). Além do macroagregado de albumina, também pode ser utilizado Dextran 70 ou fFtato. Para confirmar que a injeção foi realizada no local desejado, pode ser injetado uma pequena quantidade de substância radiopaca na mesma seringa. Imediatamente após a injeção, assim como na técnica do fio metálico, devem ser realizadas duas imagens mamográficas (perfil e craniocaudal absolutas) para confirmar a presença do contraste na área desejada.

Durante o procedimento cirúrgico, uma sonda de cristal de iodeto de sódio, chamada Gamma-Probe, capta o sinal do radiofármaco, que é traduzido em números de impulsos, evidenciados em um display digital e em um sinal acústico diretamente proporcional ao nível de radioatividade detectada, da mesma maneira como é realizada a biópsia do linfonodo sentinela. Deste modo, através do som emitido, o cirurgião consegue localizar a projeção cutânea da lesão e realizar o planejamento quanto à incisão cirúrgica a ser realizada.

Após a remoção da peça cirúrgica, confirma-se a remoção total da área suspeita redirecionando o Gamma-Probe para o leito cirúrgico. Espera-se a ausência de captação residual do radiofármaco, com uma captação no radiotraçador inferior a 10% da máxima captação inicial.

O ROLL apresenta algumas limitações, dentre as quais a localização de microcalcificações extensas, lesões multifocais ou grandes lesões multicêntricas. Dois procedimentos de ROLL concomitantes na mesma mama não devem ser realizados, pois a radioatividade emitida por um foco dificulta a localização exata do outro foco.

A complicação mais comum do ROLL é a disseminação do radiomarcador pelo sistema ductal. Quando isso ocorre, outra técnica de marcação deve ser realizada. Realiza-se linfocintilografia mamária após a injeção para confirmar que o tecnécio permaneceu no local e não migrou pelos ductos. A meia-vida do Tc99m é de aproximadamente 24 horas. Deste modo, apresenta o mesmo inconveniente do fio metálico, com relação a marcação pré-operatória e ressecção cirúrgica em curto intervalo de tempo.

A técnica do *Roll* pode nos casos em que a BLS está indicada, ser realizada conjuntamente com a marcação do linfonodo sentinela, sendo denominada SNOLL (*Sentinel Node and Occult Lesion Localization*).

Radio Seed Lesion Localization (RSL)

Esta técnica utiliza um dispositivo de titânio que mede (4 × 0,8 mm) "semente" marcado com iodo 125 (I125) originalmente utilizada para tratamento de câncer de próstata. A "semente" de I125 é inserida na lesão anteriormente a cirurgia guiada por US, STX ou RM, da mesma forma que os métodos anteriores. Durante a cirurgia, a lesão é localizada por meio do Gamma-Probe com sensibilidade para I125.

Para a realização concomitante da BLS, muda-se no Gamma Probe o comprimento de onda para detecção de Tc99m (após a injeção deste radiofármaco previamente a cirurgia). É necessário que se tenha um Gamma Probe que permita avaliar diferentes comprimentos de onda.

Uma vez realizada a ressecção do tecido, utiliza-se o Gamma Probe para verificar se a atividade da semente está presente na peça cirúrgica. Após a avaliação das margens, a semente deve ser retirada pelo patologista e encaminhada para o setor responsável por dejeto radioativo do hospital. Apresenta como principais vantagens: a meia vida da Semente I125 de até 60 dias, que possibilita fácil planejamento entre a marcação da lesão e realização da cirurgia, fácil identificação da semente na mamografia, que permite ao cirurgião avaliar facilmente se a lesão foi adequadamente marcada e planejamento adequado das incisões.

Como desvantagem, a utilização de Semente I125 necessita da regulação da agência nuclear, o que varia de país a país. No Brasil não há legislação regulatória deste método para cirurgia de mama fora de protocolos de pesquisa, sendo necessário a aprovação no CEP para utilização dentro de projeto de pesquisa.

Confirmação da retirada da lesão

Após a cirurgia, independente do método utilizado é necessário a confirmação da retirada total da lesão. Nos casos de microcalcificações a mamografia da peça operatória deve ser sempre realizada. Isto permite verificar se a lesão está presente e centralizada na peça cirúrgica, e orienta eventuais ampliações de margens operatórias.

Comparações dos métodos

Em recente revisão sistemática realizada por Ahmed *et al.*, avaliou-se 7 estudos randomizados que compararam a utilização de ressecções radioguiadas (inclui ROLL, SNOLL e RSL) *versus* a utilização de marcação com fio de Kopans.

Não houve diferenças significativas quanto a comprometimento das margens, reoperações e identificação do linfonodo sentinela. Observou-se que as cirurgias radioguiadas apresentam menor tempo cirúrgico, porém a técnica do fio de Kopans, apresentou menor volume excisado de acordo com os autores.

Concluiu-se que os métodos apresentam resultados similares e que as cirurgias radioguiadas são alternativas seguras a marcação com fio de Kopans, apresentando a técnica de semente I125, vantagens logísticas descritas acima.

Fluxograma

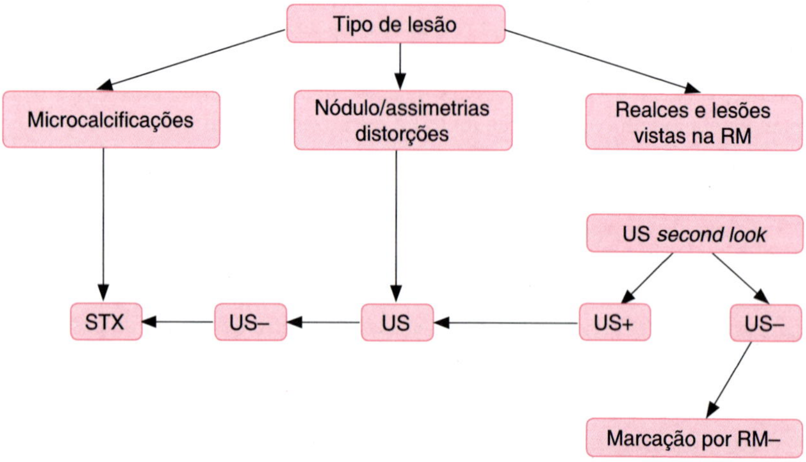

Obs.:

A escolha do método de localização depende da disponibilidade do mesmo e experiência do cirurgião com a técnica.

Fluxograma 33.1: Lesão não palpável.

Leitura recomendada

1. Postma E, Witkamp, Van den Bosch M AAJ, Verkooijen HM, et al. Localization of non palpable breast lesions. Expert Rev Anticancer Ther. 11 (8), 1295-1302, 2011.

   Revisão sobre os diferentes métodos de marcação pré-cirúrgica, que compara as vantagens e desvantagens de cada um.

2. Ahmed M, Van Hemelrijck M, Douek M. Systematic review of radioguided versus wire--guided localization in the treatment of non-palpable breast cancers. Breast Cancer Res Treat 140:241–252, 2013.

   Revisão sistemática que avalia 7 estudos randomizados que compararam a realização de cirurgias radioguiadas (semente I125 ou ROLL) versus cirurgias guiadas por fio (Wire Guided Surgery) com relação a comprometimento das margens, número de reoperações, identificação do linfonodo sentinela, peso do espécime cirúrgico, tempo cirúrgico e volume excisado, demonstrando semelhante efetividade dos métodos.

Capítulo 34

Cuidados no manejo do espécime cirúrgico

Marcus Vinícius de Nigro Corpa
Felipe Correa Geyer

Introdução

O processamento laboratorial, de maneira geral, é subdividido em três etapas sequenciais: pré-analítica (referente à coleta, transporte e armazenamento dos espécimes), analítica (o processamento laboratorial em si) e a pós-analítica, que se refere à interpretação dos resultados e à emissão do parecer. No âmbito da anatomia patológica, a fixação do material em formalina é o principal passo pré-analítico, já que o material fixado em formalina e incluído em parafina é o padrão universal de processamento tecidual para estudo histopatológico. A adequada fixação permite a preservação da arquitetura e as características citológicas dos tecidos, crucial para o bom diagnóstico morfológico, e consiste na preparação padrão dos tecidos para a imunoistoquímica (IHQ) e outras técnicas como hibridização in situ (ISH).

Neste sentido, o câncer de mama é emblemático, pois se encontra mais do que consolidado o papel conjunto da morfologia, IHQ para receptores de estrógeno (RE), progesterona (RP) e proteína HER2, bem como eventualmente do estudo por ISH, seja fluorescente (FISH) ou cromógena (CISH), para o gene HER2 no planejamento terapêutico e na avaliação prognóstica dos casos. Morfologicamente, avaliam-se principalmente o tamanho do tumor e o tipo e grau histológicos, o último resultante da avaliação criteriosa do grau de atipia nuclear, contagem mitótica e índice de formação tubular. A IHQ e/ou FISH, por sua vez, fornecem informações sobre a biologia tumoral, guiando a escolha de tratamentos seletivos como as terapias hormonal e anti-HER2. O índice de proliferação celular, por meio da avaliação da proteína ki67, ainda que não seja unanimidade e carecendo de padronização, constitui outra utilização importante da IHQ, na tentativa de aproximação da classificação molecular do câncer de mama, especialmente nos casos RE/RP positivos.

Em virtude da variabilidade existente em todas as etapas do processo, foram publicadas recomendações pelo Colégio Americano de Patologistas (CAP) e Sociedade Americana de Oncologia Clínica (ASCO), posteriormente endossadas por outras entidades internacionais, a fim de se padronizar a abordagem do espécime cirúrgico para garantir a máxima qualidade da IHQ e ISH. Desde a publicação destas recomendações, alguns poucos estudos se propuseram a testá-las, com resultados por vezes conflitantes. Vale enfatizar que os cada vez mais corriqueiros métodos moleculares, quase em sua totalidade baseados em tecido parafinado, constituem outro fator importante onde o cuidado com a peça cirúrgica é crítico. Contudo, ainda que a acurácia destes testes, como por exemplo o PCR quantitativo e o sequenciamento de grande escala (*next-generation sequencing*), quando aplicados a tecidos fixados em formalina tenha sido demonstrada, a adequado fixação é essencial, recomendando-se, portanto, aderência às recomendações CAP/ASCO.

Aspectos críticos da etapa pré-analítica

- Orientação espacial do espécime pelo cirurgião: A falha em realizar este procedimento acarreta a impossibilidade de apontar com precisão uma margem que eventualmente necessite ser ampliada;
- Secção do espécime pelo cirurgião: A formalina apresenta difusão lenta no interior do tecido. Deste modo, espécimes cirúrgicos colocados diretamente no fixador, totalmente íntegros, podem acarretar a má fixação da lesão-alvo, localizada no centro do espécime. Por esta razão, recomenda-se que o espécime seja seccionado pelo menos uma vez na região das lesões de interesse, pelo cirurgião (quando não ocorrer o estudo intraoperatório pelo patologista). A secção deve ser feita sempre mediante acerto com o patologista, para que não prejudique a avaliação das margens cirúrgicas posteriormente;
- Tempo de isquemia fria: Este período de tempo, medido entre a retirada do material do paciente até o momento em que este é colocado no fixador, deve ser de no máximo uma hora. Os estudos que avaliaram

espécimes submetidos a períodos crescentes de isquemia fria revelam que, de maneira geral, as alterações morfológicas, de IHQ e ISH passam a ocorrer a partir da primeira ou segunda hora de isquemia fria. Assim a recomendação do painel CAP/ASCO é viável, sendo o período máximo de uma hora considerado adequado;

- Tempo de fixação: O tempo mínimo de permanência do material no fixador é de 6 horas. O tempo máximo foi estabelecido em 48 horas para o estudo do HER2 e de 72 horas para a pesquisa de receptores hormonais. Assim, recomenda-se que para qualquer espécime mamário o período de fixação deve estar compreendido entre 6 e 72h. Os problemas relativos à fixação insuficiente são mais do que conhecidos pelos patologistas, e incluem padrão "pseudomicropapilar" (em função de artefatos de retração), perda de coesão das células (sugerindo morfologia lobular em casos de carcinoma ductal, ou ainda sugerindo neoplasia de linhagem hematopoiética) e autólise do material. Estudos envolvendo a fixação por períodos muito longos revelam que as alterações, quando ocorrem, só são detectadas após cerca de 20 dias, um período por si só inaceitável e longe da realidade da grande maioria dos laboratórios. Para o devido controle do tempo de fixação, faz-se necessário registrar o momento da colocação do material no fixador, para que, uma vez no laboratório, o corpo técnico possa definir o momento adequado do início do processamento. Saliente-se que os estudos que avaliaram os parâmetros do CAP/ASCO referentes ao efeito do tempo de isquemia fria e o tempo de fixação são escassos e limitados, muitos deles com resultados controversos. São aguardados novos dados para corroborar ou alterar aquelas recomendações, mas até lá, sugerimos mantê-las.

Aspectos críticos das etapas analítica e pós-analítica

Deve-se assegurar o uso de reagentes e equipamentos calibrados, com controles internos e externos adequados, bem como a observância aos critérios estabelecidos para a leitura das reações imunoistoquímicas. A qualidade destes procedimentos deve ser validada frente a parâmetros de referência externos.

Com base nos dados disponíveis, segue a Figura 34.1.

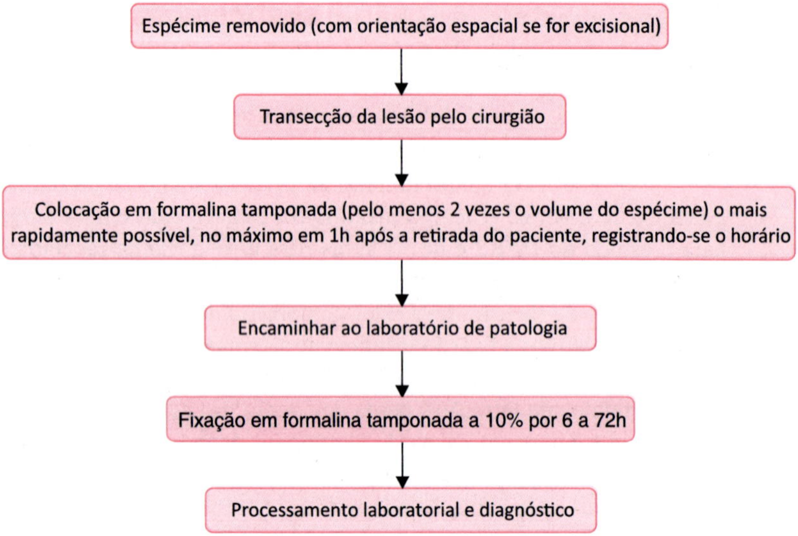

Figura 34.1: Fluxograma para a manipulação dos espécimes.

Leitura recomendada

1. Wolff AC, Hammond ME, Hicks DG, Dowsett M, McShane LM, Allison KH et al. Recommendations for human epidermal growth factor receptor 2 testing in breast cancer: American Society of Clinical Oncology/College of American Pathologists clinical practice guideline update. J Clin Oncol. 2013 Nov 1;31(31):3997-4013.

   Contém a atualização das diretrizes para a realização do teste HER2 em câncer de mama. Além dos aspectos relativos às variáveis pré-analíticas, aborda aspectos relativos aos anticorpos, métodos de recuperação antigênica e critérios de interpretação.

2. Hammond ME, Hayes DF, Dowsett M, Allred DC, Hagerty KL, Badve S, et al. American Society of Clinical Oncology/College of American Pathologists guideline recommendations for immunohistochemical testing of estrogen and progesterone receptors in breast cancer. Arch Pathol Lab Med. 2010 Jul;134(7): e48-72.

   Seguindo a linha do que foi publicado no artigo referente ao HER2, esta obra aborda os aspectos relacionados à imunoistoquímica para RE e RP. O tempo ideal de isquemia fria (máximo de 1 hora) é descrito neste artigo, mas não é mencionado no artigo referente ao HER2.

3. Khoury T, Sait S, Hwang II, Chandrasckhar R, Wilding G, Tan D et al. Delay to formalin fixation effect on breast biomarkers. Mod Pathol. 2009 Nov;22(11):1457-67.

   Estudo de 10 casos submetidos a amostragens cuidadosas com diferentes tempos de isquemia fria. Realizada IHQ para RE, RP, HER2 e FISH para HER2. As alterações, quando presentes, ocorreram apenas após as 2 horas de isquemia fria. Variações significativas foram observadas na IHQ para RP e FISH para HER2. Este estudo foi o principal alicerce para os guidelines CAP/ASCO.

4. Poremba C, Uhlendorff J, Pfitzner BM, Hennig G, Bohmann K, Bojar H et al Preanalytical variables and performance of diagnostic RNA-based gene expression analysis in breast cancer. Virchows Arch. 2014 Oct;465(4):409-17.

   Estudo demonstrando que o teste Endopredict®, de expressão gênica baseado em RT-PCR, foi minimamente afetado em diferentes tempos de isquemia fria e fixação. Mesmo amostras mantidas a fresco a 20°C ou fixadas por até 5 dias apresentaram resultados dentro dos limites de referência.

5. Portier BP, Wang Z, Downs-Kelly E, Rowe JJ, Patil D et al. Delay to formalin fixation 'cold ischemia time': effect on ERBB2 detection by in-situ hybridization and immunohistochemistry. *Mod Pathol* 2013; 26:1–9.

   Estudo que desafia o limiar de 1h para isquemia fria. Com número maior de casos que o estudo de Khoury et al., sugerindo que mesmo períodos superiores a 3h atingiram resultado satisfatório. Contudo, não foram amostras sequenciais do mesmo espécime, utilizando como parâmetros de qualidade a concordância entre a IHQ e ISH.

Capítulo

35

Princípios de oncoplástica

GPM – Grupo de Pesquisas em Mastologia

Definição

A cirurgia oncoplástica (OP) é o maior avanço na cirurgia do câncer de mama depois da consolidação do linfonodo sentinela. Cerca de 30% das cirurgias conservadoras (CC) mamárias no modelo tradicional apresentam resultados estéticos tardios considerados como insatisfatórios pelas pacientes e possuem índices variáveis de reoperação devido ao comprometimento de margens. A adoção de medidas preventivas com a integração das técnicas de cirurgia plástica mamária à cirurgia oncológica consegue modificar esta realidade. Assim, a OP é baseada em três princípios fundamentais: cirurgia oncológica ideal, bem como a reconstrução homolateral e o remodelamento contralateral imediatos. Este conceito, inicialmente limitado às CCs, está também sendo aplicado na reconstrução imediata pós mastectomias com preservação de pele e preservação do complexo aréolo-mamilar (CAM).

Princípios gerais

O foco central da OP é melhorar a qualidade de vida das pacientes com tratamentos que possam ser mais eficazes do ponto de vista estético-funcional, sem com isso comprometer o resultado oncológico. Na Figura 35.1, encontram-se elencadas as principais técnicas descritas na cirurgia da mama até o surgimento do conceito da OP e na Figura 35.2, as características das publicações na literatura.

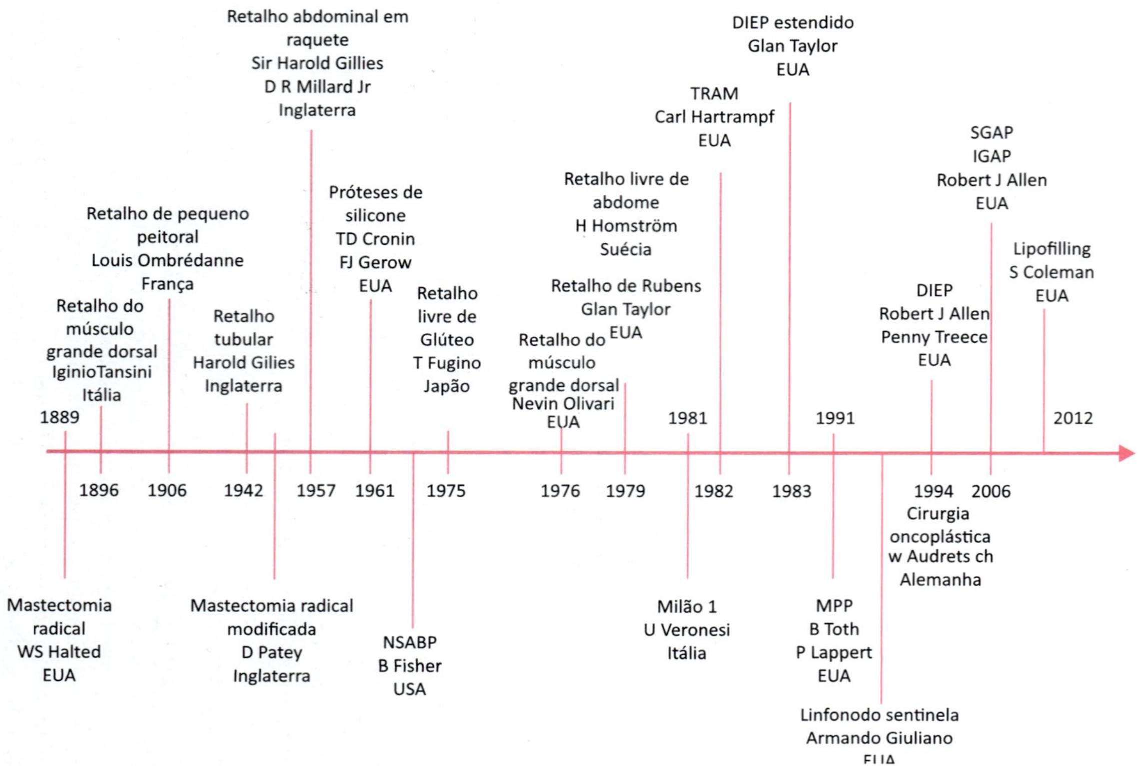

Figura 35.1: Evolução histórica das técnicas oncológicas e reparadoras da mama.

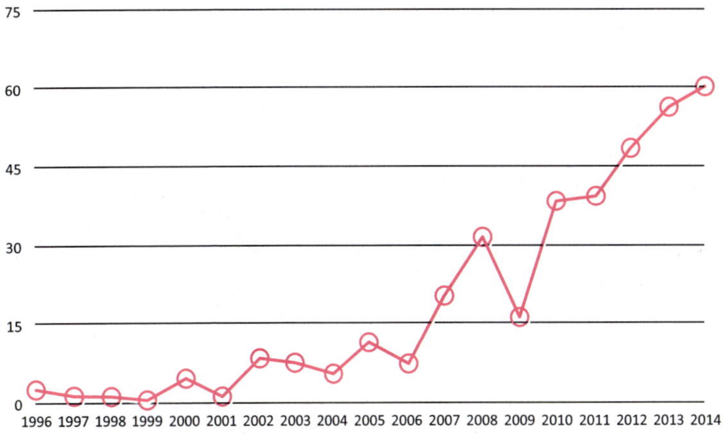

Característica	n(%)
Técnicas	136 (38%)
Resultado oncológicos	65 (18%)
Resultados estéticos	15 (4%)
Satisfação e qualidade de vida	6 (2%)
Treinamento	20 (6%)
Complicações	7 (2%)
Revisão e outros	107 (30%)

Figura 35.2: Característica das publicações em cirurgia oncoplástica da mama. Fonte: PubMed 1996-2014. Acesso em 2014, *Key-word* (*Title/Abstract*): *oncoplastic*.

As deformidades residuais mais frequentes encontradas após uma CC são:

- Deficiência de tecido cutâneo-glandular em decorrência do volume mamário ressecado e dos efeitos tardios da radioterapia;
- Deformidade do CAM;
- Redução da ptose e elevação unilateral do sulco infra mamário como consequência da fibrose e da retração após a radioterapia.

Estas alterações são mais evidentes na quadrantectomia do que na tumorectomia, e relacionadas à localização do tumor e à sua relação de proximidade com o CAM e com a pele.

A determinação da técnica mais adequada para cada paciente deve ser realizada antecipando-se o tamanho e a localização do defeito, a proximidade com a pele e com o CAM, e as condições clínicas da paciente (Figura 35.3). Nas Tabelas 35.1 e 35.2, encontram-se algumas recomendações práticas que foram elencadas no sentido de orientar, sobretudo para a adoção de medidas para melhoria dos resultados e prevenção de complicações. As pacientes devem ser orientadas das limitações existentes de uma cirurgia reparadora, que são maiores do que as existentes nos procedimentos estéticos mamários.

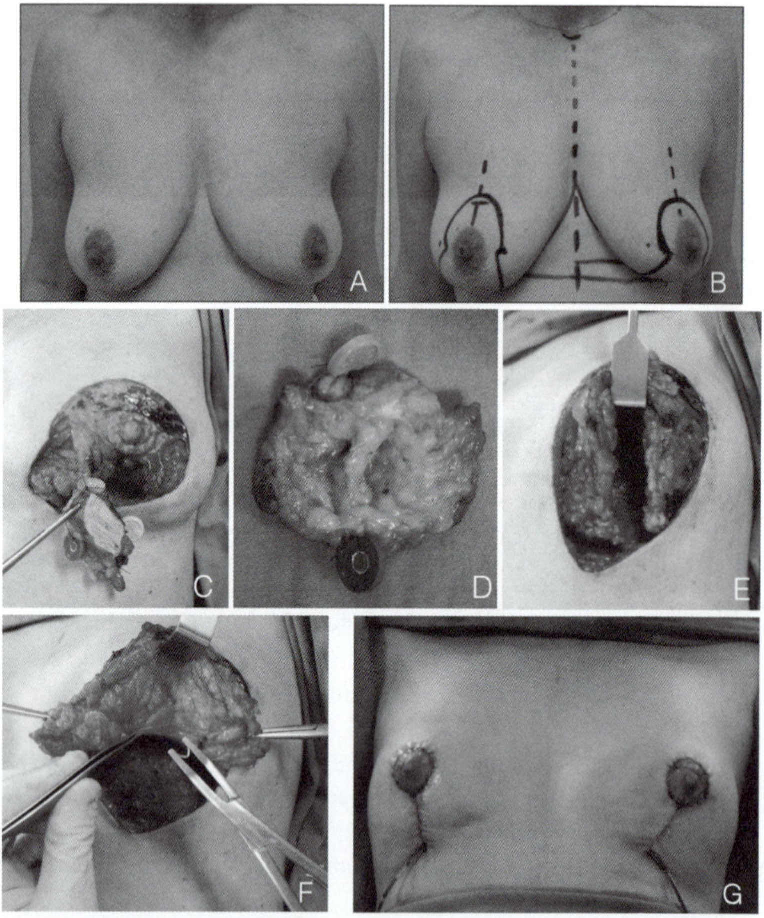

Figura 35.3: Cirurgia oncoplástica da mama passo a passo. A: Foto da paciente no pré-operatório; B: Desenhos pré-operatórios para pedículo superior; C: Tumor localizado em junção de quadrantes inferiores da mama esquerda; D: Demarcação das margens; E: Pilares para reconstrução da mama; F: Colocação dos clipes para radioterapia; G: Resultado no pós-operatório imediato após a simetrização da mama contralateral.

Tabela 35.1: Como melhorar os resultados estéticos na cirurgia conservadora.

Reparo imediato dos defeitos oncológicos;
O planejamento pré-operatório detalhado é a metade do sucesso da cirurgia;
Sempre que possível, incluir o pilar medial na reconstrução parcial;
A simetrização é necessária na maioria dos casos.

Tabela 35.2: Recomendações para prevenção de complicações em cirurgia oncoplástica

Cuidar com expectativas desproporcionais por parte das pacientes;
Antibioticoprofilaxia é necessária, pois as cirurgias são mais extensas;
Realizar a biópsia do linfonodo sentinela e o esvaziamento axilar por contra incisão para preservar a vascularização do retalho lateral;
Evitar a rotação de retalhos músculo-cutâneos em correções parciais, pois os mesmos podem ser as opções reparadoras em caso de recidivas no futuro;
Evitar, sempre que possível, a reconstrução parcial com prótese devido à radioterapia;
Em pacientes com mamas pequenas e não ptóticas, considerar a possibilidade de mastectomia;
Antecipar possíveis problemas com cicatriz hipertrófica e queloide;
Pacientes tabagistas, diabéticas, com doenças do colágeno ou com radioterapia prévia apresentam riscos adicionais para resultados estéticos insatisfatórios e problemas de cicatrização;
Evitar cirurgias combinadas extensas, pois a paciente oncológica necessita ser preservada para a adjuvância.

Existem três realidades possíveis para a realização da OP na prática:

- Mastologista com formação em todas as técnicas de reparação da mama realiza todas as reconstruções;
- Mastologista realiza a maioria das reconstruções, mas associa-se nos casos mais complexos com o cirurgião plástico ou mastologista com experiência em reconstrução;
- Mastologista e cirurgião plástico trabalham em conjunto em todos os casos.

Principais técnicas

A diversidade de técnicas que são utilizadas em cirurgia estética mamária pode ampliar as indicações e mesmo auxiliar na radicalidade da CC. Em sua maioria são as mamoplastias redutoras, baseadas nos diversos pedículos, que podem ser transportadas para a cirurgia oncológica. O grau de ptose, as diferenças de volume e de forma já no pré-operatório, a altura do sulco, o grau de lipossubstituição da mama, a altura, forma e tamanho do CAM e, principalmente, o tamanho e a localização do tumor, são os fatores mais importantes dentro da escolha da técnica a ser empregada. Tumores localizados nos quadrantes superiores em mamas de pequeno e médio volume, com grau de ptose pequeno, podem ser operados com a técnica do "*round block*". Tumores localizados nos quadrantes inferiores podem ser operados com técnicas de mamoplastia redutora do tipo "*Lejour*" ou "*Pitanguy*" ou similares, na dependência do volume e grau de ptose mamário. Mamas de grande volume, com ptose severa, e/ou com tumores localizados nos quadrantes superiores podem ser operadas com reduções mamárias baseadas nos pedículos inferiores. Entretanto, algumas vezes são necessários remodelamentos glandulares mais avançados, ou mesmo o emprego de tecidos autólogos ou próteses para evitar deformidades maiores. Basicamente, o domínio de 3 técnicas – pedículo superior, pedículo inferior e round block –, permitem o remodelamento de mais de 90% dos casos de CC.

No caso das mastectomias com a preservação da pele ou do CAM, a reconstrução imediata e o remodelamento contralateral no mesmo tempo também representam um avanço técnico importante e seguem a mesma filosofia OP. As mamas podem ser reconstruídas com expansores e próteses ou com tecido autólogo.

Influência no tratamento oncológico

O estudo base que estabeleceu a OP chama a atenção não apenas para os seus benefícios estéticos, mas principalmente para as margens cirúrgicas com este procedimento. Clough *et al.*, no *Institut Curie*, em Paris, estudaram 101 pacientes operadas com técnicas OPs entre 1985 e 1999. A média do peso do tecido mamário ressecado no lado do tumor foi de 222 g (quatro vezes mais do que uma quadrantectomia clássica). Em 90 pacientes as margens estavam livres e em 11 estavam comprometidas. O seguimento médio foi de 3,8 anos e o índice de recorrência local foi de 9,4%. A sobrevida global neste grupo de pacientes foi de 95,7% e a sobrevida livre de metástases de 82,8%. Os resultados estéticos foram considerados favoráveis na maioria dos casos. Conseguiu trazer importantes elementos para discussão na comunidade científica e comprovou a capacidade deste tipo de cirurgia em permitir ressecções mamárias mais extensas.

Dois outros estudos realizados no *European Institute of Oncology*, em Milão, comprovaram a segurança oncológica da OP. O primeiro, prospectivo, comparou as margens da quadrantectomia com as margens da OP e encontrou maior índice de margens negativas na OP, confirmando os dados anteriores em estudos não comparativos. O segundo, uma coorte retrospectiva, procurou avaliar os resultados oncológicos tardios. No período compreendido entre 1994 e 1999, 148 pacientes com tumores T1 a T3 foram submetidas a este tipo de cirurgia. O seguimento médio destas pacientes foi de 74 meses e demonstrou índice de recorrência local menor do que o esperado em CC convencionais. Não houve recorrência local nas pacientes do grupo com carcinoma *in situ* e pT1. Metanálise recente também demonstrou índices menores de reoperação com a OP, quando comparados com a CC.

Desse modo, existem indicações que estão bem estabelecidas para a OP na CC. A principal delas é para as pacientes com gigantomastia, onde os resultados da mastectomia com preservação de pele ou do CAM habitualmente são insatisfatórios e a OP pode favorecer também no planejamento radioterápico.

Portanto, a OP além de possibilitar uma melhora estética, também reduz as reoperações por margem comprometidas na CC. A redução mamária também melhora as condições locais para o planejamento radioterápico em mamas volumosas, ou mesmo possibilita uma CC em pacientes com mamas pequenas ou em casos de tumores localizados em regiões de risco para obtenção de um resultado estético satisfatório e em tumores multifocais e multicêntricos. Este avanço modificou em definitivo a visão de que a preocupação com a estética poderia prejudicar o resultado oncológico, ou vice-versa. E, com isso, os resultados estéticos tanto na CC quanto na mastectomia têm melhorado significativamente nos últimos anos.

Leitura recomendada

1. Clough KB et al. Oncoplastic techniques allow extensive resections for breast-conserving therapy of breast carcinomas. Ann Surg 2003; 237:26-34.

Estudo pioneiro que deu origem à fase atual da oncoplástica.

2. Santos G, Urban C, Edelweiss MI, Zucca-Matthes G, Oliveira VM, Arana GH et al. Long-Term Comparison of Aesthetical Outcomes After Oncoplastic Surgery and Lumpectomy in Breast Cancer Patients. Ann Surg Oncol 2015; 22:2500-8.

Estudo comparando os resultados da cirurgia conservadora com a cirurgia oncoplástica em termos de resultados estéticos e de qualidade de vida.

3. Urban CA. New classification for oncoplastic procedures in surgical practice. The Breast 2008, 17(4):321-322.

Classificação de procedimentos oncoplásticos para a prática cirúrgica baseada em habilidades.

4. Losken A, Dugal CS, Styblo TM, Carlson GW. A meta-analysis comparing breast conservation therapy alone to the oncoplastic technique. Ann Plast Surg. 2014 Feb; 72(2):145-9.

Estudo unicêntrico comparando os resultados da quadrantectomia clássica com os da oncoplástica em termos de margens cirúrgicas, onde foi demonstrada a superioridade da oncoplástica em termos de radicalidade oncológica.

5. Rietjens M, Urban CA, Rey PC et al. Long-term oncological results of breast conservative treatment with oncoplastic surgery. Breast 2007; 16:387-395.

Estudo de coorte retrospectivo que demostrou índice de recidiva local com a cirurgia oncoplástica em cdis e t1 inferiores aos encontrados na cirurgia conservadora.

Capítulo 36

Reconstrução parcial da mama

GPM – Grupo de Pesquisas em Mastologia

Definição

A reconstrução parcial pode ser definida como um procedimento reparador locorregional imediato, que segue o modelo da cirurgia oncoplástica (OP) de reconstrução mamária, e, portanto, que se preocupa com a simetria e qualidade de vida da paciente. Defeitos extensos após uma cirurgia conservadora (CC) sem reconstrução imediata geralmente necessitam de rotação de retalhos em correções futuras, tal qual o do músculo grande dorsal, ou de sessões de lipoenxertia. Além disso, em virtude da radioterapia, as deformidades tendem a se acentuar com o tempo e as dificuldades e limitações técnicas também aumentam de complexidade para correções futuras. A consequência disso é que os resultados estéticos de uma reconstrução tardia são mais limitados e é por isso que se busca hoje a reconstrução imediata da mama, mesmo nos casos de CC. Em princípio, a correção parcial imediata pode diminuir estes riscos e oferecer melhores resultados, com técnicas menos agressivas.

Planejamento pré-operatório

Basicamente, a escolha da técnica mais adequada depende de fatores relacionados ao tumor, à morfologia da mama e da paciente. O único elemento referido no Cochrane como de risco para mau resultado após CC é o volume de ressecção mamário acima de 20%. Entretanto, na prática existem outros fatores de risco que devem ser considerados também:

- Tamanho tumoral;

- Localização do tumor e proximidade do mesmo com a pele;
- Distância do tumor até a aréola e mamilo;
- Radioterapia prévia;
- Cirurgia plástica mamária prévia;
- Tamanho da mama;
- Grau de ptose e de assimetria entre as mamas;
- Grau de lipossubstituição.

Além disso, algumas comorbidades associadas podem influenciar na escolha da técnica mais apropriada. Pacientes diabéticas, tabagistas, com doenças do colágeno e acima de 70 anos podem apresentar riscos de resultados estéticos insatisfatórios e de complicações cicatriciais mais elevados. Grandes ressecções e deslocamentos amplos do complexo aréolo mamilar (CAM) apresentam riscos de necrose gordurosa e de perdas parciais ou totais de aréola e/ou de mamilo.

A localização ideal para um tumor é dentro do campo de ressecção da mamoplastia. Quando o tumor está próximo à pele e fora deste campo, pode ser mais complexo o procedimento da OP e exigir a incorporação de técnicas combinadas, cujos resultados nem sempre são satisfatórios. Nestes casos a mastectomia deve ser considerada também como opção, assim como nos casos onde é necessária a ressecção ampla da pele. Retalhos como o do grande dorsal, que possui textura e coloração diferente da que existe na mama, geralmente não trazem resultados satisfatórios e devem ser indicados como exceção.

Mamas volumosas, com ptose acentuada, permitem cirurgias com maior amplitude de margens e resultados, em geral, mais satisfatórios. As pacientes com gigantomastia apresentam uma indicação formal para OP, em virtude do melhor planejamento radioterápico. No caso de cirurgia plástica mamária de aumento prévia, é preciso considerar que o volume mamário não é o real e podem ficar deformidades importantes. O grande problema para OP são as pacientes jovens, com mamas cônicas, sem ptose e com volume pequeno ou médio. Nestes casos, na dependência da localização ou do tamanho tumoral, retalhos locais oferecem pouco resultado e a mastectomia com preservação da pele ou do CAM com reconstrução imediata pode ser a escolha mais indicada. Ressecções amplas podem limitar o resultado estético com retalhos locais. Ao mesmo tempo, um comprometimento de margem no pós-operatório de OP pode ser difícil de ser ampliado em uma segunda cirurgia, ou comprometer o resultado estético. Felizmente esta situação é pouco frequente na OP. Além disso, com a associação da ressonância magnética pré-operatória em pacientes de risco, que são aquelas com mamas muito densas, cirurgia plástica mamária prévia, história familiar positiva para câncer de mama, portadoras de BRCA1 ou BRCA2, carcinoma lobular, ou em indicações limite para CC, pode-se evitar uma segunda cirurgia de ampliação de margens ou mesmo contraindicar a OP em detrimento de uma mastectomia com reconstrução imediata.

Principais técnicas cirúrgicas

Retalhos locais são aqueles que empregam os tecidos existentes dentro dos limites do próprio cone mamário, são classificados como Classe 1. Podem ser realizados retalhos de transposição, rotação ou interpolação. A diversidade de técnicas que são utilizadas em cirurgia estética mamária pode não apenas melhorar os resultados da CC, mas também ampliar as suas indicações. Em sua maioria são as técnicas de mamoplastias redutoras, baseadas nos diversos pedículos, que podem ser transportadas com sucesso para a cirurgia oncológica. Técnicas envolvendo o pedículo superior, o pedículo inferior e *round-block* conseguem resolver a maior parte dos casos. Mas também existem retalhos glandulares e fasciocutâneos que podem ser bem indicados em situações específicas, tal qual o retalho de Holmstrom, ou mesmo a associação de técnicas (Figuras 36.1 a 36.7). Todas estas técnicas podem ser empregadas de acordo com a localização tumoral e características da mama.

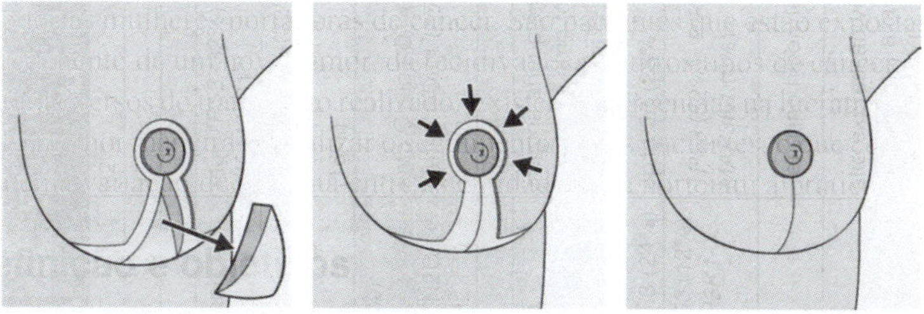

Figura 36.1: Técnica do pedículo superior.

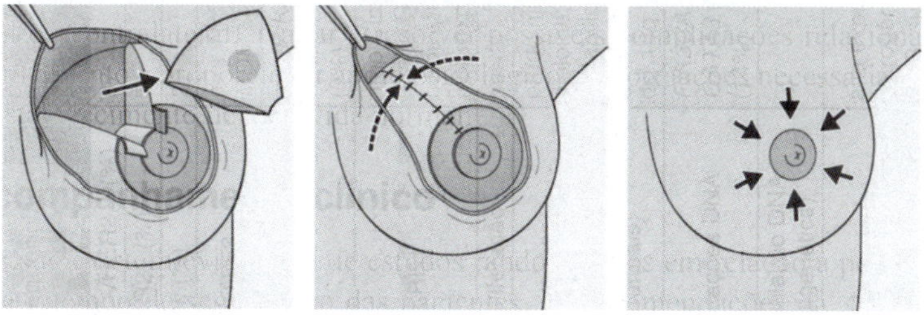

Figura 36.2: Técnica de *round-block*.

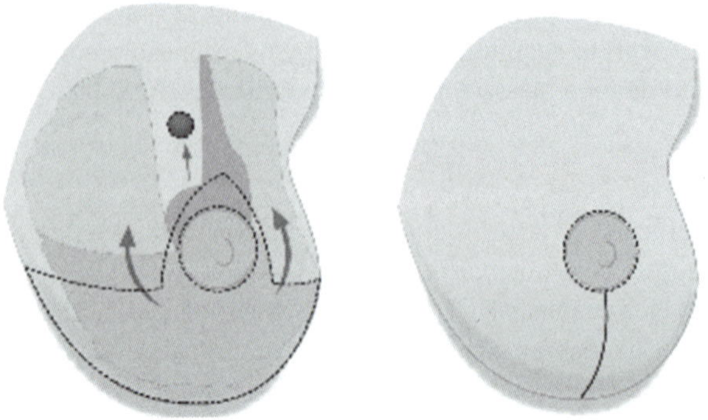

Figura 36.3: Técnica do pedículo inferior.

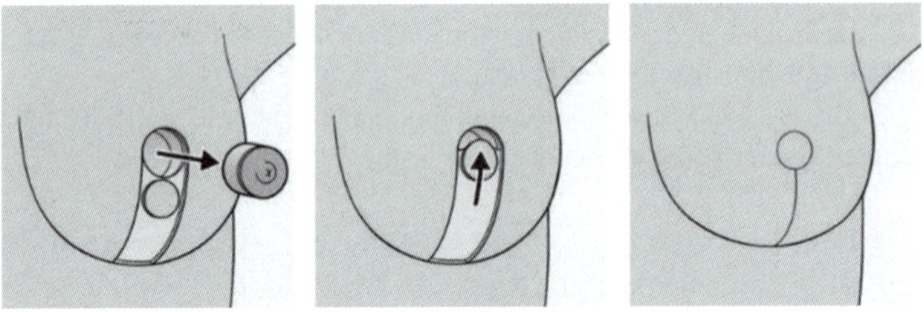

Figura 36.4: Técnica de Grisotti.

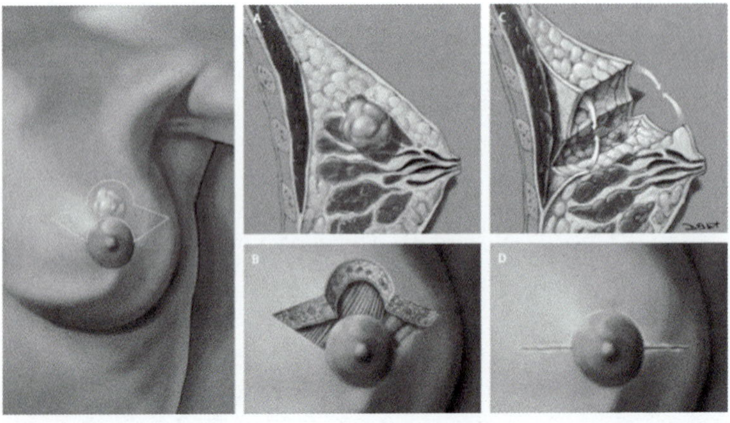

Figura 36.5: Técnica da asa de morcego.

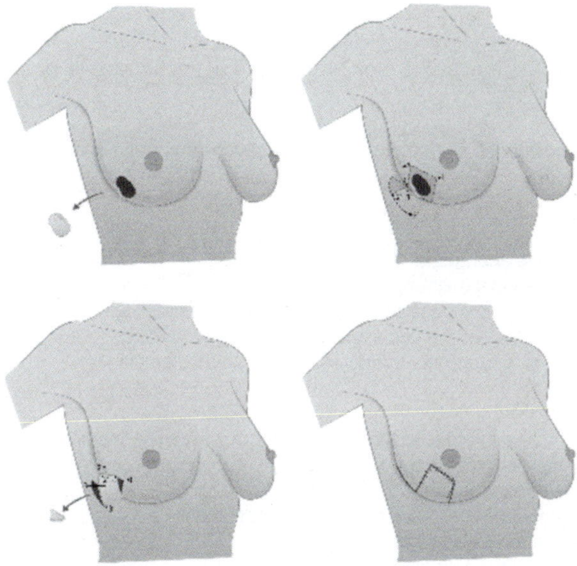

Figura 36.6: Retalho de Limberg.

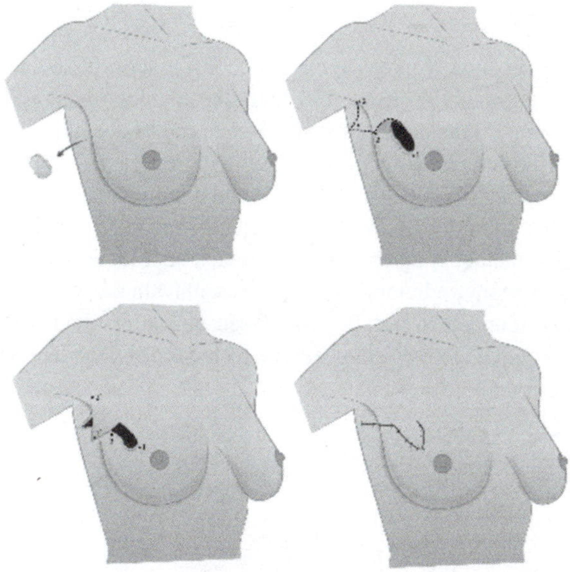

Figura 36.7: Retalho fasciocutâneo.

Indicações e limites

As principais indicações e os limites da OP encontram-se na Tabela 36.1.

Tabela 36.1: Indicações e contraindicações relativas da cirurgia oncoplástica

Indicações
Gigantomastias Mamas com ptose acentuada Necessidade de resseções amplas de pele Mamas pequenas e com possibilidade de correção do defeito com mamoplastia Tumores localizados em áreas clássicas de redução mamária Tumores centrais, quadrantes inferiores e quadrantes mediais
Contraindicações relativas
Mamas pequenas e tumores extensos localizados em região medial Mamas não ptóticas e de pequeno volume Mamas previamente irradiadas Ressecção extensa da pele fora da área da mamoplastia Tabagismo e diabetes descompensados Expectativas desproporcionais por parte da paciente

Segurança oncológica

Apesar de ser uma técnica de cirurgia conservadora associada a reconstrução parcial da mama e, portanto, esperar resultados oncológicos iguais a uma setorectomia ou quadrantectomia clássica, muito discute-se sobre a falta de evidências de que estas técnicas possam ser aplicadas rotineiramente na prática. No final de 2016 Losken A. *et al.*, publicaram metanálise com mais de 8.500 pacientes, demonstrando que as técnicas oncoplásticas (mamoplastias ou retalhos miocutâneos) apresentam resultados oncológicos similares aos da cirurgia conservadora tradicional, porém apresentavam menor taxa de margens comprometida, reoperação e maior satisfação com o resultado estético final. Portanto, sempre que factível e indicado, as técnicas de OP podem ser utilizadas com segurança oncológica.

Fluxograma de conduta

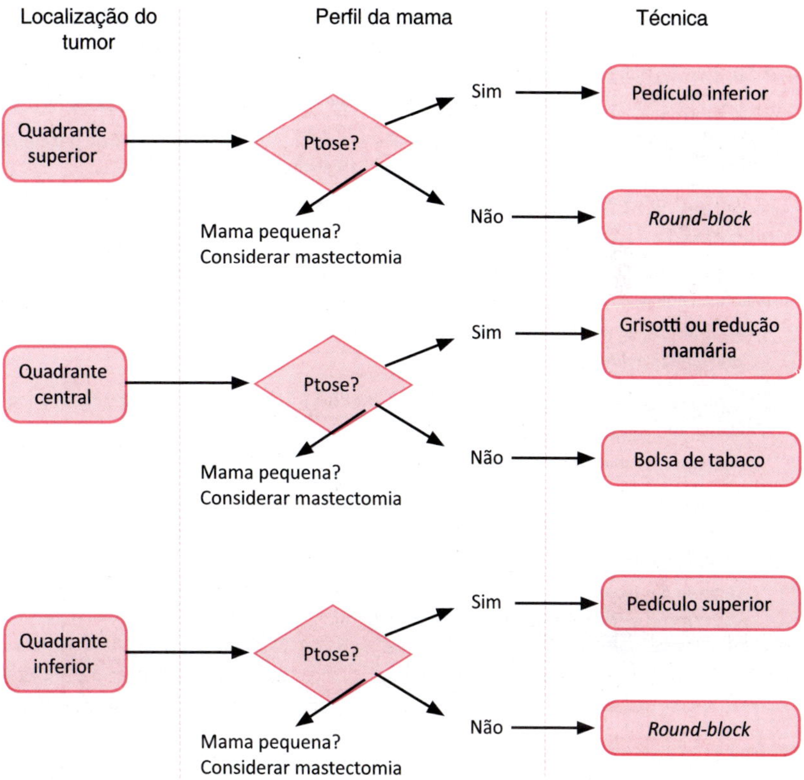

Fluxograma 36.1

Leitura recomendada

1. Waljee JF, Hu ES, Ubel PA et al. Effect of esthetic outcome after breast-conserving surgery on psychosocial functioning and quality of life. J Clin Oncol 2008; 26:3331-3337.

   Estudo que comparou o grau de assimetria após cirurgia conservadora e relacionou com a qualidade de vida em 714 pacientes da universidade de Michigan. Pacientes com assimetria acentuada apresentaram sintomas de depressão, medo de morrer e comprometimento da qualidade de vida mais frequentemente do que aquelas com assimetria discreta ou ausente.

2. Urban C, Lima R, Schunemann E, Spautz C, Rabinovich I, Anselmi K. Oncoplastic principles in breast conserving surgery. Breast 2011; Suppl 3: S92-S95.

   Revisão sobre os princípios da cirurgia oncoplástica e sobre as principais técnicas e indicações.

3. Rainsbury RM. Surgery insight: Oncoplastic breast-conserving reconstruction--indications, benefits, choices and outcomes. Nat Clin Pract Oncol 2007; 4:657-64.

   Revisão ampla da literatura envolvendo conceitos oncológicos, reparadores e formação oncoplástica do cirurgião.

4. Rainsbury RM, Willet A (Editors). ABS and BAPRAS Oncoplastic breast reconstruction: Guideline for best practice, 2014.

   Guideline *europeu para cirurgia oncoplástica.*

5. Clough KB, Kaufman GJ, Nos C, Buccimazza I, Sarfati IM. Improving breast cancer surgery: a classification quadrante per quadrant atlas for oncoplastic surgery. Ann Surg Oncol 2010; 17:1375-91.

   Revisão das técnicas oncoplásticas e proposta para indicação de acordo com a quantidade de resseção de tecido mamário e posição tumoral.

Capítulo 37

Reconstrução mamária com próteses

GPM – Grupo de Pesquisas em Mastologia

Introdução

O objetivo da reconstrução mamária é a criação de uma nova mama que seja simétrica à mama contralateral, permitindo diminuir o trauma psicológico e as consequências psicossociais relativas à mastectomia. Não existe técnica ideal, mas o que se espera é que esta seja eficaz, de rápida execução, comporte poucas complicações e revisões, e que seja reproduzível em diferentes realidades socioculturais. É neste contexto que a reconstrução mamária com próteses e expansores (RP/E) se enquadra.

Se nas décadas de 80 e 90 a maioria das reconstruções era realizada com retalhos miocutâneos, a realidade hoje é outra. A utilização de próteses e expansores é a técnica mais utilizada, compreendendo mais de 80% dos casos.

O aumento nas indicações de RP/E se deve principalmente ao diagnóstico precoce e ao refinamento das técnicas de mastectomia (mastectomias preservadoras) possibilitando a utilização das estruturas locais para a reconstrução, além, é claro, da evolução das próteses e expansores, que apresentam diversas formas, medidas e modelos, o que permitem a adequação de um modelo para cada tipo de paciente.

Indicações

A maioria das pacientes podem ser candidatas a reconstrução com próteses (RP/E), desde que exista integridade do retalho cutâneo da mastectomia e do músculo peitoral maior. Pacientes com mamas pequenas e com pouca ptose apresentam resultados mais favoráveis uma vez que o retalho de pele se acomoda inteiramente sobre o volume da prótese. Mulheres com mamas volumosas e ptóticas apresentam resultados menos satisfatórios, sendo muitas vezes necessária a redução de pele, aumentando o risco de necrose de pele e do complexo aréolo-papilar (CAP) quando este é preservado.

Contraindicações

A contraindicação absoluta para RP/E é a ausência de pele suficiente para o fechamento da ferida sobre a prótese ou o expansor. Esta condição pode ocorrer após mastectomias para tumores avançados, no qual é retirada uma grande quantidade de pele ou, após radioterapia prévia que tenha danificado a pele e impedindo o seu uso. Outra contraindicação absoluta é a presença de infecção ativa no momento da reconstrução. Nestes casos, o melhor a fazer é um fechamento primário, colocação de drenos, antibioticoterapia e programar uma nova reconstrução após, pelo menos, 3 meses.

Outras contraindicações são relativas e serão discutidas em sequência (Tabela 37.1):

Tabela 37.1: Indicações e contraindicações da RP/E

Indicações	Contraindicações
Virtualmente todas as pacientes. Melhores indicações Mamas médias e pequenas; Ptose pequena ou ausente; Área doadora de retalho insuficiente.	Absoluta Ausência de pele suficiente para fechar a cicatriz sobre o implante. Relativas Radioterapia prévia; Necessidade de radioterapia locorregional; Doença do colágeno (esclerodermia); Tabagismo/diabetes e obesidade; Ausência do músculo peitoral maior.

- Radioterapia em parede torácica prévia: Considerada por muitos autores contraindicação absoluta, a radioterapia prévia aumenta as chances de extrusão de prótese, infecção, necrose cutânea e contratura capsular. Algumas séries apresentam taxas de complicações acima de 50%, ou seja, índices elevados se comparados aos 10-20% de complicações após RP/E sem radioterapia. Portanto, recomenda-se que a paciente previamente irradiada (seja por cirurgia conservadora prévia ou radioterapia neoadjuvante) seja esclarecida sobre os riscos de uma RP/E, e sobre as vantagens e riscos, nestes casos, de uma reconstrução com tecido autólogo. Ressalva pode ser feita a pacientes irradiadas na região torácica durante a infância ou adolescência para tratamento de linfoma de Hodgkin. Existem poucas publicações que exploram este tema, porém se a pele após a mastectomia apresenta boa vascularização, uma RP/E pode ser tentada.

- Radioterapia pós mastectomia: Esta é uma condição de risco para mau resultado, contratura capsular e até perda da prótese. Continua um tema controverso na literatura e nem sempre é possível prever se a paciente será candidata a radioterapia no momento da cirurgia. Muitos autores consideram a necessidade de radioterapia pós mastectomia uma contraindicação absoluta para a RP/E, assim como para reconstrução com tecido autólogo. Como citado anteriormente, as taxas de complicações entre RP/E e radioterapia são elevadas, independente se realizada pré ou pós a mastectomia. As taxas de complicações variam de 18 até mais de 60%. Uma metanálise de 2011 demonstrou que as complicações pós-radioterapia são mais frequentes no grupo de RP/E (OR = 4,2; 95% CI), entretanto, como faltam evidências nível I sobre este argumento, os autores consideraram como válida a utilização de RP/E desde que explicado para a paciente a maior chance de complicação pós-operatória.

Por outro lado, Cordeiro P *et al.* demonstraram em um trabalho prospectivo com 350 pacientes submetidas a reconstrução com expansor seguido de substituição por prótese, que apesar de taxa mais elevada de contratura capsular (50% *vs* 10%), na avaliação cosmética final, 80% destas pacientes estavam satisfeitas com o resultado. Além disso, as taxas de extrusão de prótese e perda do implante foram semelhantes nos dois grupos e no seguimento de 36 meses apenas 4% das pacientes necessitaram de nova cirurgia das. Kuroda F *et al.*, em uma série de pacientes brasileiras, encontraram resultados desfavoráveis na reconstrução imediata com próteses quando a radioterapia era associada ao tratamento. Portanto, a indicação de radioterapia pós-operatória não deve ser considerada uma contraindicação absoluta para RP/E, desde que as condições locais sejam adequadas e não existam outros fatores de risco (obesidade, tabagismo, diabetes), e as pacientes orientadas quanto aos riscos de mau resultado estético, contratura, perda da prótese e necessidade de revisões.

- Tabagismo: Apesar da dificuldade de definir a quantidade de cigarros que podem comprometer a reconstrução, fumantes ativos apresentam maior chance de necrose cutânea dos retalhos de mastectomia e consequente exposição de prótese. Alguns estudos apontam que a cessação do tabagismo algumas semanas antes do procedimento podem diminuir as chances de complicações.

- Doenças do colágeno: Dentre estas, a mais problemática é a esclerodermia, que deixa a pele com pouca elasticidade impedindo assim uma adequada expansão e favorecendo a ocorrência de extrusão de prótese e mau resultado estético, sendo então considerada contraindicação relativa. Outras doenças e síndromes, como o LES, se estiverem na forma ativa são contraindicações para a RP/E (Tabela 37.2).
- Obesidade: Apesar de pouca evidência, a obesidade pode ser considerada um fator de risco para necrose cutânea e exposição de prótese, principalmente quando associada aos outros fatores de risco expostos previamente.
- Ausência do músculo peitoral maior: Seja secundária a cirurgia radical ou a fatores congênitos, como a síndrome de Polland, a ausência do peitoral maior impede o posicionamento da prótese ou do expansor no espaço retromuscular. Assim, não existe uma proteção adequada para prótese e a chance de extrusão pode aumentar. Qualquer pequena necrose cutânea ou deiscência de cicatriz provocará exposição do implante e a necessidade de sua remoção. Algumas séries recentes têm demonstrado segurança no posicionamento da prótese no espaço subcutâneo, desde que o retalho dermo-cutâneo seja viável, mas este ainda é um tema que merece estudos adicionais para comprovar sua segurança e resultados a longo prazo.

Vantagens e desvantagens

A Tabela 37.2 apresenta de forma esquemática as vantagens e desvantagens da RP/E.

Tabela 37.2: Vantagens e desvantagens da RP/E

Vantagens	Desvantagens
Rápida execução; Poucas complicações; Técnica simples e reproduzível; Internação hospitalar curta; Bons resultados; Pele da mama semelhante a contralateral; Poucas cicatrizes; Sem defeito de área doadora (retalhos).	Assimetria mamária durante a expansão; Dor e desconforto torácico; Menos ptose; Forma mais arredondada; Sensação menos natural ao toque; Requer procedimento de simetrização contralateral na maioria dos casos.

Técnicas de reconstrução

A cirurgia consiste na dissecção do espaço subpeitoral e desinserção do músculo da porção medial (esterno) e de todo sulco até encontrar a fáscia do músculo reto abdominal. O músculo peitoral cobrirá então superiormente a prótese. Lateralmente, o músculo serrátil anterior pode ser dissecado para completar o fechamento da bolsa junto com o peitoral maior, formando a bolsa muscular completa. Em casos nos quais a cicatriz da mastectomia não é lateral e o retalho cutâneo é viável, pode ser realizado a bolsa muscular parcial, prescindindo do descolamento do músculo serrátil.

A reconstrução com prótese pode ser feita em um ou dois estágios de acordo com a prótese utilizada.

- Reconstrução em um estágio com prótese definitiva: A reconstrução com prótese definitiva pode ser realizada na maioria dos casos, desde que as condições locais permitam. A vantagem é realizar tudo em uma única cirurgia. A simetria da mama contralateral pode ser realizada em conjunto e está indicada na maioria das pacientes.
- Reconstrução em um estágio com prótese expansora: Semelhante ao que foi descrito acima, a diferença desta prótese é que a mesma possui um volume predeterminado de gel de silicone e um outro compartimento no qual é possível injetar solução salina para aumentar o volume gradativamente e alcançar a melhor simetria com a mama contralateral. As desvantagens são: necessidade de realizar um novo procedimento para retirar a válvula expansora e o risco de ocorrer deflação da parte inflável, sendo necessário então a substituição da prótese.
- Reconstrução em dois estágios: Esta reconstrução se faz com a utilização de expansores teciduais específicos para este fim. É a técnica mais utilizada e indicada principalmente quando falta tecido para a reconstrução com prótese definitiva, quando existe risco de uma necrose cutânea, quando existe desejo da paciente em ter mama mais volumosa e quando a cirurgia deve ser rápida. Cordeiro P *et al.*, demonstraram a experiência com 350 casos de reconstrução com expansor, expansão rápida durante a quimioterapia e cirurgia de capsulotomia com inserimento de prótese definitiva. Os resultados foram muito positivos, inclusive no grupo que recebeu por fim radioterapia, com resultados estéticos satisfatórios em 90% dos casos em médio prazo.

Complicações

As complicações da RP/E podem ser definidas em imediatas e tardias. Entre as imediatas, as mais frequentes são: hematoma, infecção (representando de 1 a 3% dos casos), seroma persistente, necrose cutânea e exposição da prótese (3 a 4%). Nos casos de exposição de prótese e infecção, o implante deve ser removido e uma nova reconstrução indicada após 3 a 6 meses.

As complicações tardias são: deflação da prótese/expansor, "*rippling*" que significa pequenas dobras do implante que podem ser visualizadas e palpadas pela paciente na mama e, a contratura capsular, que pode chegar a ocorrer em até 50 a 68% dos casos seguidos de radioterapia. O tratamento destas complicações é cirúrgico, podendo ser recidivante. A Tabela 37.3 mostra em esquema as complicações imediatas e tardias

Reconstrução com implante e seguimento

Não existe consenso, além do exame clínico, para o seguimento das pacientes submetidas a RP/E. Exames de imagem devem ser indicados individualmente caso a caso, principalmente nos casos de mastectomias preservadoras de pele e CAP, nas quais deve ser avaliado o tecido glandular residual.

Tabela 37.3: Complicações imediatas e tardias

Complicações	
Imediatas	Tardias
Sangramento Infecção Seroma Necrose cutânea/exposição de prótese	Deflação da prótese *Rippling* (palpação da dobra do implante) Contratura capsular

Fluxograma

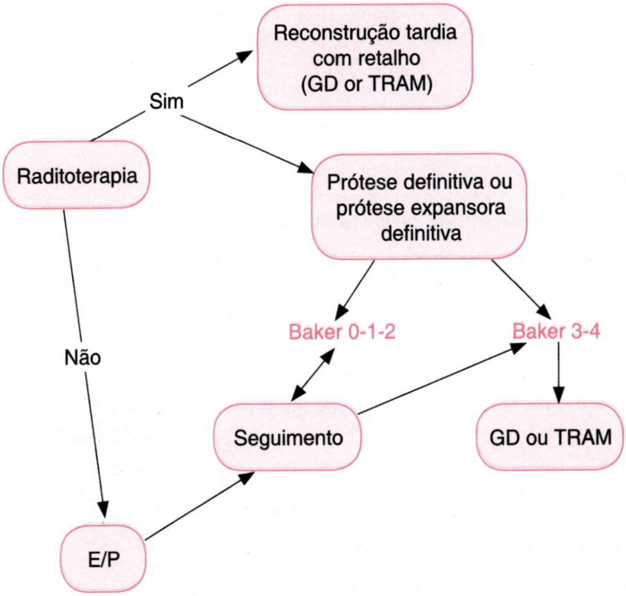

E/P = reconstrução com expansores e próteses.
GD = reconstrução com retalho de grande dorsal.

Fluxograma 37.1: Reconstrução imediata e implantes.

Leitura recomendada

1. Kuroda F, Urban C, Zucca-Matthes G, de Oliveira VM, Arana GH, Iera M, Rietjens M, et al. Evaluation of aesthetic and quality of life results after immediate breast reconstruction with definitive form-stable anatomical implants. Plast Reconstr Surg. 2016 Feb;137(2):278e-86e.

   Coorte retrospectiva que avaliou os resultados estéticos e de qualidade de vida nas pacientes submetidas a reconstrução imediata com próteses. A radioterapia teve impacto negativo no resultado estético da reconstrução mamária.

2. Cordeiro PG, McCarthy CM. A single surgeon's 12-year experience with tissue expander/implant breast reconstruction: part II. An analysis of long-term complications, aesthetic outcomes, and patient satisfaction. Plast Reconstr Surg. 2006 Sep 15;118(4):832-9.

   Coorte prospectiva de 410 reconstruções com expansor e troca de prótese dentro de uma avaliação de 1.522 reconstruções imediatas de uma única instituição. A reconstrução com expansor/prótese é segura e apresenta bons resultados cosméticos. A indicação de radioterapia não deve ser considerada uma contraindicação para sua realização.

3. Petit JY, Gentilini O, Rotmensz N, Rey P, Rietjens M, Garusi C, Botteri E, De Lorenzi F, Martella S, Bosco R, Khuthaila DK, Luini A. Oncological results of immediate breast reconstruction: long term follow-up of a large series at a single institution. Breast Cancer Res Treat. 2008 Dec;112(3):545-9.

   Coorte retrospectiva de 677 pacientes submetidas a mastectomia, sendo que 518 foram submetidas a RI. A reconstrução imediata é segura e não interfere nas recidivas locais, na sobrevida geral e na sobrevida livre de doença a longo prazo.

4. Barry M, Kell MR. Radiotherapy and breast reconstruction: a meta-analysis. Breast Cancer Res Treat. 2011 May;127(1):15-22.

   Metanálise com 1.105 pacientes derivados de 11 estudos clínicos avaliando a ação da radioterapia pós-reconstrução mamária. Pacientes submetidas a radioterapia pós reconstrução com prótese apresentam 4 vezes mais complicações do que pacientes não irradiadas. Reconstrução com tecido autólogo suporta melhor a ação da radioterapia.

5. Urban CA. Aesthetics or symmetry: what's the aim of breast reconstruction? Plastic and Reconstr Surg 2017; 139: 793e-4e.

   Ponto de vista filosófico sobre a real finalidade da reconstrução mamária e como ela deve ser abordada com as pacientes para evitar que expectativas exageradas em relação à reconstrução possam resultar em frustração com os resultados.

Capítulo

38

Reconstrução mamária com retalhos miocutâneos

GPM – Grupo de Pesquisas em Mastologia

Introdução

A reconstrução mamária com retalhos miocutâneos constitui uma das metodologias mais empregadas na cirurgia reparadora da mama. São técnicas que permitem a reconstrução parcial ou total da mama, sendo a única opção para correção de grandes defeitos da parede torácica. Por outro lado, este tipo de reconstrução provoca morbidade na área doadora, complicação não existente nas reconstruções com implantes.

Os retalhos podem ser pediculados ou livres, sendo este último reservado a equipes com treinamento em microcirurgia. A indicação do tipo de retalho depende da abundância de material da área doadora, assim como da viabilidade do pedículo vascular.

Pode ser realizado imediatamente após a mastectomia ou tardiamente, e muitas vezes pode ser uma opção caso uma primeira tentativa de reconstrução com implantes falhe.

Dentre os retalhos pediculados, os mais utilizados são: retalho miocutâneo do musculo reto do abdome (TRAM) e retalho do músculo do grande dorsal (GD). Os retalhos livres mais utilizados são os abdominais baseados na artéria e veia epigástrica inferior profunda (DIEP) e superficial (SIEA), além do retalho TRAM livre.

TRAM (*Transverse Rectus Abdominis Myocutaneous*) Flap

Foi descrito pela primeira vez em 1982 por Hartrampf. O objetivo principal deste tipo de reconstrução é refazer toda mama com pele e tecido celular subcutâneo. O musculo reto do abdome serve para manter o pedículo vascular íntegro que é composto pela artéria e veia epigástrica superiores, o que manterá a vascularização de todo o retalho.

Pode ser monopediculado, quando utilizado apenas um reto abdominal ou bipediculado, quando os dois retos são utilizados. O critério para utilizar um ou dois pedículos depende do volume mamário desejado (quanto maior a mama, maior o retalho necessário) e também da presença ou não de comorbidades (presença de diabetes, tabagismo e cirurgia prévia), sendo o retalho bipediculado mais seguro em relação a vascularização do retalho. Por outro lado, o retalho bipediculado provoca maior defeito na área doadora e aumenta o risco de hérnias e abaulamentos da parede abdominal.

Abaixo segue a ilustração das zonas de vascularização do retalho modificada recentemente após estudos de microcirurgia (Figura 38.1). A zona I é a zona mais bem vascularizada e encontra-se sobre o reto (pedículo), a zona II é a zona lateral ao reto (segunda melhor vascularizada), zona III é a imediatamente após a linha média abdominal (é menos irrigada pelo pedículo vascular) e zona IV a região mais distal do retalho. A zona IV é de baixa vascularização e deve ser sacrificada no intraoperatório. A zona III pode ser sacrificada totalmente ou parcialmente e as zonas mais bem vascularizadas são as zonas I e II.

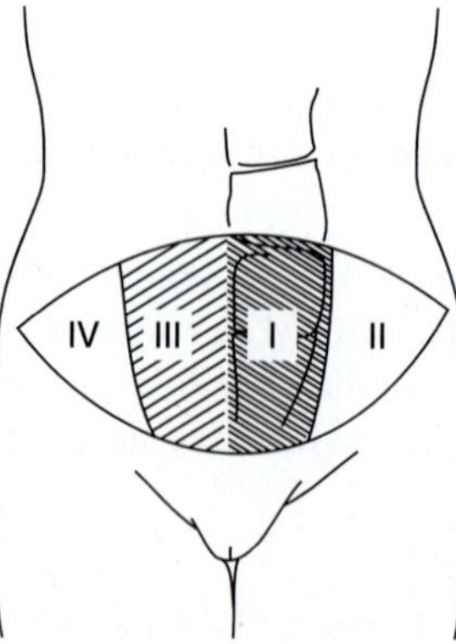

Figura 38.1: Classificação das zonas de vascularização do TRAM modificada.

Indicações e contraindicações

Abaixo seguem as principais indicações e contraindicações do TRAM (Tabela 38.1).

Tabela 38.1: Indicações e contraindicações do TRAM

Indicações	Contraindicações
Defeito extenso pós-mastectomia	Cirurgia extensa em abdome superior prévia (estudo com angiotomografia pode ser considerado para excluir lesão dos vasos epigástricos)
Impossibilidade de reconstrução com prótese	Área doadora insuficiente
Radioterapia prévia	Diabetes descontrolada, tabagismo importante e obesidade mórbida
Encapsulamento protésico grave ou recorrente	Abdominoplastia prévia
Desejo da paciente de não usar implante ou de obter uma mama mais volumosa e com ptose mais natural	Pacientes jovens que desejam engravidar ou praticantes de esporte

Técnica cirúrgica

A paciente deve ser marcada em pé, traçando-se uma linha horizontal logo acima do umbigo em direção a crista ilíaca bilateral. A partir daí traça-se outra linha em direção à região suprapúbica, fechando o desenho com demonstrado na Figura 38.1. A cirurgia inicia-se por descolar todo abdome superior da aponeurose do reto até chegar à área do defeito de mastectomia, confeccionando-se um túnel. Posteriormente, escolhe-se um dos retos para ser o pedículo, ou os dois em caso de bipediculado. Não existe diferença entre ipsilateral á mastectomia ou contralateral. A preferência dos autores é pelo pedículo ipsilateral para evitar abaulamento do músculo na região epigástrica. A presença de radioterapia prévia não é contraindicação para retalho ipsilateral. Apesar de causar diminuição do calibre dos vasos epigástricos, vários estudos já demonstraram que isto não acarreta maior chance de necrose.

Assim, a aponeurose é aberta na parte lateral do musculo, longitudinalmente, desde a região subesternal até chegar na região da arcada de Douglas e medialmente até a região do retalho de pele (umbigo), parando por aqui, e inferiormente da arcada de Douglas até a parte inferior do retalho de pele (assim o retalho repousa sobre o musculo e aponeurose por onde passam as perfurantes. A aponeurose é aberta transversalmente na sua região inferior e o reto é então seccionado, ligando-se os vasos epigástricos inferiores. Por fim, o umbigo é desinserido do retalho e este e mobilizado por meio do túnel para o defeito a ser corrigido (Figura 38.2). A parede deve ser fechada se possível primariamente se não houver muita tensão. Se houver tensão (na maioria das vezes está presente) a aponeurose deve ser aproximada o máximo possível e uma tela inabsorvível ou semiabsorvível deve ser utilizada. A pele então é fechada, fazendo-se uma incisão por onde o umbigo que ficou preso á aponeurose passara e será suturado. Drenagem a vácuo é recomendada. Normalmente enquanto o abdômen é fechado, uma outra equipe pode modelar o retalho no defeito.

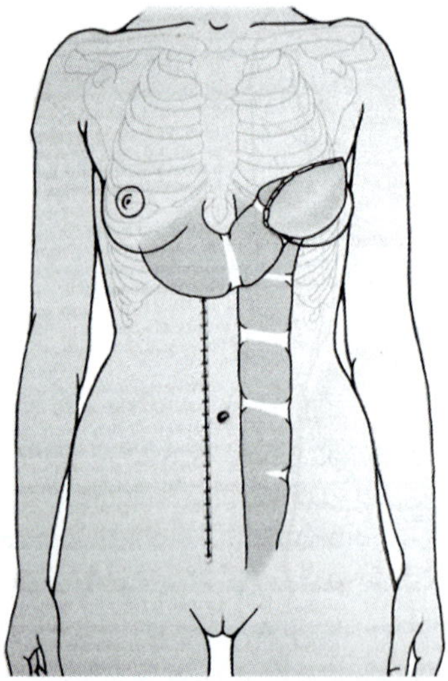

Figura 38.2: Rotação do TRAM monopediculado e fechamento da aponeurose na área do defeito.

Complicações

As complicações podem estar relacionadas a área doadora ou ao retalho propriamente dito. Com relação ao retalho, além de complicações como deiscência e hematoma (as mais frequentes), as mais temidas são as necroses. A necrose do retalho pode ser total (muito raro no TRAM) ou parcial. Pode existir necrose gordurosa, o que provoca a perda parcial do retalho ao longo dos meses após a cirurgia ou verdadeiros "empedramentos" da neomama. Alderman *et al.* publicaram uma análise prospectiva de reconstrução mamária imediata e tardia de 12 centros americanos. Nesta, não houve diferença entre complicações maiores e menores entre as diferentes técnicas de retalho abdominal. A complicação mais frequente no TRAM foi a necrose gordurosa (14,9%), seguido por infecção (11,7%). A perda total do retalho aconteceu em apenas 1,1% dos casos.

Em relação à área doadora, complicações imediatas como deiscência de ferida, necrose da parede abdominal e umbigo podem ocorrer, apesar de serem raras. Complicações tardias incluem hérnia (varia de 1% a 12% dos casos) e enfraquecimento da parede abdominal com abaulamento da mesma (bulge), presente em 7,8% dos casos na publicação de Alkerman *et al.*, mas variando de 5% a 15% dos casos.

Para evitar tais complicações, atenção especial deve ser dada ao fechamento da parede abdominal. Fechamento primário da aponeurose pode ser feito, porém é recomendada a colocação de tela inabsorvível, o que diminui a incidência de hérnia abdominal em inúmeros estudos. A extensão da cirurgia abdominal é diretamente proporcional às chances de complicações. Por exemplo, as complicações são menores em TRAM monopediculado do que bipediculado, no qual duas faixas de aponeurose são ressecadas. Quanto menos quantidade de aponeurose for ressecada melhor será o fechamento primário da parede. Com experiência, o cirurgião pode dissecar a aponeurose do musculo, levando apenas ele com pedículo, a não ser, é claro, na área imediatamente abaixo do retalho onde estão localizadas as perfurantes (*fascia-sparing TRAM*). Em alguns casos, pode ser preservada uma parte do músculo, seccionando-o e retirando apenas a faixa onde se encontra o pedículo vascular (*muscle sparing TRAM*). Tais técnicas, principalmente esta última, são mais complexas de serem realizadas e podem levar a graves complicações caso o cirurgião não tenha experiência com elas.

Os principais fatores relacionados às complicações são: obesidade e obesidade mórbida, tabagismo, diabetes e hipertensão arterial descontroladas, inexperiência do cirurgião, idade avançada, anemia e hipotensão prolongada no perioperatório.

Autonomização do retalho

Uma maneira de otimizar a perfusão do retalho e diminuir as chances de necrose é autonomizar o mesmo. A autonomização do TRAM consiste em ligar as artérias epigástricas inferiores semanas antes da cirurgia. Ao fazer a ligadura, inverte-se o fluxo sanguíneo para o retalho. Originalmente, o território vascular dominante do abdome inferior provem das artérias epigástricas inferiores. Ao seccionar o músculo inferiormente na cirurgia do TRAM, este fluxo é invertido imediatamente para as artérias epigástricas superiores. Quando isto ocorre, existe um tempo para a adaptação do fluxo venoso no retalho, o que pode provocar estase e consequente necrose. Ao autonomizar algumas semanas antes, esta inversão de fluxo é provocada e existe tempo hábil para o sistema venoso se adaptar a nova orientação de fluxo (além do estímulo de neoangiogênese provocado pela isquemia). Desta maneira, diminui-se a estase e a chance de necrose, sendo possível manter um retalho mais volumoso (zona III e eventual zona IV), com apenas um pedículo.

Em vários estudos, a autonomização do retalho melhorou a perfusão do mesmo, apesar de não existirem estudos randomizados. Portanto a autonomização do retalho deve ser considerada em pacientes de alto risco com indicação de TRAM monopediculado como: tabagistas, obesas, diabéticas descontroladas e presença de cirurgias abdominais extensas prévias.

Reconstrução com retalho miocutâneo do grande dorsal

Descrito pela primeira vez em 1896 por Tansini e utilizado para reconstrução mamária em 1912 por D'Este, o retalho miocutâneo do grande dorsal foi esquecido por muito tempo e recomeçou a ser utilizado mais popularmente no final da década de oitenta, quando as próteses passaram a ser mais acessíveis.

É uma opção versátil e pode ser utilizado para quase todas as pacientes, a não ser aquelas em que o defeito de pele na área da mastectomia seja muito extenso. A colocação de implante mamário sob o musculo é necessário na maioria das vezes, pois trata-se de um musculo fino com pouco tecido adiposo recobrindo-o na maioria das vezes, não sendo capaz de substituir mamas de médio e grande volume. É um dos retalhos mais seguros, com pouco risco de complicações importantes como necrose parcial e total e também provoca pouca morbidade na área doadora.

Quando a mama a ser reconstruída é pequena, este pode prescindir da colocação de prótese para criar o volume mamário, sendo classificado então como autólogo ou estendido, que consiste na retirada, junto com o retalho miocutâneo, das zonas de tecido adiposo subcutâneo do dorso homolateral (definidas em cinco zonas de gordura). É possível ainda realizar lipoenxertia do retalho para aumentar seu volume e tentar não utilizar implante. Esta técnica está sendo desenvolvida em alguns centros no Brasil.

Indicações e contraindicações

Abaixo seguem as principais indicações e contraindicações da reconstrução com retalho do grande dorsal (Tabela 38.2).

Tabela 38.2: Indicações e contraindicações da reconstrução com retalho do grande dorsal

Indicações	Contraindicações
Pacientes com mamas pequenas e médias; Contraindicação de outras técnicas de reconstrução (implantes e TRAM); Desejo da paciente.	Ausência congênita do músculo grande dorsal; Toracotomia prévia com secção do músculo; Lesão do pedículo vascular; Irradiação axilar importante; Recusa da paciente; Atletas profissionais, que utilizam o membro superior.

Técnica cirúrgica

Com a paciente em pé ou sentada, faz-se a marcação do retalho a ser retirado assim como os limites do músculo (superiormente a ponta da escápula, medialmente o músculo paravertebral, inferiormente a crista ilíaca e o músculo oblíquo, e lateralmente a linha axilar média e o músculo serrátil). O retalho pode ser desenhado obliquamente para que o fechamento do dorso ocorra sem o excesso de pele (*dog ear*). A ilha de pele pode ser desenhada horizontalmente na linha em que a paciente usa o sutiã ou traje de banho, para que não apareça, ou de maneira obliqua quando é necessária maior quantidade de pele.

A cirurgia pode ser realizada com a paciente em decúbito lateral ou decúbito ventral a depender da escolha do cirurgião e da necessidade do caso. A pele é incisada e o musculo e descolado até os seus limites. O músculo, na opinião dos autores, deve ser dissecado completamente, pois assim este é capaz de cobrir completamente o implante a ser colocado na neomama. Caso o retalho seja utilizado apenas para fechamento de parede torácica, não é necessária a dissecção do músculo inteiro. Após a dissecção posterior, acede-se a origem do feixe vasculonervoso do grande dorsal, e após sua visualização é possível cortar o tendão do músculo, possibilitando maior mobilidade do mesmo. É possível, se o cirurgião for bem treinado, a secção do nervo para evitar eventuais fasciculações do músculo no pós-operatório (tal procedimento é opcional e não essencial).

Após a liberação de todo retalho faz-se o túnel de passagem para a região anterior, descolando o serrátil anterior da pele. O fechamento é feito em camadas, e pontos de capitonagem (pontos de Baroudi) podem ser dados no dorso para diminuir a chance de seroma. Dreno a vácuo é mandatório.

Por fim, vira-se a paciente para decúbito dorsal e prepara-se a área doadora, colocando implante (na maior parte das vezes) ou não, e moldando o retalho de pele para a confecção da neomama.

Complicações

As complicações desta técnica são pouco importantes e a mais comum é a presença de seroma na região doadora do dorso, que pode chegar a 75% dos casos segundo Shin IS *et al*. Necrose do retalho é muito pouco frequente e necrose da área doadora pode ser mais frequente nos casos de grande dorsal estendido, onde grande descolamento da gordura subcutânea é realizado. Como complicação tardia as mais frequentes são: alargamento da cicatriz do dorso (muito comum), seroma tardio, dor crônica e limitações do movimento do braço que é facilmente prevenida com a realização de fisioterapia pós-operatória.

Reconstrução com retalhos livres (microcirúrgico)

Os retalhos livres são uma opção aos retalhos pediculados, entretanto são de difícil realização e requerem equipe treinada em microcirurgia, além de estrutura hospitalar específica para monitoramento do retalho nos primeiros dias de pós-operatório. A principal vantagem dos retalhos livres é a baixa morbidade da área doadora, uma vez que as estruturas musculares locais são preservadas. Por outro lado, a principal complicação é a necrose e perda completa do retalho decorrente de trombose da anastomose. Os principais retalhos livres estão listados abaixo:

- TRAM livre: Retalho semelhante ao TRAM tradicional, porém apenas uma pequena porção de um dos retos do abdome é seccionada para isolamento da artéria epigástrica inferior profunda. Técnica em desuso, sendo substituída pelo DIEAP ou SIEAP.
- DIEP (Deep Inferior Epigastric Perforator) ou DIEAP (Deep Inferior Epigastric Artery Perforator): Retalho dermocutâneo transverso do abdome baseado na artéria epigástrica inferior profunda. Atualmente o tipo de retalho microcirúrgico mais utilizado para reconstrução mamária. É uma evolução natural do TRAM livre.
- SIEA (Superficial Inferior Epigastric Artery Perforator): Retalho transverso dermocutâneo baseado na artéria epigástrica inferior superficial. Alternativa ao DIEAP, mas tecnicamente mais difícil de realização. Pode ser considerada uma evolução natural do DIEAP.
- SGAP (Superior Gluteal Artery Perforator): retalho dermocutâneo da região glútea, baseado na artéria glútea superior. Retalho pouco utilizado

em nosso meio, devido a área doadora do glúteo ser pouco popular em nosso meio.

- TUG (Transverse Upper Gracilis flap): Retalho livre do musculo grácil. Usado em casos para reconstrução de mama de pequeno volume preferencialmente.

Leitura recomendada

1. Clugston PA, Gingrass MK, Azurin D, Fisher J, Maxwell GP. Ipsilateral pedicled TRAM flaps: the safer alternative? Plas Reconstr Surg. 2000 Jan; 105(1): 77-82.

   Coorte prospectiva que avaliou complicações entre TRAM monopediculado ipsilateral e contralateral, demonstrando que apesar do que se acreditava, o pedículo ipsilateral não está associado com maior incidência de complicações.

2. Hartrampf C, Scheflan M, Black PW. Breast reconstruction with a transverse abdominal island flap. Plast Reconstr Surg 1982; 69:216-25.

   Artigo tradicional e clássico descrevendo a técnica do TRAM.

3. Tregaskiss A. Perfusion zones of the DIEP flap revisited: a clinical study. Plast Reconstr Surg. 2006; 118(3): 816.

   Descreve as zonas de perfusão para definição da área doadora no abdome inferior para melhor efetividade do uso do TRAM.

4. Granzow JW, Levine JL, Chiu ES, Allen RJ. Breast reconstruction using perforator flaps. J Surg Oncol. 2006 Nov 1;94(6):441-54.

   Revisão sobre todas as técnicas de reconstrução mamária com retalhos microcirúrgicos, descrevendo indicações, contraindicações e resultados

5. Nahabedian MY, Patel K. Autologous flap breast reconstruction: Surgical algorithm and patient selection. J Surg Oncol. 2016 Jun;113(8):865-74. doi: 10.1002/jso.24208. Epub 2016 Feb 26.

   Revisão de todas técnicas de reconstrução com retalhos miocutâneos.

Capítulo 39

Enxerto autólogo de gordura na mama (*lipofilling*, lipoenxertia)

GPM – Grupo de Pesquisas em Mastologia

Introdução

O uso de gordura autóloga para correção de defeitos de contorno corporal não é novo. As primeiras descrições datam do final do século XIX, sendo que no século XX tal procedimento passou a ser amplamente utilizado principalmente em cirurgia da mão e da face. O uso desta técnica na mama começou a ser considerado na década de 80, estimulado pelo advento da lipoaspiração para fins estéticos.

Como este procedimento tornou-se popular, vários cirurgiões passaram a utilizar a gordura aspirada como material para correção de defeitos de contorno corporal. Entretanto, os resultados cosméticos foram considerados insatisfatórios, devido ao alto índice de reabsorção da gordura injetada. Além disso, neste período iniciavam-se os *screenings* mamográficos, e pensava-se que as alterações nos exames de mamografia provocados pela lipoenxertia poderiam mascarar lesões neoplásicas, ou então, provocar lesões suspeitas confundindo o examinador. Assim, durante mais de uma década a lipoenxertia mamária foi abandonada.

Foi na metade da década de 90 que a lipoenxertia mamária começou a ser utilizada novamente, amparada por estudos clínicos que comprovaram a eficácia do método. O principal responsável por este feito foi o cirurgião americano Sidney Coleman, que sistematizou toda a técnica desde a obtenção do material, preparação até a enxertia da gordura e traduziu isto em estudo clínico.

Além disso, neste contexto a radiologia mamária já havia se desenvolvido suficientemente bem para poder diferenciar com muita segurança lesões mamárias suspeitas daquelas benignas. Portanto, a partir de então, a lipoenxertia passou a ser utilizada na mama e atualmente é objeto de inúmeros estudos e publicações.

O enxerto autólogo

O enxerto autólogo de gordura nada mais é do que a transferência de adipócitos maduros e células tronco derivadas do adipócito (ADSC, em inglês) para a região da mama com defeito. Estes ADSC têm a capacidade de estimular a neoangiogênese local, além de estimular fibroblastos localmente, permitindo com que estes adipócitos maduros sobrevivam e se integrem ao ambiente mamário receptor do enxerto.

O enxerto autólogo é considerado o material de preenchimento ideal por algumas razões: é autólogo (não tem reação cruzada); é facilmente obtido; é abundante na maior parte das pessoas; é facilmente removido; tem consistência amolecida, padrão que se espera para o contorno do corpo humano.

A principal desvantagem da lipoenxertia é a impossibilidade de prever o quanto de gordura será reabsorvida, sendo muitas vezes necessário mais do que um procedimento para obter o resultado esperado. Além disso, faltam ainda dados sobre a segurança da utilização das células gordurosas e das células-tronco gordurosas em pacientes com alto risco ou antecedente de câncer de mama.

Técnica cirúrgica

A técnica mais utilizada nos grandes estudos publicados é a técnica de Coleman, com algumas variações de serviço para serviço. Abaixo, segue um resumo da técnica passo a passo:

Coleta

A gordura é coletada por lipoaspiração a baixa pressão (utilizam-se seringas de 10 até 60 ml) acoplada a uma cânula romba de 3 a 5 mm. Previamente a lipoaspiração pode ser injetada na área doadora uma solução contendo Ringer Lactato (500 ml) e 1 ampola de adrenalina (solução de Klein), para diminuir o sangramento e melhorar a obtenção do material.

O princípio básico da lipoaspiração é que esta seja atraumática, para evitar lesão dos adipócitos e, portanto, melhorar a sobrevida do enxerto. A cânula ideal é aquela que combina uma coleta eficiente de gordura com o mínimo de rompimento das estruturas neurovasculares da área doadora. Além disso, é importante não exercer pressão exagerada com o embolo da seringa, para que esta pressão negativa não rompa os adipócitos.

Preparação da gordura

A gordura deve ser separada do sangue, da solução infiltrada e dos restos celulares com o mínimo trauma. A centrifugação do lipoaspirado é o método que oferece os maiores benefícios. Este separa a gordura do sangue e das substâncias que promovem degradação celular como proteases e lipases. Foi demostrado em um estudo recente que os adipócitos concentrados, transferidos da centrifugação, resultam em um maior número de adipócitos por mililitro de gordura transferida do que quando não centrifugados. Assim, é possível também aumentar a concentração de ADSC, que pode chegar a 5% do total de células aspiradas. A centrifugação é realizada por 3 minutos a uma velocidade de 3.000 RPM.

O resultado na seringa após a centrifugação pode ser dividido em três estratos distintos: uma camada alta, constituída de óleo; uma camada intermediária, contendo tecido adiposo (que deve ser enxertada) e os restos de tecido conjuntivo; e uma camada líquida inferior com conteúdo de solução de infiltração, juntamente com restos de sangue. A Figura 39.1 ilustra o material aspirado e a Figura 39.2 o material após centrifugação.

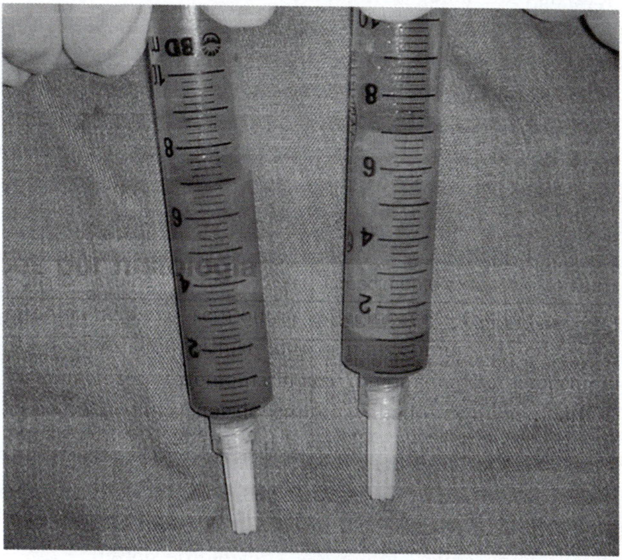

Figura 39.1: Lipoaspirado antes da centrifugação

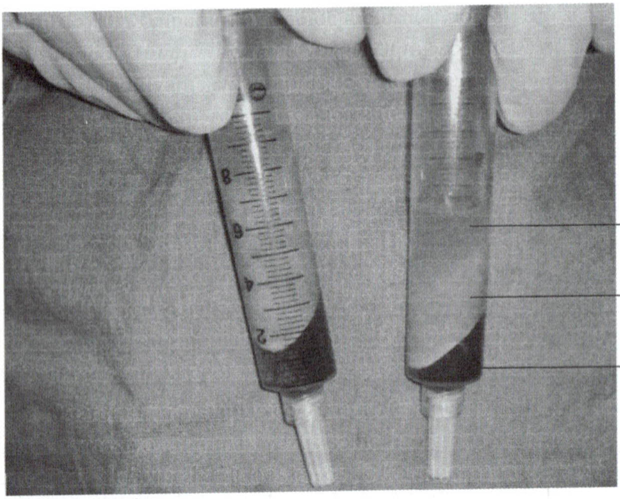

Figura 39.2: Lipoaspirado após a centrifugação mostrando as três fases: óleo, adipócitos maduros e ADSC e sangue e soro.

Enxertia

A injeção do material centrifugado é realizada com cânulas de 17 e 18G, durante a remoção da cânula, após a mesma ter sido inserida na área receptora. Este procedimento deve ser feito em várias direções para uma distribuição uniforme da gordura. Pré-requisito para uma adequada integração do tecido adiposo, implantado na área receptora, é que o procedimento seja realizado em pequenas quantidades e com seringa de pequeno calibre. A seringa utilizada tem que ter a capacidade de evitar pressão excessiva no momento de fazer a infiltração, evitando assim a lise do adipócito no momento de passar pela seringa.

A infiltração é realizada lentamente e em pequenas quantidades, impedindo a formação de lagos de gordura, que podem levar a assimetrias ou má perfusão sanguínea local. O tecido adiposo e injetado até ocorrer leve hipercorreção do defeito. Após a realização do enxerto, essa zona é massageada para melhor distribuir o enxerto.

A quantidade de gordura injetada varia entre diferentes publicações. A maior parte dos autores concorda que o diâmetro do enxerto, ao contrário do volume injetado, tem um maior impacto na sobrevida do mesmo. Esta é dependente da difusão de nutrientes vindas pelos capilares vizinhos e, portanto, pouca quantidade de enxerto pode maximizar a sobrevivência do mesmo.

Lipoenxertia e cirurgia da mama

As principais indicações de lipoenxertia na mama são:

- Correção de defeitos de preenchimento pós reconstrução mamária com implantes ou retalhos;
- A correção das deformidades do contorno após a reconstrução da mama com retalho autólogo (TRAM/LD);
- Melhoria da qualidade da pele e do subcutâneo após mastectomia e radioterapia;
- Correção de defeitos de preenchimento após cirurgia conservadora da mama;
- Melhorar a sensação de dobras na prótese (*rippling*) após a reconstrução com implantes ou após mamoplastia de aumento;
- Tratamento da contratura capsular pós reconstrução com implantes;
- Aumento das mamas sem a utilização de implantes halogênicos;
- Melhorar a qualidade da cicatriz na mama;
- Pode ser considerada opção na reconstrução total da mama.

Complicações

O enxerto de gordura comporta poucas complicações peri e pós-operatórias. A principal complicação é a necrose gordurosa e celulite que podem ser facilmente tratadas ambulatorialmente com anti-inflamatórios e antibióticos e algumas poucas vezes com drenagem cirúrgica. Geralmente este quadro é autolimitado e é resolvido em 2 semanas.

Tais complicações são da ordem de 3% (Rietjens M *et al.*, 2010). Teoricamente existe o risco de embolia gordurosa, mas nenhum relato existe deste acontecimento em procedimento de lipoenxertia. A complicação mais grave relatada é um caso de sepse em uma paciente submetida a mamoplastia de aumento com enxerto autólogo de gordura, mas o caso foi resolvido com a drenagem e retirada cirúrgica do enxerto e antibioticoterapia.

Lipoenxertia, mamografia e câncer de mama

A interação entre adipócitos maduros, ADSC e a célula mamária normal e a cancerígena ainda não estão claros. Assim podemos dividir a segurança oncológica da lipoenxertia em relação a alteração radiológica provocada pela mesma e em relação a associação com novos tumores ou recidivas de câncer.

Lipoenxertia e imagem mamária

O enxerto de gordura quando não sobrevive, sofre necrose, provocando imagens mamárias patognomônicas como cistos oleosos e calcificações grosseiras. No início da utilização desta técnica, pensava-se que tais alterações pudessem mascarar lesões mamográfica e retardar o diagnóstico de um câncer inicial, ou então, que tais imagens pudessem mimetizar um câncer inicial, gerando então biópsias mamárias desnecessárias além de causar um dano emocional para as pacientes.

Atualmente, sabemos que qualquer procedimento (biópsia de agulha grossa, mamoplastia redutora e de aumento, cirurgia oncológica) pode causar alterações radiológicas mamárias. O mesmo acontece com a lipoenxertia. Recentemente, uma metanálise publicada por Claro FJ *et al.*, mostrou que imagens radiológicas estão presentes em 13 a 82% dos casos de lipoenxertia. Em um outro estudo, prospectivo e multicêntrico, no qual se comparou achados radiológicos decorrentes da lipoenxertia com aqueles da mamoplastia redutora, Rubin et al não encontrou diferença significativa entre os dois grupos em relação a achados suspeitos e nem ao número de biópsias realizadas. Desta maneira, a lipoenxertia provoca alterações radiológicas em grande parte dos pacientes, porém estes achados não são diferentes dos provocados pelas outras modalidades de cirurgia mamária.

Lipoenxertia e câncer de mama

As ADSC são células tronco com capacidade de estimular a neoangiogênese local, além de provocar a migração de fibroblastos locais liberando fatores de crescimento como VEGF, IGF entre outros. Além disso, as células maduras promovem a produção de hormônios como leptina e enzimas como a aromatase que podem estar de alguma forma relacionadas a carcinogênese. Estudos em modelos animais e *in vitro* demonstram associação entre lipoenxertia de ADSC e crescimento de células tumorais locais e a distância. Em recente revisão sistemática de 28 estudos experimentais *(in vitro* e *in vivo*) Schweizer *et al.* demonstraram que existe associação positiva entre ADSC e câncer. A grande crítica destes estudos é que utilizam modelos animais imunossuprimidos e carga tumoral muito elevado, o que não condiz com a realidade dos casos clínicos.

É evidente que existe uma lacuna entre os achados em laboratórios e os encontrados em seres humanos. Até o presente momento a esmagadora maioria dos trabalhos não foi capaz de demonstrar associação entre este procedimento e recidiva local ou aparecimento de um novo tumor. Peti JY *et al.* apresentaram estudo em 2012, no qual comparava pacientes com história pessoal de câncer de mama submetidas a lipoenxertia com pacientes com as mesmas características, porém sem lipoenxertia, tratadas no Instituto Europeu de Oncologia (Milão IT).

Nesta análise, as recidivas foram maiores e significativas no grupo lipoenxertia, especialmente em pacientes com carcinoma ductal *in situ*, idade mais jovem, e tumores mais agressivos.

Entretanto, apesar de ser um estudo de nível de evidência III (a maioria dos estudos de lipoenxertia são nível de evidência IV e V), existem vários viéses por tratar-se de estudo retrospectivo. Posteriormente, em 2015, esses dados foram revisitados e essa diferença foi desconsiderada.

Recentemente, revisão sistemática de Waked k et al (2017), com mais de 100 artigos revisados e 18 selecionados sobre segurança oncológica em estudos clínicos, não demonstrou aumento de recidivas locais ou novos tumores associados a lipoenxertia, lançando maior segurança para aplicação do método, apesar de faltarem ainda estudos randomizados e prospectivos.

Considerações finais

O enxerto autólogo de gordura é uma ótima alternativa na correção de defeitos da mama normal e principalmente das sequelas do tratamento multimodal do câncer de mama. O procedimento padronizado por Coleman é simples, facilmente reproduzível e gera poucas complicações peri e pós-operatórias. Os resultados são bons do ponto de vista estético e as alterações mamográficas causadas pelo mesmo são semelhantes aquelas encontradas em outros procedimentos. Entretanto, ainda é necessário entender melhor o papel de tal procedimento em pacientes com antecedente de câncer de mama, para estabelecer a real interação entre a lipoenxertia e recidiva local. Recomenda-se que estas pacientes sejam avaliadas no pré-operatório e seguidas rigorosamente ao longo doas anos após o procedimento com exame clínico e de imagem.

Leitura recomendada

1. Coleman SR. Structural fat grafting: more than a permanent filler. Plast Reconstr Surg. 2006 Sep;118(3 Suppl):108S-120S.

   Artigo clássico de Coleman no qual a técnica é revisada e os dados de lipoenxertia na mama de longo prazo são apresentados, com ênfase na eficácia do método em mamas sadias.

2. Gutowski KA. ASPS Fat Graft Task Force. Current applications and safety of autologous fat grafts: a report of the ASPS fat graft task force. Plast Reconstr Surg. 2009 Jul; 124(1):272-80.

   Artigo de revisão da Sociedade Americana de Cirurgia plástica em relação a aplicabilidade da lipoenxertia na mama. Versa sobre as diferentes técnicas, eficácia e evidência de segurança. Autoriza a realização da lipoenxertia desde que consenso informado seja realizado. Em pacientes de alto risco para câncer de mama ou com antecedente de câncer de mama, apesar de não existir evidências negativas, sugere que este tipo de paciente seja conduzido dentro de estudos clínicos.

3. Lohsiriwat V, Curigliano G, Rietjens M, Goldhirsch A, Petit JY. Autologous fat transplantation in patients with breast cancer: "silencing" or "fueling" cancer recurrence? Breast. 2011 Aug;20(4):351-7.

Artigo de revisão sobre pesquisa básica da interação entre adipócitos, ADSC e célula mamária normal e tumoral. Existem fatores que associam a ADSC com o estímulo de células tumorais e outros que provocariam efeito de inibição da mesma. A interação em seres humanos deve ser pesquisada.

4. Schweizer R, Tsuji W, Gorantla VS, Marra KG, Rubin JP, Plock JA. The role of adipose-derived stem cells in breast cancer progression and metastasis. Stem Cells Int. 2015. Epub 2015 Apr 27.

Revisão sistemática de 28 estudos experimentais "in vitro" e em modelos animais, avaliando a interação entre ADSC e células cancerígenas. Todos os estudos demonstram crescimento acelerado das células tumorais, assim como crescimento mais rápido de tumores de mama induzido nos modelos e metastatização.

5. Waked K, Colle J, Doornaert M, Cocquyt V, Blondeel P. Systematic review: The oncological safety of adipose fat transfer after breast cancer surgery. Breast. 2017 Feb; 31:128-136.

Revisão sistemática de mais de 100 artigos, sendo selecionados 18 estudos clínicos prospectivos e coortes de pacientes com antecedente de câncer de mama submetidos a lipoenxertia. Não houve aumento de recidivas no grupo lipoenxertia. Apesar do resultado animador, faltam estudos prospectivos randomizados. Considera-se evitar a lipoenxertia em pacientes com alto risco para recidiva local.

Capítulo

40

Cirurgia estética da mama

Mónica Adriana Rodriguéz Martinéz
An Wan Ching
Antônio Frasson

Introdução

As características e a aparência da mama ideal são subjetivas em muitos aspectos e variam entre as diferentes sociedades e culturas. Tamanho, posição, contorno, simetria e proporcionalidade, tanto da forma da mama, bem como do complexo aréolo-mamilar (CAM), são elementos importantes na avaliação estética. Contudo, além do impacto visual, também devem ser preservadas a sensibilidade, mobilidade e a textura.

A cirurgia estética mamária busca a melhoria das características da mama, tentando convergir a aparência ideal e com a satisfação da paciente. Apesar de ser considerada por alguns como uma cirurgia de fins, a mamoplastia redutora, a mastopexia e a mamoplastia de aumento apresentam limitações relacionadas às diferentes técnicas, à individualidade da paciente e ao material empregado. Conhecer como estes elementos se inter-relacionam pode melhorar o resultado final e reduzir o risco de complicações.

Assim, neste capítulo as principais técnicas de cirurgia estética da mama foram revistas em relação às suas indicações, planejamento, técnica cirúrgica, complicações e limites.

Aparência ideal da mama

A localização considerada como ideal da mama é na parede anterolateral do tórax, com o maior volume sobre hemisfério inferior. As linhas do contorno devem convergir suavemente sobre o CAM, considerado o ponto de projeção máxima da mama. O hemisfério inferior deve ter uma convexidade completa, com extensão desde o bordo inferior da aréola até o sulco inframamário, em uma distância aproximada de 5 a 6 cm. O polo superior deve ter menos volume e uma só convexidade sutil no declive sob a vista lateral e com uma distância aproximada de 19 a 21 cm, medidos da fúrcula esternal até o mamilo. Uma ptose discreta é natural e desejável (Figura 40.1).

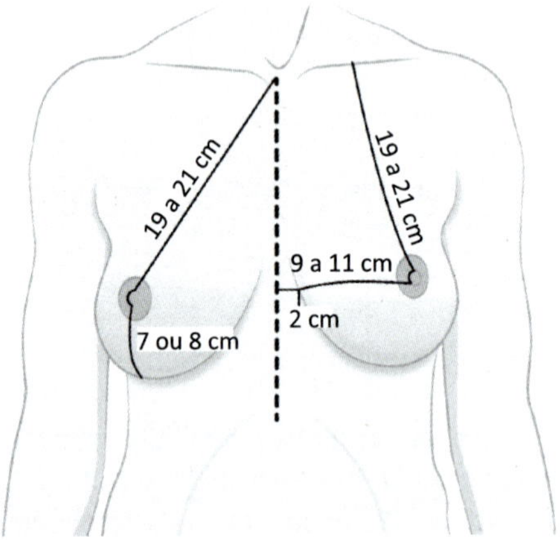

Figura 40.1: Aparência ideal da mama e relações anatômicas.

Avaliação estética pré-operatória

A paciente deve estar em pé. É preciso avaliar o seu biótipo, estatura, peso e medida do tórax. Exame da pele, considerando cor, textura, elasticidade, presença de estrias, cicatrizes prévias (sobretudo queloides ou hipertróficas nas mamas ou em outras partes do corpo). A inspeção do grau de flacidez se faz por meio do nível da papila em relação ao sulco inframamário. Também é importante estimar o volume mamário, tanto visualmente quanto pela palpação. Verificar o excesso de parênquima mediante a manobra de pinçamento manual, avaliando também o grau de elevação necessário do complexo aréolo-mamilar (CAM). Procurar outras deformidades da mama, tais como a papila invertida, o formato que podem ter impacto no resultado final. Com a paciente deitada, palpa-se o parênquima mamário e se avalia se existe descarga papilar.

Na conversa com a paciente, é importante determinar seus desejos em relação ao volume das mamas. Uma abordagem lúcida e objetiva deve ser feita e a paciente precisa sugerir o que é melhor para sua autoimagem. Fatores de risco para mau resultado e complicações tais como: tabagismo, obesidade, diabetes, doenças do colágeno, hepatopatia, bem como outras comorbidades devem ser considerados antes de se indicar a cirurgia. Como se trata de um procedimento eletivo, o ideal é que doenças crônicas de base estejam controladas e que o tabagismo cesse pelo menos 4 semanas antes da cirurgia.

Mamoplastia redutora e mastopexia

A redução mamária e a mastopexia são dois procedimentos diferentes, mas que tem muitos pontos em comum em relação às técnicas utilizadas. Ambos resultam na elevação do CAM e na redução do envelope cutâneo da mama. Embora reconhecendo algumas semelhanças entre ambas, o foco central da mamoplastia redutora é o volume, e o da mastopexia, a forma. Nesse sentido então, a exigência estética na mastopexia é, em geral, maior do que na redução mamária. Atingir uma forma harmoniosa, simétrica, estável, e com mínimo de cicatrizes é um desafio para todo o cirurgião, como pode ser evidenciado pela multiplicidade de técnicas cirúrgicas, com diferentes acessos tais como: acesso pelo sulco inframamário e peri-areolar; peri-areolar, vertical e horizontal (T invertido); peri-areolar e vertical; peri-areolar, vertical e horizontal laterais (L); e peri-areolar isolado. Outro fator que também é um desafio técnico é vencer a ação da gravidade sobre o peso do parênquima mamário, que causa um deslocamento deste cone para o polo inferior, deixando este protuso e o polo superior vazio.

Seguindo o binômio pele-glândula, o suprimento vascular do CAM, a preservação da sensibilidade do mamilo, a preservação da forma e função e da qualidade final da cicatriz, as indicações gerais para as técnicas mais utilizadas na prática são:

- Mamoplastia redutora pela técnica clássica de Pitanguy: indicada em grandes hipertrofias, porém tem risco maior para perda do CAM quando acima de 500 g e deslocamento do mesmo acima de 14 cm (Figura 40.2);

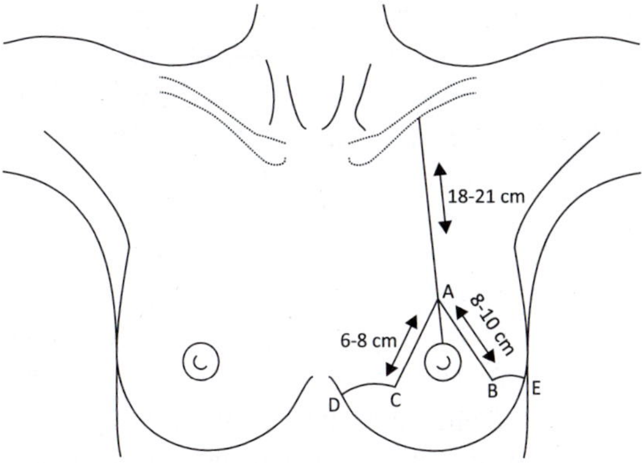

Figura 40.2: Marcação clássica de Pitanguy.

- Mamoplastia redutora pela técnica romboide de Pitanguy: indicada em hipertrofias leves a moderadas e ptose mamária;
- Mamoplastia redutora com retalho de pedículo inferior de Lyacir Ribeiro: pode ser utilizada nas grandes reduções mamárias e mastopexia, nas técnicas de "T" invertido, técnica vertical e periareolar. Risco menor de perda do CAM do que o pedículo inferior (Figura 40.3);

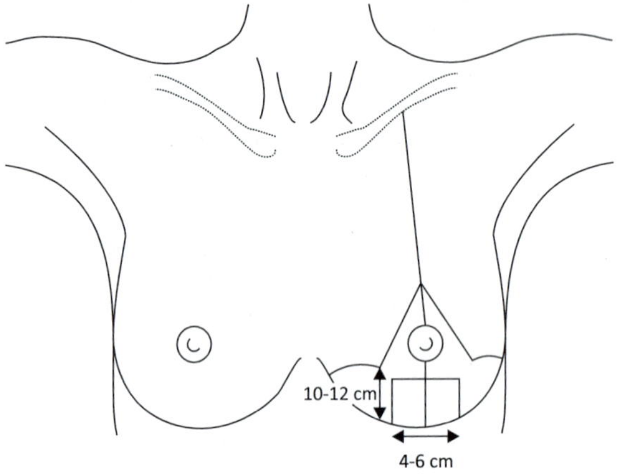

Figura 40.3: Marcação do pedículo nº 1 de Liacyr Ribeiro.

- Mamoplastia redutora pela técnica de Peixoto: para grandes, médias e pequenas hipertrofias;
- Mamoplastia redutora com técnica de Jurado: utiliza um pedículo inferior, incluindo o CAM. Indicada em grandes ptoses;
- Transplante livre do CAM de Thorek, tem sua utilização até os dias atuais, mas os resultados estéticos desfavoráveis e as alterações da sensibilidade deste complexo, fazem com que seja uma indicação pouco frequente;
- Mamoplastia redutora ou mastopexia *round-block* descrita por Benelli: indicada em pacientes com hipertrofia e ptose moderada ou hipertrofia em paciente jovem, com qualidade da pele e tecido mamário mais firmes. Contraindicada em mamas lipossubstituídas ou com muita pele adicional. É realizada uma mastopexia periareolar com cerclagem dérmica da aréola por meio de sutura em bolsa de tabaco a fim de impedir o aumento de volume da aréola e a cicatriz no pós-operatório. Esta técnica diminuiu o comprimento da cicatriz horizontal, indo de uma técnica de "T" invertido a uma técnica vertical.

As principais complicações associadas à mastopexia e a mamoplastia redutora são: cicatriz aparente, assimetria mamária, necrose do CAM (< 2%), perda da sensibilidade do CAM e dificuldades ou até impossibilidade para amamentação.

Mamoplastia de aumento com implantes

O aumento das mamas se tornou o procedimento da cirurgia estética mais popular, ultrapassando a lipoaspiração. Desde que foram introduzidos os primeiros implantes de silicone em 1962, diversas modificações no desenho, texturização e na coesividade do gel ocorreram ao longo de várias gerações. Assim, os implantes podem ter cobertura lisa ou texturizada, revestidos ou não por poliuretano, serem redondos ou anatômicos, preenchidos com gel de silicone, solução salina ou ambos. A escolha entre a prótese anatômica ou a redonda depende do quanto se deseja projetar o polo inferior da mama ou da experiência do cirurgião. Com as próteses anatômicas esta projeção se dá de maneira mais acentuada. A crise das próteses da marca francesa PIP em 2012 colocaram em alerta os profissionais e as pacientes para um melhor controle de qualidade dos implantes.

O fator principal para escolher a localização ideal é a cobertura adequada dos tecidos de partes moles. As opções podem ser:

- Subglandular: é mais anatômica, menos traumática, procedimento rápido, pós-operatório mais curto, e com menos dor e desconforto. Existe interferência na mamografia;
- Subfascial: apresenta vantagens da retromuscular quanto ao polo superior;
- Submuscular: pacientes muito magras e com escasso tecido mamário, com um polo superior mas natural, pós-operatório mais prolongado, podendo ter mais dor e desconforto, mas com a vantagem de interferir menos nos exames de imagem.
- O plano duplo: Utilizado em casos de ptose ou mama tuberosa, utilizando o músculo peitoral para a polo superior e glândula mamária para o polo inferior.

As incisões de abordagens cirúrgicas possíveis:

- Sulco inframamário: Permite acesso direto a loja e visibilidade maior dos planos. Deve ficar em torno de 4 cm de extensão, paralela ao sulco;
- Infra-areolar: Marginal á aréola entre 9-3 horas, melhor alternativa quando a aréola tiver mais de 3 cm de diâmetro e quando existir dúvida quanto à necessidade de mastopexia;

- Axilar: Feita na segunda prega da axila. Tem cerca de 4 cm de extensão, em forma de "S". É utilizada quando as pacientes não querem vestígios de cirurgia nas mamas;
- Transumbilical: Pouco utilizada, mais traumática que as outras técnicas.

Moldes intraoperatórios de uso único podem ser empregados para definir o tamanho das próteses. As lojas mamárias podem ser irrigadas com uma solução com antibiótico (Cefazolina ou Gentamicina). Não existe a necessidade de trocas profiláticas dos implantes, mas é sabido que o risco de rotura em 10 anos pode ser entre 12-15%. Assim, recomenda-se avaliar a integridade dos implantes a cada 3-5 anos com ressonância magnética, que é o exame mais sensível. No caso de roturas detectadas ainda na fase intracapsular, as cirurgias são menos traumáticas e rápidas. Não existe impacto sistêmico para a saúde com o uso das próteses de silicone, mesmo com a rotura e extravasamento do mesmo para os tecidos adjacentes.

Leitura recomendada

1. Puskas JE, Luebbers MT. Breast implants: the good, the bad and the ugly. Can nanotechnology improve implants? WIREs Nanobiotechnol 2011. Doi:10.1002/wnan.164.

   Artigo de revisão sobre as características físico-químicas dos implantes mamários.

2. Benelli L. A new periareolar mammaplasty: The "round block" tecnhique. Aesthet Plast Surg 1990; 14(2):93-100.

   Artigo clássico onde se descreve a técnica da mamoplastia periareolar de Benelli.

3. Pitanguy I, Evaluation of contouring surgery today: A 30-year perspective. Plast Reconstruct Surg 2000: 105:1499.

   Retrospectiva de 30 anos com as principais técnicas de contorno corporal desenvolvidas por pitanguy, entre elas, destaque a mamoplastia redutora.

4. Singh KA, Losken A. Additional benefits of reduction mammaplasty: a systematic review of the literature. Plast Reconstr Surg 2012, 129:562-570.

   Revisão sistemática da literatura onde são demonstrados outros benefícios funcionais, psicológicos e de qualidade de vida com a mamoplastia redutora.

5. Lipworth L, Tarone RE, Ye W, Olsen JH, Nyren O, McLaughlin JK. Int J Cancer 2009, 124: 490-3.

   Revisão dos resultados de 2 importantes estudos de coorte escandinavos, com 3.486 e 2.736 pacientes respectivamente, e que foram submetidas a mamoplastia de aumento entre 1965 e 1963. Não encontrou evidência de associação entre ela e o risco para câncer de qualquer tipo.

Capítulo

41

Carcinoma de mama inicial

GPM – Grupo de Pesquisas em Mastologia

Introdução e definição

O aumento de mulheres submetidas à mamografia anualmente, permite o diagnóstico em estádios iniciais. Estima-se que em 2020, 25% dos tumores de mama diagnosticados no Brasil sejam menores de 2 cm.

O câncer de mama se divide didaticamente em 3 grupos, que nortearão condutas e prognóstico: câncer de mama inicial, localmente avançado e metastático. Segundo o *American Joint Committe of Cancer* (AJCC), o carcinoma localmente avançado compreende os estádios IIIA (com exceção do T3N1M0), IIIB e IIIC, ou seja, tumores com comprometimento extenso linfonodal (N2 e N3) ou com invasão de parede torácica (T4a), pele (T4b), ambas ou carcinoma.

Baseado nesta classificação o carcinoma de mama inicial abrangeria os estádios IA (T1N0), IIA (T0N1, T1N1, T2N0), IIB (T2N1, T3N0) e os T3N1. Os metastáticos são classificados como estádio IV (M1).

Porém, neste capítulo, os carcinomas iniciais serão aqueles casos que podem ser submetidos à cirurgia conservadora mamária e axilar.

Quadro clínico

Ao realizar atendimento de uma paciente com alteração radiológica ou que apresente queixas mamárias, é mandatória uma anamnese dirigida, destacando-se os fatores de risco pessoais e familiares para câncer de mama.

A falta de fatores de risco na anamnese não invalida a importância do achado. Principalmente nas lesões detectadas pela paciente, onde a queixa deve ser ainda mais valorizada.

O tempo de início da lesão, alterações cutâneas associadas, mudanças de tamanho e a relação com o ciclo menstrual devem ser indagados.

No exame físico, deve-se caracterizar as alterações suspeitas de neoplasia, tais como: retrações, abaulamentos, ulcerações de pele, invasão de pele e de parede torácica, edema de pele, derrame papilar suspeito, nódulo ou espessamento com consistência endurecida, fixo e bordas irregulares.

Propedêutica

O diagnóstico é baseado nos exames clínico, radiológico e patológico. O exame clínico já foi citado acima.

O exame radiológico consiste de mamografia bilateral exclusiva em pacientes com mamas lipossubstituidas. Em pacientes jovens, a mamografia digital apresenta maior sensibilidade, sendo a ultrassonografia mamária complementar nestes casos, ou quando a mamografia é normal, mesmo com alteração clínica. A Tomossíntese mamária apresenta uma evolução em relação à mamografia digital. Em muheres jovens com mamas densas, diversos estudos demonstraram acurácia superior à mamografia digital, com melhor distinção das assimetrias focais e com menor índice de *recall*.

A ressonância magnética não é um procedimento de rotina, devendo ser reservado para situações excepcionais. Não existe grupo específico de situações com indicações deste exame e a indicação deve ser observada individualmente.

O exame patológico deve ser obtido preferencialmente por meio da punção biópsia com agulha grossa (BAG), sempre que possível dirigido por ultrassonografia. Outra alternativa em nódulos sólidos é a realização de punção aspirativa com agulha fina (PAAF), porém este método requer equipe especializada em exames citológicos, além de não diferenciar entre lesão invasiva e intraductal, PAAF permite avaliação imunocitoquímica..

A avaliação pré-operatória das pacientes deve incluir: hemograma completo, contagem de plaquetas e exames de coagulação. Os exames de rastreamento sistêmicos não estão indicados em pacientes assintomáticas, devendo ficar reservados para casos com alterações nos exames sanguíneos ou a paciente apresente algum sinal ou sintoma pode ser necessária uma investigação sistêmica.

A avaliação da patologia deve incluir tipo e grau histológico, determinação de receptores hormonais, *status* do HER2 e Ki-67.

O valor preditivo do Ki-67 ainda não foi definitivamente confirmado em mulheres com câncer de mama inicial e hormoniorresponsivos, apesar dos resultados do estudo BIG1-98 sugerirem um valor preditivo positivo para as pacientes recebendo letrozol. Além disso, ainda é controverso o uso do ki-67 na predição de quimioterapia adjuvante em pacientes com doença altamente hormoniorresponsiva. De acordo com o *Guideline* da Asco 2017 para decisões sobre tratamento adjuvante, este não deve ser um parâmetro utilizado na indicação de QT adjuvante (ver Capítulo Aspectos Clínicos dos Subtipos Moleculares e Histológicos Especiais).

De forma prática, as orientações da Sociedade Europeia de Oncologia Clínica (*ESMO – European Society of Cinical Oncology*), podem ser utilizadas como indicadores de tratamento quimioterápico, na indisponibilidade de realizar as assinaturas gênicas, realizando-se uma estratificação do risco de recidiva das pacientes com carcinoma de mama inicial baseado em: idade, dimensão tumoral, grau histopatológico, invasão vascular, comprometimento linfonodal axilar, status dos receptores hormonais e do HER2 (Tabela 41.1).

Tabela 41.1: Estratificação do risco de recorrência segundo ESMO

Risco	Axila	Características Tumorais	Recorrência em 10 Anos (%)
Baixo	Negativa	Tumor menor de 2,0 cm; Grau 1; Inv. vascular ausente; ER e/ou PgR positivos; HER2 negativo; 35 anos ou mais; (todas presentes)	< 10
Intermediário	Negativa	Tumor maior que 2,0 cm; Grau 2-3; Inv. vasc. extensa; ER e PgR negativos; HER2 positivo; Menos de 35 anos; (pelo menos uma presente)	10-50
	Positiva	1 a 3 linf. positivos; ER e PgR positivos; HER2 negativo; (todas presentes)	10-50
Alto	Positiva	1 a 3 linf. positivos associados a ER e PgR negativo ou HER2 positivo	> 50
	Positiva	4 ou mais linf. positivos	> 50

Tratamento

Tratamento cirúrgico

A cirurgia conservadora é preconizada nas pacientes que não apresentem contraindicação (Tabela 41.2).

Tabela 41.2: Contraindicações de cirurgia conservadora mamária

Contraindicações Absolutas	Contraindicações Relativas
Microcalcificações extensas e difusas; Impossibilidade de margens livres; Lesões muito grandes em relação ao volume da mama; Radioterapia torácica prévia; Desejo da paciente.	Gestação; Tumores multicêntricos; Tumores > 5,0 cm; Doenças vasculares do colágeno em atividade (exceto artrite reumatoide).

Nos casos de mastectomia devemos oferecer a oportunidade de reconstrução mamária. Lembrar que podemos realizar técnicas de oncoplástica ou terapia neoadjuvante naquelas pacientes com tumores de maior dimensão que não apresentem outra contraindicação, e com isto aumentar as chances de conservação.

A biópsia do linfonodo sentinela (BLS) é a cirurgia de escolha em pacientes com axila negativa. Naquelas com axila palpável, porém não francamente positivas, pode ser realizada punção do linfonodo. Caso o exame seja negativo, sugere-se a realização da biópsia do linfonodo sentinela, acompanhada da ressecção de eventuais linfonodos suspeitos à palpação. Nos casos de PAAF positivo, considerar QT Neo, sobretudo em pacientes com perfil triplo-negativo ou Her2 +++, onde a maior possibilidade de resposta patológica completa favorece a realização do BLS pós QT e diminui a necessidade de linfadenectomia axilar (ver capítulo de cirurgia da axila e outros linfonodos regionais).

Nos últimos anos, após a publicação dos estudos ACOSOG Z11, IBCSG 2301 e Amaros, a conservação dos linfonodos axilares em axilas com comprometimento mínimo (até 2 LN no Z11 e < 3 LN no Amaros) demonstrou não haver benefício da dissecção axilar rotineira em termos de sobrevida global e livre de doença. Mas houve maior incidência de complicações, sobretudo de linfedema no grupo tratado com dissecção axilar. Deste modo, o NCCN (*National Comprehensive Cancer Network*) recomenda a aplicação destes protocolos em pacientes que estejam nos perfis recomendados (vide capítulo cirurgia axila e outros linfonodos regionais).

Além disso, outros autores sugerem que a axila não seja abordada em situações onde o risco de acometimento linfonodal é menor que 5% (CDI/CLI: pT1a; Subtipo especial: pT1a e pT1b).

Radioterapia

A radioterapia pós-operatória faz parte do tratamento conservador do câncer de mama e a sua realização é fortemente recomendada.

O *guideline* de 2017 do NCCN, baseado em estudo randomizado (categoria 1 de indicação), faz uma exceção para pacientes com 70 anos ou mais com pT1N0 e receptores hormonais positivos submetidas à cirurgia conservadora (com margens livres). Nestes casos a radioterapia pode ser evitada quando utilizado tamoxifeno.

Quando a quimioterapia adjuvante está indicada, normalmente realiza-se a radioterapia após a finalização da quimioterapia.

O *Early Breast Cancer Trialists' Collaborative Group* (EBCTCG), publicou no Lancet em 2011, o resultado de metanálise na qual a radioterapia, que é efetiva em reduzir o risco de recidiva local em pacientes submetidas a cirurgias conservadoras e em pacientes mastectomizadas, reduz também a mortalidade por câncer de mama em 15 anos em 3,8%.

Tratamento sistêmico

O principal objetivo do tratamento sistêmico adjuvante é controlar qualquer depósito remanescente de doença, reduzindo a taxa de recidiva e melhorando a sobrevida em longo prazo.

Em publicação no Lancet em 2012, o EBCTCG analisou os efeitos da poliquimioterapia na recidiva local e na sobrevida em 15 anos em pacientes com carcinoma de mama inicial.

Foram analisados 123 estudos randomizados entre 1973 e 2003, com mais de 100.000 mulheres com diferentes regimes de quimioterapia. Os esquemas avaliados foram taxanos *versus* não taxanos, antraciclinas *versus* CMF, alta dose *versus* baixa dose de antraciclinas e poliquimioterapia *versus* nenhuma quimioterapia. Mostrou-se redução da mortalidade por câncer de mama em 10 anos de 36% nos esquemas quimioterápicos comparados com não realização de quimioterapia. Pacientes consideradas de baixo risco, não apresentaram ganho do benefício absoluto, quando submetidas à tratamento quimioterápico.

O NCCN recomenda trastuzumab para todas pacientes com superexpressão de Her2, sem receptores hormonais, independentemente do tamanho tumoral. Em pacientes com receptores hormonais positivos e superexpressão de Her2, o trastuzumab *pode* ser indicado, em tumores maiores de 0,5 cm. As indicações de inibidores da aromatase podem ser mais bem estudadas no capítulo específico de hormonioterapia.

A ASCO *(American Society of Clinical Oncology)* disponibilizou um *guideline* para utilização das assinaturas gênicas capazes de avaliar o prognóstico e predizer a resposta ao tratamento quimioterápico nas situações onde a indicação de quimioterapia é controversa. Das diversas assinaturas descritas, temos em nosso meio o Oncotype Dx, Mammaprint, Prosigna e BCI (*Breast Cancer Index*). Apesar de promissoras, o uso destas ferramentas ainda é incipiente no país. Cabe ao mastologista, avaliar de forma racional o benefício da indicação de quimioterapia, e quando necessário, a solicitação da assinatura gênica que melhor convier (leitura complementar – capítulos Subtipos especiais e assinaturas gênicas).

Fluxogramas

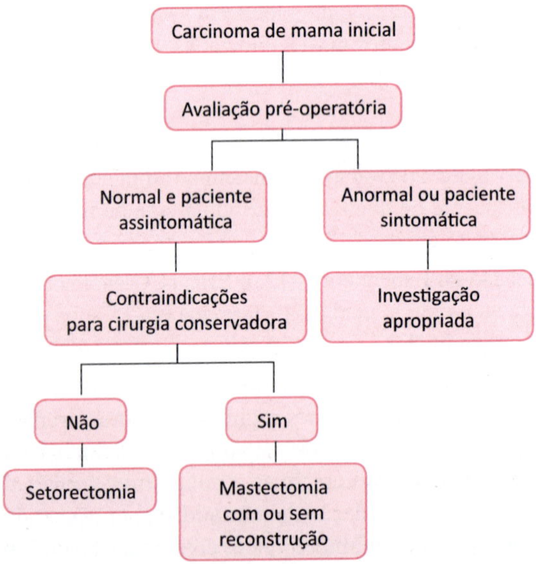

Fluxograma 41.1

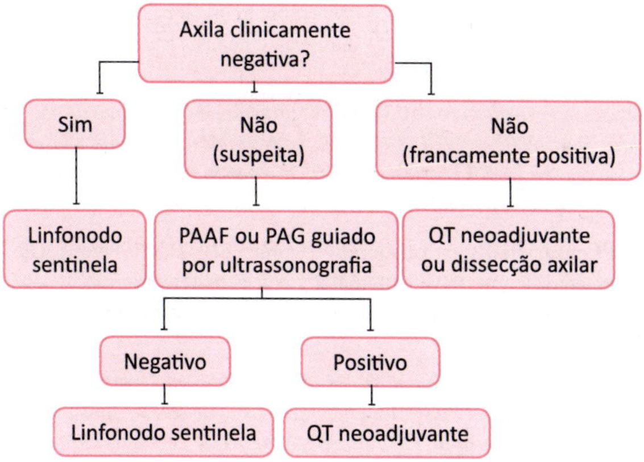

Fluxograma 41.2

Leitura recomendada

1. Early Breast Cancer Trialists' Collaborative Group (EBCTCG). Effect of radiotherapy after breast-conserving surgery on 10-year recurrence and 15-year breast cancer death: meta--analysis of individual patient data for 10.801 women in 17 randomised trials. Lancet. 2011 Nov 12;378(9804):1707-16.

   A análise destes estudos demonstrou que a radioterapia após cirurgia conservadora de mama não apenas reduz o riso de recorrência local como também reduz o risco de morte por câncer de mama.

2. Aebi S, Davidson T et al. Primary breast cancer: ESMO Clinical Practice Guidelines for diagnosis, treatment and follow-up. Annals of Oncology 22 (Supplement 6): vi12–vi24, 2011.

   Protocolos de tratamento do cancer de mama, recomendados pela Sociedade Europeia de Oncologia, de acordo com o nível de evidência e grau de recomendação.

3. De Felice C, Cipolla V, Stagnitti A, Marini A, Pasqualitto E, Meggiorini ML. The impact of presurgical magnetic resonance in early breast cancer: an observational study. Eur J Gynaecol Oncol. 2012;33(2):193-9.

   123 pacientes com diagnóstico de carcinoma invasor, unilateral e unifocal, com indicação de cirurgia conservadora, foram submetidas à ressonância magnética pré-operatória. Em 34,2% das vezes, o achado da RM acarretou uma cirurgia com maior extensão, sendo que em 4,2% das vezes, o achado da RM não se confirmou no estudo anatomopatológico (over-treatment). Conclui que em pacientes selecionados, a RM parece ser importante no planejamento cirúrgico.

4. Garcia-Etienne C.A, Tomatis M et al. Mastectomy trends for early-stage breast cancer: A report from the EUSOMA multi-institutional European database. European Journal of Cancer (2012) 48, 1947– 1956.

13.569 pacientes avaliadas em 13 centros europeus de tratamento de câncer de mama, foram avaliadas entre 2003 e 2010. A cirurgia conservadora foi realizada em 73,3% dos casos. Foram realizadas análises estatísticas anuais, sendo que houve redução de 4,24% por ano, nas indicações de mastectomia.

5. Early Breast Cancer Trialists' Collaborative Group (EBCTCG), Peto R, Davies C et al. Comparisons between different polychemotherapy regimens for early breast cancer: meta-analyses of long-term outcome among 100 000 women in 123 randomised trials. Lancet. 2012 Feb 4;379(9814):432-44.

Estes estudos mostraram ganho de 1/3 de sobrevida em 10 anos, independente do tipo de quimioterapia utilizado. Pacientes com baixo risco de morte, apresentaram baixo benefício se utilizarem quimioterapia. Os autores sugerem que os resultados dos exames de marcadores genéticos e a imunoistoquímica quantitativa poderão auxiliar na predição de risco e na resposta à quimioterapia.

Capítulo 42

Câncer de mama localmente avançado

GPM – Grupo de Pesquisas em Mastologia

Definição

De acordo com a 7ª edição do *American Joint Committee on Cancer* (AJCC), considera-se carcinoma localmente avançado (CLAM), os compreendidos no estádio III (IIIA, IIIB e IIIC) representado pelos tumores > 5 cm (T3) ou aqueles que comprometem a parede torácica (T4a), pele (T4b) ou ambas (T4c) ou ainda, a presença de extenso comprometimento linfonodal (N2/N3) de uma ou mais cadeias de drenagem linfática (axilar, supraclavicular ou mamária interna); t4d (carcinoma inflamatório).

Epidemiologia e biologia dos carcinomas localmente avançados

A incidência de carcinoma localmente avançado, varia em diversos países, com diferenças marcantes mesmo em países desenvolvidos. Nestes, mesmo com a adoção dos programas de rastreamento, cerca de 4 a 8% dos tumores encontram-se em fase avançada ao diagnóstico. Nos Estados Unidos, de acordo com o *Surveilance Epidemiology and End Results* (SEER), os tumores localmente avançados compreendem 4,6% dos tumores diagnosticados, enquanto o carcinoma inflamatório representa 1,3% do total.

O Estudo CONCORD, publicado em 2013, avaliou o estadiamento clínico de 18.962 mulheres com diagnóstico de câncer de mama, obtido dos registros populacionais realizado em 12 países europeus e 7 estados americanos. Observou-se incidência de carcinoma localmente avançados, considerados neste estudo apenas os T4 N0-3, de 8% na Europa, e 4% nos EUA. De modo geral, observou-se na Europa maior incidência de tumores T3 que nos EUA (14 x 10% respectivamente), assim como maior frequência de comprometimento linfonodal (33 x 26% respectivamente).

No Brasil, observam variações da incidência, nas diferentes regiões, variando de 15 a 46,5% em diferentes estudos.

O espectro dos tumores localmente avançados inclui desde tumores indolentes, que por falta de acesso aos programas de rastreamento não foram detectados precocemente, até tumores de comportamento biológico mais agressivo. São mais frequentes em mulheres hispânicas, jovens, negras e de baixa renda, principalmente em países em desenvolvimento, o que parece refletir menor acesso aos centros de saúde.

Deve-se diferenciá-los do carcinoma inflamatório (T4d) que apresenta características biológicas de maior agressividade, como receptores hormonais negativos (RE/RP), alto grau histológico, alto índice de proliferação celular, maior angiogênese e invasão angiolinfática. Deste modo, apresentam prognóstico mais reservado, com risco de morte duas vezes maior que dos carcinomas localmente avançados de mama.

Do ponto de vista molecular, o CLAM apresenta com maior frequência os perfis de expressão *basal-like* ou HER2, em torno de 45% e luminais A/B em 7%.

Quadro clínico

Apresentam-se ao diagnóstico como tumores com comprometimento cutâneo ou de grandes dimensões (> 5 cm) associados ou não a comprometimento linfonodal regional. Pode-se ainda observar a presença de nódulos cutâneos satélites, edema de membro superior e fixação do tumor à parede torácica justificando a classificação de inoperáveis proposta por Haagensen.

Propedêutica

Deve-se estabelecer uma rotina propedêutica local e sistêmica para o adequado planejamento destes tumores.

A prioridade inicial é estabelecer um diagnóstico histopatológico e imunoistoquímico idealmente por meio de biópsia percutânea por agulha grossa, que permitirá o planejamento da quimioterapia neoadjuvante (QT neo).

Diante de lesões suspeitas clinicamente, na qual não foi comprovado o diagnóstico por meio da biópsia percutânea, deve-se prosseguir com a realização de biópsia incisional. Na presença de comprometimento cutâneo evidente, a realização de biópsia de pele (*punch biopsy*) pode ser alternativa eficaz de baixa morbidade, para realização do diagnóstico, assim como a avaliação da presença de êmbolos neoplásicos nos linfáticos subdérmicos.

A avaliação clínica das cadeias ganglionares permite, em caso de suspeição, a realização de punção aspirativa com agulha fina de linfonodo(s) suspeito(s), auxiliando o planejamento terapêutico.

Enquanto aguarda-se o diagnóstico histopatológico, a paciente deve realizar avaliação laboratorial, imagenológica local e sistêmica para o estadiamento.

A mamografia deve ser o exame inicialmente solicitado, para avaliar a presença de outros focos tumorais, microcalcificações suspeitas, multicentricidade e avaliação de mama contralateral. A ultrassonografia pode fornecer importante auxílio na avaliação complementar de mamas densas e sobretudo na avaliação dos linfonodos axilares, mamários internos e supra/infraclaviculares, assim como no direcionamento de biópsia destes. A ressonância magnética pode auxiliar a avaliação da resposta terapêutica obtida com o tratamento sistêmico e adequado planejamento terapêutico.

A descrição de metástases ao diagnóstico pode ocorrer em até 30% dos casos de CLAM, o que justifica o estadiamento imagenológico ativo nestas circunstâncias. Com a evidência radiológica de metástases, estas pacientes passam a ser classificadas como estádio IV (doença metastática) e o planejamento terapêutico deve ser readequado.

O estadiamento sistêmico deve incluir rotina laboratorial (hemograma, TGO, TGP, DHL, fosfatase alcalina, bilirrubinas total e frações), e avaliação radiológica dos focos mais prováveis de metástases, por meio de cintilografia óssea, tomografia computadorizada (TC) de abdome e de tórax. Alteração em um destes exames, deve ser investigada pormenorizadamente. O PET SCAN (*positron emission tomography*) e PET/TC apresentam maior sensibilidade na detecção de metástases sistêmicas do que os métodos habituais de imagem, e pode facilitar tanto o diagnóstico como monitorar a resposta, sendo bastante útil na indicação ou não da cirurgia nestas situações.

O aconselhamento genético é recomendado para aquelas pacientes consideradas de alto risco para câncer de mama hereditário e de acordo com o NCCN naquelas com tumores triplo-negativo menores de 60 anos.

Tratamento

Princípios

A abordagem multidisciplinar do CLAM com a combinação de quimioterapia neoadjuvante, cirurgia e radioterapia demonstrou aumentar consideravelmente a sobrevida. Os estudos anteriores ao uso rotineiro da QT neo no tratamento do CLAM demonstravam sobrevida global (SG) de 25% em 5 anos. Com a adoção dos atuais esquemas de QT neo, descreve-se SG em 5 anos de 80% e 45% em pacientes EC IIIA e IIIB, respectivamente. O EC IIIA contempla os casos T3N1M0 e apesar da preferência ser sempre pelo tratamento neoadjuvante, eventualmente se emprega cirurgia como primeira opção. Nestes casos, os esquemas de quimioterapia adjuvante devem ser os mesmos do cenário neoadjuvante.

Quimioterapia neoadjuvante

A QT neo tem como objetivos principais a redução do volume tumoral (*downstaging*), o aumento da possibilidade de realização de cirurgia conservadora, o tratamento de micrometástases subclínicas e a avaliação *in vivo* da resposta tumoral à terapia sistêmica. A magnitude do benefício obtido com esta estratégia em prolongar a sobrevida ainda não foi comprovada, sobretudo em pacientes com CLAM, devido ao pequeno número de estudos clínicos que tenham validado estes dados.

Os protocolos NSABP B18 e B27 consistiram em estudos prospectivos randomizados, duplo-cegos, para avaliar a eficácia da terapia sistêmica neoadjuvante comparada à terapia adjuvante em tumores operáveis (T1-T3, N0-N1, M0). Não demonstraram diferenças de sobrevida entre os dois grupos. Porém, no NSABP B18, houve tendência de maior sobrevida livre de doença e global em mulheres < 50 anos submetidas a QT neoadjuvante. Os grupos tratados com QT neo nos dois estudos obtiveram cirurgia conservadora com maior frequência. No estudo B27 a adição neoadjuvante de docetaxel aumentou a proporção de pacientes que obtiveram resposta patológica completa, comparada ao grupo que recebeu apenas AC (26% × 13%, respectivamente, $p < 0,0001$). Nos dois estudos, a obtenção de resposta patológica completa (RpC) associou-se a melhor intervalo livre de doença e sobrevida global.

A escolha do protocolo de quimioterapia a ser empregado baseia-se em variáveis clínicas e biológicas. Os esquemas baseados em doxorrubicina e ciclofosfamida, seguidos ou não de taxanos foram os mais estudados, tendo demonstrado redução de pelo menos 50% do tumor em mais de 75% dos casos. Existe um consenso que a quimioterapia deva ser esgotada na fase de neoadjuvância.

Novos agentes e esquemas terapêuticos têm sido testados em estudos clínicos com resultados promissores como trastuzumabe, pertuzumabe, capecitabina e gemcitabina.

Nos casos com hiperexpressão de her2 o uso do duplo-bloqueio com trastuzumabe e pertuzumabe associado à quimioterapia com docetaxel tem demonstrado taxas surpreendentes de RpC quando comparado ao bloqueio único com trastuzumabe (45,8% × 29%) – dados do estudo *NeoSphere*. Uma outra droga, inibidora da via de sinalização de tirosina quinase, lapatinibe, quando associada ao trastuzumabe e paclitaxel no cenário neoadjuvante também proporcionou maiores e mais significativas taxas de RpC quando comparada ao trastuzumabe e paclitaxel – dados do estudo NeoALTTO.

A hormonioterapia neoadjuvante em pacientes RE/RP+ pode ser opção interessante, sobretudo em pacientes idosas, com comorbidades que aumentem o risco do tratamento citotóxico.

Para as pacientes com CLAM inoperáveis com progressão da doença na vigência de quimioterapia deve-se considerar a radioterapia paliativa.

Tratamento cirúrgico

A cirurgia é essencial na abordagem terapêutica do CLAM. Mesmo diante de evidências de respostas clínica e radiológica completas, é mandatório a realização do tratamento cirúrgico. Alguns poucos estudos compararam realização de radioterapia isolada ou após cirurgia e demonstraram índices de recorrência inaceitáveis quando a cirurgia foi omitida. Mauriac *et al.*, 1997, demonstraram recorrência local de 34% em pacientes com CLAM submetidas apenas a RT de mama e cadeias ganglionares após obtenção de respostas clínica e patológica completas.

A realização da QT neo possibilitou maior indicação de cirurgias conservadoras (CC) (Tabela 42.1). No estudo NSABP B18 observou-se conversão de 27% de mastectomia para CC após QT neo. Não houve aumento significativo da recorrência local nos dois grupos quando a indicação inicial era de CC, mas quando houve conversão de mastectomia para CC, observou-se maior recidiva local. Cabe ressaltar que neste estudo, considerou-se margens negativas apenas ausência de comprometimento tumoral, independente da distância entre o tumor e a borda da ressecção alguns autores consideram que pode ser benéfica a obtenção de margens maiores para a redução da recorrência local nesta situação, mas este dado não é consensual. A sobrevida global não foi modificada pelo tipo de cirurgia, nem tampouco quanto a indicação de quimioterapia neoadjuvante ou adjuvante.

Tabela 42.1: Resumo dos principais estudos de QT neo

Estudo	FUP	% Cir Cons (CC)		Rec. Local		S. global	
		QT neo	QT pós	QT neo	QT pós	QT neo	QT pós
Curie	66 m	82%	77%	24%	18%	86%	78%
Royal Marsden	48 m	89%	78%	3%*	4%*	80%	80%
NSABP B18	72 m	68%	60%	7,9%	5,9%	80%	80%

*Recidiva local no estudo *Royal Marsden* para MRM e CC

A indicação da cirurgia conservadora respeita os preceitos habitualmente empregados como desejo da paciente, relação favorável entre volume da mama e do tumor, obtenção de resultado cosmético aceitável e resposta clínica e radiológica favorável. A presença de microcalcificações extensas, multicentricidade e permeação linfática da pele constituem contraindicação ao tratamento conservador.

Nestas circunstâncias, a realização da mastectomia com ou sem reconstrução deve ser discutida com a paciente. A adenomastectomia com preservação de pele e do complexo aréolo papilar (CAP) pode representar uma alternativa às tradicionais mastectomias quando os critérios de indicação de cirurgia conservadora não puderem ser respeitados, e desde que a paciente não apresente previamente lesão cutânea (T4b, c ou d). Nestas situações deve-se indicar ainda a avaliação intraoperatória da região retroareolar por exame de congelação, para a preservação do CAP.

A ressonância magnética (RM) representa ferramenta útil na avaliação radiológica destas pacientes, constituindo uma de suas indicações. O estudo ACRIN 6657 avaliou as dimensões e captação de contraste dos tumores pela RM antes, durante e após a QT neo e os padrões de resposta se correlacionaram com sobrevida livre de recorrência, tanto nos casos de RpC como de resposta parcial, mostrando a importância deste exame neste cenário de terapia sistêmica neoadjuvante.

Reconstrução imediata

A reconstrução imediata da mama deve ser bem individualizada, visto que estas pacientes habitualmente são candidatas à radioterapia após o tratamento cirúrgico. Não há contraindicação à reconstrução imediata em pacientes candidatas à RT, mas os resultados cosméticos podem ser prejudicados e técnicas especiais de RT devem ser utilizadas sobretudo na vigência de implantes (expansor ou próteses). A paciente deve ser informada dos riscos e benefícios das técnicas para cada caso.

Cirurgia axilar

A maioria dos casos de CLAM apresenta-se com comprometimento clínico da axila e o papel da biópsia do linfonodo sentinela (BLS) nestes casos tem sido objeto de amplo debate.

A punção com agulha fina (PAAF) ou biópsia de agulha grossa permitem adequada avaliação inicial do status axilar e o planejamento da radioterapia adjuvante, nos casos em que houver conversão do linfonodo com a terapia neoadjuvante.

A biópsia do linfonodo sentinela pode ser realizada seguindo-se alguns conceitos obtidos de estudos realizados.

No estudo randomizado SENTINA, um grupo com cN0 e BLS positiva pré--QT neo foi submetido a nova BLS após o tratamento seguida de linfadenectomia, com taxa de identificação de 61% e falso-negativo (FN) de 52%, mostrando resultados desanimadores para a realização sistemática da BLS pré-QT.

Um dos primeiros estudos prospectivos sobre este assunto, o GANEA, avaliou prospectivamente a factibilidade da BLS após QT neo em cN0 e cN+. Nas pacientes cN0 a taxa de identificação foi de 95% e FN 9% *versus* 82% e FN 15% nos casos cN+.

As Tabelas 42.2 e 43.3 resumem os dados dos 3 maiores estudos prospectivos que avaliaram a acurácia da BLS após QT neo em casos com cN+.

Tabela 42.2: Estudos prospectivos BLS em cN+ pré QT neo. Adaptado de Pilewskie & Morrow, Jama Oncol 2017

Estudo	N (cN1-cN2)	cN0 pós QT neo (%)	Identificação (%)	FN (%)
Sentina	592	100	80	14
Acosog Z1071	689	83	93	13
Sn Fnac	153	-	88	13

Tabela 42.3: cN+ pré QT neo: impacto no LS e tipo de marcação. Adaptado de Pilewskie & Morrow, Jama Oncol 2017.

	FN (%)			*p-valor*	FN (%)		p-valor
Estudo	1 LS	2 LS	≥ 3 LS		Marcação única	Marcação dupla	
SENTINA	24	19	7	0,008	16	9	0,15
ACOSOG Z1071		21	9	0,009	20	11	0,05
SN FNAC	18	5	5	-	16	5	-

Os estudos SENTINA e ACOSOG Z1071 foram considerados negativos, pois as taxas de FN foram maiores que as estabelecidas (10%) para validade estatística. No entanto, conforme mostrado na Tabela 42.3, os resultados foram aceitáveis quando 3 ou mais LS foram identificados.

Estes estudos foram fase II, portanto não avaliaram impacto destas taxas de FN na sobrevida livre de doença (SLD) e sobrevida global (SG) das pacientes. Os dados mais consistentes até o momento são decorrentes de estudo retrospectivo do Instituto Europeu de Oncologia, onde 396 pacientes cT1-T4, cN0-N2 foram submetidas a QT neo e a BLS realizada nos casos com cN0 após o tratamento e a linfadenectomia axilar omitida. O seguimento médio foi de 61 meses e a SG em 5 anos foi 86% nas pacientes que inicialmente eram cN1-2 e 93% naquelas com cN0 – diferença não significativa. A resposta patológica completa foi um fator preditivo positivo no cálculo de sobrevida. Nas 147 pacientes previamente cN+, 70 (47,6%) não apresentavam mais lesão clínica na axila. Todas foram submetidas somente à BLS, com taxa de identificação de 100%. Mesmo com a omissão da linfadenectomia axilar neste grupo, não houve nenhum caso de recidiva axilar em 5 anos.

Radioterapia

A radioterapia adjuvante é parte integrante do tratamento dos CLAM. Diante de cirurgias conservadoras, sua indicação permanece irrestrita e semelhante aos tumores iniciais. Questiona-se a necessidade de *boost* em pacientes com resposta patológica completa ou grande redução do volume tumoral, mas até que maiores estudos clínicos randomizados tenham avaliado esta situação, permanece a indicação pelo estadiamento inicial.

Em estudo realizado no *MD Anderson Cancer Center*, em pacientes com CLAM submetidas a mastectomia com resposta patológica completa, seguidas ou não de radioterapia (RT), observou-se recidiva local em 15% e 33% respectivamente.

Atualmente, um ensaio clínico em andamento – NSABP B-51/ RTOG – foi desenhado justamente para responder a questão sobre RT após RpC. Pacientes com metástase linfonodal confirmadas com biópsia e que obtiveram resposta completa pós-mastectomia foram randomizadas em 2 grupos: irradiação de parede torácica e cadeias ganglionares *versus* nada e naquelas submetidas a cirurgia conservadora: radiação da mama com ou sem cadeias ganglionares. O ALLIANCE *trial* é um outro estudo, ainda sem resultados, que se propôs a avaliar o impacto da RT nas pacientes tratadas com QT neo e que apresentaram doença residual após BLS. Um grupo foi submetido a linfadenectomia axilar e outro a RT de cadeias ganglionares. Os resultados destes dois últimos estudos virão complementar as lacunas existentes na abordagem do CLAM após QT neo.

Fluxogramas

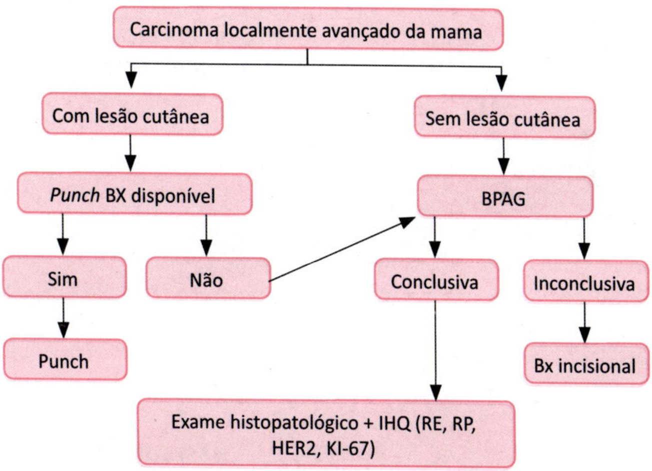

BPAG – Biópsia percutânea por agulha grossa
IHQ – Imunoistoquímica

Fluxograma 42.1: Rotina diagnóstica do CLAM.

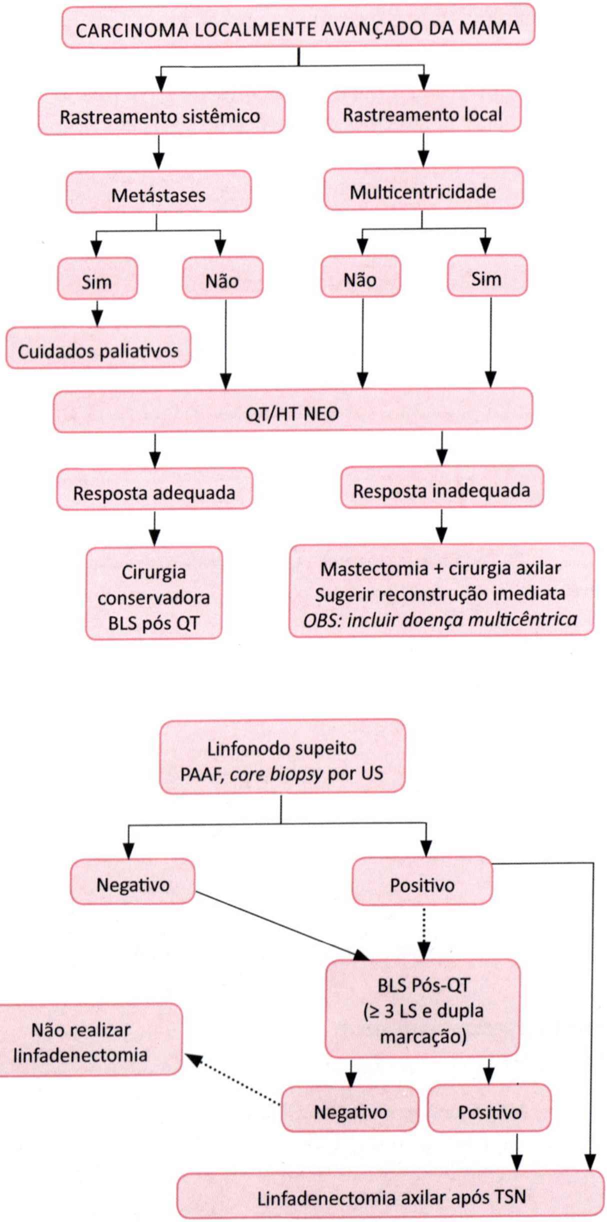

Fluxograma 42.2: Conduta no carcinoma localmente avançado

Leitura recomendada

1. Lee MC, Joh JE, Chau A. Axillary Staging prior to neoadjuvant Chemotherapy: the roles of sentinel Lymph node Biopsy and Axillary ultrasonography. Cancer control: 2012, 19 (4): 277-85.

   A ecografia axilar (com ou sem biópsia) e a BLS representam opções seguras e viáveis de estadiamento e pode facilitar programação cirúrgica, radio e quimioterápica. A especificidade e sensibilidade da ecografia axilar na detecção de comprometimento, variou respectivamente de 70-96% e 50-73%. A especificidade aumenta consideravelmente, com a realização de biópsias percutâneas do LN.

2. Allemani C, Sant M, Richardson LC, Baili P, Storn H, Torrella-Ramos A et al. Breast cancer survival in the US and Europe: A Concord high-resolution study. Int J Cancer: 2013; 132(5): 1170-81.

   Estudo que demonstrou incidências diferentes dos estádios clínicos de câncer de mama em aproximadamente 20.000 mulheres em 7 estados americanos e 12 países europeus. Demonstrou-se haver maior incidência de carcinomas localmente avançados em países europeus, quando comprado aos EUA.

3. Rastogi P, Anderson SJ, Bear HD, Geyer CE, Kahlenberg MS et al. Preoperative Chemotherapy: Updates of National Surgical Adjuvant Breast and bowel Project protocols B-18 and b 27. J Clin Oncol, 2008: 26(6): 778-85.

   Os protocolos NSABP B18 e B27 demonstraram que a QT neoadjuvante é equivalente a adjuvante. No Protocolo B18, mulheres < 50 anos, tratadas com QT neoadjuvante apresentaram maior SLD e SG, com tendência a significância estatística. HR 0,85. p 0,09 p/ SLD e 0,06 p/ SG). No B 27, a adição de taxane ao esquema AC, aumentou consideravelmente a obtenção de resposta patológica completa (RpC). (26 × 13%; p = 0,0001). Em ambos estudos, pacientes que alcançaram RpC continuam apresentando melhor SLD e SG, comparadas às que não obtiveram.

4. Galimberti V, Ribeiro Fontana SK, Maisonneuve P et al. Sentinel node biopsy after neoadjuvante treatment in breast cancer: five-year follow-up of patientes with clinically node-negative or node-positive disease before treatment. EJSO, 2016; 42:361-8.

   Estudo retrospectivo que demostrou em pacientes submetidas a QT neoadjuvante, a BLS é factível no grupo com axila clinicamente positiva que apresentou resposta clínica completa. A sobrevida global em 5 anos foi a mesma quando comparado ao grupo com axila previamente negativa. As pacientes com axila positiva, que negativaram com quimioterapia e foram submetidas somente à BLS, apresentaram recidiva axilar menor que 1% em 5 anos.

5. Pilewskie M, Morrow M. Axillary Nodal Management Following Neoadjuvant Chemotherapy: A Review. JAMA Oncol. 2017 Apr 1;3(4):549-555.

   Artigo de revisão com os principais estudos sobre BLS e quimioterapia neoadjuvante. Cita as taxas de identificação, falso-negativo e limitações dos estudos prospectivos, com ênfase do SENTINA trial, SF FNAC e ACOSOG 1071. Nos casos com axila previamente positiva e resposta completa após a QT neo, mostra taxas aceitáveis de FN quando são excisados 3 ou mais LS e a marcação é feita com radioisótopo e corante azul patente.

Capítulo 43

Influência dos subtipos histológicos, imunoistoquímicos e moleculares na terapia

GPM – Grupo de Pesquisas em Mastologia

Introdução e definições

O câncer de mama é uma doença heterogênea que pode ser classificada de acordo com características clínicas, histopatológicas, imunoistoquímicas e, mais recentemente, moleculares. O aparecimento da expressão gênica dos tumores de mama levou à classificação dos tumores em subtipos moleculares distintos. Esses subtipos apresentam desfechos clínicos diferentes, incluindo diferentes respostas às terapias disponíveis. A incorporação das assinaturas gênicas poderia identificar, de forma mais adequada, quais pacientes podem se beneficiar de quimioterapia e os subtipos que apresentam melhor resposta à quimioterapia neoadjuvante. Neste capítulo são descritos os principais subgrupos e a sua influência na terapia.

Divisões por histologia

O carcinoma invasivo, sem outras especificações (SOE) e o carcinoma lobular invasivo são os subtipos histológicos mais comuns, porém existem alguns subtipos histológicos de carcinoma invasivo na mama (secretor, tubular, mucinoso, apócrino ou medular), que devem ser avaliados de maneira diferenciada. O tratamento destes subtipos, em geral, é semelhante ao dos carcinomas invasivos de baixo grau, SOE. O risco de comprometimento axilar em tumores até 1 cm nessas lesões é, historicamente, inferior a 5%. Alguns autores sugerem que o estudo axilar pode ser dispensado nestas situações pois o risco de falso-negativo nas biópsias de linfonodo sentinela (BLS), descrito em diversos estudos variando entre 5 e 10%, superam o risco de metástase nos subtipos especiais. O *guideline* do *National Comprehensive Cancer Network* (NCCN) recomenda não realizar tratamento adjuvante em tumores de histologia compatível com carcinoma tubular ou mucinoso < 1 cm, receptores hormonais (RH) positivos, N0 ou com micrometástases; avaliar hormonioterapia nos tumores com dimensão > 1 cm e < 2,9 cm e indicar hormonioterapia para tumores > 3 cm. Nos casos de comprometimento axilar por metástases (> 2 mm), considerar a utilização de quimioterapia e hormonioterapia. Neste cenário, a utilização do teste genômico *mammaprint* pode ser utilizada, de acordo com o *guideline* da ASCO 2017. Quando estes subtipos de histologia especial apresentam RH negativo, recomenda-se tratá-los da mesma forma que os carcinomas invasivos, SOE. O tratamento cirúrgico e radioterápico segue as mesmas recomendações dos carcinomas invasivos.

O carcinoma metaplásico é um subtipo único, com comportamento biológico mais agressivo, algumas vezes semelhante aos sarcomas, sendo o tratamento preconizado semelhante aos casos de Carcinoma invasivo, SOE. Normalmente, apresenta resposta insatisfatória a quimioterapia neoadjuvante (QTneo).

Classificação molecular do câncer de mama

Perou e Sorlie, 2001, classificaram o câncer de mama utilizando o receptor de estrogênio (RE), receptor de progesterona (RP) e o *Human Epidermal growth factor Receptor-type* 2 (HER2), inicialmente, em cinco subgrupos moleculares, com importantes diferenças prognósticas: o luminal A (RE e RP positivos, HER2 negativo), o luminal B (RE e/ou RP positivos, HER2 positivo ou negativo), o HER2 enriquecido (RE e RP negativos, com HER2 positivo) e o basal (triplo-negativo). Os luminais representam a maioria dos casos (luminal A: 40%, luminal B: 20%), seguidos pelos tumores triplos negativos (15-20%) e HER2 positivos (10-15%). Mais recentemente, outros tipos foram identificados e descritos como *claudin-low, interferon* enriquecido e apócrino molecular. Outro importante estudo identificou vários subtipos de triplo-negativos (TN), além do basal.

A diferenciação entre os tumores luminais pode ser um desafio. Alguns pontos de corte foram sugeridos no passado e aplicados na prática clínica utilizando o Ki67. No Consenso de *St. Gallen* 2017, não houve decisão sobre qual ponto de corte deva ser utilizado para o Ki 67, com o intuito de diferenciar os subtipos luminais A e B, visto que este teste pode ter resultados variáveis. Recomendou-se, ainda, que a utilização das assinaturas gênicas pode ser útil para avaliar risco nos luminais.

Os tumores do subtipo basal são mais frequentes em mulheres jovens e de raça negra, enquanto tumores do tipo luminal A são mais encontrados na pós-menopausa. O prognóstico do câncer de mama, da mesma forma, está diretamente relacionado ao subtipo molecular, com os luminais apresentando melhor prognóstico, enquanto o basal associa-se a pior sobrevida.

Influência do subtipo no tratamento locorregional

A decisão sobre o tratamento deve considerar fatores clínicos, histopatológicos e imunoistoquímicos. Estes fatores afetam diretamente o tratamento sistêmico, mas também influenciam no controle local, pois a biologia tumoral é importante fator para mensurar risco de recidiva local (RL).

Mammounas *et al.* (2010), avaliaram retrospectivamente a RL em pacientes T1-2, N0, RH positivo/HER2 negativos, nos estudos NSABP B14 e B20, que respectivamente compararam tamoxifeno ao placebo e quimioterapia associada a terapia endócrina *versus* hormonioterapia isolada. Em 895 pacientes tratadas com tamoxifeno, no B14, o *recurrence score* (RS) baseado no *Oncotype* DX (RS ODX) foi significativamente associado com o risco de recorrência local: após 10 anos de seguimento, a recorrência local foi de 4,3% no grupo baixo risco (RS ODX < 18), 7,2% para o grupo intermediário (18-30) e 15,8% no grupo alto risco (RS ODX > 31). No estudo B20, 424 pacientes receberam CMF + TMX com o RS ODX também associado a recorrência local: 1,6% no baixo risco, 2,7 % no intermediário e 7,8% no alto risco. Não houve associação de recorrência local com o tamanho do tumor e grau tumoral.

Os subtipos moleculares também influenciam na decisão sobre QTneo. Em metanálise recente, Cotazar *et al.* demonstraram resposta patológica completa (RpC) de 7% nos tumores luminais A e 15% no grupo luminal B. Além da baixa possibilidade de RpC, uma porcentagem significativa dos tumores luminais pode não se beneficiar de quimioterapia, sendo, portanto, candidatas a realização das assinaturas gênicas após cirurgia. O RS ou *Mammaprint* (MMP) de baixo risco tem menor possibilidade de resposta completa a quimioterapia, quando comparados ao exame de alto risco. A realização das assinaturas devem ser, normalmente, empregadas em pacientes RH positivos, HER2 negativos. As pacientes com subtipos mais agressivos, por outro lado, costumam se beneficiar de terapia sistêmica prévia. Os estudos *Neosphere* e *Tryphaena*, demonstraram que, em tumores Her-2 enriquecidos, o duplo bloqueio do HER2 com trastuzumabe e pertuzumabe, associado a quimioterapia, aumenta consideravelmente a possiblidade de RpC. Os triplo-negativos também apresentam maior probabilidade de resposta patológica completa do que os luminais. As cirurgias mamária e axilar são diretamente afetadas após *downstaging*: apresentação recente durante o consenso de *St. Gallen* demonstrou que tumores com biologia adversa (HER2 e TN) têm menor chance de esvaziamento axilar se o linfonodo sentinela for realizado após terapia sistêmica. Além disso, o atraso da terapia sistêmica nesses subtipos pode afetar a mortalidade, como foi observado por Gagliato *et al.*

Assinatura genômica na decisão do tratamento sistêmico

A terapia sistêmica, especialmente a quimioterapia, diminuiu as taxas de recidivas a distância, que em última análise foi refletida na queda da mortalidade. Entretanto, o número de pacientes beneficiadas pelo tratamento é pequeno, em relação ao volume de pacientes tratadas, como é demonstrado pelas metanálises de Oxford. Os custos e efeitos adversos da terapia citotóxicas são importantes e melhores biomarcadores são necessários para otimizar o tratamento. As assinaturas genômicas são ferramentas que auxiliam na decisão terapêutica adjuvante, com impacto para de-escalar a terapia, como foi demonstrado em alguns estudos. A *American Society of Clinical Oncology*, (ASCO) publicou, recentemente, um *guideline* sobre a utilização das assinaturas. De forma simplificada, as seguintes recomendações foram descritas:

1) Evitar utilizar as assinaturas genômicas em tumores Her-2 enriquecidos e triplo-negativos;
2) *Oncotype* Dx: pode ser solicitado para tumores T1/T2, N0, RH positivo, HER2 negativo. Não há recomendação para sua utilização em linfonodo positivo;
3) *Mammaprint*: pode ser solicitado para tumores T1/T2, N0-1(1-3 linfonodos positivos) RH positivo, HER2 negativo, que apresentem alto risco clínico. De acordo com o estudo MINDACT (*Microarray in node negative disease may avoid Chemotherapy*), não houve benefício clínico da adição de quimioterapia adjuvante nas pacientes de baixo risco clínico e alto risco genômico. Portanto, não se recomenda a utilização no grupo de baixo risco clínico (seguindo os critérios de baixo risco adotados no estudo). A ASCO também recomendou cautela na decisão de excluir quimioterapia nos casos com linfonodos positivos;
4) PAM-50: Pode ser utilizado em tumores RH positivo, Her-2 negativo, N0 em conjunto com outros fatores clínicos e histológicos para avaliar benefício de quimioterapia adjuvante. Não deve ser utilizado na axila positiva;
5) O KI-67 não deve ser utilizado na decisão sobre quimioterapia adjuvante;
6) Em pacientes RH positivo, HER2 negativos, N0, que receberam 5 anos de terapia hormonal, sem evidência de recorrência, não se recomenda

a utilização de parâmetros moleculares para avaliar terapia endócrina estendida (ODX, Endopredict, PAM 50, BCI ou IHC 4).

Deste modo, cabe ao mastologista, avaliar os parâmetros clínicos, histopatológicos e imunoistoquímicos antes da decisão do tratamento cirúrgico.

Fluxogramas

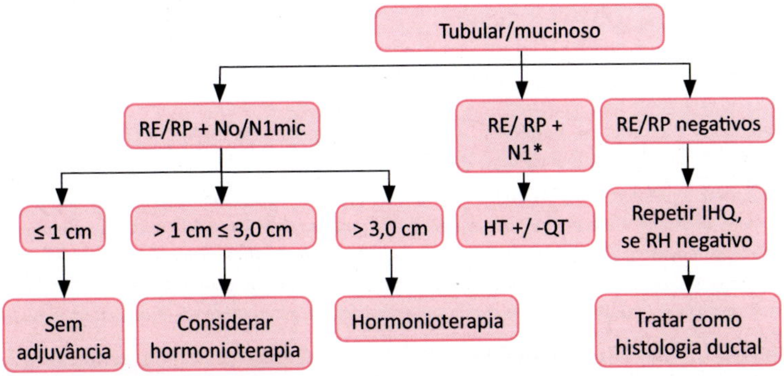

*considerar utilização do *mammaprint* antes de utilizar QT adjuvante.

Fluxograma 43.1: Conduta nos tumores especiais

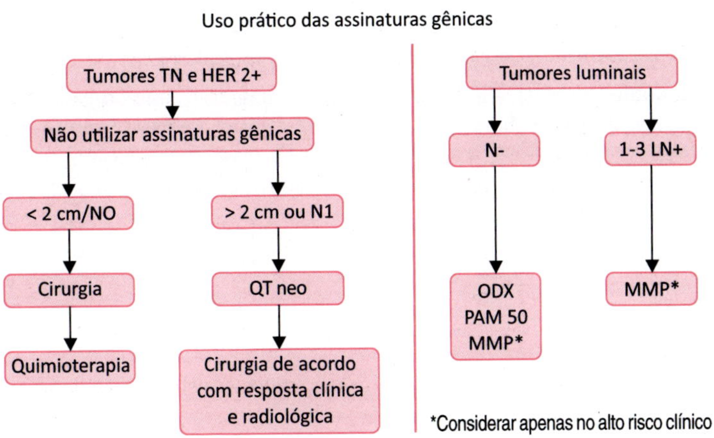

Fluxograma 43.2: Utilização dos testes moleculares.

Leitura recomendada

1. Perou C, Sorlie T, Eisen MB. Molecular Portraits of Human Breast Tumors. Nature, 406, 747-52, 2000.

   Estudo inicial que classifica os subtipos moleculares do cancer de mama de acordo com a expressão gênica (DNA Microarray) e correlação com diferentes padrões de sobrevida.

2. Mamounas E, Tang G, Fisher B, et al. Association Between the 21-Gene Recurrence Score Assay and Risk of Locoregional Recurrence in Node-Negative, Estrogen Receptor–Positive Breast Cancer: Results From NSABP B-14 and NSABP B-20. J Clin Oncol 28:1677-1683, 2010.

   Avaliou a recorrência local em pacientes provenientes dos estudos B14 e B20 e demonstrou associação entre RS e recorrência local.

3. Cardoso F, Vant Veer LJ, Bogaerts L et al 70 Gene Signatures as an Aid to Treatment Decisions in Early Breast Cancer. New Eng J Of Medicine, 375 (8), 717-29, 2016.

   Estudo randomizado (Mindact – microarray in node negative disease may avoid chemotherapy in Breast Cancer) que avaliou o uso do mammaprint em 6.693 mulheres e comparou o risco genômico (utilizando o mammaprint) com o risco clínico (avaliado pelo Adjuvant On line). Não houve benefício do tratamento quimioterápico em pacientes de baixo risco clínico e alto risco genômico, assim como naquelas de alto risco clínico e baixo risco genômico.

4. Sparano JA, Gray RJ, Makower DF et al Prospective Validation of a 21-Gene Expression Assay in Breast Cancer. New Eng J Medicine, 373 (21), 2005-14.

   Estudo que avaliou a recorrência do câncer de mama em tumores T1-2, N0, RH+, Her-2 negativo, classificadas como recurrence score de baixo risco (RS < 10) de acordo com o ODX 21, incluídas no estudo TaylorX. Entre 1.626 mulheres (15,9% das 10.223 mulheres incluídas) com RS < 10 e que receberam somente hormonoterapia, sem a adição de quimioterapia, após o tratamento local, a sobrevida global em 5 anos foi 98%, demonstrando segurança da omissão de quimioterapia adjuvante nesta população.

5. Krop I, Ismaila N, Andre F, et al. Use of Biomarkers to Guide Decisions on Adjuvant Systemic Therapy for Women with Early_Stage Invasive Breast Cancer: American Society of Clinical Oncology Practice Guideline Focused Update. J Clin Oncol on line July 10, 2017.

   Recomendação sobre uso de biomarcadores, inclusive assinaturas genômicas, na decisão do tratamento sistêmico.

Capítulo

44

Carcinoma inflamatório da mama

GPM – Grupo de Pesquisas em Mastologia

Introdução

O câncer de mama inflamatório (CMI) é definido pelo aparecimento rápido de eritema e edema cutâneo, tipo "casca de laranja" (ou *peau d'orange*). Trata-se de doença mais agressiva que o carcinoma localmente avançado de mama (CLAM), com quase o dobro de mortalidade, mesmo após ajustes dos fatores de risco.

Epidemiologia e fisiopatologia

A frequência do CMI varia de 0,5 a 2% dos casos de carcinoma invasivo. Apesar das séries de casos recentes demonstrarem maior sobrevida que as antigas (30% contra 5% em 5 anos), estes resultados ainda estão distantes daqueles obtidos para outros tipos de neoplasias malignas da mama. Além disso, 23% das pacientes têm doença metastática no ato do diagnóstico e cerca de 90% apresentarão metástases em menos de dois anos. A Figura 44.1 demonstra a sobrevida do CMI em comparação com outros tumores localmente avançados.

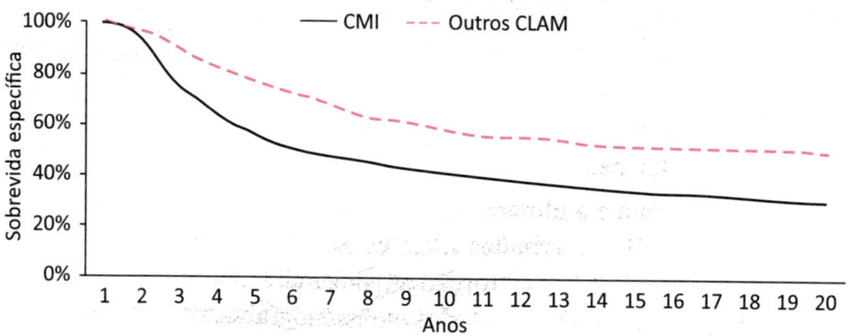

Figura 44.1: Dados do SEER de sobrevida específica de tumores EC III, comparando carcinoma inflamatório de mama (CMI) com outros tumores localmente avançados (adaptado de Schlichting JA et al., 2012).

Quando comparado com carcinoma localmente avançado, o CMI acomete mulheres mais jovens (média de 59 *versus* 66 anos).

A principal característica histopatológica é a embolização tumoral maciça dos vasos linfáticos subdérmicos, que provavelmente é a causa do edema e eritema cutâneo. Porém, a ausência destes êmbolos na histologia não descarta o diagnóstico.

Apesar da maioria dos casos de CMI ser de carcinoma ductal invasivo de perfil basal e HER2, não é possível afirmar que existe uma entidade histológica ou molecular única.

Diagnóstico

Devido à apresentação clínica do CMI ser semelhante à um processo inflamatório no tecido mamário, esta situação pode atrasar o diagnóstico. O CMI caracteriza-se pelo rápido aparecimento (geralmente em até 3 meses) de eritema e edema de pele (tipo *peau d'orange*) envolvendo pelo menos um terço da mama. Pode-se associar a aumento de temperatura e a massa palpável, porém não é fator preponderante.

Importante diferenciar o CMI típico dos tumores localmente avançados que evoluem sem tratamento, com desenvolvimento de alterações cutâneas semelhantes.

Com relação à confusão diagnóstica com mastites, a anamnese detalhada e a biópsias nos casos suspeitos determinam o diagnóstico. Eventualmente, testes terapêuticos com medicações anti-inflamatórias e antibióticas podem ser feitos em casos duvidosos.

A presença de biópsia cutânea contendo êmbolos tumorais nos linfáticos subdérmicos não é fundamental para a conclusão diagnóstica. Todavia, sempre que possível, deve ser realizada biópsia cutânea da área mais suspeita, além da biópsia convencional.

A mamografia e a ultrassonografia mamárias são os exames de rotina no diagnóstico, sendo os achados mais comuns: espessamento da pele, edema cutâneo, retração papilar, distorção arquitetural, linfonodomegalia axilar e aumento do volume mamário. Achados ultrassonográficos correspondem à áreas de infiltração heterogênea e distorção arquitetural, encontrados em 90% dos casos.

A ressonância magnética (RM) pode ser útil quando os resultados da mamografia e da ultrassonografia são inconclusivos. O resultado típico é a presença de múltiplas massas irregulares, assimetria mamária e edema cutâneo.

A presença de CMI determina elevado risco para doença sistêmica. Sendo assim, orienta-se a realização de tomografias de tórax, abdome e pelve (se possível com contraste), além de cintilografia óssea. Os exames convencionais, como radiografia e ultrassonografia, podem ser realizados, porém a utilização de métodos mais sensíveis é aconselhado sempre que disponíveis.

O emprego da PET/CT deve ser direcionado às pacientes que apresentarem dúvidas nos exames convencionais. Alguns autores advogam aumento no tempo livre de doença nas pacientes submetidas ao exame, com tratamento mais eficaz da doença metastática. Todavia, este aumento deve-se ao fato da melhor avaliação do grupo metastático, que foi excluído dos casos de CMI avaliados.

Tratamento

Como nos casos de carcinoma invasivo, o tratamento baseia-se, além do estadiamento clínico, na utilização da classificação biológica do tumor. Deve-se utilizar todo o arsenal terapêutico disponível, incluindo cirurgia, quimioterapia, radioterapia e, se necessário, terapia anti-HER2 e hormonioterapia.

A sequência terapêutica ideal deve iniciar pela quimioterapia neoadjuvante. Os esquemas mais estudados são à base de antraciclina, com relatos de sobrevida de 30% a 40% em 5 anos, contra apenas 5% nas pacientes submetidas apenas à mastectomia.

A complementação desta quimioterapia com esquemas contendo taxanos é considerado o tratamento ideal, pois alguns estudos demonstraram aumento de resposta clínica e patológica completa com estes medicamentos.

O uso de esquemas conhecidos como dose densa aparentemente não mostrou superioridade em relação aos esquemas habituais.

Em pacientes que realizaram o tratamento neoadjuvante ideal, preconiza-se não utilizar quimioterapia adjuvante.

Os casos com superexpressão de HER2 podem beneficiar-se da associação de terapia anti-HER2 de duplo bloqueio, com trastuzumabe e pertuzumabe associada à quimioterapia primária. Devido à toxicidade cardíaca, não se recomenda o uso desta medicação concomitante ao uso de antracíclicos. O tratamento com trastuzumabe deve ser complementado após a cirurgia até o total de 12 meses ser atingido.

Existem estudos promissores sobre outras terapias alvo, como o lapatinibe e os inibidores de angiogênese, como o bevacizumabe. No entanto, o uso rotineiro destas medicações ainda não faz parte da maioria das diretrizes internacionais.

O objetivo da cirurgia deve ser a retirada de toda a doença com margens livres. Portanto, nos casos com boa resposta ao tratamento primário, o tratamento cirúrgico padronizado é a mastectomia radical modificada. O uso de técnicas conservadoras da mama ou de pele não está recomendado, mesmo em casos de excelente resposta.

A biópsia de linfonodo sentinela também não deve ser realizada, pois existe alta taxa de acometimento linfonodal (50% a 80%), prejuízo da drenagem linfática devido aos microêmbolos tumorais e altas taxas de falso-negativo (> 30%).

A reconstrução mamária não está formalmente proibida, todavia os riscos de complicações cirúrgicas podem atrasar o início da radioterapia adjuvante. As complicações pós cirúrgicas também desestimulam o uso destas técnicas. Todavia, as pacientes com resposta completa à quimioterapia seriam pacientes candidatas à receber cirurgia reparadora.

A radioterapia deve incluir o campo da cirurgia e as drenagens linfáticas que não tenham sido abordadas, com especial cuidado com áreas que tenham demonstrado alterações em imagens antes da quimioterapia. Alguns estudos sugerem o uso de PET/CT para identificar eventuais focos de doença em cadeias linfáticas. Nestes casos, a radioterapia cuidadosa destas áreas pode ser mais eficiente.

Em pacientes que não responderam à quimioterapia neoadjuvante ou que apresentaram progressão da doença, deve-se realizar a radioterapia. Nos casos com boa resposta, procede-se à cirurgia.

Na presença de receptores hormonais ou HER2 positivos, a terapia padrão com bloqueadores hormonais ou anti-HER2 deve ser empregada após a cirurgia.

Em pacientes metastáticas, o tratamento é similar aos casos de carcinoma invasivo não inflamatórios.

Prognóstico

Apesar da evolução do tratamento, o CMI ainda apresenta baixa sobrevida e altas taxas de recidiva precoce. Entretanto, quando comparado com estatísticas passadas, houve uma grande melhora nos índices de sobrevida.

Conclusões

O entendimento das características biológicas do CMI é essencial para o tratamento adequado desta doença. O diagnóstico adequado é fundamental, evitando-se a confusão com o carcinoma localmente avançado. A resposta no tratamento neoadjuvante é essencial na determinação do prognóstico.

Fluxogramas

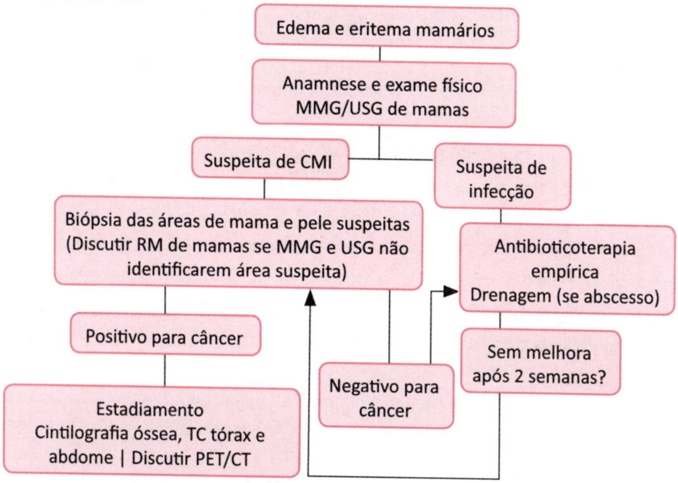

Fluxograma 44.1: Propedêutica do CMI.

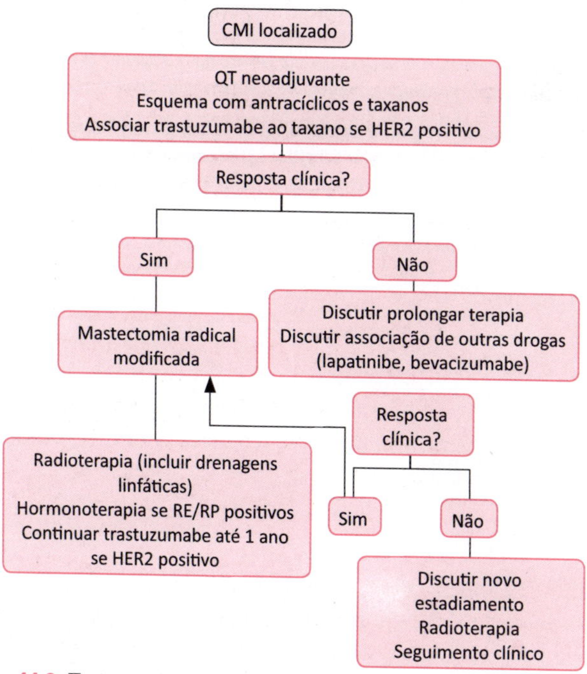

Fluxograma 44.2: Tratamento do CMI.

Leitura recomendada

1. Haaggensen C. Inflammatory Carcinoma. Disease of the Breast. Philadelphia: W.B. Saunders, 1971:576–584.

   Definição clássica do carcinoma inflamatório, estipulando o quadro clínico necessário para a confirmação do diagnóstico.

2. Fouad T M, Barrera A M G et al. Inflammatory breast cancer: a proposed conceptual shift in the UICC–AJCC TNM staging system. Lancet Oncol. 2017 Apr;18(4):e228-e232.

   Sugere nova classificação para o estádio clínico IV pela UICC-AJCC, dividindo em metástatico não inflamatório e metastático inflamatório, devido ao pior prognóstico do carcinoma inflamatório.

3. Nakhlis F et al. The Impact of Residual Disease After Preoperative Systemic Therapy on Clinical Outcomes in Patients with Inflammatory Breast Cancer. Ann Surg Oncol. 2017 May 30. doi: 10.1245/s10434-017-5903-6.

   A resposta clínica à quimioterapia neoadjuvante é o fator prognóstico mais importante, em pacientes Her2 positivo e triplo-negativo. A presença de carcinoma in situ pós-quimioterapia neoadjuvante não altera o prognóstico da doença.

4. Simpson AB et al. Immediate Reconstruction in Inflammatory Breast Cancer: Challenging Current Care. Ann Surg Oncol. 2016 Dec;23(Suppl 5):642-648.

   A realização de reconstrução imediata não está relacionada à pior prognóstico. A ocorrência de complicações operatórias pode acarretar atraso na realização do tratamento adjuvante. Pacientes com resposta clinica completa podem ser candidatas à reconstrução imediata.

5. Liu J et al. Chemotherapy response and survival of inflammatory breast cancer by hormone receptor- and HER2-defined molecular subtypes approximation: an analysis from the National Cancer Database. J Cancer Res Clin Oncol. 2017 Jan;143(1):161-168.

   Diferentemente do carcinoma não inflamatório, a presença de receptores hormonais positivos, não reflete em melhor prognóstico, quando comparados com outros tipos moleculares.

Capítulo

45

Carcinoma lobular invasivo

GPM – Grupo de Pesquisas em Mastologia

Introdução

O carcinoma lobular invasivo (CLI) é o segundo tipo histológico mais comum de câncer de mama, representando aproximadamente 5 a 15% dos casos. Caracteriza-se por um padrão de infiltração tecidual insidioso, sendo mais difícil o diagnóstico clínico e radiológico. Além de apresentar características clínicas, biológicas e patológicas únicas, existem subclassificações histológicas que apresentam padrões de agressividade diversos, como o clássico (menos agressivo) e o pleomórfico (mais indiferenciado e agressivo). Tais diferenças podem implicar em estratégias diferentes de terapêutica locorregional e sistêmica.

Definição e patologia

O CLI difere histológica e clinicamente do carcinoma invasivo de mama de subtipo não especial (CINE), tendo sua origem nas células epiteliais dos lóbulos secretores da mama e é dividido em subgrupos de acordo com o padrão histológico de infiltração e a cito-arquitetura. As células são pequenas e arredondadas com citoplasma escasso e invadem o tecido em "fila indiana", sem provocar reação inflamatória significativa.

A forma clássica corresponde a aproximadamente 60% dos casos. Outras variantes foram descritas com base nas características arquiteturais (alveolar, sólido e trabecular) ou características citológicas (pleomórfico, apócrino, histiocitóide e em células em anel de sinete). Mais recentemente, foram chamados de não clássicos mistos e apresentam características clínico-patológicas menos favoráveis.

O CLI dificilmente provoca reação tecidual desmoplásica adjacente, devido ao padrão de infiltração insidioso causado pela falta de expressão da molécula de adesão e-caderina, fato que dificulta a formação de massas palpáveis, tornando o diagnóstico clínico mais difícil, além de gerar dificuldades de visualização da lesão e de sua extensão nos exames de imagem. Apresenta, do ponto de vista clínico-patológico, receptores hormonais (estrógeno e progesterona) positivos em mais de 90% dos casos, incomum expressão de HER2, grau nuclear mais baixo (G1/2), baixa fração de proliferação celular (Ki-67 < 20%) e menor positividade para a mutação da P53 quando comparado ao CINE. Além disso, no momento do diagnóstico, apresenta tumores maiores, maior frequência de multifocalidade e multicentricidade, que podem estar presentes em aproximadamente 30% dos casos. Estudo sobre a caracterização genômica do CLI, publicado em 2016, no *Journal of Clinical Oncology*, demonstrou características únicas, como maior número de mutações do Her2, Her3 e da via PI3K comparado ao CINE. A relevância destas avaliações é que já que existem "drogas alvo" para estas alterações. Ainda neste estudo, alterações no receptor estrogênico (ESR1*)* merecem maior investigação, especialmente no contexto da terapia endócrina, muito relevante nestes tumores.

O padrão de disseminação metastático do CLI também difere do CINE. As metástases pulmonares, cerebrais e pleurais são mais raras, sendo, por outro lado, muito mais frequentes metástases para peritônio, trato gastrointestinal e órgãos pélvicos, como os ovários. Estima-se que a incidência de metástases de CLI e CINE para órgãos pélvicos sejam respectivamente 16 e 1%.

Epidemiologia

O CLI é responsável por 5 a 15% dos casos de câncer de mama, sendo mais frequente em mulheres na pós-menopausa, principalmente após os 60 anos, entretanto, nas duas últimas décadas, o aumento da incidência ocorreu em todas as faixas etárias. Existe uma forte associação entre terapia hormonal (TH) combinada (estrogênio e progesterona) e a incidência de CLI, segundo seis estudos importantes: o risco estimado para a incidência de CLI é da ordem de 2,6 a 3,7 vezes para mulheres que fizeram ou fazem uso de TH, enquanto o risco para CINE é mais modesto.

Quadro clínico

A forma mais comum de apresentação é uma alteração palpatória, sem nódulo bem definido. A retração cutânea costuma ser menor devido à ausência de reação desmoplásica local. O quadro clínico do CLI pode ser, muitas vezes, um desafio e a queixa clínica inicial de aumento dos linfonodos axilares não é incomum.

Diagnóstico

As formações nodulares e microcalcificações são raras, dificultando o diagnóstico. A mamografia isolada apresenta sensibilidade de 57 a 89%, porém pode subestimar o tamanho real da lesão em até 48% das vezes. A ultrassonografia mamária (USG) isolada apresenta que varia de 25 a 97%, sendo na maioria das vezes superior a mamografia isolada, entretanto é um método operador dependente.

A ressonância magnética (RM) é o método mais sensível para diagnóstico de lesões ocultas na mama em casos de CLI, com sensibilidade em torno de 93%. A RM é capaz de detectar focos adicionais de tumor em até 32% dos casos e doença em mama contralateral em 7% das vezes, embora apresente uma taxa considerável de falso-positivos, com até 15%. A RM pode causar mudança de conduta cirúrgica em cerca de 28,3% das pacientes. A RM não demonstrou, apesar desses dados, impacto no resultado oncológico: uma metanálise recente avaliou o uso da RM pré-operatória em todos os subtipos de câncer de mama, demonstrando aumento das taxas de mastectomia, porém sem diminuição das taxas de reoperação, recidiva local ou à distância.

O diagnóstico citológico por punção aspirativa com agulha fina (PAAF) apresenta sensibilidade de 60% a 75% e falso-negativo entre 15% e 60% dos casos, existindo também baixa sensibilidade para as biópsias de fragmento quando comparadas ao CINE. Os subtipos histológicos de CLI não clássico apresentam maior sensibilidade na PAAF e na biópsia de fragmento, pelas alterações citológicas e histológicas de caráter mais indiferenciado.

Tratamento cirúrgico

O tratamento cirúrgico do CLI tem o mesmo objetivo do CINE, ou seja, ressecção da lesão com margens livres e avaliação axilar.

- Cirurgia conservadora: A terapia conservadora da mama (CC) é o tratamento preferencial. Em uma revisão da literatura, Biglia *et al.* analisaram mais de 15 publicações que avaliaram os resultados de recidiva local e locorregional após cirurgia conservadora (CC) para CLI e CINE, demonstrando desfecho clínico semelhante: as taxas de recidiva, em 10 anos, foram de 8-18% nos casos de CLI comparados a 8-15% no CINE.

- Margens: A frequência de margens positivas em casos de CLI é maior quando comparada ao CINE, como foi demonstrado por Moore *et al.* em uma revisão da literatura (Tabela 45.1). Apesar disso, a CC não apresenta maior risco de recidivas.

Tabela 45.1: Comparação de margens positivas em CC entre CLI e CDI

Autor	CLI	CDI	Valor p
Yeatman (1995)	17,5% (7/40)	6,9% (28/405)	018
White (1994)	63% (19/30)	60% (208/346)	NS
Silverstein (1994)	59% (96/161)	43% (489/1138)	< 003
Moore (1999)	51% (24/47)	15% (221/150)	< 05

CC: cirurgia conservadora; CLI: carcinoma lobular invasivo; CDI: carcinoma ductal invasivo.
(Adaptado de Moore M et al. Annals of Surgery 2000).

- Avaliação axilar: a biópsia do linfonodo sentinela (BLS) deve ser realizada em axila clinicamente negativa e, quando o linfonodo sentinela for comprometimento, o esvaziamento axilar pode ser evitado em casos selecionados, seguindo a mesma rotina para CINE.
- Mastectomia profilática contralateral: A mastectomia contralateral não é indicada de rotina e a realização se limita a situações individualizadas ou quando existam lesões na mama contralateral. Um estudo publicado por Pestalozzi B *et al.*, com mais de nove mil pacientes do *International Breast Cancer Study Group* (IBCSG), não demonstrou diferença estatística na incidência de carcinoma contralateral no CINE e CLI sendo 5,7% e 8,1%, respectivamente.

Tratamento sistêmico

O CLI apresenta algumas características próprias que influenciam seu tratamento sistêmico, porém, de maneira geral, deve seguir a mesma rotina no CINE, apesar de alguns estudos com quimioterapia neoadjuvante demonstrarem menor taxa de resposta comparada ao CINE, com exceção dos casos que apresentação expressão do HER2.

- Radioterapia: A radioterapia adjuvante deve ser indicada pelos mesmos parâmetros utilizados nos casos de CINE.

Prognósticos

O prognóstico do CLI tem sido motivo de debate. Na publicação do IBCSG, com mais de nove mil casos de carcinoma mamário, o CLI teve melhor prognóstico nos primeiros cinco anos de seguimento, apresentando, depois disso, um pior prognóstico quando comparado com o CINE nos cinco anos subsequentes.

Orvieto *et al.* demonstraram, em 530 casos de CLI tratados no mesmo Instituto, que os parâmetros para avaliar prognóstico são os mesmos adotados para o CINE: linfonodos, tamanho tumoral, grau, índice de proliferação, invasão vascular e status de receptores hormonais, porém o subtipo clássico mostrou melhor prognóstico quando comparado as variantes não clássicas.

Fluxograma

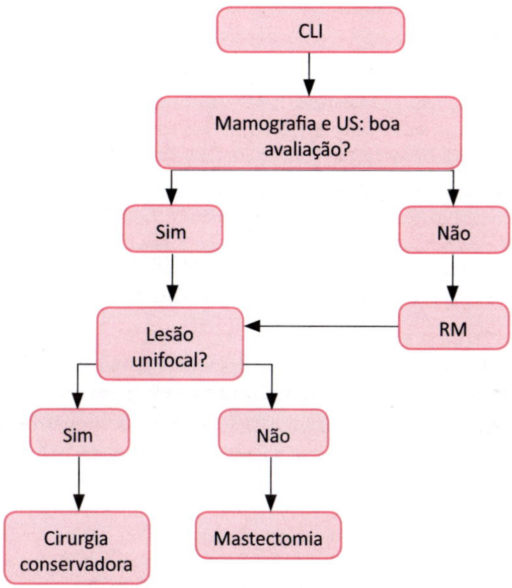

Fluxograma 45.1: Carcinoma lobular e conduta.

Leitura recomendada

1. Jacobs C, Clemons M, Addison C, Robertson S, Arnaout A. Issues affecting the loco-regional and systemic management of patients with invasive lobular carcinoma of the breast. The Breast Journal 2016;22:45-53.

Revisão canadense que defende que o carcinoma lobular invasivo representa uma variante única do câncer de mama, com particularidades biológicas, patológicas e clínicas. Concluem que seu tratamento deve ser individualizado. Interpretação: apesar das diferenças entre si, o prognóstico do CLI é semelhante ao do CINE.

2. Al-Baimani K, Bazzarelli A, Clemons M, Robertson SJ, Addison C, Arnaout A. Invasive pleomorphic lobular carcinoma of the breast: pathologic, clinical and therapeutic considerations. Clinical breast Cancer. 2015;15(6):421-5.

Revisão atualizada sobre o carcinoma lobular invasivo pleomórfico. Os autores concluem que apesar do CLI pleomórfico ser um tipo mais raro de câncer de mama, constitui uma entidade importante, com características distintas. Interpretação: o CLI constitui variante de maior agressividade e pior prognóstico do que o CLI clássico.

3. Arpino G, Bardou VJ, Clark GM, Elledge RM. Infiltrating lobular carcinoma of the breast: tumor characteristics and clinical outcome. Breast Cancer Res. 2004;6(3):R149-56.

Coorte retrospectiva, com base de dados de 50,339 casos de câncer de mama, que compara as características histopatológicas e resultados oncológicos a longo prazo de CINE e CLI. O CLI apresenta características clínico patológicas de melhor prognóstico que o CINE, porém os resultados oncológicos não são diferentes. Interpretação: o prognóstico do CLI é semelhante ao CINE.

4. Biglia N, Mariani L, Sgro L, Mininanni P, Moggio G. Increased incidence of lobular breast cancer in women treated with hormone replacement therapy: implications for diagnosis, surgical and medical treatment. Endocr Relat Cancer. 2007,14(3):549-67.

Revisão sistemática da literatura sobre terapia hormonal (TH) e câncer de mama. O CLI apresenta características biológicas mais favoráveis que o CINE. É mais incidente em mulheres que fizeram uso de TH. O prognóstico é semelhante ao CINE independente do tipo de tratamento. Interpretação: o CLI é mais frequente em usuárias de TH. A cirurgia conservadora é segura e não apresenta maior recidiva local.

5. Pestalozzi BC, Zahrieh D, Mallon E, Gusterson BA, Price KN et al. International Breast Cancer Study Group. Distinct clinical and prognostic features of infiltrating lobular carcinoma of the breast: combined results of 15 International Breast Cancer Study Group clinical trials. J Clin Oncol. 2008 Jun 20;26(18):3006-14.

Coorte retrospectiva com pacientes de 15 estudos clínicos do IBCSG comparando as características clínico-patológicas e resultados oncológicos entre CLI e CINE. O CLI apresenta melhor prognóstico nos primeiros cinco anos. No entanto, nos cinco anos consecutivos apresenta piora do prognóstico em comparação ao CINE. Interpretação: o diagnóstico de CLI acarreta implicações prognósticas e terapêuticas específicas para cada variante, de acordo com as características histopatológicas individuais.

6. Katz A, Saad ED, Porter P, Pusztai L. Primary systemic chemotherapy of invasive lobular carcinoma of the breast. Lancet Oncol. 2007 Jan;8(1):55-62. Review.

Revisão sistemática da literatura incluindo todos os trials randomizados de terapia adjuvante e neoadjuvante para CLI. A terapia neoadjuvante apresenta pouca eficácia nos casos de CLI se comparada ao CINE. Por outro lado, não existem evidências que a terapia adjuvante seja ineficaz nos casos de CLI. A hormonioterapia tem papel fundamental no tratamento do CLI. Interpretação: não existe evidência para basear a terapia adjuvante apenas no tipo histológico. Estudos prospectivos são necessários para determinar o papel da quimioterapia no CLI.

Capítulo

46

Carcinoma mamário oculto

GPM – Grupo de Pesquisas em Mastologia

Introdução

O câncer de mama oculto (CMO) é incomum, correspondendo a 0,1 a 0,8% dos todos os casos identificados. A adenopatia axilar isolada é decorrente de metástase de carcinoma não identificado na mama no exame clínico ou radiológico. O prognóstico normalmente é similar ao de outros tumores com o mesmo estádio clínico e perfil imunoistoquímico, com o estadiamento descrito como T_0 $N_{1,2 \text{ ou } 3}$ M_0.

Quadro clínico

A maioria das linfonodomegalias axilares é decorrente de processos benignos, logo a avaliação inicial deve selecionar adequadamente as pacientes que necessitarão de biópsia. As características que levam à maior suspeição de origem neoplásica são: linfonodos endurecidos, persistentes há mais de 30 dias em uma única cadeia linfonodal. O tamanho linfonodal também é importante, pois gânglios infracentimétricos têm risco insignificante de malignidade, enquanto aqueles maiores que 1 ou 2 cm serão malignos em até 8 e 38% respectivamente. O exame clínico deve excluir a presença de sintomas infecciosos, como febre e emagrecimento, além de afastar linfonodomegalias de outras regiões ou hepatoesplenomegalia.

O carcinoma mamário em linfonodos axilares, mesmo associado a fossa supraclavicular, é muito sugestivo de neoplasia mamária: a mama não tratada, por exemplo, manifestará adenopatia ipsilateral em cerda de 42% dos casos, porém sinais e sintomas de neoplasias em outros órgãos devem ser investigados.

Diagnóstico diferencial

A maioria das linfonodomegalias axilares, em torno de 70%, são causadas por processos inflamatórios inespecíficos e 7% por granulomas. A doença da arranhadura do gato, as infecções mamárias ou feridas em membro superior destacam-se como as principais causas benignas.

As linfonodopatias axilares decorrentes de neoplasias correspondem a cerca de 1% dos casos, dentre as quais podemos citar: o câncer de mama, tiroide, pele, pulmão, e menos frequentemente, útero, ovário, glândula do suor, ou gástricos, além dos linfomas, os melanomas e os sarcomas. O sítio primário não é identificado em 30%.

Propedêutica

Os casos suspeitos para neoplasia devem ser submetidos à biópsia, por agulha ou excisional, com estudo histopatológico e imunoistoquímico (IHQ) apropriada para carcinoma invasor. A ressonância magnética da mama (RNM) deverá ser considerada quando a mamografia e a ultrassonografia não forem adequadas para avaliar a extensão da doença: a MMG de alta resolução identifica apenas 7% a 29% dos casos, enquanto a RNM apresenta taxas de detecção variáveis entre 36% e 100% das neoplasias. Uma revisão sistemática sobre a utilização da RM mamária na investigação de câncer oculto demonstrou que 80% das lesões poderiam ser localizadas por uma ecografia *second-look*.

Não existem estudos conclusivos sobre a utilização da cintilografia mamária e da PET/CT nos casos de CMO. O *National Comprehensive Cancer Network* (NCCN) recomenda tomografias de tórax e abdômen para avaliar metástase a distância.

Tratamento

A cirurgia mamária deve incluir o esvaziamento axilar e a ressecção da lesão da mama, se identificada, seguindo a rotina para o carcinoma invasor. Para as pacientes com doença T0N1M0, o tratamento é controverso e as opções incluem: mastectomia associada a dissecção axilar ou linfadenectomia axilar isolada com radioterapia adjuvante na mama e cadeias de drenagem. Uma metanálise com 7 estudos e 241 pacientes demonstrou que a mastectomia não foi superior a dissecção axilar isolada associada com radioterapia em pacientes com câncer de mama oculto. A observação isolada, sem tratamento local, não é recomendada, visto que alguns estudos evidenciaram piores controle local e sobrevida global exclusiva (Tabela 46.1).

Tabela 46.1: Séries de casos comparando os resultados de diferentes tipos de tratamentos.

Autor	N	Seguimento	Terapia	Recidiva local	Sobrevida global
Foroudi, 2000	20	73 meses	6 Observação	83,3%	50%
			2 Mastectomias	0%	50%
			12 EA + RT	25%	91%
Vlastos, 2001	45	7 anos	13 Mastectomias	15%	75%
			32 EA + RT	13%	79%
Shannon, 2002	29	44 meses	16 EA + RT	12%	88%
			11 Observação	69%	88%
Walker, 2011	750	10 anos	94 Observação	NR	47,5%
			126 Somente EA	NR	58,5%
			268 Mastectomias	NR	63,5%
			202 EA + RT	NR	67,1%

O tratamento sistêmico, quimioterapia, terapia alvo ou terapia endócrina, deve seguir a rotina para estádio II ou III. A neoadjuvância deve ser considerada, especialmente em mulheres T0N2-3M0.

Conclusão

Apesar de não existir consenso sobre o tratamento mais adequado, os estudos disponíveis sugerem que a mastectomia pode ser substituída pela radioterapia mamária, desde que o esvaziamento axilar seja realizado. A sobrevida global depende do tratamento sistêmico e da biologia tumoral, portanto a mastectomia, em geral, pode ser reservada para situações de eventuais recidivas locais futuras.

Fluxogramas

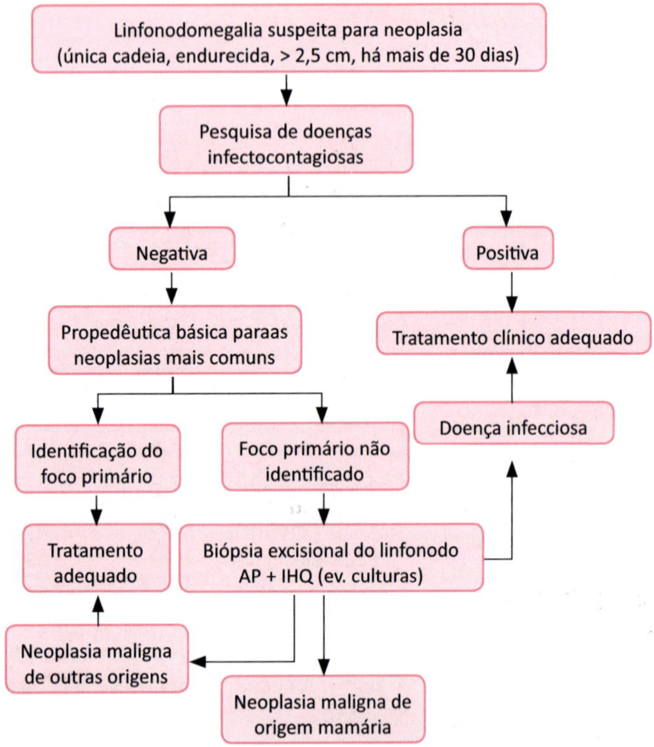

Fluxograma 46.1: Propedêutica de linfonodomegalia suspeita.

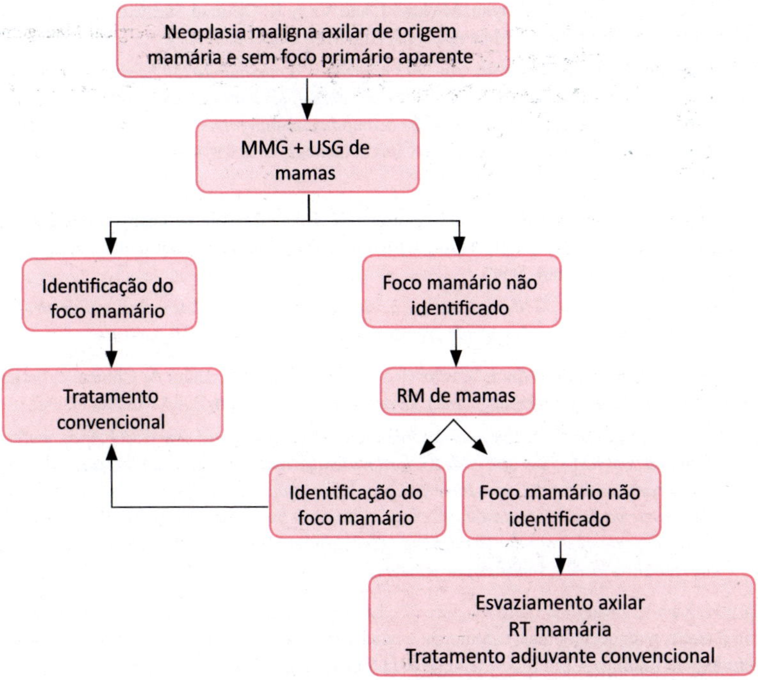

Fluxograma 46.2: Conduta no CMO.

Leitura recomendada

1. Francisco M, Joseph J, Jeff Flynn, Michael J, and Vljay K. Optimal Surgical Management for Occult Breast Carcinoma: A Meta Analysis. Ann Surg Oncol 2016 Fev.

   Uma metanálise, de 8 estudos, com 241 pacientes, sendo que 94 (39%) sofreram dissecção axilar com radioterapia, 112 (46,5%) foram submetidas a mastectomia, e 35 (14,5%) sofreram apenas dissecção axilar. Média de acompanhamento foi de 61,8 meses. A radioterapia diminui a recorrência locorregional e, possivelmente, as taxas de mortalidade de pacientes submetidas a dissecção axilar.

2. De Bresser J, de Vos B, van der Ent F, Hulsewé K. Breast MRI in clinically and mammographically occult breast cancer presenting with an axillary metastasis: a systematic review. Eur J Surg Oncol 2010; 36: 114-119.

   Revisão sistemática da literatura sobre a utilidade clínica da RM de mama oculto em câncer de mama, que incluiu oito estudos retrospectivos, com total de 250 pacientes.

3. Galimberti V, Bassani G, Monti S, Simsek S, Villa G, Renne G, Luini A. Clinical experience with axillary presentation breast cancer. *Breast Cancer Res Treat.* 2004 Nov;88(1):43-7.

   Experiência do Instituto Europeu de Oncologia com 50 pacientes com CMO. Após avaliação da mama com RM, ecografia e MMG, foram identificadas 23 lesões subclínicas, submetidas à quadrantectomia + RT, com identificação de foco tumoral em apenas 12 pacientes (24%). Vinte e sete pacientes sem lesões subclínicas foram submetidas a RT e dissecção axilar. Após seguimento de 41,3 meses, 39 pacientes (84%) livres de metástase à distância, 2 pacientes com recidiva local e 5 mortes por câncer.

4. Lu H, Xu YL, Zhang SP, Lang RG, Zee CS, Liu PF, Fu L. Breast magnetic resonance imaging in patients with occult breast carcinoma: evaluation on feasibility and correlation with histopathological findings. Chin Med J (Engl). 2011 Jun;124(12):1790-5.

   Estudo com 35 pacientes, sendo que 21 tiveram alterações visíveis na RM. A sensibilidade, a especificidade, e precisão da RM para detectar a malignidade primária foram 95,2%, 71,4% e 85,7%, respectivamente. Carcinoma ductal invasivo correspondeu a 81% (17/21). Receptor de estrogênio positivo em 46.9% (15/32), de progesterona em 34.4% (11/32), Her-2 expresso em 43.8% (14/32) e 37.5% (12/32) foram triplos-negativos.

5. Walker G, Smith G, Perkins G, Oh J, Woodward W, Yu T et al. Population-Based Analysis of Occult Primary Breast Cancer With Axillary Lymph Node Metastasis. Cancer, 2010; 116: 4000-6.

   Revisão e dados do SEER com 750 casos de carcinoma oculto de mama. Compara o prognóstico de acordo com o tipo de tratamento. A sobrevida global após 10 anos foi de 64,9% para o grupo que fez mastectomia radical ou esvaziamento axilar com radioterapia e 47,5% para os casos sem nenhum tratamento (p = 0,04). Conclui também que a mastectomia apresenta resultados semelhantes à terapia conservadora da mama (p = 0,79).

Capítulo

47

Doença de Paget

GPM – Grupo de Pesquisas em Mastologia

Introdução

A doença de Paget (DP) é uma condição rara da mama, cuja associação com câncer foi descrita pela primeira vez por James Paget em 1874. A DP se caracteriza, histologicamente, pela presença de grandes células malignas apresentando núcleo hipercromático e citoplasma pálido no interior da epiderme que recobre o mamilo, exibindo, na maioria dos casos, superexpressão do HER2 em reação de imunoistoquímica (IHQ).

Epidemiologia

Representa cerca de 1 a 3% de todas as malignidades, acometendo ambos os sexos. A incidência da doença vem caindo nos últimos anos, podendo ser justificado, a princípio, pelo aumento do uso da mamografia e consequente detecção precoce das lesões na mama antes de possível disseminação.

Fisiopatologia

Algumas teorias foram propostas para a DP, com destaque para duas: a teoria epidermotrófica, que descreve as alterações iniciando nas células dos ductos mamários e posterior disseminação ao longo da membrana basal e epiderme do mamilo. Esta teoria explica o fato da maioria das pacientes apresentar neoplasia associada, semelhantes histologicamente as células do mamilo. Por outro lado, a teoria da transformação maligna *in situ*, sugere que a transformação se origina a partir de células pré-existentes na epiderme do mamilo, sem associação com nenhum outro processo neoplásico da mama, o que justificaria a ausência de neoplasia associada em alguns casos.

Quadro clínico

A apresentação clínica consiste, geralmente, em um quadro de prurido e eczema do mamilo, podendo evoluir com "crosta" e ulceração, afetando a aréola em um segundo momento. Pode ocorrer espessamento da pele e surgimento de vesículas, culminando com fluxo mamilar. A retração do mamilo não é comum e ocorre em estágios mais avançados, geralmente devido a tumor adjacente. É associado a carcinoma invasor (CI) ou carcinoma ductal *in situ* (CDIS) em 82-94% dos casos. A maioria dos casos sem massas palpáveis apresentará CDIS, enquanto o achado de massa palpável na mama (observado em mais de 50% de todos os casos) é mais relacionado com CI. A DP isolada é observada mais frequentemente em mulheres mais velhas, quando comparadas a DP e CI. Há maior tendência a grau histológico elevado, receptor hormonal (RH) negativo. As axilas estão comprometidas em quase metade da DP associada a CI e o HER2 é superexpresso na maioria dos carcinomas invasivos.

Diagnóstico diferencial

O diagnóstico pode ser atrasado em virtude de outras condições dermatológicas que se sobrepõem, como eczema crônico, e alterações da mama que ocasionam fluxo mamilar, como papiloma ou ectasia ductal. A úlcera pode ser confundida com um carcinoma de células basais e melanoma dever ser incluído no diagnóstico diferencial, especialmente em casos de lesões pigmentadas.

Propedêutica

O diagnóstico normalmente é clínico. Uma análise histológica do mamilo deve ser feita após suspeita, podendo ser adquirida por meio de uma biópsia incisional ou citologia. A IHQ deverá ser realizada para determinar o status dos RH e do HER2, preferencialmente na doença infiltrante. Como há doença concomitante na maioria dos casos, investigação de imagem deverá ser conduzida para facilitar o planejamento terapêutico. A mamografia (MMG) e ultrassonografia mamária (US) devem ser realizados, sendo os achados de microcalcificações, massas, distorção arquitetural e assimetrias, os mais comuns. A ressonância nuclear magnética (MRI) tem papel importante na DP, visto que a MMG e US têm sensibilidade reduzida. Por outro lado, exames de imagem negativos não excluem definitivamente neoplasia associada.

Tratamento

Não há ensaios randomizados disponíveis sobre a cirurgia da mama na Doença de Paget. Diversas estratégias foram descritas na literatura: mastectomia, ressecção isolada do CAP e radioterapia exclusiva são exemplos, sendo a mastectomia o tratamento padrão por décadas, entretanto um melhor entendimento da doença, bem como o avanço da cirurgia local da mama, transformou seu tratamento. O advento da terapia conservadora (BCT) no câncer de mama inicial possibilitou sua aplicabilidade na DP, sendo observado em alguns estudos, mesmo sem massa palpável, taxas aceitáveis de recidiva local após BCT, sem influenciar a sobrevida livre de doença. A cirurgia conservadora sem radioterapia também foi avaliada em algumas séries, porém com elevados índices de recorrência, variando entre 20% e 60%. A radioterapia isolada, sem cirurgia, também já foi descrita como opção, especialmente em casos sem massa palpável ou anormalidades radiológicas, porém os relatos são limitados e com número reduzido de pacientes.

A extensão da cirurgia dependerá, portanto, da presença e volume de doença associada. A BCT consistiria na ressecção central, incluindo a retirada completa do complexo aréolo-mamilar (CAP) e exérese da lesão adjacente, se palpável ou identificada por imagem, com margens, obedecendo critérios da BCT para CI ou CDIS, seguida de radioterapia total da mama. É o mesmo critério para tratamento conservador da mama que pode ser utilizado, com o conceito de retirada da lesão com margem livre. Nos casos em que não for possível conservar a mama, a mastectomia, preservadora ou não de pele, deveria ser realizada. A decisão de reconstrução mamária imediata, assim como a técnica escolhida, deve seguir a mesma rotina usada para CI e CDIS, assim como a indicação de radioterapia pós-mastectomia.

O linfonodo sentinela na DP também é motivo de discussão, pois não há ensaios clínicos: em geral, sua utilização deve ser baseada na lesão associada, ou seja, pacientes com CI devem realizar LS quando a axila for clinicamente negativa, enquanto aquelas com CDIS poderiam realizar LS em casos selecionados, como em mastectomias ou em casos suspeitos para invasão. A dissecção axilar após LS positivo também deve obedecer a mesma recomendação para CI, podendo ser, inclusive, omitida em casos selecionados. Mulheres com axila clinicamente positiva, no momento da cirurgia, devem realizar dissecção axilar.

O tratamento sistêmico dependerá das características clínicas e do tipo de malignidade associada, ou seja, da biologia e do estadiamento da doença. A quimioterapia, adjuvante ou neoadjuvante, seguirá a rotina para CI, assim como a hormonioterapia e terapia alvo.

Fluxograma

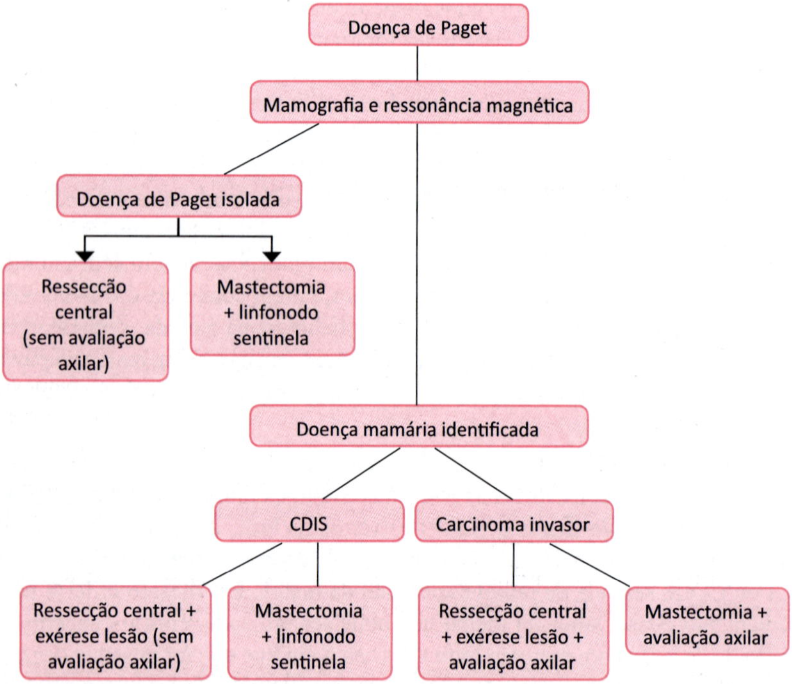

Fluxograma 47.1

Leitura recomendada

1. Wong SM, Freedman RA, Stamell E, Sagara Y, Brock JE, Desantis SD et al. Modern trends in the surgical management of Paget's disease. Ann Surg Oncol. 2015; 22:3308-3316.

   Evidenciou um declínio da DP associada a CI bem como associada a CDIS. As mulheres tinham maior tendência a grau histológico elevado, mais comumente receptor hormonal (RH) negativo e as axilas eram comprometidas em até 47,1% dos casos de CI.

2. Morrogh M, Morris EA, Liberman L, Van Zee K, Cody HS 3rd, King TA. MRI identifies otherwise occult disease in select patients with Paget disease of the nipple. J Am Coll Surg 2008; 206:316-321.

   Avaliação com 58 pacientes, comparando MRI a exames convencionais na DP, evidenciou que a sensibilidade para detectar CI na MMG e US foram de 79% e 74%, respectivamente. Com relação a CDIS, foram ainda menores (39% e 19%). A MRI teve, em contrapartida, sensibilidade de 100% para CI e 44% para CDIS.

3. Lagios MD, Westdahl PR, Rose MR, Concannon S. Paget's disease of the nipple. Alternative management in cases without or with minimal extent of underlying breast carcinoma. Cancer 1984; 54:545-551.

   Avaliou retrospectivamente uma população de 200 mulheres tratadas por DP durante um período de 25 anos, sendo que 20% das pacientes receberam BCT enquanto o restante foi submetida a mastectomia total. Os autores concluíram que o tipo de cirurgia realizada não influenciou a sobrevida livre de doença.

4. Marshall JK, Griffith KA, Haffty BG, Solin LJ, Vicini FA, McCormick B et al. Conservative management of Paget disease of breast with radiotherapy: 10- and 15-year results. Cancer 2003; 97:2142-2149.

   Esta análise, realizada em pacientes sem massa palpável, evidenciou recidiva local em 11% após BCT e seguimento médio de 113 meses.

5. Bijker N, Rutgers EJ, Duchateau L, Peterse JL, Julien JP, Cataliotti L. Breast Conserving therapy for Paget disease of the nipple: a prospective European Organization for Research and Treatment of Cancer study of 61 patients. Cancer 2001; 91:472-477.

   Estudo conduzido pelo grupo European Organization for Research and Treatment of Cancer (EORTC) em 61 pacientes submetidas a BCT, incluindo mulheres com massa palpável, revelou recorrência local de 7% após um seguimento médio de 6,4 anos.

Capítulo 48

Tumores não epiteliais

GPM – Grupo de Pesquisas em Mastologia
Márcia Cristina Santos Pedrosa

Os principais tumores não epiteliais da mama são: tumor *phyllodes* (filoide), sarcomas e linfoma. A manifestação clínica em algumas das vezes pode ser semelhante ao carcinoma, porém se diferenciam quanto ao prognóstico e tratamento.

Entre os diagnósticos diferenciais, além do carcinoma, podem ser incluídos os tumores metastáticos para a mama tais como melanoma, tumores neuroendócrinos e de células renais.

Tumor *phyllodes* ou filoide (TP)

Descrito inicialmente em 1838 por Johannes Muller, foi denominado *cystosarcoma phyllodes*, nome este que não é mais utilizado.

Sua incidência é de 0,3 a 1% dos tumores primários de mama e corresponde a aproximadamente 2,5% dos tumores fibroepiteliais do órgão. Bilateralidade é pouco frequente e a faixa etária de maior incidência é entre 40-50 anos.

Em média, 60% a 75% dos TP são benignos. A natureza bifásica do tumor envolve o componente epitelial benigno com componente celular estromal anômalo e heterogêneo. As formas mais agressivas (TP maligno) exibem características histológicas semelhantes a lesões sarcomatosas, podendo apresentar metástases à distância para quase todos os órgãos, sendo pulmões e ossos os mais comumente acometidos.

Classificação histopatológica

São classificados em benigno, *borderline* ou maligno, segundo a classificação da Organização Mundial de Saúde (OMS) de 2012 (Tabela 48.1). Dados da literatura demonstram que as taxas de recorrência são variáveis entre os subtipos benigno (10-17%), *borderline* (14-25%) e maligno (23-30%). Está estabelecido que o risco de metástases é para a variante maligna (risco médio 16.71%).

Tabela 48.1: Classificação histopatológica dos tumores Filoides, segundo a OMS 2012. CGA – Campos de Grande Aumento

Característica	Benigno	*Borderline*	Maligno
Atividade mitótica	< 5/10 CGA	5-9/10 CGA	≥ 10/10 CGA
Atipia estromal	Ausente ou leve	Leve ou moderada	Acentuada
Celularidade estromal	Hipercelularidade discreta, não uniforme ou difusa	Hipercelularidade moderada, não uniforme ou difusa	Hipercelularidade acentuada, usualmente marcada e difusa
Margens	Bem definidas	Bem definidas ou focalmente infiltrativas	Infiltrativas

Quadro clínico

O quadro clínico inicial é bastante semelhante ao do fibroadenoma (FAD), porém apresenta crescimento mais rápido e atinge dimensões maiores (> 4 cm), podendo produzir abaulamento, distorção ou ulceração na pele. A velocidade de crescimento não está relacionada à malignidade. Cerca de 20% das pacientes com tumores volumosos apresentam linfonodos palpáveis na axila, de aspecto reacionais. As metástases axilares são raras, visto que sua disseminação é hematogênica.

Propedêutica

A suspeita clínica pré-operatória é importante, sendo muitas vezes difícil o diagnóstico diferencial entre o TP benigno e o FAD devido à sua semelhança morfológica e radiológica.

A distinção entre estas neoplasias em fragmentos de biópsia percutânea com agulha grossa também pode ser difícil. Lee et al., 2007, relataram características para a diferenciação do TP benigno que o diferenciam do FAD: hipercelularidade estromal, fragmentação (fragmentos de estroma com epitélio em uma das bordas) e estroma com tecido adiposo.

Tratamento

O tratamento padrão para o TP permanece sendo a ressecção cirúrgica com margens de segurança, sendo recomendadas margens de pelo menos 1 cm, porém sem necessidade de ampliação caso a margem seja menor.

Coorte retrospectiva com 10 anos de seguimento, conduzida na *Mayo Clinic* e publicada em 2014 por Okendi *et al.,* avaliando ressecções cirúrgicas (cirurgia conservadora com margens menores que 1 cm, maiores ou iguais a 1 cm ou mastectomia) em TP malignos ou *borderlines,* evidenciou que ressecções com margens mais amplas não impactaram em menor recidiva local. Fatores preditivos de maior taxa de recidiva foram: tumores maiores que 5 cm, taxas de mitoses > 10/10 CGA e hipercelularidade estromal.

Não há necessidade de cirurgia axilar, mesmo em TP malignos e com gânglios palpáveis. Linfonodos com altíssima suspeita clínica de comprometimento deve ser ressecado evitando-se, porém, a linfadenectomia axilar radical.

O papel da radioterapia adjuvante na variante maligna é controverso. Dados limitados, em séries de casos, mostram maior controle das recidivas locais nos casos de tumores de grandes dimensões, com crescimento estromal acentuado. Não existe indicação de terapia farmacológica adjuvante.

Nas pacientes que apresentam doença metastática, a quimioterapia adjuvante segue as diretrizes para tratamento de sarcoma.

Os fatores relacionados à recidiva local e metástases podem ser vistos na Tabela 48.2.

Tabela 48.2: Fatores associados com recidiva local e metástases em tumores *phyllodes* de mama.

Recorrência Local (Benignos, *Borderline* e Malignos)	Metástases (*Borderline* e Malignos)
Tumor de grande volume	Crescimento excessivo do estroma
Idade jovem	Celularidade ou atipia estromal
Atividade mitótica	Elementos heterólogos no estroma
Necrose tumoral	Índice mitótico elevado
Margem positiva ou menor que 1 cm	Margem positiva ou menor que 1 cm

Prognóstico

Em dados do SEER (*Surveillance, Epidemiology and End Results*) publicados em 2006 com 821 casos de TP maligno a sobrevida global das pacientes foi de 84%, 77% e 73%, em 5, 10 e 15 anos, respectivamente.

Sarcomas

Os sarcomas primários da mama são raros, representando menos de 1% dos tumores malignos do órgão. O tipo mais frequente é o angiossarcoma, seguido de fibrosarcoma e sarcoma pleomórfico.

Apresenta-se como uma massa indolor na mama, de crescimento rápido, com tamanho médio de 4,8 cm ao diagnóstico. A disseminação ocorre por via hematogênica, geralmente atingindo pulmões, ossos e fígado. Raramente apresentam acometimento linfonodal.

Os casos suspeitos devem ser submetidos à biópsia percutânea com agulha grossa, pois as punções com agulha fina apresentam resultados insatisfatórios.

Os principais fatores prognósticos são o tamanho e o grau do tumor. Alguns estudos também citam outros aspectos que também podem influenciar a evolução: número de mitoses, pleomorfismo celular, atipia estromal e bordas infiltrativas.

O estadiamento dos sarcomas de partes moles pode ser visto na Tabela 48.3.

Tabela 48.3: Estadiamento dos sarcomas de partes moles (AJCC, 7ª edição, 2010). T1 $\leq$ 5 cm; T2 > 5 cm; a: superficial; b: profundo; N0: linfonodos regionais sem metástase; N1: linfonodos regionais com metástase; M1: metástases à distância.

Estádio IA	T1a	N0	M0	G1, GX
	T1b	N0	M0	G1, GX
Estádio IB	T2a	N0	M0	G1, GX
	T2b	N0	M0	G1, GX
Estádio IIA	T1a	N0	M0	G2, G3
	T1b	N0	M0	G2, G3
Estádio IIB	T2a	N0	M0	G2
	T2b	N0	M0	G2
Estádio III	T2a, T2b	N0	M0	G3
	Qualquer T	N1	M0	Qualquer G
Estádio IV	Qualquer T	Qualquer N	M1	Qualquer G

O tratamento do sarcoma primário de mama é basicamente cirúrgico e consiste na excisão do tumor com margens amplas (> 1 cm), sem necessidade de abordagem axilar. Nos casos iniciais existe a possibilidade de preservação do órgão. Já nos tumores maiores, a mastectomia geralmente é necessária. Não existe indicação de terapia adjuvante sistêmica ou radioterápica nos tumores menores que 5 cm. Já os tumores maiores ou com margens positivas, mesmo após ampliação, podem se beneficiar da radioterapia ou quimioterapia adjuvantes, mas o assunto ainda é controverso.

A sobrevida livre de doença em 5 anos varia de 44% a 66% e a sobrevida global de 49% a 67%.

Linfoma

Linfomas primários de mama são extremamente raros, com uma incidência de < 0,5% de todos os tumores malignos de mama e aproximadamente 1-2% de linfomas extranodais. Geralmente são do tipo não-Hodgkin. A maioria são linfomas de células B, sendo o tipo histológico mais comum a forma difusa. Por outro lado, o linfoma secundário da mama não é incomum.

Acometem preferencialmente mulheres na faixa etária entre 50 e 60 anos, podendo também surgir no sexo masculino. Quando acometem mulheres jovens, geralmente são bilaterais, muitas vezes com características de linfoma de Burkitt.

O linfoma primário da mama deve obedecer aos seguintes critérios: tecido mamário e infiltrado linfomatoso devem estar em estreita associação, envolvimento dos linfonodos axilares ipsilaterais, ausência de manifestações sistêmicas do linfoma ou pregresso linfoma extramamário.

Clinicamente, surgem como massa palpável, dolorosa e móvel. Tendem a apresentar maior volume em relação aos tumores epiteliais da mama, com média de 4 cm. A mamografia apresenta-se de forma inespecífica (negativa) ou compreender lesões densas e circunscritas na mama, sem calcificações. As características ultrassonográficas também variam, revelando áreas hipoecogênicas, com bordos bem definidos, com sombra acústica posterior. A PET-TC tem sensibilidade de 89% e especificidade de 100% para os linfomas não Hodgkin.

O estadiamento é similar aos outros linfomas não Hodgkin. Tomografia de tórax, abdome e pelve, biópsia de medula óssea, hemograma completo com contagem diferencial, bioquímica, função hepática e LDH fazem parte dos exames para estadiamento.

O tratamento varia de acordo com o subtipo e estádio do linfoma e a cirurgia mamária geralmente não é recomendada.

Fluxograma

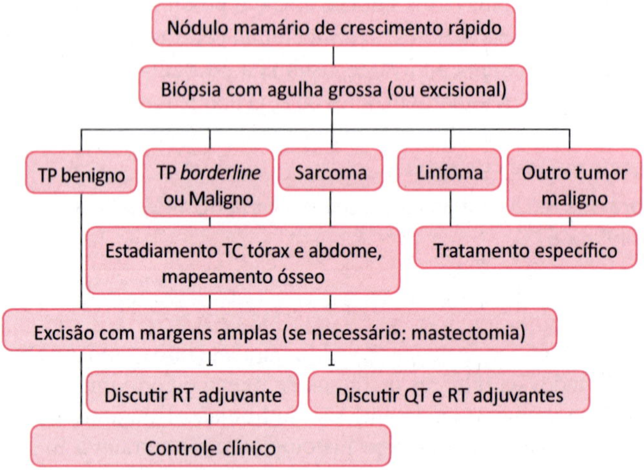

Fluxograma 48.1: Conduta nos principais tumores não epiteliais.

Leitura recomendada

1. Onkendi EO, Jimenez RE, Spears GM, Harmsen WS, Ballman KV, Hieken TJ. Surgical treatment of borderline and malignant phyllodes tumors: the effect of the extent of resection and tumor characteristics on patient outcome. Ann Surg Oncol. 2014 Oct;21(10):3304-9.

   Análise retrospectiva de 67 pacientes submetidas a tratamento cirúrgico por tumor phyllodes (15 borderlines) e (52 malignos), de 1971 a 2008, demonstrou que o tipo de cirurgia realizada e a extensão da margem não impactaram na sobrevida livre de doença. Fatores preditivos de maior taxa de recidiva foram: tumores maiores que 5 cm, taxas de mitoses > 10/10 CGA e hipercelularidade estromal.

2. Macdonald OK, Lee CM, Tward JD et al: Malignant phyllodes tumor of the female breast: association of primary therapy with cause-specific survival from the Surveillance, Epidemiology, and End Results (SEER) program. Cancer. 2006 Nov 1;107(9):2127-33.

   Analisados 821 pacientes com tumor phyllodes maligno, de 1983 a 2002. Sobrevida global foi de 84% em 5 anos, 77%, em 10 anos e 73% em 15 anos.

3. Guillot E, Couturaud B, Reyal F et al: Management of phyllodes breast tumors. Breast J. 2011 Mar-Apr;17(2):129-37.

   Estudo retrospectivo com a experiência do Instituto Curie de 165 casos de tumores phyllodes seguidos entre 1994 a 2008, com seguimento médio de 12,65 meses. Conclusão: o grau histológico e o tamanho do tumor foram os fatores de risco com significância estatística para recidiva local, com um risco mais acentuado nas pacientes com TP borderline e tumores de grande volume.

4. Barrio AV, Clark BD, Goldberg JI et al: Clinicopathologic features and long-term outcomes of 293 phyllodes tumors of the breast. Ann Surg Oncol. 2007 Oct;14(10):2961-70.

Casuística do grupo do Memorial Sloan-Kettering Cancer Center com 293 pacientes com TP, com seguimento médio de 7,9 anos. As características patológicas: grande volume tumoral (> 7 cm), bordas infiltrantes, acentuada proliferação estromal com celularidade estromal aumentada, alto índice mitótico e necrose foram relacionadas a pior prognóstico. Destas, 5 pacientes (71%) desenvolveram metástases em um intervalo de 1,5 anos.

5. Al-Benna S, Poggemann K, Steinau H, Steinstraesser L. Diagnosis and management of primary breast sarcoma. Breast Cancer Res Treat, 2010; 122 619-26.

Revisão sobre sarcoma primário de mama. Ressalta a importância das margens cirúrgicas amplas no prognóstico. Ressalta que os tumores maiores que 5 cm ou com margens positivas podem apresentar benefício na QT ou RT adjuvantes.

6. Aviles A, Delgado S, Nambo MJ, et al: Primary breast lymphoma: results of a controlled clinical trial. Oncology, 2005; 69:256-260.

Único estudo prospectivo com pacientes com linfoma primário da mama, avaliando o impacto da terapia na sobrevida global e sobrevida livre de doença. Concluiu que a terapia combinada com radioterapia e poliquimioterapia (cisplatina, doxorrubicina, vincristina e prednisona) é eficaz na melhora da sobrevida global e sobrevida livre de doença.

Capítulo 49

Câncer de mama associado à gestação

GPM – Grupo de Pesquisas em Mastologia

Introdução

O câncer de mama associado à gestação é definido pelo aparecimento da doença durante a gravidez ou até 1 ano após o parto. Porém, apenas a primeira situação apresenta particularidades que interferem na seleção de exames ou terapias.

Esta conjunção representa grande desafio, pois o tratamento das neoplasias malignas pode ser prejudicial ao desenvolvimento fetal. A abordagem ideal deve balancear o controle efetivo da doença com a preservação das melhores condições maternas e fetais possíveis.

Epidemiologia e fisiopatologia

O câncer de mama é a segunda neoplasia maligna mais comumente diagnosticado em gestantes. Embora esse diagnóstico seja relativamente incomum, representa 0,4% de todos os diagnósticos de câncer de mama em mulheres com idade entre 16-49 anos. Conforme demonstrado na Figura 49.1, a incidência da doença associada à gestação aumentou. Segundo os autores, isto se deve a mudanças socioculturais recentes, principalmente o adiamento da gestação.

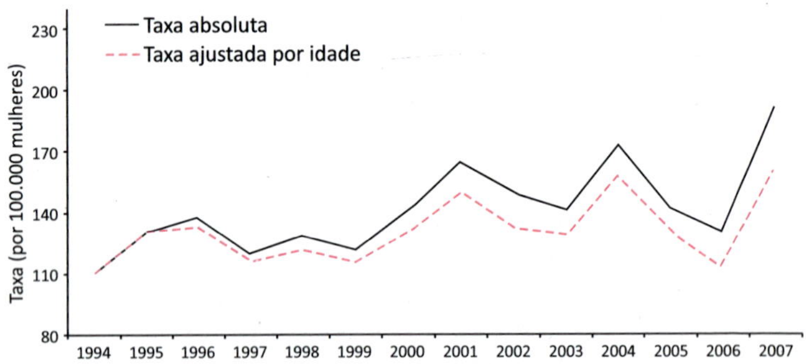

Figura 49.1: Taxas absolutas e ajustadas pela idade de câncer de mama associado à gestação em população de 781.907 parturientes australianas (adaptado de Lee YY et al., BJOG, 2012).

A fisiopatologia é semelhante aos tumores em mulheres com menos de 35 anos: carcinomas ductais invasivos (70% a 100%) de comportamento agressivo (grau 3, invasão angiolinfática e receptores hormonais negativos). Os níveis de Her-2 são semelhantes aos da população geral. Aparentemente, as características biológicas são mais influenciadas pela idade jovem do que pela gestação.

Influência no prognóstico

Existem relatos conflitantes sobre a interferência dos hormônios da gestação no prognóstico. Numa metanálise de 30 estudos, Azim et al., 2012, comparam dados de 3.628 gestantes com 37.100 controles e observaram que o câncer de mama associado à gravidez tem pior sobrevida global, mesmo após ajustes para idade e estádio tumoral. Neste estudo, os piores resultados foram encontrados nas mulheres com câncer após a gestação (HR: 1,81; IC 95%: 1,34-2,46). Já naquelas com doença durante o período gestacional o resultado não foi significante (HR: 1,30; IC 95%: 0,95-1,79).

A interrupção da gravidez não melhora a sobrevida de pacientes com câncer de mama e não deve ser recomendado. No entanto, se uma mulher é diagnosticada com câncer de mama durante o primeiro trimestre de gravidez, os riscos de retardar o tratamento necessitam ser considerados e o aborto terapêutico pode ser discutido.

Aparentemente, não é possível estabelecer definições conclusivas da influência da gestação no prognóstico, pois os estudos disponíveis apresentam limitações metodológicas importantes, com muitas variáveis de confusão.

Em um recente estudo multicêntrico de caso controle, não foi observado nenhuma diferença estatisticamente significativa em sobrevida livre de doença ou sobrevida global quando foram comparadas mulheres com passado de câncer de mama receptores de estrogênio positivos que engravidaram *versus* o grupo sem gestação. A gestação não parece influenciar no prognóstico das pacientes tratadas previamente de câncer de mama inicial, mesmo no subgrupo com tumores receptores de estrogênio positivos. Porém, o momento ideal para ocorrer gravidez ainda não foi bem estabelecido, sendo necessário uma avaliação individualizada, já que, especialmente nesse grupo de pacientes, a gestação envolverá questões quanto à duração e eventuais interrupções da terapia endócrina adjuvante. No consenso de St. Gallen 2015 este assunto foi debatido, e a recomendação mais aceita é de que se aguarde pelo menos 18 meses após o tratamento do câncer de mama para autorizar uma possível gestação.

Diagnóstico

Há uma tendência de que o diagnóstico de câncer de mama durante a gravidez seja mais tardio, consequentemente com estádios mais avançados no momento do diagnóstico. Portanto, mesmo na gravidez, qualquer suspeita de alteração mamária deve ser valorizada e investigada. A maioria das pacientes faz o diagnóstico através da palpação de um nódulo no autoexame ou pelo pré-natalista. Em geral, esse grupo de pacientes tem menos de quarenta anos e, por isso, não são submetidas a rastreamento com mamografia de rotina. Qualquer massa mamária ou axilar que persista por mais de 2 semanas deve ser avaliada através de exames de imagem e, se indicado, também deve ser realizado biópsia. Oitenta por cento das massas mamárias identificadas durante a gravidez são benignas, nem por isto a possibilidade de neoplasia maligna deve ser negligenciada. O diagnóstico diferencial inclui fibroadenoma, alterações fibrocística, galactocele, adenoma da lactação, lipoma, abscesso e, mais raramente, sarcoma, leucemia e linfoma.

A ultrassonografia é o exame inicial para qualquer queixa mamária durante a gravidez. Os métodos que utilizam radiação, como a mamografia, estão liberados, porém devem ser reservados para quando haja necessidade e devem ser realizados com proteção abdominal (avental de chumbo). A toxicidade da radiação está comprovada para doses fetais maiores que 0,1 Gy, independente da idade gestacional. Apesar dos exames de imagem não atingirem estes níveis, o uso destes deve ser evitado ou substituído sempre que possível. A exposição à radiação ionizante para o feto no exame de mamografia é inferior a 0,03 mGy e a blindagem abdominal reduz esse risco a um nível excepcionalmente baixo para o desenvolvimento do concepto.

A ressonância magnética das mamas pode ser solicitada, todavia, o contraste habitual (gadolínio) deve ser substituído por outros mais seguros (gadobenato ou gadoterato). Nas mulheres que estão amamentando, a RM com contraste pode ser realizada com segurança; no entanto, as imagens podem ser difíceis de interpretar devido as alterações mamária da lactação. É recomendado que o aleitamento seja suspenso por 12-24 horas após a administração do gadolínio, quando então a amamentação pode ser reiniciada.

A biópsia percutânea com agulha grossa é o método preferido para confirmação diagnóstica. A punção com agulha fina deve ser evitada, já que a gestação é responsável por falso-positivos da citologia.

Os exames de estadiamento habituais podem ser realizados, mas, a cintilografia óssea deve ser substituída por ressonância magnética sem contraste. A PET/CT não faz parte da avaliação tradicional e existem poucos relatos do uso deste exame na gravidez. Quando os exames de medicina nuclear forem indispensáveis, medidas paliativas como sondagem vesical para evitar acúmulo de contraste radioativo na bexiga, devem ser usadas.

Cirurgia

Os procedimentos cirúrgicos e anestésicos são relativamente seguros. A paciente deve ser colocada em posição de decúbito lateral esquerdo à 15 graus para evitar compressão cava, sendo recomendada a monitorização dos batimentos cardíacos fetais durante o procedimento a partir do fim do 2º trimestre. Atualmente, não há nenhuma evidência consistente a favor da utilização da anestesia regional sobre a anestesia geral para pacientes grávidas.

O tratamento cirúrgico do câncer deve seguir os mesmos princípios oncológicos habituais. Como a maioria das pacientes necessita de quimioterapia devido ao diagnóstico tardio e/ou idade jovem, geralmente a radioterapia pode ser postergada para após a gestação. Sendo assim, a cirurgia conservadora pode ser quase sempre autorizada.

A biópsia de linfonodo sentinela com uso de radiocoloide (Tecnécio 99^{m}) pode ser realizada. Já o uso de corantes, como o azul patente (droga categoria C na gravidez), deve ser evitado.

As reconstruções mamárias com implantes podem ser utilizadas. Devido às modificações teciduais gestacionais, as técnicas com uso de retalhos miocutâneos estão prejudicadas.

Radioterapia

O risco de complicações fetais foi descrito para doses a partir de 0,1 Gy. A Tabela 49.1 mostra os principais efeitos colaterais de acordo com a idade gestacional.

Tabela 49.1: Principais riscos potenciais ao feto de acordo com a idade gestacional da exposição à radioterapia

Idade gestacional	Potenciais riscos ao feto
Pré-implantação	0,1 Gy: cerca de 1,5% de aborto (estudos com animais)
	1 Gy: 50% de aborto (estudos com animais)
1 a 8 semanas	Retardo mental; Microcefalia; Malformações em múltiplos órgãos
8 a 15 semanas	Retardo mental; Microcefalia; Malformações ósseas, oculares e genitais
15 a 25 semanas	Restrição de crescimento; Menor risco de malformações estruturais; Possível risco de microcefalia e retardo mental
Acima de 30 semanas	Maior risco de câncer radioinduzido; Restrição de crescimento intrauterino

Existem vários relatos sobre o uso de radioterapia em gestantes, principalmente para o tratamento de outras malignidades, principalmente em sistema nervoso central.

Luis *et al.* (2009), avaliaram 109 neonatos submetidos à radiação durante a vida intrauterina e relataram efeitos adversos em 13 deles, independente da idade gestacional do tratamento. Porém, os autores afirmaram que estes efeitos adversos não se relacionavam com o uso da terapia ionizante.

Outros autores advogam o uso da técnica convencional de radioterapia da mama mesmo durante a gestação, argumentando que a dose efetiva para o feto é insignificante, principalmente no 1º trimestre.

A conclusão sobre o uso da radioterapia na gestação deve ser racional. Geralmente, o tratamento pode ser evitado ou administrado após a gestação. Porém, existem situações que o uso é indispensável, seja por risco de morte ou mesmo para o tratamento oncológico adequado. Nestes casos, a paciente deve ser informada dos riscos e benefícios e a decisão sobre o tratamento, tomada conjuntamente.

Tratamento medicamentoso

A terapia medicamentosa na fase embriogênica (1º trimestre) deve ser evitada. Porém, a maioria dos estudos autoriza o uso de medicações a partir de 14 e até 35 semanas de gravidez. Embora a maioria dos estudos que avaliaram a segurança da quimioterapia depois do primeiro trimestre serem retrospectivo, taxas de malformações fetais foram baixa, em média, 3% a 5% em vários estudos, sendo semelhante as taxas presentes na população em geral. No entanto, é relativamente maior risco de ruptura prematura de membranas, restrição do crescimento intrauterino e trabalho de parto prematuro.

O uso de quimioterapia com esquemas baseados em antracíclicos é o tratamento de escolha, com vários relatos indicando segurança para o feto. A quimioterapia deve ser interrompida cerca de 3 a 4 semanas antes do parto para evitar distúrbios hematológicos;

Esquemas que contenham metotrexato estão contraindicados devido ao risco fetal elevado por agir no tecido trofoblástico.

A dose de quimioterapia em paciente grávida deve ser semelhante à de não grávidas.

A Sociedade Europeia de Oncologia Médica (ESMO) orienta que os taxanos podem ser utilizados, em casos selecionados, durante a gravidez (triplo-negativos ou HER2-positivos) ou nos casos em que antraciclinas são contraindicadas.

Já o uso de trastuzumabe (droga categoria D) não está liberado na gestação. A exposição ao trastuzumabe durante a gravidez tem sido associada com oligodrâmnia manifestando-se como hipoplasia pulmonar, anormalidades esqueléticas, insuficiência renal e morte neonatal. O uso desta e outras terapias anti-HER2, deve ser reservado para situações de absoluta necessidade e após consentimento da paciente.

A prescrição de bisfosfonados não é liberada para gestantes, pois pode causar alterações ósseas e hipocalcemia. Apesar de alguns relatos do uso desta substância sem efeitos colaterais, o uso ainda é contraindicado.

A hormonioterapia não deve ser realizada. O FDA classificou o tamoxifeno como uma droga categoria D, pois está associado a risco de alterações craniofaciais, genitália ambígua e óbito fetal. Outras terapias, como os inibidores de aromatase, a ooforectomia e o bloqueio com análogos de GnRH não são terapias de escolha para mulheres antes da menopausa.

Efeitos no desenvolvimento infantil

Aparentemente, as crianças expostas aos tratamentos do câncer de mama durante a vida intrauterina têm o mesmo desenvolvimento da população geral. Amant et al., 2012, analisaram 70 crianças nesta situação com seguimento médio de 18 meses de vida e relataram que o desenvolvimento cognitivo, a função cardíaca e a audição eram normais. Outras séries também atestam este fato e relacionam os eventuais problemas relatados com a prematuridade. Portanto, a abreviação iatrogênica da gestação sempre deve ser evitada.

Conclusão

A gestação não deve ser considerada como agravante do câncer de mama. A princípio, o diagnóstico, o tratamento oncológico e o prognóstico são semelhantes à população geral, com poucas variações. Para o manejo do câncer de mama associado a gestação, recomenda-se uma equipe multidisciplinar para estabelecer um plano de tratamento individualizado, levando em conta a idade gestacional, a biologia tumoral e o estadiamento clínico. Obviamente, as terapias mais seguras para o feto são as preferidas. Aquelas pouco estudadas, ou sabidamente deletérias, devem ser evitadas sempre que possível e, se necessário, utilizadas com a participação da paciente na decisão.

Fluxogramas

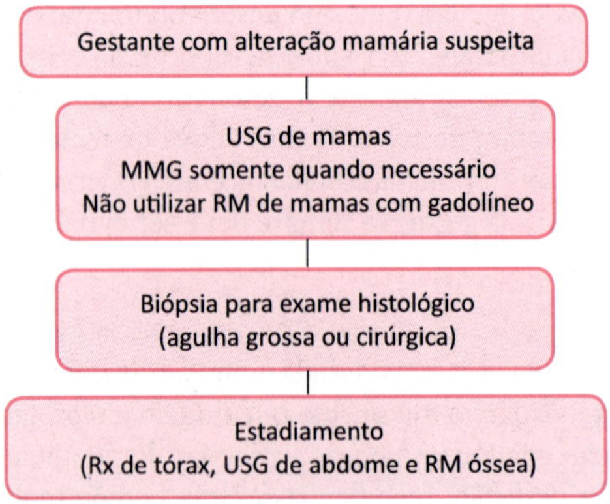

Fluxograma 49.1: Propedêutica sugerida em casos de câncer de mama na gestação.

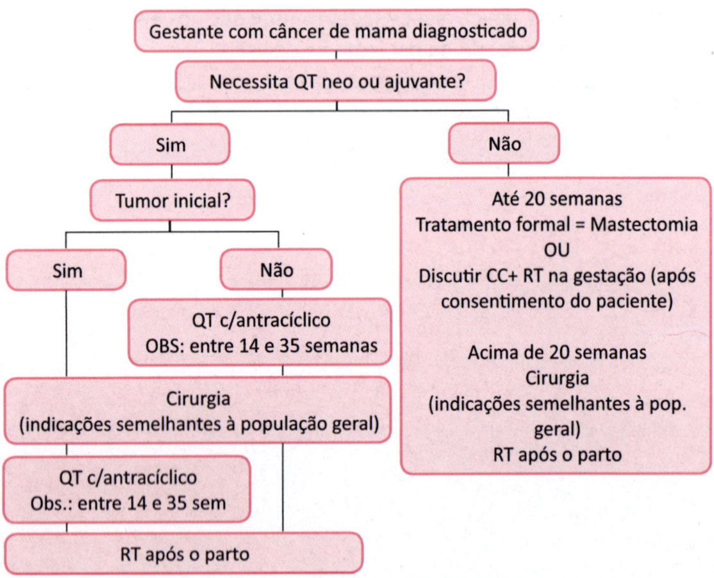

Fluxograma 49.2: Conduta após o diagnóstico de câncer de mama.

Leitura recomendada

1. Krishna I, LindsayM. Breast Cancer in Pregnancy. Obstet Gynecol Clin N Am. 2013. 40: 559–71.

   Artigo de revisão sobre o câncer de mama associado à gravidez, enfocando todas as etapas do tratamento.

2. Azim Jr HA, Santoro L, Russell-Edu W, Pentheroudakis G, Pavlidis N, Peccatori FA. Prognosis of pregnancy-associated breast cancer: A meta-analysis of 30 studies. Cancer Treat Rev, 2012; 38: 834-42.

   Metanálise de 30 coortes retrospectivos que observou pior prognóstico do câncer de mama associado à gravidez, mesmo após ajustes por idade e estádio. Neste estudo, a pior evolução foi nas pacientes puérperas ou lactentes.

3. Loibl S, Han SN, Von Minckwitz G, Bontenbal M, Ring A, Giermek J et al. Treatment of breast cancer during pregnancy:an observational study. Lancet Oncol, 2012;13:887-96.

   Seguimento de 447 pacientes com câncer de mama associado à gestação, cm tratamento oncológico padrão, que revelou mesmo prognóstico da doença que séries históricas e complicações neonatais apenas nos casos de parto prematuro.

4. Shachar SS, Gallagher K, Mcguire K, Zagar TM, Faso A, Muss HB, Sweeting R, Andres CK. Multidisciplinary Management of Breast Cancer During Pregnancy. TheOncologist. 2017.22:1–11.

   Artigo sobre a abordagem multidisciplinar do tratamento do câncer de mama na gravidez.

5. Cordeiro CN, MD, Gemignani ML. Breast Cancer in Pregnancy: Avoiding Fetal Harm When Maternal Treatment Is Necessary. The Breast Journal. 2017. 1-6.

   Esta revisão discute o tratamento do câncer de mama na gravidez e atualizações recentes sobre a segurança do tratamento cirúrgico e quimioterápico, abordando os desfechos oncológicos e fetais.

Capítulo

50

Câncer de mama em mulheres jovens

GPM – Grupo de Pesquisas em Mastologia

Introdução

Apesar de não existir um consenso, a literatura geralmente emprega o termo câncer de mama em mulheres jovens quando ocorre antes dos 40 anos de idade. É um evento raro nesta faixa etária, representando cerca de 10% dos casos de câncer de mama diagnosticados entre 35 e 44 anos, 2,0% entre 20 e 34 anos e apenas a 0,1% dos casos abaixo de 20 anos de idade.

Nos países em desenvolvimento há uma maior prevalência de casos em mulheres mais jovens quando comparado aos países desenvolvidos. Devido a estas pacientes estarem fora do grupo de rastreamento e também por apresentarem tumores biologicamente mais agressivos (34% triplo-negativo e 22% Her2+, Azim HA e Pattridge A 2014), geralmente apresentam estádio clínico mais avançado quando comparado ao grupo de pacientes acima dos 40 anos.

A seguir, na Figura 50.1 vê-se o estadiamento de 9.278 mulheres com câncer de mama abaixo de 39 anos, coletados pela FOSP – Fundação Oncocentro São Paulo e INCA no período de 2000 a 2009. Nota-se que a maior parte dos casos diagnosticados estavam entre os estádios IIA e IIIB, sendo mais de 60% no estádio IIB ou maior.

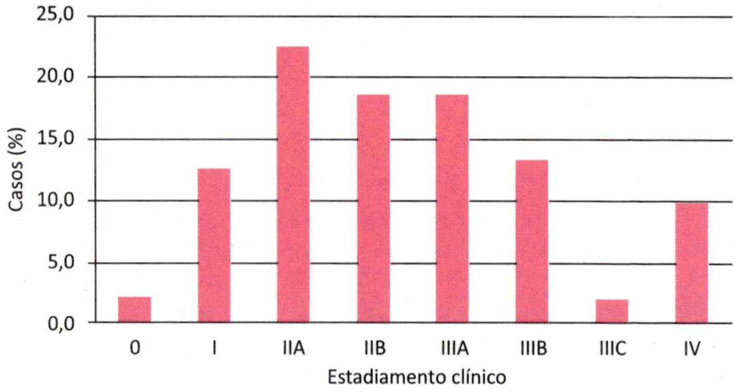

Figura 50.1: Estadiamento clínico em mulheres com menos de 40 anos.

Fonte: Pinheiro, Lauter, Medeiros et al, RBC 2013.

Características do câncer de mama em jovens

Há diversas peculiaridades nesta faixa etária que a diferem das restantes e que impactam na abordagem terapêutica:

- Doença mais agressiva, com maior frequência de tumores de alto grau, receptores hormonais negativos e invasão linfo-vascular, além de menores taxas de carcinoma *in situ*;
- Em inúmeros estudos, a idade mais precoce está associada a pior prognóstico – que pode ser decorrente dos fatores citados acima associado ao maior estadiamento clínico ao diagnóstico;
- Maior prevalência de mutações deletérias, principalmente BRCA 1 e 2;
- Maiores taxas de multicentricidade e multifocalidade;
- Predomínio de mamas mais densas e consequentemente maior uso de ressonância magnética na avaliação inicial o que associa-se a maiores taxas de mastectomias;
- Maior taxa de indicação de mastectomias contralaterais redutoras de risco;
- Desejo de preservação de fertilidade;
- Maior impacto da hormonioterapia sobre qualidade de vida quando comparado as mulheres mais idosas.

Quadro clínico e propedêutica

O diagnóstico é feito na maior parte das vezes por nódulo palpável pela paciente ou outras alterações clínicas, uma vez que este grupo está fora da rotina do rastreamento.

Multicentricidade, multifocalidade e mamas densas são características mais comuns entre as mulheres abaixo de 40 anos e a utilização da ressonância magnética torna-se mais frequente, o que leva a mudança de planejamento terapêutico em até 30% dos casos e com taxa de conversão de cirurgia conservadora para mastectomia entre 15 e 35%. No entanto, alguns estudos mostram que em até 1/4 dos casos, a mastectomia foi considerada desnecessária após o resultado anatomopatológico definitivo. Também não há, até o momento, dados que associem uso rotineiro de ressonância magnética nesta faixa etária, com aumento de sobrevida livre de doença ou sobrevida global.

A biópsia percutânea é a melhor escolha para diagnóstico histológico e a realização do estudo imunoistoquímico é mandatório nesta faixa etária, onde há predomínio maior de tumores triplo-negativos e Her2+, o que pode ser um fator decisivo na escolha da terapêutica inicial.

Apesar de não existirem diferenças na recomendação sobre estadiamento inicial conforme faixa etária, há estudos que mostram maior prevalência de metástase sincrônica nos casos de tumores *triplo-negativos*, independente do estádio clínico inicial, sugerindo que nestes casos a propedêutica por imagem deveria ser instituída, mesmo quando não há sintomatologia.

Tratamento

Historicamente sabe-se que as taxas de recorrência local após tratamento conservador (TC) são maiores nas mulheres mais jovens. No entanto, quando se avalia taxas de sobrevida global, não há diferenças entre o TC e a mastectomia. Por outro lado, em estudos clínicos randomizados sobre TC *versus* mastectomias, as análises de subgrupo nas mulheres abaixo de 40 anos geralmente foram prejudicadas por amostragem pequena.

Em uma grande série dinamarquesa com mulheres na pré menopausa e câncer de mama, Kroman *et al.* mostraram taxas de recidiva local após TC de 15% nas mulheres abaixo de 35 anos e apenas 3% naquelas entre 40 e 49 anos. Quando avaliado o risco de metástase e morte *versus* tipo de tratamento (TC ou mastectomia) não houve diferenças significativas entre os grupos estudados (< 35 anos, 35-39 anos, 40-44 anos e 45-49 anos).

Dados do SEER (*Surveillance Epidemiology And Results*) com 14.764 mulheres entre 20 e 39 anos e tumores iniciais de mama, foram analisados retrospectivamente. Nesta população o tratamento conservador foi realizado em 45% das mulheres e a mastectomia em 55%. Não foi observado diferenças significativas em relação a sobrevida global e a mortalidade específica quando comparado os dois tipos de tratamento. Cerca de 1/3 das pacientes apresentavam tumores receptores hormonais negativos e na análise multivariada, os fatores que associaram-se com pior prognóstico foram idade ao diagnóstico, raça, grau histológico, status linfonodal e receptor de progesterona.

Poucos estudos avaliaram a influência do subtipo molecular e tipo de cirurgia nas mulheres jovens. Em uma série com 1930 mulheres com câncer de mama *triplo-negativo*, sendo 289 (15%) com menos de 40 anos, Rodosa *et al.* mostraram que o grupo mais jovem apresentava estádio mais avançado no diagnóstico inicial e maiores taxas de mastectomia, esvaziamento axilar e quimioterapia. No entanto, não foi observado diferenças significativas em relação a sobrevida livre de doença em 5 anos e recorrência local durante o seguimento médio de pouco mais de 6 anos. A idade e o tipo de cirurgia não se associaram a maior risco de metástases.

Portanto, apesar de maiores taxas de recorrências locais, o TC é considerado equivalente à mastectomia nas mulheres jovens.

A indicação de mastectomia contralateral é mais frequente entre as mulheres jovens com câncer de mama, principalmente porque um maior percentual delas pode ser alocado no grupo de alto risco familiar/genético. Há várias recomendações de indicação de teste genético nesta população, principalmente quando o câncer apresenta fenótipo *basal-like*. Estima-se que até 30% das mulheres com câncer de mama antes dos 35 anos possa ser portadora de mutação deletéria conhecida. Alguns estudos retrospectivos mostraram benefício com a mastectomia contralateral redutora de riscos nas mulheres jovens, mas a idade por si só não deve ser um fator determinante para esta cirurgia. Outros fatores devem ser levados em consideração, como mutação BRCA e alto risco familiar. Não há estudos prospectivos que avaliaram o impacto da mastectomia contralateral na sobrevida livre de doença e sobrevida global e as evidências mais fortes até o momento são restritas ao grupo com mutação BRCA.

Tratamento sistêmico e radioterapia

O tratamento sistêmico não deve ser diferente do grupo de mulheres com mais de 40 anos. Em relação à quimioterapia e terapia alvo, a escolha das drogas baseia-se no estadiamento e perfil imunoistoquímico. De maneira distinta, a hormonioterapia pode ser influenciada pela faixa de idade entre as mulheres mais jovens. Os dados dos estudos TEXT e SOFT mostraram que o benefício da supressão ovariana associada ao inibidor de aromatase é nitidamente superior nas mulheres abaixo de 35 anos e de alto risco para recorrência (GH3, N+, principalmente 4 ou mais linfonodos, T > 2 cm), chegando a 15% de ganho de sobrevida quando comparado ao grupo que fez apenas hormonioterapia com Tamoxifeno.

A radioterapia na paciente jovem segue os mesmos princípios e indicações das pacientes acima de 40 anos, seja para cirurgia conservadora e mastectomia. Entretanto, a idade pode ser considerada um fator de risco para recidiva quando associado a invasão linfovascular ou axila positiva pós mastectomia, sendo discutido então a sua realização.

O *boost* (ou dose de reforço) deve ser sempre realizado em pacientes abaixo dos 40 anos, demonstrado no estudo clínico randomizado da EORTC publicado em 2007 por Bartelink H et al. O grupo que recebeu o *boost* teve redução de 50% na recidiva local em 10 anos.

Radioterapia parcial da mama é contraindicada para este grupo de pacientes. Critérios da ASTRO e da ESTRO colocam estas pacientes no grupo de alto risco para recidiva local com este método de tratamento e deve ser evitado.

Preservação de fertilidade

Cerca de 15% dos cânceres de mama ocorrem em mulheres na faixa reprodutiva e a quimioterapia tem efeito citotóxico nos ovários, o que pode comprometer de maneira irreversível a fertilidade. Atualmente as estratégias para preservação de fertilidade incluem o uso de análogo GhRn durante a quimioterapia (estudo POEMS), sendo a criopreservação de tecido ovariano e óvulos opções válidas. A melhor opção seria e preservação de embriões, desde que a paciente tenha parceiro que concorde com a fertilização.

Fluxograma

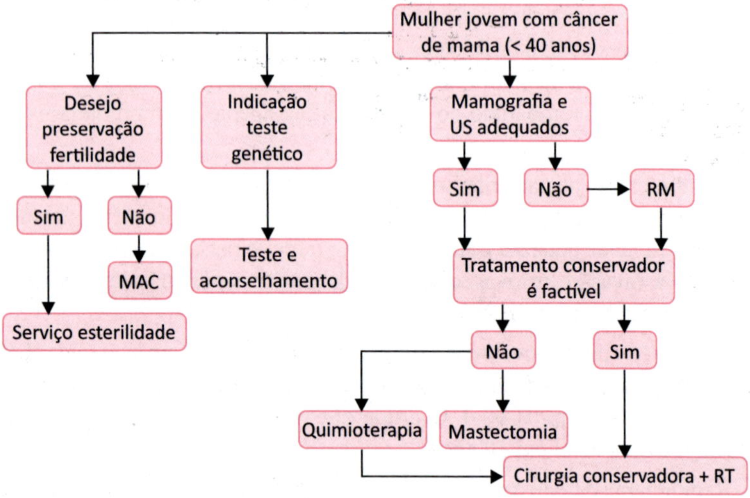

Fluxograma 50.1

Leitura recomendada

1. Mahmood U, Morris C, Neuner G et al. Similar survival with breast conservation therapy or mastectomy in the management of young women with early-stage breast cancer. Int Radiat Oncol Biol Phys. 2012, 83(5): 1387-93.

   Analise do SSER que demonstrou não haver nenhum benefício com a mastectomia nas mulheres jovens, abaixo de 39 anos e cancer de mama inicial.

2. Hwang ES, Lichtensztajn DY, Gomez SL. Survival after lumpectomy and mastectomy for early stage invasive breast cancer. Cancer 2013: 119:1402-1411.

   Analise do banco de dados da Califórnia – EUA entre 1999 e 2014 mostrando que o tratamento conservador associou-se com melhor taxa de sobrevida livre de doença, independente da idade e status hormonal.

3. Boughey J, Attai DJ, Chen SL et al. Contralateral Prophylactic Mastectomy (CPM) Consensus Statement from the American Society of Breast Surgeons: Data on CPM Outcomes and Risks. Ann Surg Oncol. 2016; 23(10): 3100–3105.

   Publicação de revisão com compilação dos resultados dos principais estudos sobre mastectomia contralateral redutora de riscos

4. Rodosa JC, Eaton A, Stempel M et al. Evaluation of Local and Distant Recurrence Patterns in Patients with Triple-Negative Breast Cancer According to Age. Ann Surg Oncol. 2017 Mar;24(3):698-704.

Estudo que avaliou o impacto da idade no desfecho (sobrevida livre e doença e metástase) de pacientes com tumores triplo-negativos. A idade e o tipo de cirurgia não se associaram a risco de metástase e sim aos clássicos fatores como estadiamento e invasão linfovascular.

5. Azim HA Jr, Partridge AH: Biology of breast cancer in young women. Breast Cancer Res 16:427-436, 2014.

   Revisão sobre as características biológicas do câncer de mama nas mulheres jovens e o impacto no tratamento e desfecho da doença.

Capítulo 51

Câncer de mama em mulheres idosas

GPM – Grupo de Pesquisas em Mastologia

Introdução

As pacientes idosas têm maior probabilidade de receber tratamento incompleto para o câncer de mama, pois geralmente apresentam comorbidades físicas que podem limitar o tratamento oncológico. Além disso, o câncer neste grupo tende a ser menos agressivo e a expectativa de vida é menor.

Por outro lado, estudos observacionais demonstram negligência no diagnóstico e tratamento destas mulheres. Tais condutas podem resultar na piora da doença, com consequente piora da qualidade de vida e sobrevida.

Definição de idoso

A definição de idoso é controversa. Enquanto a lei brasileira autoriza benefícios para pessoas acima de 60 anos, a Organização Mundial de Saúde estabelece 65 anos como ponto de corte. Alguns países desenvolvidos somente autorizam aposentadoria após os 70 anos. A maioria dos estudos clínicos sobre câncer de mama considerou esta última idade como limitante para a seleção de pacientes.

Sob o ponto de vista médico, a idade importa menos que as comorbidades clínicas, porém a idade geralmente é diretamente proporcional às comorbidades, como pode ser evidenciado na Figura 51.1.

A idade deve ser, portanto, usada como critério de atenção para avaliação clínica mais minuciosa. Existem nomogramas que permitem predizer a expectativa de vida, porém, sempre que possível, sugere-se que a avaliação seja conjunta com profissional clínico especializado.

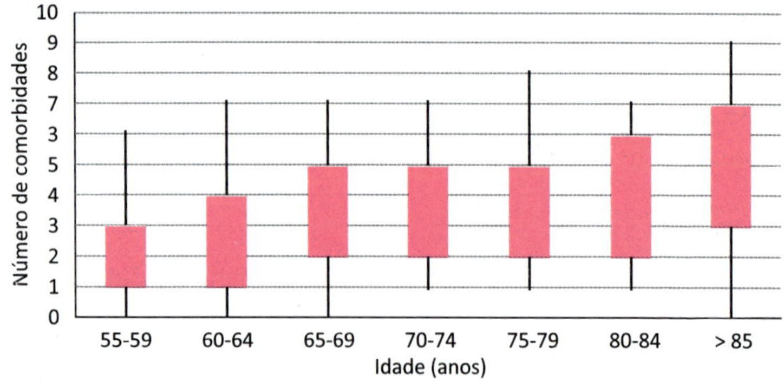

Figura 51.1: Número de doenças de acordo com a idade (intervalo de confiança e mediana).

Quantidade de idosos e expectativa de vida

Dados do Instituto Brasileiro de Geografia e Estatística (IBGE) demonstraram envelhecimento da população brasileira nos últimos 50 anos, semelhante ao que aconteceu em países desenvolvidos. Atualmente, cerca de 15% dos brasileiros têm 60 anos ou mais e estima-se que em 2035 este número ultrapasse 20% ou 25% da população.

A expectativa de vida da mulher brasileira é de cerca de 78 anos, entretanto aquelas que atingiram 70 anos têm expectativa de 15 anos adicionais, enquanto as que atingiram 80 anos, mais 10 anos.

Epidemiologia

O risco de câncer de mama aumenta com a idade, sendo estimado que o risco de neoplasia aos 75 anos seja o dobro daquele em mulheres com 50 anos.

Muitas idosas com câncer de mama morrerão da doença e não de complicações de eventuais comorbidades, ao contrário do conceito geral: cerca de 20% das pacientes acima de 70 anos com câncer inicial morrem da doença e naquelas com neoplasia localmente avançada a mortalidade específica chega a 40%.

Existe negligência no rastreamento de mulheres acima de 70 anos, causando maior proporção de tumores palpáveis (acima de 2 cm) ao diagnóstico.

Apesar de haver maior proporção de tumores luminais na população idosa, cerca de 20% das pacientes apresenta subtipos mais agressivos.

Análises demonstraram que existe maior proporção de pacientes idosas recebendo terapia incompleta, com menor indicação de cirurgia, radioterapia e terapia sistêmica. Tais números podem ser explicados não apenas pelas limitações clínicas nestas mulheres, mas também pela menor oferta de tratamento adequado pelos profissionais de saúde, que em última análise piora a evolução da doença.

Tratamento cirúrgico

Estudos clínicos que avaliaram o impacto da cirurgia em tumores com presença de receptores hormonais. A comparação da cirurgia associada a hormonioterapia com terapia endócrina isolada demonstrou equivalência, apesar do melhor controle local no primeiro grupo, porém o seguimento mais longo também demonstrou vantagem na sobrevida no grupo operado, como pode ser observado na Figura 51.2.

Em geral, a cirurgia na idosa deve seguir as diretrizes habituais do tratamento do câncer: análises retrospectivas mostram pouco risco em cirurgias mamárias acima de 70 anos, com mortalidade inferior a 0,5% acima de 80 anos.

O tempo cirúrgico pode ser otimizado, evitando procedimentos exagerados. As cirurgias reconstrutivas, por exemplo, devem ser individualizadas e técnicas mais complexas devem ser desencorajadas.

A cirurgia axilar também pode ser individualizada nas idosas. Estudos randomizados demonstraram segurança em não abordar a axila em tumores iniciais selecionados.

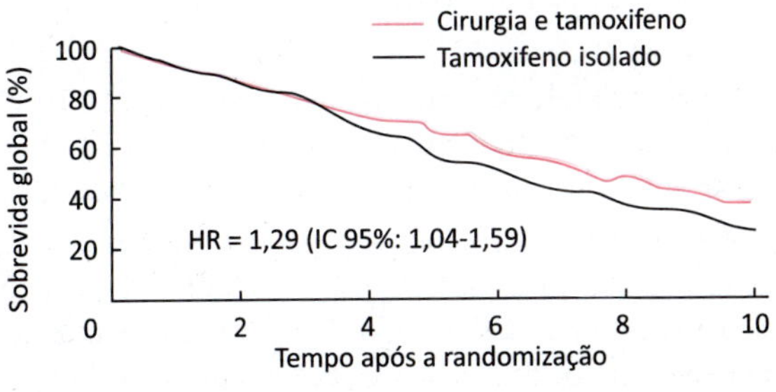

Número em risco:

Cirurgia e tamoxifeno	225	192	162	135	107	71
Tamoxifeno isolado	230	199	152	120	87	57

Figura 51.2: Estudo comparando cirurgia com hormonioterapia contra hormonioterapia isolada em mulheres acima de 70 anos com câncer de mama inicial. Fonte: Adaptado de Fennessy M et al. Br J Surg, 2004; 91: 699-74.

Martelli *et al.*, em 2012, randomizaram 238 mulheres acima de 65 anos com tumores iniciais (T1 N0) para a realização de cirurgia axilar ou observação: após *follow-up* de 15 anos, a sobrevida global e a taxa de recidiva axilar foram semelhantes. O *International Breast Cancer Study Group* (IBCSG) também avaliou a cirurgia neste cenário (mulheres acima de 60 anos com axila negativa) com desfecho clínico semelhante.

Tratamento radioterápico

Alguns estudos avaliaram o benefício da radioterapia em tumores iniciais (cT1-2, cN0) com presença de receptores hormonais positivos e submetidas à cirurgia conservadora e hormonioterapia (tamoxifeno). As características dos principais estudos podem ser vistas na Tabela 51.1.

Tabela 51.1: Principais estudos que avaliaram o benefício da radioterapia em pacientes acima de 70 anos e tumores iniciais com receptores hormonais positivos tratadas com cirurgia conservadora e tamoxifeno.

Estudo	Ano	N	Tamanho Tumoral	Receptor Hormonal
PRIME II	2015	1326	< 3 cm	RE ou RP +
CALGB 9343	2004	636	< 2 cm	RE +
Fyles et al.	2004	325	< 5 cm	Qualquer (81% RE +)
Fisher et al.	2002	100	< 1 cm	Qualquer

Fonte: Adaptado de Chesney TR et al., Radiother Oncol, 2017; 123: 1-9.

A conclusão destes estudos, individualmente ou em análise conjunta, demonstrou que a radioterapia não altera a sobrevida global nestas pacientes, mas diminui significativamente as recidivas locais. A metanálise destes estudos pode ser vista na Figura 51.3.

Recidiva local em 5 anos

Estudo	Ano	TMX + RT Eventos	TMX + RT Total	TMX Eventos	TMX Total	Razão de risco (IC 95%)
Fisher	2002	0	57	3	43	0,11 (0,01 a 2,04)
CALGB 9343	2004	2	317	14	319	0,14 (0,03 a 0,63)
Fyles	2004	4	171	17	154	0,21 (0,07 a 0,62)
Prime II	2015	5	658	26	668	0,20 (0,08 a 0,51)
Global		**11**	**1203**	**60**	**1184**	**0,18 (0,10 a 0,34)**

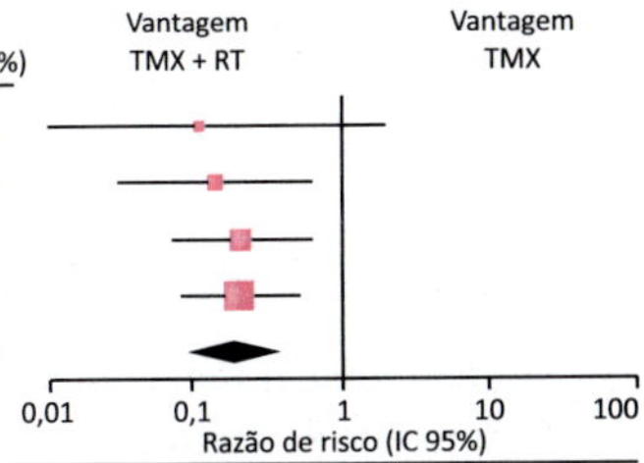

Recidiva global em 5 anos

Estudo	Ano	TMX + RT Eventos	TMX + RT Total	TMX Eventos	TMX Total	Razão de risco (IC 95%)
CALGB 9343	2004	54	317	53	319	1,03 (0,73 a 1,45)
Fyles	2004	44	171	36	154	1,10 (0,75 a 1,61)
Prime II	2015	40	658	48	668	0,85 (0,56 a 1,27)
Global		**138**	**1146**	**137**	**1141**	**0,98 (0,79 a 1,22)**

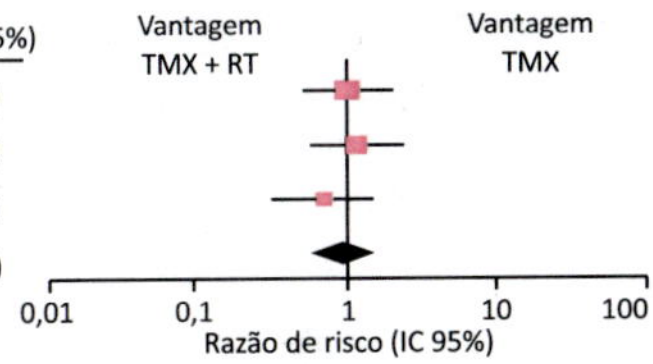

Figura 51.3: Metanálise de estudos randomizados em mulheres acima de 70 anos com câncer de mama inicial e receptor hormonal positivo submetidas a cirurgia conservadora e tamoxifeno (TMX). Os estudos avaliaram o impacto da radioterapia (RT) na recidiva local e sobrevida global. Fonte: Adaptado de Chesney TR et al. Radiother Oncol, 2017; 123: 1-9.

Tratamento sistêmico

Há poucos dados de pacientes acima de 70 anos nos estudos clínicos randomizados, entretanto a maioria das diretrizes sugere a adoção das mesmas terapias utilizadas em mulheres com menos idade, desde que as condições clínicas e *performance status* (PS) sejam favoráveis.

A terapia sistêmica em idosas também pode ser individualizada. Estudos de hormonioterapia com tamoxifeno ou inibidores de aromatase demonstraram eficácia oncológica com poucos efeitos colaterais, porém a segunda é geralmente preferida pelo menor risco de eventos tromboembólicos.

A quimioterapia tem maior controvérsia pois a eficácia tende a ser menor e os efeitos colaterais mais frequentes, porém as mulheres com PS favorável podem usar o tratamento *gold standart*. Alguns autores advogam que as pacientes com limitações para a quimioterapia convencional façam uso de terapias menos eficazes, porém menos tóxicas, tais como a capecitabina ou esquemas sem antracíclicos ou taxanos (CMF).

A terapia-alvo com trastuzumabe geralmente é indicada e sua associação com taxano em 4 ciclos pode ser uma opção razoável com menos efeitos colaterais. Ainda não existem dados conclusivos sobre o uso de terapia anti-HER2 isolada ou associada a hormonioterapia.

Conclusão

O tratamento do câncer de mama em mulheres idosas deve ser individualizado, respeitando as limitações clínicas e a agressividade tumoral. O tratamento, a princípio, deve seguir as diretrizes válidas para a população geral, porém algumas particularidades podem ser discutidas, tais como a omissão de cirurgia axilar e da radioterapia, além do uso de terapias sistêmicas alternativas.

Fluxograma

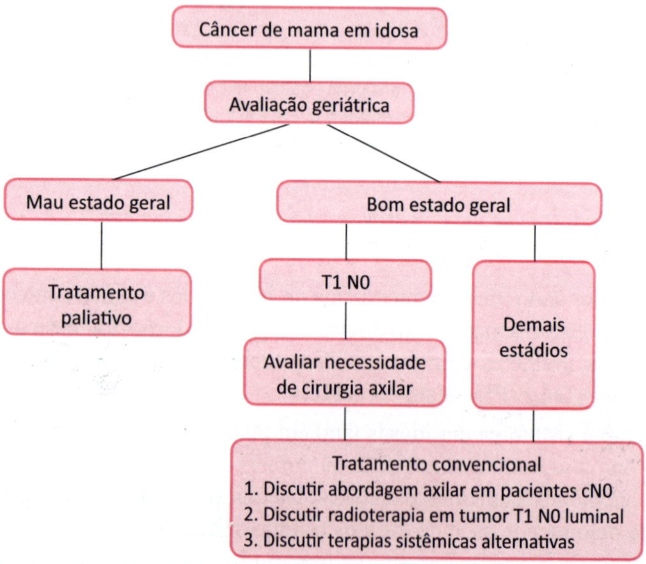

Fluxograma 51.1: Sugestão de abordagem do câncer de mama nas mulheres idosas.

Leitura recomendada

1. Freedman RA, Keating NL, Partridge AH, Muss HB, Hurria A, Winer EP. Surveillance Mammography in Older Patients With Breast Cancer-Can We Ever Stop?: A Review. JAMA Oncol. 2017; 3(3): 402-409.

   Revisão sobre o rastreamento de câncer de mama em mulheres acima de 70 anos que já tiveram a doença. Os autores sugerem mamografia bienal para todas as mulheres com expectativa de vida acima de 5 anos, semelhante ao recomendado para aquelas sem doença prévia.

2. Smith IE, Fribbens C. Management of breast cancer in older and frail patients. Breast, 2015; Suppl 2: S159-62.

   Revisão sobre o tratamento do câncer de mama em mulheres acima de 65 anos, com ênfase nas possibilidades de terapia sistêmica.

3. Martelli G, Boracchi P, Orenti A, Lozza L, Maugeri I, Vetrella G et al. Axillary dissection versus no axillary dissection in older T1N0 breast cancer patients: 15-year results of trial and out-trial patients. Eur J Surg Oncol. 2014;40(7):805-12.

   Estudo clínico randomizado com 238 pacientes com tumores T1 N0 comparando a realização ou não de cirurgia axilar. Após 15 anos de seguimento a sobrevida global foi semelhante (37% vs. 33%) e as recidivas axilares foram aceitáveis (0% vs. 5%).

4. Chesney TR, Yin JX, Rajaee N, Tricco AC, Fyles AW, Acuna SA et al. Tamoxifen with radiotherapy compared with Tamoxifen alone in elderly women with early-stage breast cancer treated with breast conserving surgery: A systematic review and meta-analysis. Radiother Oncol, 2017; 123(1): 1-9.

   Metanálise dos principais estudos que avaliaram o benefício da radioterapia em pacientes acima de 70 anos e tumores iniciais com receptores hormonais positivos tratadas com cirurgia conservadora e tamoxifeno. A radioterapia diminuiu recidivas locais (RR = 0,18 [IC 95%: 0,10-0,34]), mas não alterou a sobrevida global (RR = 0,98 [IC 95%: 0,79-1,22]).

5. Fennessy M1, Bates T, MacRae K, Riley D, Houghton J, Baum M. Late follow-up of a randomized trial of surgery plus tamoxifen versus tamoxifen alone in women aged over 70 years with operable breast cancer. Br J Surg. 2004 Jun;91(6):699-704.

   Estudo clínico randomizado em pacientes acima de 70 anos com câncer de mama inicial e com receptores hormonais positivos. O estudo comparou cirurgia e tamoxifeno com tamoxifeno isolado. Após 10 anos de seguimento, as mulheres operadas tiveram maior tempo de sobrevida livre de recidiva (HR = 4,41 [IC 95%: 3,31-5,58]), sobrevida global (HR = 1,29 [IC 95%: 1,04-1,59]) e sobrevida específica (HR = 1,68 [IC 95%: 1,15-2,47]).

Capítulo

52

Carcinoma multifocal, multicêntrico e bilateral

GPM – Grupo de Pesquisas em Mastologia

Carcinoma multifocal/multicêntrico

Introdução

Multicentricidade é definida por dois ou mais focos tumorais localizados em diferentes quadrantes ou distantes 5 cm entre si, dentro de um mesmo quadrante. Outros autores também definem como tumores de diferentes clones genéticos ou separados por tecido mamário normal.

Multifocalidade, por sua vez, é definida por dois ou mais focos tumorais localizados no mesmo quadrante ou próximos entre si.

Uma metanálise contendo 22 estudos, publicada em 2015 com 67.577 pacientes, encontrou 9,5% de tumores multifocais/multicêntricos.

Com o rastreamento mamográfico e a melhora na acurácia dos métodos de diagnóstico por imagem, os tumores multicêntricos se tornaram importantes questões no manejo do câncer de mama.

Os resultados dos estudos clínicos randomizados comparando mastectomia total e quadrantectomia, com ou sem radioterapia complementar, não mostraram nenhuma diferença na sobrevida livre de doença ou sobrevida global em pacientes com carcinoma múltiplos em comparação com tumores unifocais.

A presença de tumores múltiplos mamários tem sido tradicionalmente considerada contraindicação à cirurgia conservadora. De fato, muitos cirurgiões continuam propondo a mastectomia nessa situação devido aos estudos iniciais terem demonstrado alto índice de recidiva após cirurgia conservadora. Contudo, os avanços das técnicas de cirurgia oncoplástica permitiram um maior número de tratamentos conservadores neste cenário, devido à possibilidade de ressecção de maior quantidade de tecido, proporcionando segurança oncológica com bom resultado estético.

Estadiamento e prognóstico

A importância clínica dos tumores múltiplos mamários se dá como consequência do aumento no índice de cirurgias conservadoras e a melhora na acurácia dos exames de diagnóstico por imagem. Tumores multifocais têm sido relatados em 30% das peças cirúrgicas de mastectomia.

A *American Joint Committee on Cancer* (AJCC) classifica o tumor multicêntrico na categoria T (tamanho) pelo maior diâmetro do tumor, e não a somatória dos múltiplos focos tumorais, utilizando-se o sufixo (m), para indicar a multicentricidade.

Alguns autores têm correlacionado o envolvimento linfonodal com a somatória dos diâmetros tumorais. Entretanto, na maioria dos casos, análises multivariadas consideram positividade linfonodal semelhantes em tumores unifocais e múltiplos, de acordo com o diâmetro tumoral correspondente. Conforme a AJCC, multicentricidade não está relacionada à parâmetro prognóstico.

Diagnóstico

Apesar do êxito na seleção de pacientes para cirurgia conservadora (CC) com os exames de rotina convencionais e de baixo custo (exame clínico, mamografia e ultrassonografia), o incremento da Ressonância Magnética das mamas (RM) em casos selecionados, aumentou a detecção de tumores multifocais/multicêntricos.

O papel da ultrassonografia mamária (USG)

Exame muito utilizado em nosso meio, pelo baixo custo, acessibilidade e boa tolerância dos pacientes, a ultrassonografia tem resultados conflitantes acerca de seu impacto na seleção de pacientes para cirurgia conservadora da mama. Berg e Gilbreath relataram 15% de multifocalidade identificada após USG mamária na sua casuística, e Moon et al. demonstraram 14% de 201 pacientes com tumor multifocal ou multicêntrico identificados por USG mamária. Em contraste, Golshan et al encontraram apenas 18% de anormalidades ao exame ultrassonográfico em 426 pacientes. Destes, apenas 12 pacientes (2,8%) tinham neoplasias.

O papel da ressonância magnética (RM)

A alta sensibilidade da RM faz com que muitos radiologistas advoguem a ideia da necessidade deste exame na indicação de CC. Isto não se justifica. Apesar da identificação de tumor adicional entre 25% e 30% das pacientes pela RM, é difícil correlacionar sua importância no impacto clínico das mesmas, devido aos dados na literatura de que 90-95% das pacientes selecionadas para CC com base apenas na avaliação clínica e mamografia não apresentarem recidiva em 10 anos de seguimento. Metanálise que inclui 19 estudos sobre a avaliação pré-operatória da RM, publicada por Houssami em 2017, não mostrou diminuição das taxas de recidiva local nas pacientes submetidas a este exame.

O aumento nas indicações de mastectomia após realização de RM pré-operatória ocorreu no início da utilização deste exame, quando não era possível a realização de biópsias, e a conduta radical era definida pelo achado radiológico.

Com a RM, temos a capacidade de evidenciar focos tumorais identificados anteriormente apenas na avaliação dos espécimes cirúrgicos. Porém, as implicações clínicas da identificação dessas lesões adicionais ainda são incertas. Até o momento, não há dados de estudos que justifiquem o emprego rotineiro da RM no planejamento cirúrgico do câncer de mama.

Tratamento

Cirurgia conservadora *versus* mastectomia

Existem poucos estudos na literatura em relação à cirurgia conservadora (CC) em tumores múltiplos da mama. Estudos iniciais, com amostra limitada de paciente e curto seguimento, relatavam alto índice de recidiva local após CC. Atualmente, novos estudos têm demonstrado a factibilidade do método com segurança oncológica semelhante à CC em tumores unifocais. Contudo, a maioria desses estudos avaliaram um pequeno número de pacientes e desse modo a CC é ainda uma contraindicação relativa em tumores multifocais/multicêntricos da mama (Tabela 52.1).

O inconveniente com a cirurgia conservadora nestes casos se encontra no resultado estético. Em pacientes motivadas e bem selecionadas pode ser uma opção, utilizando-se de técnicas de cirurgia oncoplástica, com bom resultado estético e segurança oncológica.

Tabela 52.1: Cirurgia conservadora para tumores múltiplos da mama. MF: multifocalidade; MC: multicentricidade

	Carpenter (2008)	Gentilini (2009)	Lim (2009)	Okumura (2004)	Bauman (2010)	Eriylmaz (2011)
N° de pacientes	56	476	147	34	22	59
Seguimento (meses)	44	73	59	45	42	20
Recidiva local	1,7%	4,9% MF/8% MC	2%	3%	4,5%	-

Biópsia de linfonodo sentinela em tumores multifocais/multicêntricos

A presença de tumor multifocal/multicêntrico não é contraindicação para biópsia de linfonodo sentinela. Estudos de drenagem linfática das mamas, indicam que todos os quadrantes das mamas drenam para o mesmo linfonodo. Tanto a técnica radioguiada com radiofármaco quanto a utilização de corante, apresentam acurácia elevada na detecção do linfonodo.

Em 2011, Gentilini *et al.* publicaram a experiência do Instituto Europeu de Oncologia com biópsia de linfonodo sentinela em 337 pacientes portadoras de tumores multicêntricos, com seguimento médio de 5 anos. A recidiva axilar após sentinela negativo foi de apenas 2,2%, confirmando a segurança do método.

Câncer de mama bilateral

Tumores diagnosticados bilateralmente no mesmo momento, ou com três a seis meses de diferença (dados divergentes na literatura), são denominados sincrônicos; quando a diferença temporal entre os diagnósticos ultrapassa três a seis meses, é denominado metacrônico.

A incidência na literatura é muito variável, com taxas que vão de 0,5% a 9%. Estas taxas são de estudos que utilizavam métodos menos eficazes de diagnóstico quando comparados com a atualidade.

Fatores de risco para câncer de mama bilateral

Atualmente são conhecidos alguns fatores de risco para câncer de mama bilateral: pacientes jovens, carcinoma lobular, tumores de grandes dimensões, alto risco familiar e mutação genética específica.

Nestas situações, preconiza-se propedêutica acurada, sendo que em pacientes selecionadas, indica-se a ressonância magnética.

Atenção especial deve ser dispensada as pacientes com carcinoma lobular *in situ* (CLIS). Elas apresentam risco aumentado para doença bilateral, independentemente da localização primária do CLIS. Estas pacientes, quando optam por seguimento ou quimioprofilaxia com tamoxifeno, devem realizar toda propedêutica indicada para pacientes de risco.

Tratamento

O planejamento cirúrgico do carcinoma bilateral baseia-se pelo estadiamento de cada mama. A eficácia da cirurgia conservadora bilateral já foi comprovada em vários estudos. A associação com técnicas de oncoplastia permitem resultados estáticos satisfatórios.

Em pacientes candidatas à mastectomia bilateral, a reconstrução pode ser planejada com segurança na maioria dos casos.

As indicações de terapia adjuvante baseiam-se nas características do tumor de pior prognóstico.

A hormonioterapia está indicada na presença de receptores hormonais positivos, independente se esta positividade seja uni ou bilateral.

Prognóstico

Séries modernas sugerem um pior prognóstico para pacientes com tumor bilateral, quando comparados com unilateral. Esta diferença é pequena em tumores sincrônicos, mas aumenta significativamente em tumores metacrônicos diagnosticados em um intervalo menor de 3 a 5 anos do tumor inicial.

Os tumores metacrônicos diagnosticados mais tardiamente apresentam um prognóstico mais favorável do que os mais precoces, demonstrando talvez uma agressividade maior e falta de resposta aos tratamentos adjuvantes dos tumores diagnosticados em um curto espaço de tempo.

Leitura recomendada

1. Houssami N et al. Meta-analysis of pre-operative magnetic resonance imaging (MRI) and surgical treatment for breast cancer. Breast Cancer Res Treat. 2017 Jun 6.

   Metanálise incluindo 19 estudos sobre a avaliação de ressonância magnética pré-operatória e resultados cirúrgicos. O incremento desta avaliação pré-operatória aumenta as chances de mastectomia ipsilateral e contralateral.

2. Vera-Badillo FE et al. Effect of multifocality and multicentricity on outcome in early stage breast cancer: a systematic review and meta-analysis. Breast Cancer Res Treat. 2014;146(2):235-44. doi: 10.1007/s10549-014-3018-3. Epub 2014 Jun 14.

   Metanálise incluindo 22 estudos, com 67.577 mulheres. Encontrado 9,5% de tumores multicêntricos. Em analise univariada, a multicentricidade apresenta pior sobrevida global, intervalo livre de doença e recorrência local em 5 anos.

3. Lyman GH, Temin S, Edge SB et al. American Society of Clinical Oncology Clinical Practice. Sentinel lymph node biopsy for patients with early-stage breast cancer: American Society of Clinical Oncology clinical practice guideline update. J Clin Oncol. 2014;32(13):1365.

   Guideline da Sociedade Americana de Oncologia Clínica, orientando a realização de ressecção de linfonodo sentinela em tumores multicêntricos.

4. Iacconi C, Galman L, Zheng J et al. Multicentric Cancer Detected at Breast MR Imaging and Not at Mammography: Important or Not? Radiology. 2016 May;279(2):378-84.

   Estudo retrospectivo de 73 pacientes com multicentricidade diagnosticada apenas por ressonância. Em 75% dos casos, eram carcinomas invasivos e em 25% dos casos maiores de 1,0 cm.

5. Nijenhuis MV and Rutgers EJ. Conservative surgery for multifocal/multicentric breast cancer. Breast. 2015 Nov;24 Suppl 2: S96-9.

   O tratamento de tumor multicêntrico com cirurgia conservadora (CC), quimio-neo-adjuvante e radioterapia, resulta em baixas taxas de recorrência local. A CC pode ser indicada em pacientes que são elegíveis para os critérios de CC e com resultados estéticos satisfatórios.

Capítulo 53

Câncer de mama no homem

GPM – Grupo de Pesquisas em Mastologia

Introdução

O câncer de mama em homem é raro, com cerca de 2600 casos/ano nos Estados Unidos, representando aproximadamente 1% de todos os casos. Cerca de 11% dos casos são de doença *in situ*. A média da idade no diagnóstico, 67 anos, é mais elevada quando comparada à mulher. Poucos estudos prospectivos específicos estão disponíveis para melhor caracterizar a biologia e tratamento, apesar do número crescente de sobreviventes.

Fisiopatologia

A maioria dos casos expressam receptores hormonais, enquanto os subtipos triplo-negativos e HER2 representam cerca de 1 e 5% dos casos, respectivamente. O carcinoma lobular é muito incomum, devido a falta de desenvolvimento lobular no homem. Os fatores de risco principais incluem a síndrome de Klinefelter (XXY), risco ambiental, idade, exposição à radiação, história familiar e outras anormalidades genéticas. Algumas drogas que alteram o "ambiente hormonal" foram relacionadas no passado ao risco de câncer de mama, como, por exemplo, a finasterida. Entretanto, apesar de aumentar o risco para ginecomastia, esta droga não parece elevar o risco de câncer de mama no homem.

A presença de mutação é outro fator de risco importante. Alteração do BRCA2 é encontrada em 4-14% dos casos não selecionados. O risco vitalício para câncer de mama em homem com esta mutação é de aproximadamente 5-10%. Mutação patogênica do BRCA1 também é relatada em algumas famílias, porém em menor frequência e com menor risco vitalício (1-5%). O *guideline National Comprehensive Cancer Network* (NCCN) inclui o câncer de mama em homem como fator para investigar síndrome hereditária de câncer de mama/ovário.

Apesar de algumas similaridades, é possível que o comportamento evolutivo do câncer de mama no homem seja diferente quando comparado à mulher, mas isso não é bem entendido e não sabemos como lidar com essas diferenças. A taxa de casos com receptores hormonais positivos é maior nos homens, não aumenta com a idade e o grau histológico não apresenta correlação direta com desfecho clínico, como acontece com o câncer de mama na mulher. O prognóstico do câncer de mama no homem é semelhante ao da mulher, quando equiparado por estádio. A raça negra tem pior evolução, como acontece nas mulheres.

Quadro clínico

O nódulo palpável é o achado mais comum, normalmente em situação retroareolar, podendo ocorrer em outra posição na mama em 20% dos casos. Abaulamento e retração de pele também podem ser observados, especialmente em lesões mais avançadas, assim como fluxo papilar e dor. Acometimento linfonodal é mais comum em homens, possivelmente relacionamento com o estadiamento mais avançado no momento do diagnóstico.

Diagnóstico diferencial

O principal diagnóstico diferencial é a ginecomastia: de fato, na maioria das vezes em que um homem é investigado em relação a uma queixa mamária, a conclusão é de benignidade em mais de 90% dos casos, com a ginecomastia representando cerca de 80% destas alterações.

Propedêutica

A investigação é similar ao câncer em mulheres. Quando há suspeita para malignidade, uma mamografia diagnóstica pode ser realizada para planejamento e uma amostra histológica deve ser obtida por meio de biópsia com agulha. Ocasionalmente, a ultrassonografia pode auxiliar no diagnóstico e na coleta de tecido. Não há um papel definido para o uso da ressonância magnética no homem. A imunoistoquímica segue o mesmo princípio para a neoplasia feminina, assim como os exames de estadiamento, que devem ser solicitados quando há presença de sintomatologia ou em estádio mais avançado.

Tratamento

A abordagem deve ser multidisciplinar, com o intuito de maximizar a eficácia dos recursos terapêuticos.

A maioria dos homens são submetidos a mastectomia, pois os tumores envolvem frequentemente a região central da mama, sendo a reconstrução mamária pouco utilizada, mesmo considerando a lipoenxertia. As indicações de radioterapia adjuvante (RT) após mastectomia vem aumentando ao longo dos anos e aproximadamente 1/3 dos casos com envolvimento linfonodal receberão tratamento. Dados obtidos do *Surveillance, Epidemiology, and End Results* (SEER) evidenciaram benefício de sobrevida na adição de radioterapia após mastectomia em pacientes masculinos com axila positiva.

A terapia conservadora da mama é factível, desde que a lesão seja unicêntrica, a ressecção se faça com margens livres e a radioterapia adjuvante seja recomendada. Estudo recente demonstrou sobrevida comparável a mastectomia no câncer de mama inicial. O linfonodo sentinela (LS) pode ser realizado se a axila for clinicamente negativa, seguindo as mesmas recomendações do carcinoma invasor em mulheres. Alguns estudos evidenciaram taxas de identificação maiores que 90%, com aceitável falso-negativo. Não há estudos importantes sobre preservação da axila após linfonodo sentinela positivo (os homens não foram incluídos nos estudos de preservação axilar após LS metastático), assim como o uso do LS após quimioterapia neoadjuvante: nestas duas últimas situações, a avaliação caso a caso e o bom senso determinará a melhor abordagem.

Em geral, a terapia sistêmica deve seguir os *guidelines* para mulheres. A quimioterapia, com ou sem terapia biológica, normalmente é recomendada para tumores localmente avançados, idade jovem, alto grau e comprometimento linfonodal. A hormonioterapia segue os mesmos princípios, sendo o tamoxifeno a escolha usual. Há poucos dados sobre o uso de inibidores de aromatase em homens, até porque há controvérsia se deve ser realizado associado a supressão gonadal.

Fluxograma

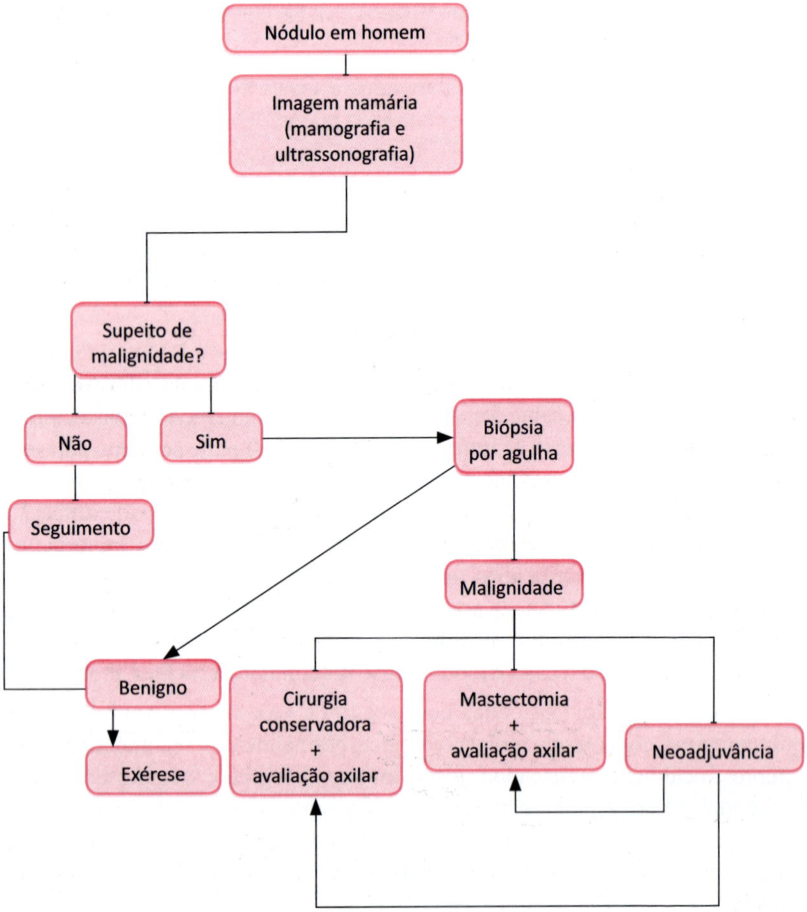

Fluxograma 53.1

Leitura recomendada

1. Shak S, Palmer G, Baehner FL, Millward C, Watson D, Sledge GW. Molecular characterization of male breast cancer by standardized quantitative RTPCR analysis: first large genomic study of 347 male breast cancers compared to 82,434 female breast cancers. J Clin Oncol 27:15s, 2009.

   O uso de Oncotype Dx em homens, embora tenha mostrado algumas similaridades, evidenciou maior expressão de receptor de estrógeno e progesterona, comparado as mulheres, assim como maior expressão do Ki67.

2. Zaenger D, Rabatic BM, Dasher B, Mourad WF. Is breast conserving therapy a safe modality for early-stage male breast cancer? Clin Breast Cancer. 2016; 16:101–104.

   Estudo que evidenciou sobrevida após terapia conservadora da mama no câncer em homem comparável a mastectomia em casos de câncer de mama inicial (T1-T2, N0).

3. Flynn LW, Park J, Patil SM, Cody HS, Port ER. Sentinel lymph node biopsy is successful and accurate in male breast carcinoma. J Am Coll Surg. 2008; 206:616–621.

   O linfonodo sentinela em câncer de mama no homem teve taxa de identificação de 97% e falso-negativo de 8%, similar ao encontrado em mulheres.

4. Dietz JR[1], Partridge AH, Gemignani ML, Javid SH, Kuerer HM. Breast Cancer Management Updates: Young and Older, Pregnant, or Male. Ann Surg Oncol. 2015 Oct;22(10):3219-24.

   Estudo de revisão sobre câncer de mama em homem: a mastectomia é a abordagem cirúrgica mais utilizada, embora a cirurgia conservadora associada a radioterapia seja aceitável em casos selecionados.

5. Freedman RA, Partridge AH. Emerging Data and Current Challenges for Young, Old, Obese, or Male Patients with Breast Cancer. Clin Cancer Res. 2017 Jun 1;23(11):2647-2654.

   Revisão que destaca riscos para câncer de mama em homem, assim como as diferenças entre o câncer masculino e feminino. No momento, há um esforço da comunidade científica com o propósito de realizar estudos para melhorar o entendimento do câncer no homem.

Capítulo

54

Recidivas locais após cirurgia

GPM – Grupo de Pesquisas em Mastologia

Introdução

A recidiva local (RL) é o retorno da doença mamária ipsilateral, enquanto a recaída locorregional é o ressurgimento da neoplasia em mama e/ou cadeias de drenagem após cirurgia conservadora ou mastectomia no tratamento do câncer. O impacto psicológico pode ser significativo para as mulheres, pois significa uma nova abordagem cirúrgica, novas alternativas de tratamento sistêmico, ocasionando sensação de intratabilidade da doença e diminuição da possibilidade de cura. As taxas de RL vêm diminuindo ao longo do tempo: o diagnóstico mais precoce, a evolução dos exames de imagem e de análise patológica, além da adição do tratamento adjuvante, especialmente sistêmico, são fatores relacionados ao melhor controle locorregional.

Epidemiologia

A RL após terapia conservadora da mama (CC) tende a ser, em geral, mais tardia (3 a 4 anos) quando comparadas às mastectomias (2 a 3 anos), sendo na última normalmente relacionado à recidiva verdadeira, enquanto na CC mais associado a um novo primário. A metástase a distância concomitante a RL pós-mastectomia é mais comum que quando comparado a CC. A maioria das RLs após CC por carcinoma invasivo (80%) será infiltrante e 5 a 15% associado com metástase à distância, enquanto o carcinoma *in situ* na apresentação primária terá 50% de recidiva invasora. O prognóstico após RL é variável. Nos estudos do NSABP, por exemplo, as taxas de sobrevida livre de doença a distância foram

67% e 51% para mulheres com axila negativa e axila positiva respectivamente e sobrevida global entre 60% e 70%.

Fatores de risco para recidiva

A radioterapia adjuvante (RT) e as margens são determinantes para a RL. A irradiação da mama na CC, por exemplo, reduz em 70% o risco de RL em 10 anos na doença invasiva, diminuindo a mortalidade após 15 anos; em geral, se evita uma morte a cada quatro recidivas, segundo metanálise. As margens também devem estar livres de neoplasia, pois quando comprometida mais que duplica o risco de recidiva local. Fatores clínico-patológicos podem influenciar a RL: componente intraductal, idade jovem, tamanho do tumor, linfonodo positivo, grau, invasão angiolinfática, receptor hormonal (RH) negativo ou com baixa expressão são exemplos. A biologia tumoral também é muito importante no controle local, e os tumores triplo-negativos são aqueles cujo risco de recidiva é maior, tanto após cirurgia conservadora, quanto após mastectomia. Melhores biomarcadores também podem avaliar o risco, como, por exemplo, as assinaturas genômicas, especialmente *mammaprint* e *oncotype*.

Recidiva verdadeira *versus* novo primário

A diferenciação entre nova neoplasia e recidiva verdadeira é importante após CC: 50 a 90% das recorrências ocorrem no mesmo quadrante do tumor primário, determinando recorrência verdadeira em grande parte dos casos. A maioria dos estudos que avaliaram os desfechos de uma recidiva verdadeira comparados à um novo tumor mostraram que segundo tumor primário apresentou características biológicas mais favoráveis, com melhores taxas de sobrevida global e tempo livre de doença.

Alguns parâmetros podem ser utilizados para diferenciar. O intervalo entre a cirurgia inicial e a recidiva local pode ser determinante: quanto maior o tempo entre os eventos, maior será a chance de ser um novo tumor. As características de imagem e biologia também podem auxiliar, como o tipo histológico, expressão RH e do HER2, além da localização na mama e aparência radiológica.

Aspectos clínicos

Na CC, a RL costuma ser diagnosticada por exames radiológicos, mamografia e ultrassonografia na maioria das vezes, porém as alterações advindas da RT, como fibrose e espessamento local, dificultam o diagnóstico. O comprometimento de pele após RL em CC é incomum e geralmente com prognóstico desfavorável. A ressonância magnética (RM) no seguimento destas pacientes pode ser acrescentada neste cenário, entretanto seu emprego ainda é controverso, pois, apesar de maior sensibilidade que os exames convencionais, é pouco específica, podendo resultar em biópsias desnecessárias. A RL após mastectomia é detectada usualmente pelo exame físico.

A amostra tecidual, punção aspirativa ou biópsia de fragmento, é passo fundamental, sendo o último preferido, por possibilitar imunoistoquímica. O estadiamento sistêmico é recomendado, pelo maior risco de doença concomitante em órgãos distantes.

Tratamento local após recidiva local

Descartado comprometimento de metástase à distância, a RL deve ser tratada inicialmente. A terapia dependerá do que foi realizado previamente (cirurgia conservadora ou mastectomia, esvaziamento axilar ou linfonodo sentinela, radioterapia anterior ou ausência). A idade, intervalo entre o tumor primário e a RL, características biológicas da nova doença e preferência da paciente também devem ser consideradas.

RL pós mastectomia

Cerca de 85% dos casos apresentam-se como lesões únicas, sendo a ressecção local possível, porém recidiva extensa pode dificultar ressecção cirúrgica. A radioterapia deve ser associada, se não tiver sido realizada previamente ou se for factível, independente da cirurgia.

RL pós cirurgia conservadora

O tratamento padrão estabelecido é a realização de mastectomia. Uma nova CC, também denominada "requadrante", pode ser indicada em pacientes selecionadas, como ausência de RT prévia, em tumores pequenos com intervalos longos ou naqueles casos em que a condição clínica impeça a cirurgia radical. A principal limitação desta abordagem é a possibilidade de RT, sendo uma nova irradiação avaliada caso a caso.

Avaliação axilar pós RL

A doença axilar é encontrada, classicamente, em 15 a 25% dos casos de RL. A discussão se encontra nas modificações locais relacionadas ao primeiro procedimento, que podem dificultar a drenagem linfática do tecido mamário, tornando-a anômala, especialmente após uma mastectomia. Uma metanálise de

26 estudos observou drenagem anômala em 47% dos casos, sendo os principais sítios, axila contralateral e cadeia mamária interna.

Na era do linfonodo sentinela (LS), entretanto, uma nova abordagem da axila é factível, visto que em 2/3 dos casos haverá identificação do LS, especialmente se a cirurgia prévia foi conservadora ou a abordagem axilar anterior mínima. Em geral, após CC e LS prévia, a avaliação axilar é recomendada, enquanto na mastectomia ou nos casos de esvaziamento prévio em CC, apenas a resseção da lesão em parede torácica ou na mama, respectivamente.

Recidiva locorregional

Na recidiva axilar é recomendado a cirurgia linfonodal de resgate, independente da cirurgia prévia, associado a RT se possível. Na presença de lesão em outras cadeias de drenagem, a RT isolada é o tratamento preferencial.

Tratamento sistêmico após recidiva local

A terapia sistêmica com quimioterapia adjuvante (QT) após RL isolada é motivo de discussão, pois apesar de ter impacto no tratamento inicial do câncer, há poucos dados no cenário da RL, devendo ser avaliada de maneira personalizada, pois estas pacientes têm significativo risco de metástase a distância subsequente, variando entre 45 e 80%. Recentemente, o estudo randomizado CALOR (*Chemotherapy as Adjuvant for Locally Recurrent breast cancer*) selecionou, mulheres com RL para QT ou observação após ressecção com margem da RL e demonstrou que a terapia deveria ser recomendada, especialmente em tumores com RH negativo. A limitação deste estudo é o tamanho da amostra.

Fluxograma

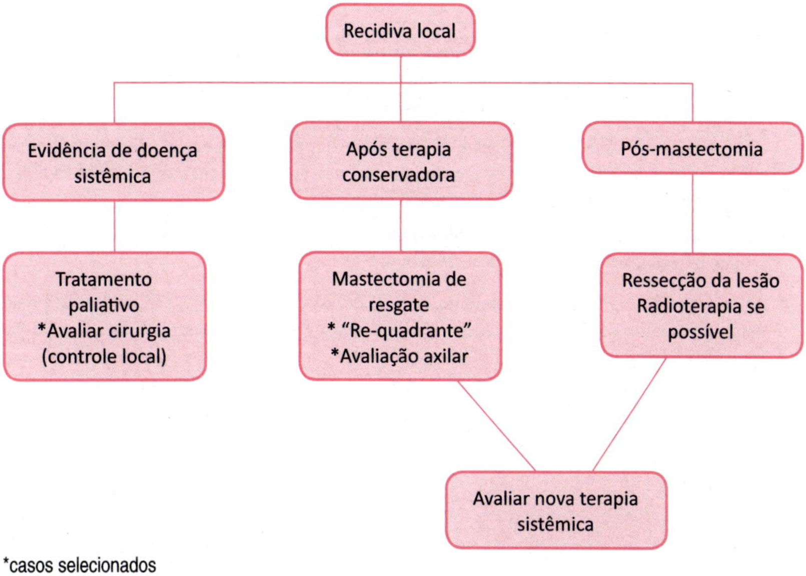

Fluxograma 54.1: Manejo da recidiva local.

Leitura recomendada

1. Hattangadi-Gluth JA, Wo JY, Nguyen PL et al. Basal subtype of invasive breast cancer is associated with a higher risk of true recurrence after conventional breast-conserving therapy. Int J Radiat Oncol Biol Phys. 2012 Mar;82(3):1185-91.

   Pacientes com subtipo histológico basal e HER2 apresentam maiores taxas de recidiva local pós tratamento cirúrgico. A quimioterapia e a terapia-alvo atuam concomitantemente na diminuição da recidiva local.

2. Huang E, Buchholz TA, Meric F et al. Classifying local disease recurrences after breast conservation therapy based on location and histology: new primary tumors have more favorable outcomes than true local disease recurrences. Cancer. 2002;95(10):2059.

   Pacientes com novo tumor apresentam melhores taxas de sobrevida quando comparadas à pacientes com recidiva verdadeira, entretanto, apresentam maior chance de carcinoma contralateral. Pacientes com recorrência verdadeira apresentam maior chance de metástase à distância.

3. Maaskant-Braat AJ, Voogd AC, Roumen RM et al. Repeat sentinel node biopsy in patients with locally recurrent breast cancer: a systematic review and meta-analysis of the literature. Breast Cancer Res Treat. 2013 Feb;138(1):13-20.

Metanálise com 692 pacientes, mostrou taxa de identificação de 84,5% no resentinela. Entre estes, 47% dos linfonodos encontravam-se em cadeias extra axila homolateral, principalmente axila contralateral e cadeia mamária interna.

4. Yi M, Buchholz TA, Meric-Bernstam F, Bedrosian I et al. Classification of ipsilateral breast tumor recurrences after breast conservation therapy can predict patient prognosis and facilitate treatment planning. Ann Surg. 2011;253(3):572.

Avaliação de 397 pacientes, diferenciando recorrência verdadeira e segundo tumor primário, que apresentam evolução clinica diferentes.

5. Braunstein LZ, Taghian AG, Niemierko A et al. Breast-cancer subtype, age, and lymph node status as predictors of local recurrence following breast-conserving therapy. Breast Cancer Res Treat. 2017;161(1):173.

O risco de recorrência pós cirurgia conservadora é maior em subtipos não luminais, pacientes jovens e número de linfonodos comprometidos, que são semelhantes aos riscos pós-mastectomia.

Capítulo 55

Câncer de mama em pacientes com cirurgia estética prévia

GPM – Grupo de Pesquisas em Mastologia

Introdução

A cirurgia estética da mama é um dos procedimentos mais indicados e mais bem aceitos por pacientes em todo o mundo ocidental. Segundo dados da Sociedade Internacional de Cirurgias Plástica e Estética (ISAPS) foram realizados em 2015 cerca de 1.490.000 mamoplastias de aumento no mundo. No Brasil, foram realizadas aproximadamente 166 mil mamoplastia de aumento e cerca de 80 mil mastopexias e redução mamária no mesmo ano. A importância disso é que segundo dados do INCA ocorreram em 2016 cerca de 57.960 novos casos de câncer de mama, e cerca de 10% destas mulheres tinham sido submetidas a cirurgia estética da mama. Portanto, esta situação se torna especial, uma vez que dados poucos sólidos existem em relação a esta condição que se tornará cada vez mais frequente no nosso meio.

É interessante que para cada aspecto que será discutido, seja feita uma divisão entre mamoplastia de aumento com prótese e mamoplastia redutora, pois apesar de ambas serem cirurgias estéticas, são técnicas completamente diferentes, apresentando particularidades diversas no diagnóstico e tratamento do câncer de mama associado.

Implante mamário e câncer de mama

Grande polêmica na década de oitenta, atualmente esta associação está descartada. Inúmeros estudos, incluindo metanálises, demonstraram segurança do uso de implantes de silicone em relação ao câncer de mama.

Entretanto, recentemente o FDA divulgou dados relacionando as próteses de silicone ao linfoma Anaplásico de Grandes Células (*Anaplastic Large Cell Lymphoma* – ALCL), um tipo raro de linfoma de células T. A incidência estimada é de um caso a cada 500.000 e 3.000.000 mulheres com próteses. Os índices de cura, contudo, são superiores a 90% e o seu tratamento consiste na remoção da prótese e da cápsula completamente, com o objetivo de se obter margens livres. Nestes casos não existe necessidade de quimioterapia ou radioterapia, se o tumor estiver restrito a capsula (*in situ*). Caso exista invasão o tratamento pode associar quimioterapia, radioterapia e esvaziamento linfonodal. O diagnóstico ainda é muito difícil e acredita-se que esta doença seja subnotificada. Deve ser suspeitado em casos de seroma tardio ou de repetição, assim como quando aparecerem imagens sólidas na capsula (em exame de imagem) ou a paciente apresentar nódulo palpável peri-implante. O diagnóstico deve ser feito com punção de seroma e pedido específico para pesquisa de linfoma, pois muitos laboratórios não o fazem de rotina. A sua fisiopatologia parece estar mais relacionada a implantes texturizados do que lisos, apesar de não existir explicação clara para isso. Por tratar-se de patologia extremamente rara, ainda é difícil chegar a conclusões definitivas sobre sua etiologia.

Rastreamento para câncer de mama

Assunto que já foi polêmico, cada vez mais evidências demonstram não existir impacto negativo das mamoplastias (redutora e aumento) na realização do rastreamento.

- Mamoplastia redutora: acreditava-se que a fibrose do parênquima e as calcificações decorrentes do procedimento, e consequente processo de cicatrização, pudessem mascarar o diagnóstico de câncer ou mimetizar lesões suspeitas, aumentando o número de biópsias desnecessárias. Ampla literatura demonstra que apesar das alterações relacionadas à cirurgia, na maioria das vezes estas apresentam aspectos benignos e de fácil interpretação pelo radiologista mamário.

  Muir avaliou mais de quatro mil mulheres com mamoplastia redutora em um programa de rastreamento, e verificaram que não houve diferença significativa em relação ao número de reconvocações para exame complementar e biópsia, quando comparado ao resto do grupo sem mamoplastia. A única diferença encontrada foi um menor percentual de carcinoma no grupo submetido à mamoplastia, demonstrando, secundariamente, uma das características deste procedimento que é a redução do risco para câncer de mama.

- Mamoplastia de aumento com implante: o uso de prótese de silicone não aumenta o risco para câncer de mama, mas ainda se discute sobre o risco de o implante interferir no diagnóstico por imagem. O implante apresenta-se radiopaco e pode obscurecer algumas porções da glândula mamária, distorcendo o parênquima ou, simplesmente, impedir uma compressão adequada. Assim, nesses casos é necessário efetuar manobras que afastem o implante da glândula mamária (manobra de Eklund) e utilizar outros métodos como ecografia e a RNM. Para a avaliação da integridade dos implantes é recomendável a RNM a cada três anos, segundo a recomendação do FDA, apesar de esta indicação não ser consenso.

Diversas publicações demonstram que pacientes com câncer de mama com e sem implantes apresentam percentuais semelhantes de sobrevida global e livre de doença. O tamanho tumoral, assim como o status linfonodal não é diferente entre os dois grupos na maioria dos estudos. Além disso, as pacientes com implantes fazem o diagnóstico clínico mais comumente do que as sem implantes, onde é mais frequente o achado de lesões palpáveis (devido a compressão da prótese contra o parênquima mamário) e efetuam mais assiduamente autoexame e consultas médicas. Portanto, não se pode afirmar que o uso de implantes prejudique o diagnóstico precoce de câncer de mama e nem que estas tenham prognóstico oncológico pior, como se acreditava antes, apesar de apresentarem mais tumores palpáveis.

Uma ressalva a ser feita é em relação ao posicionamento do implante na mama. Em pacientes com maior risco para câncer de mama acredita-se que a colocação do mesmo na loja submuscular seja melhor, pois aparentemente nesta posição a radiopacidade da prótese é descontinuada do parênquima glandular pelo músculo peitoral, facilitando assim a avaliação mamográfica. Entretanto, não existem dados científicos claros sobre este provável benefício, e a conduta de colocar o implante em espaço retro muscular ou retro glandular não deve ser baseado nessa hipótese.

Tratamento cirúrgico da mama

Após o diagnóstico de câncer de mama é possível que a terapia cirúrgica seja influenciada pelo tipo de cirurgia estética que a paciente tenha sido submetida. Entretanto, as indicações de cirurgia conservadora ou mastectomia devem seguir os mesmos critérios adotados para pacientes sem cirurgia mamária prévia.

- Mamoplastia redutora: podem apresentar um risco mais elevado de necrose de pele ou do complexo aréolo-papilar (CAP) quando realizado mastectomia preservadora de pele, ou preservadora de pele e mamilo, devido a presença de extensas cicatrizes prévia, o que pode interferir na vascularização do retalho. Vários estudos demonstram que mamoplastia prévia é um fator de risco para complicações pós-operatória;

- Mamoplastia de aumento com implante: Não existe consenso sobre qual a melhor terapia para estas pacientes. Do ponto de vista cirúrgico a cirurgia conservadora é factível desde que apresente margens livres.

  Entretanto, mulheres que buscam uma mamoplastia de aumento na maioria das vezes já possuem volume glandular reduzido. Além disso, após a colocação de implante existe uma atrofia do parênquima mamário de até 50% ao longo doas anos. Deste modo, muitas vezes resta pouca quantidade de parênquima glandular para realizar o remodelamento após a ressecção do tumor com margens, sendo factível sua realização apenas em casos de tumores pequenos ou após redução tumoral com terapia neoadjuvante.

Alguns autores consideram a manutenção do implante após a cirurgia conservadora, desde que este seja posicionado no plano submuscular ou que a capsula periprotésica não deva ser removida. Em casos de implantes no espaço subglandular a melhor conduta seria a troca do implante por um novo, posicionando-o no espaço submuscular, para reduzir o impacto pós radioterapia, como extrusão de prótese ou contratura capsular, esta última a principal complicação após o tratamento. Neste sentido as publicações são muito conflitantes. Guenther demonstrou em 1994 que 85% das pacientes com implante mamário submetidas a cirurgia conservadora (associada a radioterapia) apresentaram bom resultado cosmético final. Um dos fatores associados a este melhor resultado foi o posicionamento do implante no espaço retromuscular, permitindo que a contratura capsular fosse menos visível. Por outro lado, a série de Handel demonstrou uma incidência de contratura capsular importante superior a 50% nas pacientes submetidas a cirurgia conservadora. Destas, metade foi submetida a uma nova cirurgia para correção das sequelas.

Técnicas alternativas de radioterapia podem ser empregadas para diminuir a chance de contratura capsular e assimetria. Estudo realizado por De Lorenzi, no Instituto Europeu de Oncologia (Milão, IT) demonstrou que a realização de IORT (radioterapia intraoperatória) em pacientes com implante, previne a ocorrência de contratura capsular em casos no qual esta técnica seja indicada. Outras alternativas são o emprego de radioterapia conformacional e técnica de IMRT para diminuir o dano à cápsula periprotésica com consequente diminuição do grau de contratura capsular.

Além disso, ressalva deve ser feita em relação a interferência da prótese com o planejamento radioterápico. Volume de prótese muito grande ou "simastia" podem prejudicar o planejamento radioterápico. Apesar desta preocupação, vários estudos publicados demonstraram que a radioterapia pode ser efetuada com sucesso nestas pacientes. Mastectomia com reconstrução imediata é a conduta mais realizada nestes casos de acordo com diversas publicações. Nestes estudos, de 85 a 97% das pacientes são submetidas a mastectomia, seja por impossibilidade técnica para realizar cirurgia conservadora, ou por preferência do cirurgião ou da paciente.

Preferencialmente, a cirurgia a ser realizada são as preservadoras de pele ou pele e mamilo. Na maioria das vezes é possível realizar uma reconstrução com implantes ou expansores. Normalmente a paciente com prótese prévia tem uma demanda estética mais alta e está acostumada com mamas mais volumosas e com pouca ptose, sendo a reconstrução com implantes a que melhor se adequa a este desejo. Em alguns casos, se a prótese estiver posicionada no espaço submuscular, é possível mantê-la, desde que o resultado estético fique adequado.

Em casos em que grande quantidade de pele deve ser ressecada, reconstrução tardia ou reconstrução com retalhos miocutâneos pode ser realizada.

Tratamento cirúrgico da axila

O sucesso da identificação do linfonodo sentinela depende da integridade do sistema linfático da mama. Desta maneira, aventou-se a hipótese de que cicatrizes mamárias poderiam bloquear e impedir adequada drenagem linfática da mama para a axila sendo uma contraindicação para a realização da BLS. Apesar de não existir nenhum estudo prospectivo randomizado, em 2005 Luini demonstrou a factibilidade da BLS após cirurgia prévia da mama em mais de 500 pacientes. A taxa de detecção do LS foi de 99% e os resultados de positividade foram semelhantes ao do estudo randomizado. Assim a prática da BLS em pacientes com cirurgia mamária prévia passou a ser utilizada e hoje não é mais considerada contraindicação.

Partindo deste mesmo pressuposto, a presença de cirurgia estética prévia da mama não deveria ser uma contraindicação para tal. Rodriguez, em 2009, com uma série de 70 casos de pacientes com cirurgia estética prévia (mamoplastia redutora e de aumento por via periareolar e sulco inframamário) submetidas a BLS, encontrou uma identificação de 100% e a taxa de positividade foi semelhante ao estudo aleatorizado.

Assim, a realização da BLS neste grupo de pacientes parece é segura e deve ser encorajada.

Prognóstico

Em todos os estudos com seguimento de mais de 5 anos, o prognóstico das pacientes submetidas à cirurgia estética da mama foi exatamente igual ao das pacientes sem cirurgia estética. Mesmo o estudo publicado por Silverstein em 1988 no qual as pacientes submetidas a mamoplastia de aumento apresentavam pior prognóstico, quando este estudo foi atualizado isto já não se confirmou. Portanto, o prognóstico é igual para pacientes com ou sem cirurgia estética da mama e depende exclusivamente do estadiamento inicial e das características biológicas do tumor.

Conclusão

A cirurgia estética da mama é uma das técnicas cirúrgicas mais bem sucedidas da história da medicina. É também uma conquista da mulher moderna, interferindo positivamente na autoestima e qualidade de vida. Cada vez mais procedimentos serão realizados e cada vez mais evidências de como se tratar adequadamente o câncer de mama nestas mulheres aparecerá. O implante mamário não é fator de risco para câncer de mama e nem dificulta o seu diagnóstico ao ponto de interferir no prognóstico da doença. A cirurgia de redução de mama não aumenta o número de biópsias desnecessárias, mas sim, diminui o risco de câncer de mama. Apesar de ainda carecer de evidências científicas mais sólidas não é necessário esperar por estudos randomizados longos e de difícil realização para indicarmos a BLS e a realização da cirurgia conservadora em casos selecionados. Estas pacientes devem ser tratadas dentro dos mesmos protocolos indicados para pacientes sem cirurgia estética da mama. Novos estudos prospectivos sobre incidência, fisiopatologia e tratamento de Linfoma de Células Anaplásicas associado ao implante mamário são necessários para melhor entendimento desta doença. Informações sobre raridade do evento e bom prognóstico da patologia devem ser dadas às pacientes, evitando pânico nas pacientes que possuem ou desejam a colocação de implante mamário estético.

Leitura recomendada

1. Handel N, Silverstein MJ: Breast cancer diagnosis and prognosis in augmented women. Plast. Reconstr. Surg. 2006 Sep 118(3):587-93.

Estudo de coorte prospectiva no qual foram analisados 4082 casos de câncer de mama em mulheres entre 1981 e 2004. Destas, 129 apresentaram câncer de mama após implante mamário. Na primeira publicação, o grupo com implante apresentava um prognóstico oncológico pior ao diagnóstico. Nesta atualização, o prognóstico não foi significativo entre os dois grupos, e não houve diferença no estádio inicial. No grupo com implantes foram feitos mais diagnósticos com a autopalpação do que no grupo controle, sugerindo que o implante facilitaria o diagnóstico de câncer de mama no exame físico.

2. Muir TM, Tresham J, Fritschi L, Wylie E. Screening for breast cancer post reduction mammoplasty. Clin Radiol 2010 Mar;65(3): 198-205.

   Estudo de corte transversal em mais de 244 mil mulheres submetidas a exame de screening mamográfico na Austrália, das quais 4734 tinham mamoplastia redutora prévia. Foi significativa a menor incidência de casos de câncer de mama no grupo com mamoplastia prévia (RR: 0.71). Não houve diferença no número de "recall" para exame mamográfico mais aprofundado entre os dois grupos. Conclusão: As alterações do parênquima mamário após mamoplastia de aumento não interferem no screening mamográfico.

3. Rodriguez Fernandez J, Martella S, Trifirò G, Caliskan M, Chifu C, Brenelli F, Botteri E, Rossetto F, Rotmensz N, Rietjens M, Veronesi P. Sentinel node biopsy in patients with previous breast aesthetic surgery. Ann Surg Oncol. 2009 Apr;16(4):989-92.

   Estudo de coorte prospectiva em 70 pacientes com cirurgia mamária estética prévia (Mamoplastia redutora e implantes mamários) foram diagnosticadas com câncer de mama e submetidas a biópsia do linfonodo sentinela. O índice de identificação do LS foi de 100%. O LS foi positivo em 32% dos casos e em um seguimento médio de 19 meses não foram observadas nenhuma recidiva axilar.

4. Geunther J.M., Tokita K.M., Giuliano A.E.: Breast-conserving surgery and radiation after augmentation mammoplasty. Cancer 1994; 73:2613.

   Coorte prospectiva de 20 pacientes com implantes mamários submetidas a quadrantectomia e radioterapia adjuvante. Não houve dificuldade técnica na realização da radioterapia e em 85% das pacientes o resultado cosmético final foi considerado bom ou excelente. No seguimento de 4 anos não foram detectadas recidivas locais.

5. Current Trends in the Oncologic and Surgical Managements of Breast Cancer in Women with Implants: Incidence, Diagnosis, and Treatment. Veronesi P[1], De Lorenzi F[2], Loschi P[3], Rietjens M[3], Veronesi U[1]. Aesthetic Plast Surg. 2016 Apr;40(2):256-65.

   Revisão de câncer de mama em pacientes com implantes, discutindo aspectos do diagnóstico, tratamento e prognóstico. Resultados do estudo de IORT em paciente com prótese e cirurgia conservadora, demonstrando que esta técnica diminui contratura capsular e assimetria.

6. Kaartinen I, Sunela K, Alanko J, et al. Breast implant-associated anaplastic large cell lymphoma – From diagnosis to treatment. Eur J Surg Oncol. 2017 Jun 7.ejso.2017.05.021 [Epub ahead of print].

   Revisão da literatura sobre Linfoma Anaplásico e prótese mamária. Patologia rara, na maioria das vezes de excelente prognóstico, mas que incidência vem aumentando.

Capítulo 56

Tratamento locorregional em pacientes com câncer de mama metastático

GPM – Grupo de Pesquisas em Mastologia

O tratamento local utilizando cirurgia com ou sem radioterapia em pacientes portadoras de câncer de mama metastático sempre foi reservado para situações extremas de lesões localmente avançadas, com objetivo de paliação de sintomas (cirurgia "higiênica").

Porém, estudos retrospectivos publicados na última década demonstraram possível benefício da cirurgia no prognóstico global das pacientes com doença metastática no momento do diagnóstico (*de Novo*). Paralelamente, estudos em carcinomas de outros órgãos, tais como rim e ovário, também observaram melhor sobrevida nos pacientes que tiveram o tumor primário retirado mesmo com doença metastática.

Tais fatos renovaram o interesse sobre a abordagem local das mulheres com câncer de mama metastático ao diagnóstico. Soma-se a este fato o aumento de pacientes nestas condições, seja pela melhora na sobrevida, seja pelo aumento da sensibilidade dos métodos diagnósticos.

Epidemiologia

Estima-se que cerca de 5% dos novos casos de câncer de mama em países desenvolvidos sejam metastáticos. Em outras partes menos desenvolvidas estes números podem chegar números bem maiores.

Dados brasileiros estimam que cerca de 5% a 10% dos novos casos de câncer de mama já tenham doença disseminada.

Teorias biológicas discordantes

Estudos em animais sugerem que a retirada do tumor primário leva a aumento da circulação de fatores de crescimentos celular que estimulam o crescimento das metástases.

Porém, outros estudos semelhantes demonstram aumento da permeabilidade tumoral às medicações, melhora dos estado nutricional e aumento da efetividade da terapia após a citorredução.

Estudos retrospectivos

Dados populacionais norte-americanos observaram que pouco mais da metade das pacientes com câncer de mama no estádio clínico IV (EC IV) foram submetidas à cirurgia do tumor primário. Na década de 90 a maioria das cirurgias ocorria para melhora de sintomas locais, porém na década seguinte, cerca de 2/3 das cirurgias tinham objetivo terapêutico.

Inúmeros estudos retrospectivos avaliaram o prognóstico das mulheres operadas em comparação com o grupo sem remoção do tumor primário. A análise conjunta destes estudos demonstrou benefício da cirurgia (Figura 56.1).

Apesar destes estudos sugerirem que a cirurgia é vantajosa, a análise mais criteriosa demonstra que isto se deve à seleção das melhores pacientes. Na maio-

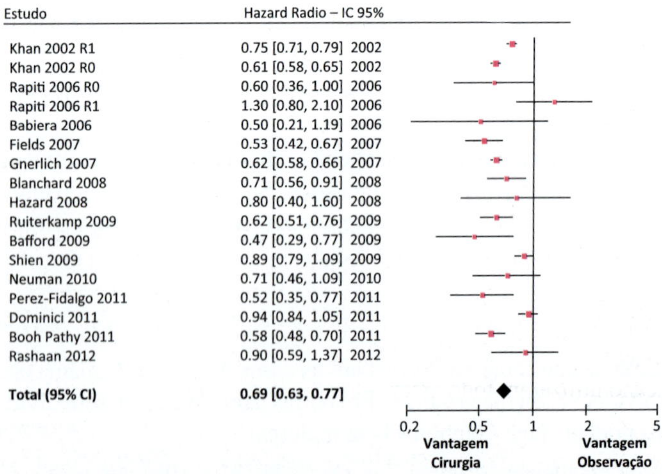

Figura 56.1: Metanálise de estudos retrospectivos sobre o impacto da cirurgia mamária em pacientes com câncer de mama metastático na sobrevida global. Fonte: Adaptado de: Petrelli F, Barni S. Med Oncol, 2012; 29:3282-90.

ria dos relatos as pacientes operadas eram mais jovens, com melhor condição socioeconômica, com menos metástases viscerais e menor quantidade de doença.

Todavia, mesmo com estas limitações, algumas impressões sobre a cirurgia podem ser obtidas. A primeira é que aparentemente as mulheres que tinham margens cirúrgicas livres tiveram melhor evolução que aquelas com margens comprometidas, sugerindo que a técnica cirúrgica deve ser semelhante aos tumores iniciais.

Outra consideração é que a cirurgia aparenta ser relevante para mulheres com doença estável ou controlada entre três e nove meses após o diagnóstico e não nos tumores recém diagnosticados (evolução imprevisível) e nem naqueles estáveis há mais de nove meses (pouco agressivos).

Finalmente, os estudos retrospectivos também sugerem que os tumores luminais teriam maior impacto na realização da cirurgia.

Não é possível avaliar qual a cirurgia axilar ou radioterapia ideais nestas pesquisas, pois os dados são bastante escassos.

Estudos clínicos randomizados

Existem 3 estudos prospectivos randomizados publicados ou apresentados sobre o assunto realizados nos seguintes países: Turquia, Índia e Áustria. Além disso, existem dois outros estudos ainda em andamento (EUA/Canadá e Japão).

Os principais estudos prospectivos randomizados seguem basicamente dois desenhos:

- Randomização primária das pacientes do estudo entre cirurgia ou observação;
- Realização de quimioterapia inicial e randomização apenas das pacientes com resposta clínica.

A cirurgia e a radioterapia seguiram os mesmos padrões de cirurgias de tumores iniciais. A quimioterapia também seguiu o protocolo habitual das respectivas instituições, com as respectivas limitações. Os estudos indiano e turco usaram quimioterapia baseada apenas em antracíclico na maioria das pacientes, com pouco uso de taxano ou terapia anti-HER2. Já os estudos austríaco e norte-americano utilizaram todo arsenal terapêutico disponível na medicina atual.

Os primeiros estudos a serem apresentados foram o turco e o indiano no final de 2013. Inicialmente ambos foram negativos, demonstrando que a cirurgia não alterava o prognóstico das pacientes. Porém, o seguimento maior do estudo turco sugere que existe benefício da cirurgia nas pacientes mais jovens, com tumores luminais e metástases ósseas ou metástases viscerais únicas.

O estudo indiano, escrito por Badwe et al., foi publicado em 2015. Neste estudo era feita inicialmente a terapia sistêmica e as pacientes sem resposta eram excluídas. A randomização incluiu 350 mulheres com doença metastática. A terapia cirúrgica era a mesma de tumores iniciais e a terapia sistêmica era feita quase exclusivamente com antracíclico (praticamente não foi usado taxano ou terapia anti-Her-2).

A avaliação após 2 anos demonstrou sobrevida média em cerca de 25% em ambos os grupos. A análise de subgrupos também não demonstrou benefício da cirurgia.

O estudo turco, realizado por Soran et al., foi apresentado na ASCO 2016. Neste estudo as pacientes foram randomizadas diretamente para cirurgia ou observação.

Diferente do estudo indiano, a randomização não foi adequada, selecionando os casos com melhor prognóstico (menos doença, menos metástase visceral e mais tumores luminais) para o grupo da cirurgia.

Foram avaliadas 274 pacientes, com seguimento médio de 5 anos. A análise final mostrou melhor prognóstico no grupo submetido à remoção do tumor primário. Este benefício foi observado nas mulheres jovens, com tumores luminais, com doença óssea somente ou metástase única.

Finalmente, o estudo austríaco, foi apresentado por Fitzal et al., na ASCO 2017. O desenho do estudo foi semelhante ao turco, randomizando as pacientes antes de qualquer terapia inicial. A randomização também foi inadequada, porém desta vez selecionando as melhores pacientes (menor quantidade de doença e mais uso de taxano) para o grupo sem cirurgia.

O seguimento de 37,5 meses não demonstrou vantagem na realização de cirurgia.

Dados preliminares do estudo norte-americano, chefiado por King et al., sugerem não haver vantagem no grupo operado. Porém, a pesquisa ainda está em andamento.

As características dos principais estudos conhecidos podem ser vistas na Tabela 56.1.

Tabela 56.1: Comparação entre os estudos prospectivos randomizados sobre cirurgia do tumor primário em pacientes EC IV (OBS: os resultados do estudo de Fitzal et al. estão em sobrevida média [meses])

Estudo	QT inicial?	N	Randomização adequada?	Seguimento	Sobrevida média		P
					Cirurgia	Controle	
Badwe et al.	Sim	350	Sim	24 meses	25%	25%	0,79
Soran et al.	Não	274	Não	60 meses	41,6%	24,4%	0,005
Fitzal et al.	Não	90	Não	37,5 meses	34,6 meses*	54,8 meses*	0,267

Em andamento, um estudo randomizado fase III do *Eastern Cooperative Oncology Group (ECOG)* chamado E2108, avaliará a sobrevida global, qualidade de vida e a incidência de doença em parede torácica intratável, em pacientes submetidas a cirurgia *versus* controle paliativo sem cirurgia.

Conclusão

A realização de cirurgia do tumor primário em pacientes com doença metastática deve ser restrita aos casos de doença ulcerada, objetivando controle local e melhora da qualidade de vida.

Os poucos estudos randomizados disponíveis não são conclusivos sobre o papel da cirurgia na melhora do prognóstico. Aparentemente a cirurgia não altera as chances de cura, porém pode haver algum benefício num grupo específico de mulheres jovens, com tumores luminais e poucas metástases ósseas.

Fluxograma

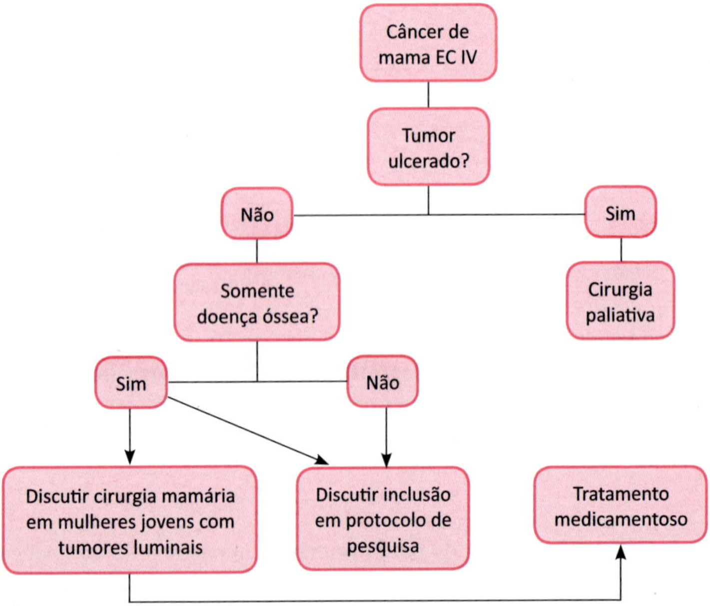

Fluxograma 56.1: Abordagem das pacientes com doença metastática ao diagnóstico *(DE NOVO)*.

Leitura recomendada

1. Khan SA. Surgical management of de novo Stage IV breast cancer. Seminars Radiat Oncol, 2016; 26: 79-86.

   Revisão sobre o papel da cirurgia em câncer de mama metastático.

2. Petrelli F, Barni S. Surgery of primary tumors in stage IV breast cancer: an updated meta-analysis of published studies with meta-regression. Med Oncol, 2012; 29(5): 3282-90.

   Metanálise dos principais estudos retrospectivos sobre o impacto da cirurgia no prognóstico. Nos estudos avaliados houve claro viés de seleção dos melhores casos para a cirurgia.

3. Badwe R, Hawaldar R, Nair N, Kaushik R, Parmar V, Siddique S et al. Locoregional treatment versus no treatment of the primary tumour in metastatic breast cancer: an open-label randomised controlled trial. Lancet Oncol, 2015; 16(13): 1380-8.

   Publicação do estudo indiano.

4. Soran A, Ozmen A, Ozbas S, Karanlik H, Muslumanoglu M, Igci A et al. A randomized controlled trial evaluating resection of the primary breast tumor in women presenting with de novo stage IV breast cancer: Turkish Study (Protocol MF07-01). ASCO 2016 – oral presentation. http://meetinglibrary.asco.org/record/122669/abstract.

Apresentação oral do estudo turco na ASCO 2016.

5. Florian Fitzal, Marija Balic, Vesna Bjelic-Radisic, Michael Hubalek, Christian F. Singer et al. Primary operation in synchroneous metastasized invasive breast cancer patients: first oncologic outcomes of the prospective randomized phase III ABCSG 28 POSYTIVE trial. ASCO 2017 – oral presentation. http://abstracts.asco.org/199/AbstView_199_185733.html.

Apresentação oral do estudo austríaco na ASCO 2017.

Capítulo

57

Radioterapia no câncer de mama

Ernane Bronzatti
Ludmila Oliveira Siqueira

Introdução

A radioterapia tem papel de destaque no manejo terapêutico das pacientes com câncer de mama, tanto nos quadros de apresentação inicial quanto na situação de neoplasia localmente avançada, sendo fator determinante no controle local e na sobrevida. Apresenta-se, também, com importante atuação paliativa no alivio de sintomas da doença metastática.

Neste capítulo, discutiremos as indicações de radioterapia no tratamento conservador de lesões "*in situ*" e invasoras, bem como sua indicação após mastectomia.

Breve histórico

A radioterapia moderna tem sua história iniciada em 1951, em Otawa no Canadá, onde foi produzido o primeiro equipamento emissor de fótons de mega voltagem disponível comercialmente. Conhecido como telecobaltoterapia, foi o primeiro a ser utilizado em larga escala na prática clínica. Hoje, quase totalmente substituídos por aceleradores lineares (Figura 57.1), dirigidos por poderosos *softwares*, e que são capazes de emitir a radiação de forma mais segura e precisa, minimizando muito os efeitos colaterais e complicações.

Ao longo deste período, observamos sua consolidação no cenário do tratamento multidisciplinar do câncer de mama. Neste contexto, caminhando junto com a evolução tecnológica, há uma permanente evolução nos conceitos relacionados ao tratamento oferecido. Das clássicas e bem estabelecidas indicações

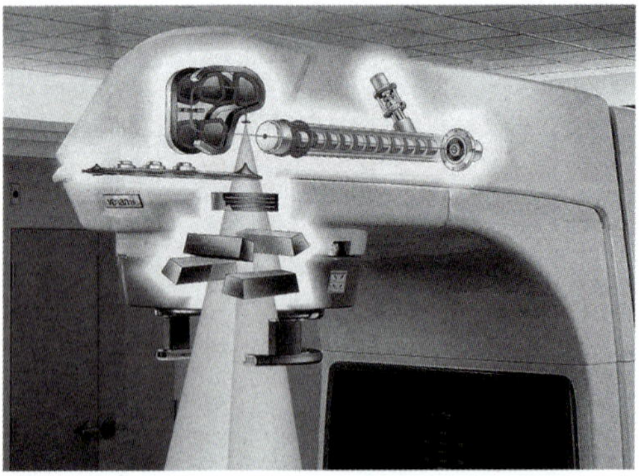

Figura 57.1: Acelerador linear

de radioterapia pós-mastectomia em caso de tumores localmente avançados ou radioterapia adjuvante em toda glândula mamária após cirurgia conservadora para tumores iniciais, passamos a considerar e implementar conceitos como a irradiação parcial de mama (exemplo: radioterapia intraoperatória) e diminuição do tempo total do tratamento (hipofracionamento).

A evolução tecnológica de obtenção de imagens, sua captura e utilização em sistemas de planejamento inovadores permitiu implementar técnicas mais sofisticadas de entrega da irradiação como os planejamentos em 3D, onde a previsão e controle absoluto de dose em cada órgão próximo ao alvo.

Principais tipos e esquemas

O tipo de radiações utilizadas no emprego clínico para tratamento de pacientes oncológicos são as radiações ionizantes, capazes de promover alterações na estrutura de organelas celulares ou mesmo na fita de DNA.

Elas podem ser geradas por fontes distantes do alvo (teleterapia) ou fontes que fiquem em contato direto com o alvo (braquiterapia): a de uso mais frequente em câncer de mama é a teleterapia, radiação externa com energia com alto poder de penetração conhecida como mega voltagem e produzida por aceleradores lineares ou telecobaltoterapia.

O tratamento padrão utiliza a irradiação de toda glândula mamária, com fracionamentos diários, em 5 frações por semana e com duração média de 5 a 6 semanas.

O reforço de dose indicado após concluída a irradiação de toda a mama é conhecido como *boost* e é realizado sobre o leito cirúrgico do tumor ressecado.

Indicações

Serão descritos abaixo, tratamentos com literatura consolidada, Nível I de evidencia, GRAU A de recomendação. Os consensos, novas modalidades de tratamento ou mesmo tendências, não foram colocadas como tratamento padrão.

Carcinoma "*in situ*" (Estádio 0)

Compreende aproximadamente 20% dos cânceres de mama diagnosticados, sendo divididos entre ductal e lobular. O carcinoma lobular "*in situ*" é considerada uma lesão precursora, que indica um risco elevado de câncer de mama. Não há papel para radioterapia no seu manejo.

Carcinoma ductal "*in situ*" (CDIS)

A radioterapia deve ser considerada para pacientes que foram submetidas à cirurgia conservadora. Não há papel para radioterapia nas pacientes submetidos à mastectomia com ou sem reconstrução mamária imediata.

Existem três ensaios randomizados e uma revisão sistemática que avaliam o papel da radioterapia após cirurgia conservadora. Eles demonstram que a radioterapia adjuvante diminui significativamente a chance de recidiva (Tabela 57.1).

Tabela 57.1: Cirurgia com ou sem Radioterapia ou Cirurgia com ou sem RT ou Cirurgia + Rt × Cirurgia. *Avaliou o uso do Tamoxifeno.

Estudo	Rec. local		
	CIR	CIR + RT	
NSABP B171	31.7%	15.7%	P < 0,000005
eortc 108532	25%	15%	p < 0,0001
ukcccr3*	14%	6%	p < 0,0001

Avaliação de 15 anos do estudo NSABP-17 confirmou que a associação de radioterapia e tamoxifeno pós cirurgia conservadora mantém excelente prognóstico a longo prazo na abordagem de carcinoma *in situ*.

Em alguns casos, o benefício da adição da radioterapia é menor, porém baseado nos estudos prospectivos não se conseguiu determinar um subgrupo de pacientes que não se beneficiaria da radioterapia adjuvante. No entanto, a observação após a cirurgia conservadora é uma opção que pode ser considerada em casos selecionados. Nesse sentido, estudo retrospectivo (Sagara Y et al. 2016) com cerca de 32.000 pacientes no banco de dados do SEER (*Surveilance*,

Epidemiology, and End Results) demonstrou benefício de sobrevida apenas nas pacientes com idade < 60 anos, tumores maiores que 1,6 cm e com alto grau nuclear, podendo ser considerado aceitável a não realização de radioterapia em situações que não incluíssem estes fatores e apresentem margens livres amplas.

A dose recomendada varia entre 45-50 Gy (unidade de medida de dose absorvida, em Joules/kg) em fracionamento convencional (1,8–2 Gy/dia) e deve incluir toda glândula mamária. O *boost* pode ser indicado, apesar de questionado por alguns autores quando se trata de CDIS operado com margens de ressecção livres.

Carcinoma invasivo – EC I a IIB

A cirurgia conservadora associada à radioterapia é considerada o tratamento padrão para a maioria das pacientes portadoras de tumores em estadios iniciais. Uma série de estudos prospectivos como o NSABP B-06 (Fisher B et al. 2002) e o EORTC-10801 (Litière S et al. 2012), além das metanálises, confirmam a equivalência entre Cirurgia Conservadora (CC) associada à radioterapia adjuvante e Mastectomia Radical (MR). Nestes ensaios, tanto o controle local quanto a sobrevida global são semelhantes para as duas modalidades terapêuticas. Além disso, metanálise de 17 estudos envolvendo mais de 10.000 pacientes que compararam a CC *versus* CC associada à radioterapia adjuvante demonstrou prejuízo, inclusive em sobrevida, principalmente nas pacientes com mau prognóstico.

Alguns estudos (Kunkler Y et al. 2015) desenhados para avaliar a necessidade de radioterapia no tratamento conservador indicam que o uso de radioterapia pode ser individualizado em pacientes idosas (> 70 anos) portadoras de tumor com receptores hormonais positivos. Nesse contexto, a omissão da radioterapia implicaria em uma maior recidiva local (1% x 4%), sem impacto em sobrevida global.

Quando houver indicação do uso de quimioterapia adjuvante, a radioterapia é normalmente realizada após a quimioterapia. À exceção de casos onde há margens exíguas ou positivas, postergar a radioterapia parece não aumentar de forma significativa as taxas de recidiva local. Quando for recomendado um esquema quimioterápico com CMF (ciclofosfamida, metotrexato e fluorouracil) podemos realizar radioterapia e quimioterapia concomitantemente.

A dose recomendada varia entre 45 a 50 Gy em fracionamento convencional (1,8–2 Gy/dia) e deve incluir toda glândula mamária.

Nas abordagens conservadoras do câncer de mama, o reforço de dose no leito tumoral (*boost*) deve ser realizado já que até 80% das recorrências ocorrem em torno do sítio da neoplasia. Trabalhos fase III evidenciam diminuição de

6% na recorrência local em 10 e até em 20 anos para pacientes que receberam o reforço de dose no leito cirúrgico. As doses recomendadas variam desde 10 Gy em 5 frações até 16 Gy, esta última em casos de margem positiva ou coincidente nos onde não é realizada ampliação de margens.

A irradiação de sítios de drenagem será abordada a seguir.

Fracionamentos alterados (hipofracionamento)

O tempo total de tratamento é um aspecto a ser considerado, não só em função da qualidade de vida das pacientes, mas também pelo custo financeiro e social resultante das ausências destas mulheres do seu lar e trabalho. Neste contexto, foram desenvolvidos ensaios randomizados para avaliar a não inferioridade dos regimes hipofracionados (menos frações e maior dose por fração) em relação ao tratamento convencional.

A eficácia destes esquemas foi revista, tanto do ponto de vista de controle oncológico quanto de resultado cosmético, em metanálise de 2010 envolvendo 7.095 mulheres em 4 estudos randomizados em avaliação de 5 anos. Não houve diferença em relação ao esquema de fracionamento usual nos parâmetros: risco de recidiva local, sobrevida global, aspecto da mama irradiada. No quesito de toxicidade, os esquemas hipofracionados apresentaram menores reações tanto agudas quanto tardias. Dois dos estudos incluídos nesta metanálise (START-A e START B) já foram avaliados em 10 anos de seguimento confirmando a segurança e efetividade de esquema hipofracionado. O emprego deste regime, no entanto, ainda não está bem definido em situação de tumores mais avançados, T > 5 cm com linfonodos positivos, e na eventual associação com terapias sistêmicas, quer seja quimioterapia ou anticorpo monoclonal.

Radioterapia parcial de mama

Refere-se a utilização de radioterapia usualmente em doses-dia mais altas e envolvendo menor volume de tecido mamário, apenas o leito cirúrgico com margem. Entre as modalidades disponíveis estão: a braquiterapia, que pode ser com múltiplos catéteres implantados na mama, ou implante de um cateter único que possui um balão em sua extremidade – o MammoSite, que é posicionado no leito tumoral; a radioterapia intraoperatória e a radioterapia (RITOP) conformada restrita ao leito cirúrgico.

O racional para o tratamento apenas do leito tumoral vem de extensas séries que mostram que a recorrência local localiza-se, na grande maioria das vezes, no leito cirúrgico.

Apesar de resultados preliminares mostrarem a exequibilidade e baixa toxicidade, a seleção de pacientes elegíveis para radioterapia parcial de mama precisa ser criteriosa (Correa C et al., 2017) Portanto, recomenda-se que as pacientes elegíveis sejam portadoras de tumores únicos e menores que 3 cm, com características histológicas favoráveis, margens de ressecção livres, ausência de comprometimento linfonodal e pós menopausadas. A Tabela 57.2 descreve recomendações da ASTRO (*American Society of Therapeutic Radiology and Oncology*, Smith et al 2009), e ESTRO (*European Society for Therapeutic and Oncology*, Polgar et al 2010), para pacientes elegíveis a radioterapia parcial.

Pacientes que não preencham esses critérios devem realizar o procedimento sob protocolo clínico controlado.

Tabela 57.2: @ASTRO – *American Society for Therapeutic Radiology and Oncology*, BLS – biópsia de linfonodo sentinela, CDI – *carcinoma ductal invasor*, CDIS – *carcinoma ductal in situ*, CLIS – carcinoma lobular in situ, ESTRO – *European Society for Therapeutic Radiology and Oncology*.

Variavel	Aceitável ASTRO	Baixo Risco ESTRO
Idade	60 anos	50 anos
Mutação do gene BRCA	Não	Indiferente
Tamanho tumoral	Menor 2 cm	Menor 3 cm
Estadiamento T	T 1	T1 e T2
Margens	Negativas ≤ 2 mm	Negativas
Grau	Indiferente	Indiferente
Invasão linfovascular	Não	Não
Receptores hormonais	Positivos	Qualquer
Multicentricidade	Unicêntrico	Unicêntrico
Multifocalidade	Unifocal	Unifocal
Histologia	CDI, mucinoso, tubular ou coloide	Qualquer
CDIS	Não	Não
Componente in situ extenso CLIS associado	Não	Não
CLIS associado	Permitido	Permitido
Estadio nodal	pNo por BLS ou linfadenectomia	pNo por BLS ou linfadenectomia
Tratamentos neoadjuvantes	Não	Não

Estudos randomizados estão em andamento para estabelecer a equivalência com a irradiação de toda mama, sobretudo o NSABP B39/RTOG 0413 já com recrutamento encerrado. Estudo ELIOT (Veronesi U, 2013) conduzido pelo Instituto Europeu de Oncologia, de Milão, tem avaliação de recidiva local em 5 anos maior que irradiação de toda mama (4,4% x 0,4%) mas no grupo de baixo risco fica com 1,5% *versus* 0,4%. De qualquer modo, seguimentos mais longos são necessários.

Carcinoma invasivo – EC IIB e III

Os pacientes portadores de câncer de mama localmente avançado são normalmente submetidos à mastectomia com esvaziamento axilar, porém em alguns casos é possível a realização do tratamento conservador.

Pacientes submetidos à quimioterapia neoadjuvante devem ser manejados segundo estadiamento clínico pré-quimioterapia.

A radioterapia pós mastectomia está relacionada com benefício, inclusive de sobrevida. Em meta-análise[10] (Group EBCTCG et al. 2014) com 22 ensaios randomizados foi observado ganho de 17-19% em controle local em 5 anos, apresentando benefício absoluto de sobrevida em torno de 5% com 15 anos de seguimento.

Está formalmente indicada em pacientes portadoras de tumores estadio T3 ou T4, na presença de mais de 3 linfonodos axilares comprometidos ou quando há extravasamento capsular e quando há margens comprometidas. Alguns centros indicam radioterapia adjuvante quando há comprometimento de 1-3 linfonodos no esvaziamento axilar, apesar de evidências pouco claras em relação ao benefício. Nas pacientes mastectomizadas com tumores com maior risco de recorrência, a radioterapia sobre a parede torácica ou sobre a mama reconstruída deve ser considerada. Entre os fatores de risco considerados neste cenário, deve-se salientar a idade, a presença de invasão vásculo-linfática, o perfil imunoistoquímico (IHQ) e o grau de diferenciação histológico.

- Sítios de drenagem: As áreas anatômicas que estão associadas com disseminação linfonodal são: fossa supraclavicular (FSC), mamária interna (MI) e axila. A dose recomendada para tratamento é de 45-50,4 Gy em fracionamento convencional. Nos casos em que há comprometimento axilar, se houver 4 ou mais linfonodos positivos indicamos a irradiação da FSC. Nos casos em que há 1–3 linfonodos comprometidos, outros fatores de risco, como a extensão do esvaziamento axilar, devem ser considerados para avaliar a indicação de radioterapia complementar. Nos casos de axila positiva em que são esvaziados menos de 10 linfonodos axilares, ou a proporção de linfonodos comprometido em relação aos esvaziados é alta, deve ser indicada a irradiação da FSC e também considerada a irradiação do campo axilar. Além disso, outros fatores devem ser considerados quando menos de 4 linfonodos estão comprometidos: tamanho tumoral, presença de invasão vásculo-linfática, extravasamento capsular, perfil IHQ, *status* menopausal e tamanho tumoral. A irradiação da cadeia mamária interna é controversa, devendo ser empregada quando há evidência clínica, radiológica ou patológica, ou características que sugiram fortemente o comprometimento.

Noções básicas de técnica

A radioterapia conhecida como convencional é a técnica de irradiação mais utilizada no tratamento do câncer de mama no Brasil. A área a ser irradiada é baseada em referências anatômicas externas e em imagens bidimensionais (2D). Os pacientes são tratados na posição supina. O braço do lado acometido deve estar abduzido no mínimo 90 graus.

No caso de cirurgia conservadora, todo tecido mamário deve ser incluído nos campos tangentes de irradiação (Figura 57.2).

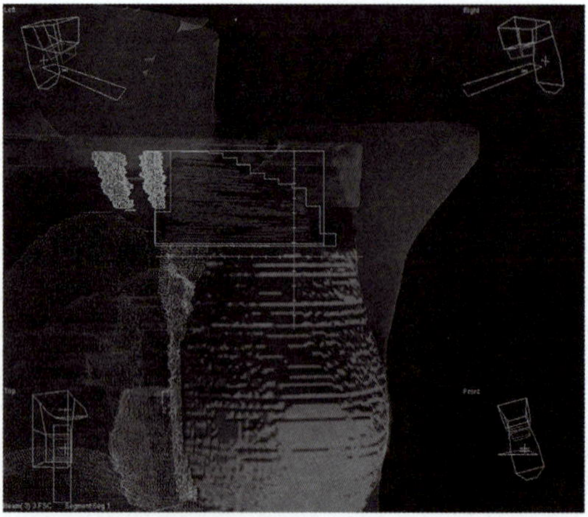

Figura 57.2

É recomendado planejamento conformacional (baseado na imagem de tomografia computadorizada) ou IMRT (do inglês: Radioterapia de Intensidade Modulada) que permite limitar dose em órgãos de risco como coração e pulmão e gerar uma melhor cobertura do volume-alvo (Figura 57.3).

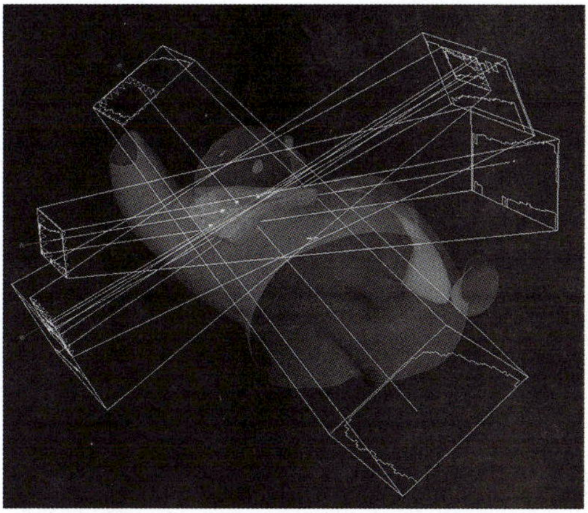

Figura 57.3

Efeitos colaterais

As complicações são classificadas em agudas (< 90 dias) ou crônicas (> 90 dias). A toxicidade aguda mais comumente observada é cutânea (radiodermite), sendo o vermelhidão da pele o principal sintoma observado. Outros sintomas descritos, menos comumente, são: fadiga, desconforto associado a dor e edema locais.

Uma complicação tardia que pode ser observada é o edema de membro superior, que é mais frequente quando se associa esvaziamento axilar e radioterapia de FSC e axila. Muito raramente são descritos: telangiectasias, fibrose cutânea e pulmonar, fratura de costela e cardiotoxicidade. Esta pode ser potencializada pelo uso de antracíclicos e trastuzumab. Plexopatia braquial e estenose de carótida são descritas quando a FSC e axila são irradiadas.

Segundo o EBCTCG (*Early Breast Cancer Trialists' Collaborative Group*), houve acréscimo de risco para segunda neoplasia (leucemia, sarcoma, esôfago e pulmão), excluindo mama, de 0,1% em 10 anos.

Contraindicações

A radioterapia está contraindicada em casos de gravidez sendo consideradas contraindicações relativas: doenças do colágeno como LES e esclerodermia, além da irradiação prévia da parede torácica.

Fluxogramas

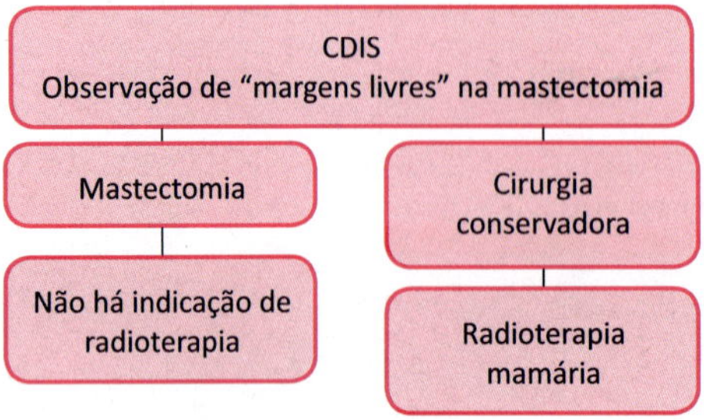

Fluxograma 57.1

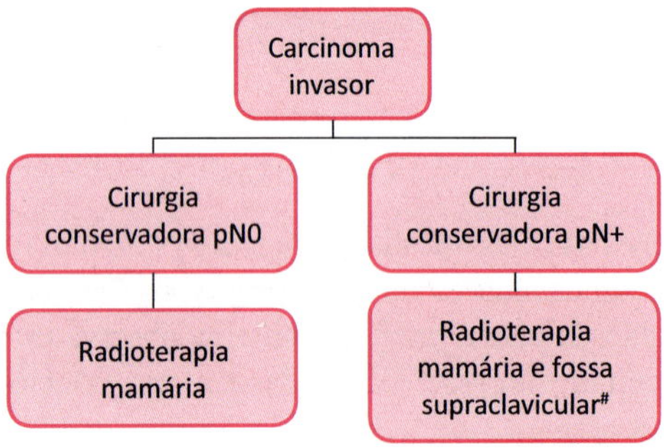

Fluxograma 57.2

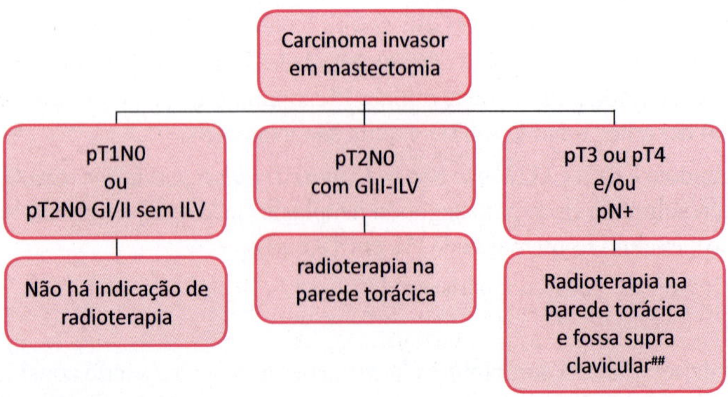

Casos selecionados

Fluxograma 57.3

Leitura recomendada

1. Goodwin A, Parker S, Ghersi D, Wilcken N. Post-operative radiotherapy for ductal carcinoma in situ of the breast. *Cochrane Database of Systematic Reviews* 2009, Issue 1. Art.No.: CD000563.

   Ambas técnicas com curto seguimento, mas resultados promissores para grupo de pacientes de baixo risco. No momento, recomendado apenas dentro de protocolos institucionais.

2. Wapnir IL, Dignam JJ, Fisher B, et al. Long term outcomes of invasive ipsilateral breast tumor recurrences after lumpectomy in NSABP B-17 and B-24 randomized trials for DCIS. J Natl Cancer Inst 2011;103:478.

   Revisão sistemática dos 4 estudos randomizados sobre RT em CDIS: NSABP B17, EORTC 10353, UKCCCR e SweDCIS. Redução do total de recidivas: 51% (95% IC: 0,41-0,59). Interpretação: benefício em todos os subgrupos de pacientes e efeitos colaterais desprezíveis.

3. Sagara Y, Freedman RA, Vaz-Luis I, et al. Patient prognostic score and associations with survival improvement offered by radiotherapy after breast conserving surgery for ductal carcinoma in situ: a population-based longitudinal cohort study. J Clin Oncol 2016; 34:1190.

   Ambas as metanálises demostraram que o hipofracionamento da radioterapia no pós--operatório de cirurgia conservadora de tumores iniciais de cancer de mama apresentam os mesmos resultados em termos de controle local que os fracionamentos usuais em avaliação de até 10 anos.

4. Fisher B, Anderson S, Bryant J, et al. Twenty-year follow-up of a randomized trial comparing total mastectomy, lumpectomy, and lumpectomy plus irradiation for the treatment of invasive breast cancer. *N Engl J Med* 2002; 347:1233–1241.

   NSABP B-06 - Estudo randomizado que compara: mastectomia radical x CC x CC + RT (50 Gy). 1851 pacientes, EC: I e II (< 4 cm com margens negativas) seguidas por 20 anos. Sem diferença na SG ou SLD. Interpretação: Redução da recidiva local (39% x 14%), quando adicionada RT no grupo da CC.

5. Clarke M, Collins R, Darby S, et al. Effects of radiotherapy and of differences in the extent of surgery for early breast cancer on local recurrence and 15-year survival: an overview of the randomised trials. Lancet 2005; 366:2087-2106.

   Metanálise de estudos que compararam CC x CC + RT; total 7300 mulheres, Interpretação: ganho em controle local e sobrevida.

6. Bartelink H, Maigon P, Poortmans P, et al. Whole breast irradiation with anda without a boost for patients treated with breast-conserving surgery for early breast cancer: 20-year follow-up a randomized phase III trial. *Lancet*, 2015;16:47-56.

   Comparou a realização ou não de reforço de dose após 50 Gy (Boost) em 5318 pacientes após seguimento de 20 anos. Interpretação: mesmo a longo prazo manteve-se benefício claro em controle local, principalmente para pacientes jovens.

7. Early Breast Cancer Trialists' Collaborative Group (EBCTGG), Darby S, McGale P, Correa C et al. Effect of radiotherapy after breast-conserving surgery on 10-year recurrence and 15-year breast cancer death: meta-analysis of individual patients data for 10.801 women in 17 randomized trials. *Lancet*, 2011; 378: 1707-1716.

   Metanálise demostrou que a radioterapia realizada após cirurgia conservadora reduz pela metade o índice de recidiva em 10 anos e o risco de morte por câncer de mama em cerca de 1/6 em 15 anos.

8. Havilland JS, Owen JR, Dewar JA, et al. The UK Standardization of Breast Radiotherapy (START) trials of radiotherapy hypofractionation for treatment of early breast cancer: 10-year follow-up results of two randomized controlled trials. *Lancet Oncol*. 2013;14: 1086-1094.

9. James ML, Lehman M, Hider PN, et al. Fraction size in radiation treatment for breast conservation in early breast cancer. *Cochrane Database Syst Rev*. 2010.

10. Silverstein MJ, Fastner G, Maluta S, et al. Intraoperative radiation therapy: a critical analysis of the ELIOT and TARGIT trials. Ann Surg Oncol. 2014; 21:3787-3792.

11. Wapnir I et al. Long-Term Outcomes of Invasive Ipsilateral Breast Tumor Recurrences After Lumpectomy in NSABP B-17 and B-24 Randomized Clinical Trials for DCIS. JNCI: Journal of the National Cancer Institute, v. 103, n. 6, p. 478-488, 2011.

12. Group E et al. Breast-Conserving Treatment With or Without Radiotherapy in Ductal Carcinoma--In-Situ: Ten-Year Results of European Organisation for Research and Treatment of Cancer Randomized Phase III Trial 10853—A Study by the EORTC Breast Cancer Cooperative Group and EORTC Radiotherapy Group. Journal of Clinical Oncology, v. 24, n. 21, p. 3381-3387, 2006.

13. Cuzick J et al. Effect of tamoxifen and radiotherapy in women with locally excised ductal carcinoma in situ: long-term results from the UK/ANZ DCIS trial. The Lancet Oncology, v. 12, n. 1, p. 21-29, 2010.

14. Sagara Y et al. Patient Prognostic Score and Associations With Survival Improvement Offered by Radiotherapy After Breast-Conserving Surgery for Ductal Carcinoma In Situ: A Population--Based Longitudinal Cohort Study. Journal of Clinical Oncology, 2016.

15. Fisher B et al. Twenty-five-year follow-up of a randomized trial comparing radical mastectomy, total mastectomy, and total mastectomy followed by irradiation. The New England journal of medicine, v. 347, n. 8, p. 567-75, 4 ago. 2002.

16. Litière S et al. Breast conserving therapy versus mastectomy for stage I–II breast cancer: 20 year follow-up of the EORTC 10801 phase 3 randomised trial. The Lancet Oncology, v. 13, n. 4, p. 412-419, 2012.

17. Kunkler I et al. Breast-conserving surgery with or without irradiation in women aged 65 years or older with early breast cancer (PRIME II): a randomised controlled trial. The Lancet Oncology, v. 16, n. 3, p. 266273, 2015.

18. Correa C et al. Accelerated Partial Breast Irradiation: Executive summary for the update of an ASTRO Evidence-Based Consensus Statement. Practical Radiation Oncology, v. 7, n. 2, p. 73-79, 2017.

19. Veronesi U et al. Intraoperative radiotherapy versus external radiotherapy for early breast cancer (ELIOT): a randomised controlled equivalence trial. The lancet oncology, v. 14, n. 13, p. 1269-77, 2013.

20. Group EBCTCG et al. Effect of radiotherapy after mastectomy and axillary surgery on 10-year recurrence and 20-year breast cancer mortality: meta-analysis of individual patient data for 8135 women in 22 randomised trials. The Lancet, v. 383, n. 9935, 2014.

Capítulo 58

Hormonioterapia adjuvante do câncer de mama

Andrea K. Shimada
João Victor Machado Alessi
Bruna Zucchetti
Artur Katz

Introdução

O estrogênio desempenha papel fundamental no desenvolvimento do câncer de mama e o seu bloqueio é a base da hormonioterapia.

O tratamento hormonal é a pedra angular do tratamento sistêmico adjuvante em função do seu benefício e do número de pacientes candidatas ao seu uso.

Breve histórico

Beatson, há mais de um século, mostrou pela primeira vez a dependência do estrogênio na gênese do câncer de mama.

Diversos estudos e metanálises comprovam o benefício em sobrevida global da endocrinoterapia no cenário adjuvante em pacientes com receptor hormonal positivo (RH+) associado a um perfil de toxicidade leve e manejável.

Neste contexto, os agentes empregados são os moduladores seletivos do receptor de estrogênio (SERM) e os inibidores de aromatase (IA).

Principais tipos

Moduladores seletivos do receptor de estrógeno (SERM)

São drogas que podem funcionar como agonistas, antagonistas ou agonista\ antagonista dependendo do tecido alvo em que irão agir. São eles: Tamoxifeno, Raloxifeno, Fulvestranto.

Dentre eles, o tamoxifeno foi o mais estudado e utilizado nos trabalhos de adjuvância. Ele inibe o crescimento das células tumorais por antagonismo competitivo nos receptores de estrógeno (RE) do tecido mamário. Entretanto, sua ação é complexa, pois também age como agonista parcial. Esse efeito agonista pode ser tanto benéfico (prevenção de desmineralização óssea) quanto maléfico (aumento na incidência de câncer endometrial e eventos tromboembólicos).

A atividade do tamoxifeno é dependente do *status* do RE e, em menor relevância, do *status* do receptor de progesterona (RP).

Em caráter adjuvante, o benefício do seu uso independe de idade, comprometimento axilar e do emprego prévio de quimioterapia.

O tamoxifeno tornou-se tratamento padrão para mulheres com câncer de mama RH +. O seu uso por cinco anos levou a reduções relativas das taxas de recidiva (41%) e de morte por câncer de mama (34%), além da redução na incidência de câncer de mama contralateral (39%).

A dose padrão é de 20 mg ao dia por cinco anos até estudos recentes demonstrarem benefício no tratamento prolongado.

O estudo ATLAS avaliou o impacto da extensão do tratamento com tamoxifeno por 10 anos. Incluiu quase 13.000 mulheres pré e pós-menopáusicas que estavam por completar o tratamento com tamoxifeno por 5 anos ou que haviam completado seu uso no último ano. As pacientes foram aleatorizadas, sem o emprego de placebo, para encerrarem o tratamento ao término dos 5 anos ou prolongá-lo por 10 anos.

Dentre as mulheres portadoras de tumores com RH+, a continuidade do uso de tamoxifeno por 10 anos proporcionou uma redução de recidiva do tumor quando comparado às recidivas ocorridas entre as pacientes que interromperam o seu uso após 5 anos. Assim, o risco de recidiva e mortalidade foi reduzido de forma estatisticamente significativa.

O risco cumulativo de recidiva verificado entre os anos 4 e 14 de seguimento foi de 21,4% entre as mulheres que realizaram o tratamento por 10 anos *versus* 25,1% que descontinuaram o tamoxifeno após cinco anos.

Da mesma forma, dentro do mesmo período de avaliação, a mortalidade foi reduzida de 15% para 12,2%, com uma redução absoluta de 2,8%, favorecendo o grupo tratado por 10 anos.

O tratamento prolongado foi bem tolerado, não associado ao aumento de mortalidade por outras causas (risco relativo de 0,99; $p = 0{,}84$) ao excluirmos câncer de mama como causa de morte.

Foi observado um aumento do risco de ocorrência de embolia pulmonar (risco relativo de 1,87; p = 0,01), acidente vascular cerebral (risco relativo de 1,06), doença cardíaca isquêmica (risco relativo de 0,76; p = 0,02) e câncer de endométrio (risco relativo de 1,74; p = 0,0002). O risco absoluto de desenvolvimento de neoplasia de endométrio entre os anos 5 e 14 de seguimento foi de 3,1% (mortalidade 0,4%) *versus* 1,6% (mortalidade de 0,2%), favorecendo as pacientes tratadas por 5 anos.

Para pacientes pré-menopáusicas sem contraindicação e boa tolerância e para aquelas com contraindicações ou intolerância aos IA, a extensão do tratamento com tamoxifeno por 10 anos deve ser considerada.

Somando-se aos dados do ATLAS, ainda aguardamos a publicação do estudo britânico aTTom (adjuvante *Tamoxifen Treatment offers more?*), que ratifica o benefício da adjuvância com Tamoxifeno por 10 anos. Neste estudo, apresentado na ASCO Anual Meeting de 2013, aproximadamente 7000 mulheres foram randomizadas para suspender o tamoxifeno com 5 anos de adjuvância ou estender o tratamento até completar 10 anos. O estudo mostrou benefício na diminuição de recorrência, mortalidade por câncer de mama e sobrevida global após o sétimo ano de tratamento.

Algumas drogas podem interferir no metabolismo do tamoxifeno, reduzindo a conversão da droga em endoxifeno, seu metabólito mais ativo, podendo potencialmente reduzir sua eficácia e consequentemente aumentar o risco de recorrência de câncer de mama. Entre elas estão aquelas que inibem o citocromo P450 2D6(CYP2D6) como a fluoxetina, paroxetina, sertralina, cimetidina, amiodarona, ticlopidina, haloperidol e outros. Muito embora estudos clínicos, sobretudo retrospectivos, tenham produzido resultados contraditórios no que diz respeito à potencial interferência destas drogas na atividade do tamoxifeno, consideramos oportuno, se possível, evitar o uso concomitante do tamoxifeno e dos agentes supracitados.

Inibidores de aromatase (IA)

São drogas que inibem a conversão de androgênio em estrogênio nos tecidos periféricos (sobretudo tecido adiposo e fígado) e no tumor por meio da inibição enzimática. São exclusivamente empregados em mulheres na pós-menopausa, nas quais a aromatização do androgênio constitui a principal fonte de estrógeno. Nestas pacientes, os IA conferem um benefício adicional em relação ao tamoxifeno, especialmente em termos de redução de recidiva e na incidência de segundo tumor primário.

O tratamento padrão até recentemente era a utilização de IA por 5 anos ou o esquema de switch utilizando 2 a 3 anos de IA seguido de tamoxifeno ou 2 a 3 anos de tamoxifeno seguido de IA completando 5 anos de endocrinoterapia. Estudos atuais, entretanto, demonstram possível benefício no aumento da duração do tratamento hormonal em casos selecionados.

O estudo MA.17R procurou avaliar o impacto da extensão do uso de IA por mais 5 anos, totalizando 10 anos de hormonioterapia em mulheres que estavam por completar 5 anos de tratamento com tamoxifeno ou IA ou que haviam completado o tratamento no último ano. Foram incluídas cerca de 2000 mulheres e aleatorizadas para receber letrozol ou placebo por mais 5 anos com o objetivo primário de avaliar tempo livre de progressão com a extensão da hormonioterapia.

A sobrevida livre de progressão em 5 anos foi de 95% com letrozol e 91% com placebo, contudo não houve benefício na sobrevida global em 5 anos (93% com letrozol e 94% com placebo).

A extensão do uso de IA foi relacionado a diminuição de recidiva e da incidência de nova lesão contralateral, contudo foi observado um maior número de fraturas ósseas devendo ser analisado com cautela e de forma individual quais as candidatas que possivelmente terão benefício adicional com o tratamento prolongado.

Em pacientes de baixo risco, portadoras de osteoporose severa ou que tolerem mal os IA podem ser tratadas exclusivamente com tamoxifeno. O tratamento estendido deve ser considerado uma opção especialmente para pacientes consideradas de alto risco, tais como aquelas nas quais existe comprometimento linfonodal.

Os IA são drogas contraindicadas para mulheres pré- menopausa e devem ser usadas com extrema cautela naquelas pacientes que apresentam amenorréia induzida por quimioterapia, uma vez que poderá ocorrer reinício da função ovariana apesar da persistência da amenorréia clínica.

Em mulheres com mais de 40 anos, deve-se monitorar a função ovariana por pelo menos 6 meses e elas devem ser orientadas a informar ao médico caso os sintomas de menopausa não estejam mais presentes. Nestas, os níveis de FSH e estradiol devem ser averiguados seguidamente, afim de certificarmos a ausência de função ovariana.

Mulheres com menos de 40 anos não devem receber IA isoladamente e, se houver interesse em utilizá-lo (contraindicação ao tamoxifeno por exemplo), deve-se suprimir a função ovariana.

No estudo ATAC, observou-se que as pacientes com massa óssea normal não desenvolveram osteoporose com o uso de IA, embora a osteopenia tenha ocorrido em alguns casos. As pacientes com osteopenia de base tiveram pequeno risco de desenvolver osteoporose.

A maior taxa de perda de massa óssea ocorreu nos primeiros 2 anos de uso de IA e a recomendação do uso precoce de bisfosfonatos baseia-se nos dados dos estudos Z-FAST e ZO-FAST que mostraram aumento de massa óssea com o tratamento precoce.

O emprego de bisfosfonatos, tais como o ácido zoledrônico, pode reduzir a perda óssea associada ao tratamento e conferir benefício em termos de sobrevida livre de doença (redução relativa de 40% no risco de recorrência).

Dados da metanálise do EBCTCG demonstram benefício na diminuição de recorrência óssea, no risco de fraturas e melhora da sobrevida das pacientes pós- menopáusicas em uso de IA.

Recomenda-se preferencialmente o ácido zoledrônico 4 mg endovenoso semestralmente por 3 anos, além da suplementação de cálcio e vitamina D.

O denosumab é um anticorpo monoclonal que inibe a atividade osteoclástica por meio da ligação com o RANK-L. Foi incorporado recentemente na oncologia devido aos seus benefícios na prevenção de perda de massa óssea e diminuição de eventos ósseos na doença metastática.

No cenário adjuvante, o estudo ABCSG-18 avaliou o uso do denosumab em mulheres pós-menopáusicas em uso de hormonioterapia adjuvante. Os resultados demonstraram claro benefício na redução de fraturas e possível ganho em sobrevida livre de progressão. Esses dados são promissores, contudo não publicados e, até os resultados definitivos dos estudos ABCSG-18 e D-CARE carecemos de recomendações definitivas para o seu uso no cenário adjuvante. As evidências atuais ainda favorecem o uso de bisfosfonados em termo de sobrevida.

Indicações

A endocrinoterapia deve ser oferecida a todas as mulheres com câncer de mama RH +. A escolha deve ser baseada no *status* hormonal (pré ou pós-menopáusica) de cada paciente e administrada somente após o término da quimioterapia.

Para pacientes pré-menopáusicas o tratamento padrão é tamoxifeno 20 mg ao dia por 10 anos baseado nos dados do estudo ATLAS.

A supressão ovariana, ablativa ou hormonal, deve ser considerada em casos selecionados e discutido individualmente em mulheres muito jovens (menores de 35 anos), com alto risco de recorrência e que continuam a menstruar regularmente ao final do tratamento quimioterápico com base nos resultados dos estudos SOFT ("*Supression of Ovarian function Trial*") e TEXT (*Tamoxifen and Exemestane Trial*), que demonstram benefício da supressão ovariana associada ao IA (exemestano) nessas pacientes.

No estudo SOFT, a supressão ovariana foi realizada por ooforectomia bilateral, radioterapia ovariana ablativa ou castração química com agonista GnRH.

Do total das pacientes randomizadas para estes estudos, foram avaliadas 240 pacientes com menos de 35 anos no estudo SOFT e 145 pacientes no estudo TEXT que realizaram supressão ovariana logo após o término da quimioterapia ou concomitante a ela (no caso do TEXT) por 5 anos.

A atualização desses estudos, publicada em junho de 2017, sobre a eficácia do tratamento e qualidade de vida, demonstrou que o intervalo livre de câncer de mama em 5 anos nas mulheres com menos de 35 anos foi de 67% com tamoxifeno, 75,9% com supressão ovariana + tamoxifeno e 83,2% com supressão ovariana + exemestano. Dados muito semelhantes no estudo TEXT, em que o intervalo livre de câncer de mama em 5 anos foi de 79,2% com tamoxifeno + ablação ovariana e 81,6% com exemestano + ablação ovariana.

Os sintomas vasomotores, como fogachos e suor foram os que mais trouxeram incômodo e prejuízo em relação a qualidade de vida, seguidos de secura vaginal e perda da libido, contudo não foram mais intensos que os observados nas pacientes com mais de 35 anos. Deve-se destacar também a perda de massa óssea precoce observada nessas pacientes. Apesar dos efeitos adversos relacionados ao bloqueio ovariano, muitas vezes eles podem ser manejáveis sem necessidade de interrupção do tratamento.

Para mulheres de alto risco e com menos de 35 anos, houve claro aumento no intervalo livre de progressão em 5 anos com o uso de supressão ovariana associada ao exemestano.

Para pacientes pós-menopáusicas, o tratamento padrão é o uso por 5 a 10 anos de IA (anastrozol 1 mg/dia ou exemestano 25 mg/dia ou letrozol 2,5 mg/dia).

As mulheres que iniciaram hormonioterapia durante a pré-menopausa e que entraram em falência ovariana durante seu uso poderão realizar troca de tamoxifeno por IA e, desde que não haja contraindicação ou efeitos colaterais limitantes, completar 10 anos de endocrinoterapia.

As mulheres que receberam 5 anos de tamoxifeno têm benefício com o uso adicional de 5 anos de IA, principalmente aquelas de alto risco, representadas sobretudo pelas portadoras de comprometimento linfonodal.

Para mulheres de baixo risco com contraindicação ao uso de IA ou má tolerância, pode-se considerar o emprego de tamoxifeno. A Tabela 58.1 sumariza os achados dos estudos ATLAS, SOFT, TEXT a MA17-R.

Tabela 58.1: Recentes estudos de adjuvância hormonal.

	ATLAS	SOFT	TEXT	MA17-R
Tratamento proposto	Tamoxifeno 20 mg/dia por 10 anos x Tamoxifeno 20 mg/dia por 5 anos	Mulheres pré-menopausa: Tamoxifeno x Tamoxifeno + Supressão ovariana (SO) x Exemestano + SO com a SO por 5 anos	Mulheres pré-menopausa: Tamoxifeno + Supressão ovariana (SO) x Exemestano + SO com a SO por 5 anos	Extensão de hormonioterapia após 5 anos: Letrozol 2,5 mg/dia por mais 5 anos x Placebo
Resultados	Redução absoluta da mortalidade em 2,8%	• Sobrevida livre de doença em 5 anos: 90,7% Tamoxifeno x 91.3% Tamoxifeno + SO x 93% Exemestano + SO • Não houve diferença significativa em sobrevida global	• Sobrevida livre de doença: HR 0,72 (95% CI, 0,60-0,85) a favor de SO + Exemestano. • Não houve diferença significativa em sobrevida global	• Sobrevida livre de doença em 5 anos: 95% com Letrozol x 91% com placebo (HR: 0,66) • Sem diferença em sobrevida global

Efeitos colaterais

Tamoxifeno

- Cardiovasculares: rubor, hipertensão, edema periférico, eventos tromboembólicos venosos, trombose venosa profunda, angina, isquemia cardíaca.
- Neurológicos: alterações de humor, depressão, insônia, tonturas, cefaleia, ansiedade, fadiga.

- Cutâneos: alterações cutâneas, rash, alopecia.
- Endócrinos: fogachos, retenção hídrica, alterações menstruais, amenorréia, hipercolesterolemia.
- Gastrointestinais: náuseas, perda ou aumento de peso, diarreia ou constipação.
- Genitourinários: alterações vaginais, sangramento vaginal, hiperplasia endometrial, pólipos, câncer de endométrio.
- Músculos esqueléticos: fraqueza, artrite, artralgia.
- Oculares: diminuição da acuidade visual, trombose veia retiniana, retinopatia, alteração da percepção de cores, catarata.

Inibidores de aromatase

- Cardiovasculares: vasodilatação, hipertensão, edema periférico, doença isquêmica.
- Neurológicos: alterações de humor, depressão, insônia, tonturas, cefaleia, ansiedade, fadiga, sonolência, letargia.
- Cutâneos: rash, alopecia, prurido.
- Endócrinos: fogachos, retenção hídrica, alterações menstruais, amenorréia, hipercolesterolemia.
- Gastrointestinais: náuseas, vômitos, diarreia ou constipação, dor abdominal, alteração de peso, anorexia, xerostomia, dispepsia;
- Genitourinários: infecções urinárias, vulvovaginites, alterações vaginais como ressecamento, sangramento, leucorreia;
- Músculos esqueléticos: fraqueza, parestesia, artrite, artralgia, mialgia, fraturas, dor lombar, dor óssea, osteoporose.

O perfil de toxicidade varia entre as medicações e, enquanto o tamoxifeno está associado a eventos tromboembólicos e câncer de endométrio, os IA estão mais ligados a osteoporose e fraturas.

Fluxograma

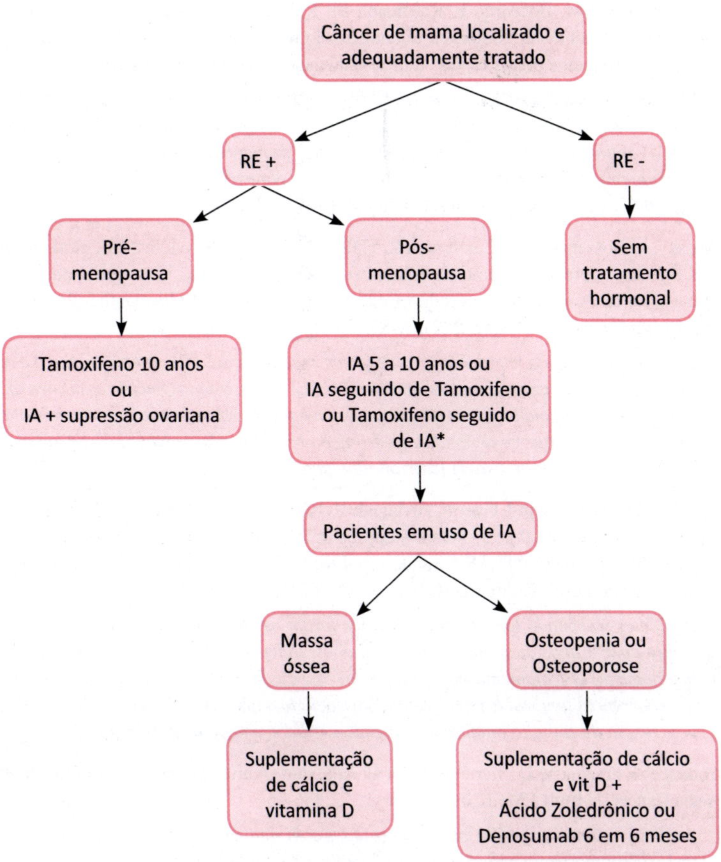

* Pacientes que entraram na menopausa durante o período de hormonioterapia

Fluxograma 58.1: Hormonioterapia.

Leitura recomendada

1. Jonat W, Gnant M, Boccardo F, Kaufmann M, Rubagotti A, Zuna I, et al. Effectiveness of switching from adjuvant tamoxifen to anastrozole in postmenopausal women with hormone--sensitive early-stage breast cancer: a meta-analysis. Lancet Oncol. 2006 Dec;7(12):991-6.

Metanálise de três estudos clínicos: ABCSG8, ARNO 95 e ITA com o objetivo de avaliar se o tratamento sequencial com anastrozol após 2 a 3 anos de tamoxifeno seria mais efetivo que a continuação deste por 5 anos. O tratamento sequencial mostrou aumento na sobrevida livre de progressão (HR 0,59; CI:0,48-0,74), de sobrevida livre de recorrência à distância (HR 0,61; CI:0,45-0,83) e sobrevida global (HR 0,71; CI:0,52-0,98).

2. Brufsky A, Bosseman LD, Coradonna R, Haley BB, Jones CM, Moore HC, et al. Zoledronic acid effectively prevents aromatase inhibitor-associated bone loss in postmenopausal women with early breast cancer receiving adjuvant letrozol: Z-FAST Study 36-month follow-up results. Clin Breast Cancer. 2009 May; 9 (2):77-85.

Pacientes recebendo letrozol adjuvante foram randomizadas (301 em cada grupo) a receber ácido zoledrônico precoce ou tardiamente. Após 12 meses, a densitometria óssea demonstrava densidade em coluna lombar 4,4% maior e, em bacia 3,3% maior no grupo com tratamento precoce. O uso precoce de ácido zoledrônico previne perda de massa óssea nas mulheres pós- menopáusicas em uso de letrozol adjuvante.

3. Davies C, Pan H, Godwin J, Gray R, Arriagada R, Raina V, et al. Long-term effects of continuing adjuvant tamoxifen to 10 years versus stopping at 5 years after diagnosis of estrogen receptor--positive breast cancer: ATLAS, a randomised trial. The Lancet [internet]. 2012 December 5. Available from: http://dx.doi.org/10.1016/S0140-6736(12)61963-1.

Pacientes recebendo tamoxifeno adjuvante foram randomizadas a interromperem o tratamento após 5 anos ou a completarem 10 anos, independentemente de sua idade ou status menopausal. O tratamento por 10 anos foi associado uma redução significativa do risco de recorrência tumoral e morte, estando associado a um pequeno incremento nos riscos de ocorrência de embolia pulmonar, isquemia cardíaca e neoplasia de endométrio.

4. Prudence A, Francis M.D, Meredith M, et al. Adjuvant Ovarian Suppression in Premenopausal Breast Cancer. N Engl J Med 2015 January: 372:436-46.

Análise conjunta com 4690 mulheres tratadas com supressão ovariana mais exemestano ou tamoxifeno mostrou vantagem para a combinação com IA com sobrevida livre de doença em 5 anos de 91,1% versus 87,3% (p < 0,01). Os resultados foram mais robustos quando observado a população de mulheres abaixo de 35 anos (83,4% versus 78%).

5. P.E.Goss, J.N. Ingle, K.I. Printchard, N.J. Robert, et al. Extending Aromatase-Inhibitor Adjuvant Therapy Therapy to 10 Years. N Engl J Med 2016July; 375:209-19.

O estudo MA.17R avaliou o impacto da extensão do uso de letrozol por mais 5 anos versus placebo. Foram incluídas 1918 pacientes e aquelas que receberam adjuvância estendida apresentaram aumento de sobrevida livre de doença com redução de 34% de recorrência (HR 0,66 e p 0,01). A extensão do uso de letrozol foi relacionado a diminuição da incidência de nova lesão contralateral e impacto modesto na recidiva à distância.

Capítulo 59

Quimioterapia adjuvante do câncer de mama

Sérgio Daniel Simon
Pedro H. Z. de Moraes
Vladimir Galvão de Aguiar

Definição

O tratamento quimioterápico adjuvante refere-se à administração sistêmica de agentes citotóxicos após o tratamento cirúrgico e visa tratar a doença micrometastática e, assim, retardar ou reduzir a chance de recidiva.

Histórico

No final do século XIX, Halsted revolucionou a cirurgia do câncer ao propor uma ampliação dos limites cirúrgicos da mama. Segundo ele, o câncer de mama se espalhava a partir da glândula mamária, de maneira concêntrica, para os tecidos circunjacentes e, a partir destes, para órgãos à distância. Esta teoria foi aceita durante cerca de 80 anos, quando Bernard Fisher e seus colaboradores, na Universidade de Pittsburgh, nos anos 60, sugeriram que a falha da mastectomia em curar certas pacientes decorreria da presença de micrometástases à distância, já presentes no momento da cirurgia. Esse grupo pioneiro, intitulado NSABP (*National Surgical Adjuvant Breast and Bowel Project*), relatou, em 1975, um melhor prognóstico em pacientes tratadas com l-fenilalanina mostarda via oral, adjuvante. Desse modo, introduziu-se na prática o conceito teórico de Fisher de que toda doença invasiva tem caráter sistêmico e, portanto, tratar precocemente as micrometástases traz benefício para as pacientes, especialmente as com alto risco de recidiva.

Há diversos esquemas disponíveis para o tratamento quimioterápico adjuvante. Os antracíclicos, taxanos, alquilantes e antimetabólitos representam as classes de agentes mais ativos. Doxorrubicina e epirrubicina, paclitaxel e docetaxel, ciclofosfamida, metotrexate e 5-fluorouracil são, respectivamente, as drogas mais eficazes e validadas por meio de estudos de fase III neste cenário. No caso específico de doença HER2+, os anticorpos anti-HER2, em conjunto com a quimioterapia, mostraram-se extremamente eficazes na melhoria do tratamento adjuvante destas pacientes.

Bonadonna et al (1976) testou a combinação de ciclofosfamida, metotrexate e fluoracila (CMF) e confirmou os benefícios da terapia adjuvante. Anos depois, a doxorrubicina (ou "Adriamicina") foi adicionado à ciclofosfamida (AC) na tentativa de diminuir o tempo de tratamento e demonstrou que 4 ciclos de AC eram equivalentes ao tratamento padrão de 6 ciclos de CMF. Para garantir o benefício das drogas utilizadas no esquema CMF, o metotrexate foi substituído por antracíclicos em protocolos posteriores, como FAC (Fluoracila, Doxorrubicina e Ciclofosfamida) e FEC (Fluoracila, Epirrubicina e Ciclofosfamida), com redução da mortalidade em 21% e do risco de recidiva em 16%, segundo o estudo do *Danish Breast Cancer Cooperative Group* (DBCG 89D). O NSABP-36 não confirmou esses dados e houve piora da qualidade de vida com mais amenorréia no esquema FEC, não mais indicado.

Os taxanos foram introduzidos no início dos anos 90. Diversos estudos randomizados de fase III (CALGB 9344, NSABP B-28, PACS 01, GEICAM 9906) avaliaram a eficácia do uso sequencial associado aos antracíclicos. Todos mostraram redução do risco de recorrência de forma significativa com aumento da sobrevida livre de progressão de 17% (esquema só com antracíclico) para 36% (esquema com antracíclico e taxano), um benefício absoluto de 4% a 6% respectivamente. Para somar o benefício dessas duas classes, o estudo BCIRG 001 comparou o esquema TAC (Docetaxel, Doxorrubicina e Ciclofosfamida) contra o esquema FAC (Fluoracila, Doxorrubicina e Ciclofosfamida), comprovando aumento de sobrevida livre de progressão e sobrevida global favorecendo o esquema TAC.

A maneira mais eficaz de administrar os taxanos foi estudada pelo *Eastern Cooperative Oncology Group* (ECOG) no estudo ECOG1199. Foram randomizados 4950 pacientes com comprometimento linfonodal e pacientes de alto risco, para receber quatro ciclos de AC a cada 21 dias, seguido por uma das combinações: quatro ciclos de paclitaxel 175 mg/m² a cada 21 dias, 80 mg/m² semanal por 12 semanas, 4 ciclos de docetaxel 100 mg/m² a cada 21 dias ou 35 mg/m² semanal por 12 semanas. Houve aumento da sobrevida livre de doença para os grupos recebendo paclitaxel semanal ou docetaxel a cada 3 semanas.

Com o objetivo de minimizar a carga tumoral residual, baseado em modelos matemáticos de crescimento por meio da administração de doses mais frequentes do que por meio do escalonamento de dose (sem benefício em estudos anteriores), o INT/CALGB 9741 propôs a utilização das doses convencionais de AC seguido de T em intervalos mais curtos, a cada 14 dias, associado à administração de filgrastima 5 mcg/kg do D3 a D10 para prevenir toxicidade medular. Houve redução do risco de recorrência de 26% e de morte de 31%, com sobrevida livre de progressão em quatro anos de 82%, um ganho absoluto de 7% não acompanhado de aumento de toxicidade. A metanálise publicada por Bonilla et al em 2010 confirmou esses resultados com benefício nos tumores receptores hormonais negativos e de alto risco.

Recentemente, após a publicação do estudo CREATE-X, outro antimetabólito do grupo das fluoropirimidinas foi adicionado ao tratamento adjuvante em um cenário específico: pacientes HER2 negativas com doença residual após tratamento neoadjuvante contendo antraciclina, taxano ou ambos. A capecitabina foi oferecida na dose de 1250 mg/m^2 de superfície corpórea, duas vezes ao dia do D1 ao D14 a cada 21 dias por seis a oito ciclos.

Em algumas situações, pode ser vantajoso uma redução da intensidade de tratamento. O estudo ABC sugere uma ausência de benefício da adição de doxorrubicina à combinação de taxano e ciclofosfamida para pacientes com receptor hormonal positivo e ausência de comprometimento linfonodal.

Principais medicações

De forma geral, CMF é melhor que placebo, regimes com antracíclicos são melhores que CMF e mulheres de alto risco e/ou comprometimento linfonodal são beneficiadas com a adição dos taxanos na adjuvância. Os resultados são melhores quando se consegue oferecer a maior quantidade de drogas e ciclos completos. Regimes que contém antracíclicos são mais eficazes em pacientes HER2 positivo da mesma forma como taxanos são favorecidos em pacientes triplo-negativos. A fluoracila é contraindicada no câncer de mama localizado por aumentar o risco de eventos adversos (neutropenia, febre, náuseas e vômitos) sem aumento da sobrevida livre de progressão e sobrevida global (Figura 59.1).

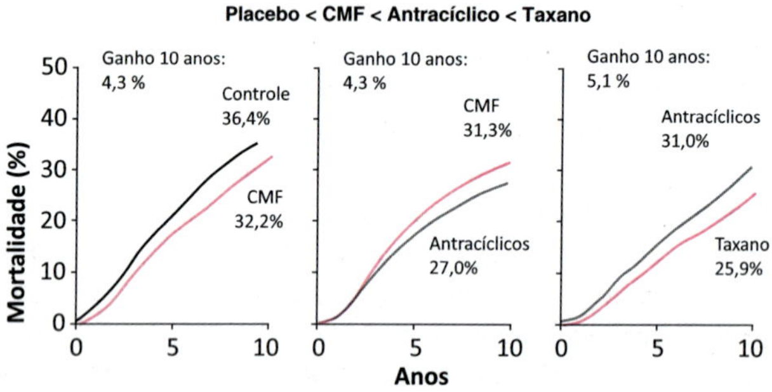

Figura 59.1: Avanços na terapia adjuvante. Gráfico da apresentação do Simposium de 2007- *San Antonio Breast Cancer Symposium.*

Principais estudos

Esquemas	Doses e Periodicidade
AC x 4 (NSABP B-15)	Ciclofosfamida: 600 mg/m² IV no D1. Doxorrubicina: 60 mg/m² IV no D1. A cada 21 dias por 4 ciclos
AC → T (E1199)	Ciclofosfamida: 600 mg/m² IV no D1 Doxorrubicina: 60 mg/m² IV no D1 A cada 21 dias por 4 ciclos seguido de: Paclitaxel: 80 mg/m² IV semanal por 12 semanas ou Docetaxel: 100 mg/m² IV no D1 a cada 21 dias por 4 ciclos.
AC → T *dose dense* (CALGB 9741)	Ciclofosfamida: 600 mg/m² IV no D1. Doxorrubicina: 60 mg/m² IV no D1. A cada 14 dias por 4 ciclos com suporte de G-CSF do D3 ao D10 seguido de: Paclitaxel: 175 mg/m² IV no D1 a cada 14 dias por 4 ciclos. Suporte de G-CSF do D3 ao D10.
TC x 4 *(US Oncology Research Trial 9735)*	Docetaxel: 75 mg/m² IV no D1. Ciclofosfamida: 600 mg/m² IV no D1. A cada 21 dias por 4 ciclos.
TAC x 6 *(BCIRG 001 Trial)*	Docetaxel: 75 mg/m² IV no D1. Ciclofosfamida: 500 mg/m² IV no D1. Doxorrubicina: 50 mg/m² IV no D1. A cada 21 dias com suporte de G-CSF do D2 ao D14 e profilaxia com ciprofloxacina do D5 ao D14.

Continua

Esquemas	Doses e Periodicidade
CMF (esquema IV) *(EBCTCG metanálise)*	Ciclofosfamida: 600 mg/m2 IV no D1 Metotrexate: 60 mg/m2 IV no D1. Fluoracila: 600 mg/m2 IV no D1 A cada 21 dias por 6 ciclos.
CMF (esquema oral) (Regime Bonadonna)	Ciclofosfamida: 100 mg/m² VO D1 a D14 Metotrexate: 40 mg/m² IV no D1 e D8. Fluoracila: 600 mg/m² IV no D1 e D8. A cada 28 dias por 6 ciclos.

Indicações

A decisão de oferecer tratamento adjuvante deve incluir a equipe médica e o paciente. É preciso considerar o risco individual, a magnitude do benefício esperado com o tratamento, os efeitos colaterais relacionados e as comorbidades já presentes.

Os critérios mais importantes a serem avaliados para a definição do risco individual de recorrência são tamanho e grau do tumor, invasão angiolinfática, presença ou não de linfonodos acometidos e positividade ou não de HER2. Para isso, estão disponíveis ferramentas matemáticas que estimam a recorrência local e à distância bem como a sobrevida, como o AdjuvantOnLine! e Predict. Além destas, utiliza-se também ensaios de expressão gênica para definição do prognóstico, bem como a resposta à adição de quimioterapia. O Oncotype DX, que avalia 21 genes por meio de técnica de transcrição reversa de DNA por reação de cadeia de polimerase (RT-PCR), é o mais utilizado por apresentar dados mais consolidados e estimar tanto o risco de recorrência quanto a resposta à adição de quimioterapia à terapia hormonal em pacientes na pós-menopausa com tumores positivos para receptor hormonal e negativos para a hiperexpressão ou amplificação de HER2, independentemente do acometimento linfonodal. Os outros testes disponíveis são o Mammaprint (70 genes) e o PAM50 – Prosigna (50 genes).

O Consenso de St Gallen, levando em consideração os fatores acima, define:

- Alto risco: baixa expressão de receptores hormonais; grau histológico 3; alto índice de proliferação celular; 4 ou mais linfonodos comprometidos; extensa invasão vascular peritumoral; tumores maiores que 5 cm;
- Risco intermediário: tumores entre 2 e 5 cm; baixo número de linfonodos acometidos (1 a 3); grau histológico 2;
- Baixo risco: alta expressão de receptores hormonais; tumores grau 1; baixo índice de proliferação; ausência de comprometimento axilar; ausência de invasão vascular; tumores menores que 2 cm.

Prevalece sempre o critério de maior gravidade para a classificação. Pacientes de alto risco se beneficiam de tratamento quimioterápico adjuvante, ao contrário de pacientes de baixo risco. Nas pacientes de risco intermediário a terapia deve ser individualizada. O *Oncotype Dx* pode ser utilizado nestas duas últimas situações para melhor definição terapêutica (St Gallen 2017).

Efeitos colaterais e interações medicamentosas

Os tratamentos quimioterápicos possuem efeitos colaterais comuns e específicos. A alopécia, que pode ser minimizada com touca fria, é o mais frequente principalmente quando utilizado AC ou docetaxel. Seguem-se a toxicidade medular com neutropenia e náusea. Como eventos adversos específicos, destacamos para os taxanos a neuropatia e a anafilaxia (paclitaxel). Já para os antracíclicos temos a cardiotoxicidade, que pode levar à redução da fração de ejeção e insuficiência cardíaca congestiva, além do desenvolvimento de mielodisplasia e leucemia em longo prazo.

Contraindicações

Deve-se evitar o uso de regimes com toxicidade elevada em pacientes frágeis (idosos, múltiplas comorbidades), respeitar o intervalo pós-operatório para plena cicatrização e não associar o tratamento radioterápico pois potencializa os efeitos tóxicos das medicações. Além disso, é importante considerar doença cardiovascular e neuropatia prévias (diabéticos por exemplo) afim de poupar antracíclicos e taxanos respectivamente.

Fluxogramas

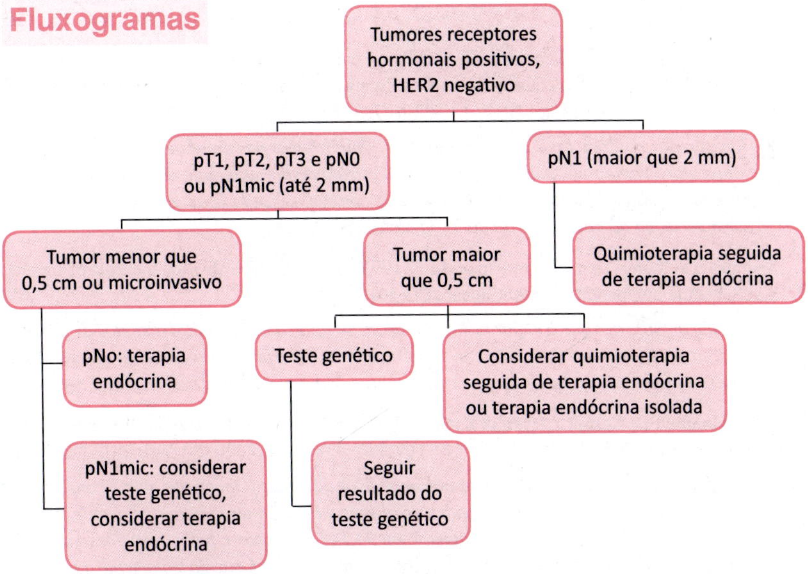

Fluxograma 59.1: Algoritmo para tratamento adjuvante dos tumores receptores hormonais positivos, HER2 negativos.

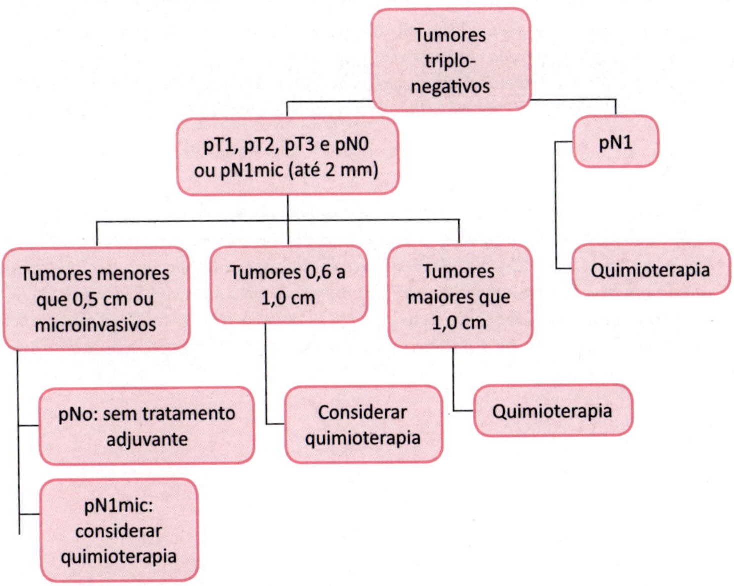

Fluxograma 59.2: Algoritmo para tratamento adjuvante dos tumores triplo-negativos.

Leitura recomendada

1. Gnanta M, Harbeckb N, Thomssen C. and Panel members. St. Gallen/Vienna 2017: A Brief Summary of the Consensus Discussion about Escalation and De-Escalation of Primary Breast Cancer Treatment Breast Care 2017; 12:102–107.

   Revisão da conferência de St Gallen de 2017. Atualizações nas áreas de genética e biologia molecular criando um painel para orientar o tratamento adjuvante do câncer de mama. Interpretação: a decisão terapêutica deve ser individualizada levando em considerações característica da paciente e da biologia molecular do tumor.

2. Sparano et al. Long-Term Follow-Up of the E1199 Phase III Trial Evaluating the Role of Taxane and Schedule in Operable Breast Cancer JCO 2015 E1199.

   Estudo prospectivo que comparou 4 ciclos de AC seguido de 4 esquemas distintos de taxano: paclitaxel e docetaxel semanais e a cada 3 semanas. Interpretação: aumento de sobrevida livre de progressão para os grupos com paclitaxel semanal e docetaxel a cada 3 semanas.

3. Lo S, Mumby PB, Norton J, Rychlik K, Smerage J, Kash J, Chew HK, Gaynor ER, et al. J Clin Oncol, 2010; 28: 1671-1676.

   Validação do escore de recorrência por analise de 21 genes (Oncotype), por 17 oncologistas e 89 pacientes quanto ao seu poder de alterar a decisão terapêutica adjuvante. Houve mudança do tratamento los oncologistas em 31,5% dos casos e pelas pacientes em 27%. Interpretação: a análise multigênica tem impacto na recomendação do tratamento adjuvante.

4. Bonilla et al. Dose-Dense Chemotherapy in Nonmetastatic Breast Cancer: A Systematic Review and Meta-analysis of Randomized Controlled Trials. J Natl Cancer Inst 2010; 102:1845–1854.

   Análise sistemática e metanálise com 10 estudos e mais de 11.000 pacientes que avaliou esquema de quimioterapia com dose densa em pacientes de alto risco. Interpretação: a quimioterapia dose densa mostrou um ganho em sobrevida global com HR 0,85 (IC 95% 0,77 a 0,93) e um ganho em sobrevida livre de progressão com HR 0,81 (IC 95% 0,75 a 0,88).

5. Masuda et al. Adjuvant Capecitabine for Breast Cancer after Preoperative Chemotherapy NEJM 2017.

   Pacientes com neoplasia Her2 negativo que tenham doença residual após tratamento neoadjuvante têm um pior prognóstico do que as pacientes com resposta patológica completa. Neste contexto, foi avaliado a adição de Xeloda adjuvante. Interpretação: Xeloda adjuvante prediz um benefício de sobrevida livre de progressão em 5 anos com HR 0,7 (95% IC 0,53 a 0,92) e sobrevida global em 5 anos com HR 0,59 (95% IC 0,39 a 0,9). Este benefício foi ainda mais marcante em triplo-negativo. Porém estudo com população exclusivamente japonesa e coreana.

Capítulo

60

Terapia anti-HER2 adjuvante

Carlos Barrios
Alessandra Morelle

Introdução

O câncer de mama HER2 positivo é definido pela presença da superexpressão do receptor para fator de crescimento epidérmico humano tipo 2 (ErbB2), também conhecido como HER2. Este receptor pertence à família dos receptores tirosina quinase, é estimulado por fatores de crescimento e exerce seus efeitos através da ativação de vias de sinalização responsáveis por proliferação, diferenciação e sobrevivência celular, entre elas a via da MAPK e PI3K/Akt.[1] Observa-se aumento da expressão de HER2 em aproximadamente 15 a 25% dos cânceres de mama e isto é comumente associado a um perfil mais agressivo e a um pior prognóstico da doença com maiores taxas de recorrência e uma maior mortalidade.[2]

Diagnóstico

O *status* de HER2 do tumor pode ser avaliado por vários métodos; incluindo imunoistoquímica, hibridização *in situ* por fluorescência (FISH), hibridização *in situ* por prata (SISH) e hibridização *in situ* cromogênica (CISH).

Mais frequentemente utilizado, o diagnóstico de superexpressão de HER2 é realizado por análise imunoistoquímica. A avaliação de superexpressão de HER2 é mandatória para as pacientes portadoras de carcinomas invasivos de mama. O resultado é importante, pois impacta de forma significativa no tratamento e na evolução da doença. Tumores HER2 positivos apresentam certa resistência à terapia endócrina e menor benefício com alguns regimes quimioterápicos como, por exemplo, aqueles que não contenham antraciclinas ou taxanos. Em 2007, a Sociedade Americana de Oncologia Clínica (ASCO) juntamente com o Colégio Americano de Patologistas (CAP) divulgaram diretrizes detalhadas de como deve ser realizado o teste. Estas recomendações foram revisadas em 2013[3] e algumas modificações foram realizadas. A classificação da imunoistoquímica (IHC) foi modificada definindo-se como +3 (teste positivo) a coloração completa e intensa da circunferência da membrana celular; +2 (teste indefinido) a coloração incompleta e de intensidade fraca a moderada em mais de 10% das células invasoras ou completa e intensa em igual ou menos de 10% das células invasoras; +1 (teste negativo) a coloração incompleta e fraca em mais de 10% das células invasoras e 0 (teste negativo) quando nenhuma coloração é observada ou quando a coloração da membrana é incompleta e fraca em menos de 10% das células invasoras. Caso a classificação seja 2+, o resultado é considerado ambíguo e necessita de confirmação por teste de FISH ou SISH.[3,4]

Deve ser destacado que uma percentagem importante (10-40%) dos testes avaliados na prática clínica em geral pode estar incorreta quando repetida em laboratórios centrais de maior experiência. A seleção das pacientes é de fundamental importância para o tratamento com terapias-alvo para HER2 e consequentemente, é crucial que o teste para HER2 seja realizado de forma adequada para evitar resultados falso-positivos e falso-negativos. Em virtude dos benefícios significativos observados em estudos, o alto custo e o risco potencial de cardiotoxicidade com o trastuzumabe, a testagem para HER2 exige máxima acurácia e deve ser realizada em laboratórios da patologia com experiência, que realizam o teste com frequência suficiente e participem de programas de controle de qualidade.[4,5]

Tratamento adjuvante da doença HER2 positiva

O manejo do câncer de mama tem evoluído muito nas últimas décadas com o desenvolvimento de diversas terapias alvo contra o receptor HER2. Os benefícios têm sido observados tanto no cenário adjuvante quanto na doença metastática. Os agentes disponíveis para uso clínico são o trastuzumabe (Herceptin; Genentech), o lapatinibe (Tykerb; Glaxo Smith Kline), o pertuzumabe (Perjeta; Genentech) e o T-DM1 (Kadcyla; Genentech).[3]

Trastuzumabe

O trastuzumabe foi o primeiro agente a ser desenvolvido tendo o HER2 como alvo e, em 1998, teve aprovação pelo U. S. Food and Drug Administration (FDA) como terapia contra o câncer de mama metastático com expressão aumentada de HER2. A sua introdução no tratamento do câncer de mama representa um marco na história da oncologia. O trastuzumabe é um anticorpo monoclonal humanizado que atua ligando-se ao domínio IV extracelular do HER2. Ao interagir com a parte externa do receptor o trastuzumabe exerce sua atividade através de mecanismos ainda não completamente conhecidos. Existem evidências de que o anticorpo inibe o crescimento tumoral via diversos mecanismos, entre eles a diminuição da expressão do receptor, antiangiogênese e citotoxicidade dependente de anticorpos. O trastuzumabe interrompe a sinalização através da via PI3K e interfere com mediadores da progressão do ciclo celular como a ciclina D1.[1,6] Sabe-se que a resistência primária ao trastuzumab quando administrado como agente único ocorre em cerca de 70% das neoplasias malignas de mama HER2+, sendo que a maioria desenvolve resistência durante o tratamento.[7] Os principais mecanismos de resistência propostos incluem:

- Superexpressão de outros receptores erbB e/ou de outros ligantes EGFR;
- Ativação de diferentes vias de sinalização através da perda ou inativação do gene supressor tumoral PTEN;
- Mutações ativadoras da PI3K;
- Dependência ou sinalização através de receptores de fatores de crescimento alternativos, levando a hiperativação da via de sinalização PI3K/AKT/mTOR;
- Alterações dos sítios de ligação dos anticorpos ou mascaramentos dos epítopos de ligação;
- Aumento do domínio extracelular do HER2 circulante;
- Alteração dos mecanismos imunes afetando a resposta ADCC (citotoxicidade mediada por células dependente de anticorpos);
- Hipoativação do P27 e elevada atividade de CDK2.

Após demonstrar benefícios na doença metastática em combinação com quimioterapia, vários estudos têm comprovado que a adição de trastuzumabe à quimioterapia no tratamento adjuvante resulta, em geral, numa redução de 50% no risco de recorrência e de 30% no risco de mortalidade. Com base nesses resultados, o FDA aprovou em 2006 sua incorporação em combinação com quimioterapia para o tratamento adjuvante em pacientes com câncer de mama HER2 positivo.[5,6]

Tratamento quimioterápico com trastuzumabe neoadjuvante

As pacientes com câncer de mama HER2 positivo que respondem a quimioterapia neoadjuvante e atingem resposta patológica completa (pCR) têm melhores taxas de sobrevida livre de progressão e sobrevida global. O benefício do trastuzumabe no cenário neoadjuvante foi demonstrado na análise de dois estudos randomizados nos quais a adição do trastuzumabe ao regime de tratamento mostrou aumentar as taxas de pCR quando comparado ao grupo controle. O trastuzumabe reduziu as taxas de recidiva e mortalidade, sem aumento da toxicidade cardíaca (Tabela 60.1).[8-14]

Tabela 60.1: Estudos neoadjuvantes com trastuzumabe[8-14]

Estudo	Braços de tratamento	pCR
Techno	EC- > P + H	38,7%
Noah	a) AP- > P- > CMF b) AP + H- > P + H- > CMF + H c) (HER2-) AP- > P- > CMF	a) 19% b) 38% (p = 0,0007)
Geparquattro	EC- > docetaxel +/- Cap +/- H	31,7% com H *vs.* 15,7%
Buzdar et al	a) P->FEC b) P->FEC + H semanal	a) 26% b) 65% (p = 0,016)
ABCSG-24	a) ED ± cap b) ED ± cap +H	a) 26% b) 40% (p = 0,369)

A: adriamicina; ABCSG: Austrian Breast and Colorectal Study Group; C: ciclofosfamida; Cap: capecitabina; D: Docetaxel; E: Epirrubicina; F: Fluorouracil; GeparQuattro: German Breast Group/ Gynecologic Oncology Study Group; H: trastuzumabe; M: methotrexate; Breast and NOAH: Neoadjuvant Herceptin; P: paclitaxel; TECHNO: Taxol Epirubicin Cyclophosphamide Herceptin Neoadjuvant.

Tratamento quimioterápico com trastuzumabe adjuvante

Uma metanálise de 8 estudos randomizados controlados envolvendo 12.000 pacientes com câncer de mama inicial HER2+ mostrou que regimes contendo trastuzumabe resultaram em melhor sobrevida livre de progressão independente da duração do tratamento ou do tipo de administração em relação a regimes sem trastuzumabe. As pacientes que receberam trastuzumabe por 12 meses tiveram melhora estatisticamente significativa na sobrevida global quando comparadas aos regimes com menos de 6 meses. O benefício da sobrevida global foi associado com a administração concomitante do trastuzumabe com a quimioterapia, mas não com o tratamento sequencial da quimioterapia seguida pelo agente único trastuzumabe.[15,16]

Diversos esquemas de quimioterapia combinados com trastuzumabe têm sido estudados. O papel deste agente no tratamento adjuvante do câncer de mama HER2 positivo tem sido avaliado em vários ensaios clínicos que descrevemos a seguir.

O estudo HERA foi um estudo internacional que avaliou o efeito da adição sequencial de trastuzumabe após completar tratamento quimioterápico adjuvante convencional. Um total de 5.090 pacientes com câncer de mama com superexpressão de HER2, LN positivos ou LN negativos com T > 1 cm, foram randomizadas em 3 grupos: QT escolhida pelo investigador sem trastuzumabe, QT convencional seguida de trastuzumabe por 1 ano (dose de ataque de 8 mg/kg EV, e após 6 mg/kg EV a cada 3 semanas) ou QT seguida de trastuzumabe por dois anos. Após oito anos de seguimento, foi demonstrado uma redução de 24% no risco de recorrência e no risco de morte para o tratamento com trastuzumabe. Não houve diferença significativa entre o tratamento por um ano e o tratamento por dois anos (ver discussão das controvérsias a seguir).[17]

No estudo escandinavo (*FinHer*), foram randomizadas 1.010 pacientes com LN positivos ou negativos (se T > 2 cm e RP negativo), a receber três ciclos de docetaxel (100 mg/m^2; no D1 a cada 21 dias) ou vinorelbina (25 mg/m^2; no D1, D8 e D15 a cada 21 dias) seguidos de fluorouracil 600 mg/m^2, epirrubicina 60 mg/m^2 e ciclofosfamida 600 mg/m^2 (FEC) no D1 a cada 21 dias. Uma segunda randomização foi realizada para as pacientes HER2 positivas a receber ou não trastuzumabe semanalmente (primeira dose de 4 mg/kg e as demais de 2 mg/kg) por 9 semanas juntamente com docetaxel ou vinorelbina. Embora os resultados inicialmente apresentados demonstravam benefício para este tratamento de curta duração, após um seguimento de 62 meses, foi observado que para mulheres com superexpressão de HER2, o tratamento com trastuzumabe por nove semanas não teve impacto significativo sobre a sobrevida livre de doença a distância ou risco de morte quando comparado com a quimioterapia isolada. Na outra randomização, o tratamento com docetaxel apresentou melhores resultados com respeito a sobrevida livre de doença a distância quando comparado com a vinorelbina.[18]

O estudo francês, PACS04, avaliou dois regimes quimioterápicos com administração sequencial de trastuzumabe ou somente observação para pacientes HER2 positivas. Foram primeiramente randomizadas 3.010 mulheres a receber seis ciclos de fluorouracil 500 mg/m^2, epirrubicina 100 mg/m^2 e ciclofosfamida 500 mg/m^2 (FEC) ou epirrubicina 75 mg/m^2 e docetaxel 75 mg/m^2 no D1 a cada 21 dias. As pacientes com positividade para HER2, foram novamente randomizadas a receber trastuzumabe por 1 ano ou a ficar em observação. Este foi um resultado negativo onde se observou uma redução não significativa de apenas 14% no risco de recidiva a pesar da administração de 1 ano de trastuzumabe.[19]

No estudo BCIRG 006, foi explorada a utilização de dois regimes de quimioterapia com trastuzumabe, um deles sem antraciclinas. O estudo incluiu 3222 pacientes em 3 grupos: doxorrubicina 60 mg/m^2 e ciclofosfamida 600 mg/m^2 a cada 3 semanas por 4 ciclos, seguido de docetaxel 100 mg/m^2,[20] com ou sem trastuzumabe por 1 ano (ACTH e ACT), ou docetaxel 75 mg/m^2 e carboplatina AUC 6 a cada 3 semanas por 6 ciclos concomitantemente com trastuzumabe e após, trastuzumabe por 34 semanas (TCH). Os resultados demonstraram diminuição do risco de recorrência e de morte com ACTH e TCH (os dois grupos que incluíram o trastuzumabe). Não houve diferença significativa entre estes dois grupos, o que sugere eficácia comparável para os dois regimes. No entanto, foi observada menor cardiotoxicidade para o tratamento com TCH. Este esquema fica então como uma alternativa para o tratamento adjuvante da doença HER2 positiva. Existe uma intensa controvérsia na literatura médica entre aqueles que consideram que as antraciclinas podem ou não ser excluídas do tratamento adjuvante das pacientes HER2 positivas. Nossa posição é que na ausência de contraindicações específicas, as antraciclinas ainda cumprem um papel importante no tratamento de estas pacientes, provavelmente com um balanço positivo quando considerados os riscos e benefícios. Estudos futuros deverão esclarecer esta situação.

O estudo NCCTG 9831 e o estudo NSABP B31 foram conduzidos separadamente, mas por apresentar grupos de tratamento semelhantes foram analisados em conjunto. Sumariamente, pacientes com câncer de mama HER2 positivo foram randomizadas a receber no braço controle, doxorrubicina 60 mg/m^2 e ciclofosfamida 600 mg/m^2 a cada 3 semanas por 4 ciclos seguido de paclitaxel 80 mg/m^2 semanal por 12 semanas.[21,22] Os outros dois braços, experimentais, incluíam a mesma quimioterapia com administração sequencial ou concomitante (com o paclitaxel) de trastuzumabe por 1 ano de tratamento. A sobrevida livre de doença foi significativamente melhor em mulheres que receberam 52 semanas de trastuzumabe, quando comparada com a do grupo que não recebeu trastuzumabe. O tratamento com trastuzumabe concomitante ao paclitaxel demonstrou uma vantagem estatisticamente não significativa, mas com indícios que na ausência de contraindicação para o uso concomitante, recomendam este tipo de regime como padrão de tratamento.[21,22]

Os esquemas de tratamento resumidos podem ser vistos na Tabela 60.2, adaptada de Parakh S et al. (2017).[23] Não resta dúvida que os benefícios consistentes demonstrados na maior parte destes estudos representam um avanço significativo no tratamento das pacientes com doença HER2 positivas.

Tabela 60.2: Estudos adjuvantes com Trastuzumabe para câncer de mama HER2 positivo

Estudo	Duração Trastuzumabe	Seguimento Médio	Desfecho	Sobrevida Global
BCIRG006	52 semanas	10,3 anos	DFS AC-TH: HR 0,70 TCH: HR 0,76 P < 0,001	AC-TH: HR 0,64 (P < 0,001) TCH: HR 0,76 (P = 0,0081)
NSABP B-32 NCCTG9831 Análise final	52 semanas	8,4 anos	DFS 62,3% *vs.* 73,7% HR 0,60 P < 0,001	75,2% *vs.* 84% HR 0.63 P < 0,001
HERA	1 vs 2 anos	8 anos	DFS 75,8% *vs.* 76% HR 0,99 P = 0,86	86,9% *vs.* 88,7% HR 1,05 P = 0,63
FinHER	9 semanas	5,2 anos	DFS 73,7% *vs.* 62,3% HR 0,65 P = 0,12	82,3% *vs.* 91,3% HR 0,55 P = 0,09
PACS04	52 semanas	3,9 anos	DFS 77,9% *vs.* 80,9% HR 0,86 P = 0,41	96% *vs.* 95% HR = 1,27 (P = NS)
PHARE	6 *vs.* 12 meses	42,5 meses	DFS 92,1% *vs.* 93,8% HR 1,28 P= 0,29	94,5% *vs.* 96,1% HR = 1,46
Metanálise	—	36 meses	DFS HR 0,60 P < 0,0001 favorecendo regimes com Trastuzumabe	HR 0,66 P < 0,0001 favorecendo regimes com Trastuzumabe

ABCSG: Austrian Breast and Colorectal Study Group; BCRIG: Breast Cancer International Research Group; CALBG: Cancer and Leukemia Group B; DFS: Tempo livre de progressão, FinHER: Finland Herceptin trial; H: trastuzumabe; HERA: Herceptin Adjuvant study; HR: Hazard ratio; NS: não significante; NSABP: National Surgical Adjuvant Breast and Bowel Project; NCCTG: North Central Cancer Treatment Group; OS: Sobrevida Global; PACS: Protocol Adjuvant dans le Cancer du Sein; PHARE: Protocol for Herceptin as Adjuvant therapy with Reduced Exposure.

Efeitos adversos do trastuzumabe

Assim como outros agentes antineoplásicos, o trastuzumabe também está associado a efeitos adversos. Entre os mais comuns estão: reações alérgicas leves associadas à infusão, cefaleia, artralgia, fadiga, náuseas, diarreia, fadiga, dor abdominal, fraqueza muscular e rash cutâneo. As reações alérgicas são encontradas numa minoria das pacientes principalmente nas primeiras aplicações com uma tendência a desaparecer com a continuidade do tratamento. Em geral, menos de 10% das pacientes apresentam estes paraefeitos que são de grau leve, menos de 1% dos casos podem ser classificados como de grau 3-4. Estes eventos adversos são de fácil manejo sintomático e não estão, em geral, associados à necessidade de suspender o tratamento com trastuzumabe.[17]

Cardiotoxicidade também pode ser observada com o tratamento com trastuzumabe e é um para-efeito que merece atenção especial. A utilização de trastuzumabe eleva o risco de disfunção miocárdica e seu uso deve acompanhar a Fração de Ejeção do Ventrículo Esquerdo rotineiramente. Por isso, deve-se ter cuidado quando o trastuzumabe for administrado em pacientes com problemas cardíacos e principalmente se a paciente utilizou antraciclinas anteriormente como parte do seu tratamento.[2] Nos estudos adjuvantes relatados foi observada uma taxa de disfunção cardíaca de 0,4 (TCH) a 3,37%. Uma pequena percentagem destes casos apresenta sintomatologia (< 1%) e a disfunção é usualmente reversível. Mesmo assim, é recomendada a realização de monitoramento periódico durante o tratamento e também após a conclusão do mesmo. O uso de métodos de imagem é essencial para detectar alterações da função ventricular, sendo que o ecocardiograma é o mais aceito para a monitorização de pacientes que recebem trastuzumabe. A ventriculografia radioisotópica (MUGA) é outro método também utilizado. As pacientes devem realizar o exame antes de iniciar o tratamento com trastuzumabe, a cada três meses durante o tratamento ou em qualquer momento se houver suspeita clínica de insuficiência cardíaca, e também após o término. É sugerido que o método de monitoramento usado seja o mesmo durante todo o período de tratamento, pois as medidas fornecidas pelas diferentes técnicas, não são intercambiáveis[25]. A incidência de disfunção miocárdica aumenta com o prolongamento do tratamento além de 12 meses de acordo com o apresentado no braço de 2 anos do estudo HERA.

Temas controversos no tratamento adjuvante da doença HER2 positiva

Assim como muitas perguntas tem sido respondidas com a identificação deste subgrupo de pacientes com câncer de mama e com o desenvolvimento de agentes dirigidos a esta anormalidade, muitas perguntas ainda restam a procura de respostas. Algumas destas perguntas estão gerando controvérsias importantes na literatura, principalmente por impactar de forma frequente em situações da prática clínica que não foram incluídas nos critérios dos estudos realizados até agora.

Uma primeira situação é o tratamento de tumores menores de 1 cm. A maior parte dos estudos adjuvantes realizados até agora não incluiu um número significativo deste grupo de pacientes que se encontra na prática cada vez mais frequentemente. A literatura é pobre e geralmente descritiva e retrospectiva quanto ao prognóstico de pacientes com tumores menores de 1 cm e doença HER2 positiva.[26-28] As duas maiores séries (MDACC e Milão) indicam que as pacientes com tumores pequenos e expressão aumentada de HER2 parecem apresentar um pior prognóstico (maior taxa de recorrência e menos sobrevida sem doença a distância) do que tumores com o mesmo tamanho, mas sem HER2 aumentado. Não foi feita uma análise mais detalhada separando pacientes T1a (até 0,5 cm) e T1b (0,5-1,0 cm). Recentemente, o *National Comprehensive Cancer Center Network (NCCN)* realizou uma revisão no seu banco de dados e reportou uma sobrevida global em 5 anos acima de 95% em pacientes com pT1a/bN0 HER2+, que não foram tratadas com quimioterapia ou trastuzumabe.[29]

Outro registro de tumores americano – o *Kaiser Permanente Northern California* (KPNC) – também identificou 171 pacientes HER2+ pT1a/bN0 sem tratamento. Identificou-se um menor intervalo livre de progressão a distância (ILPD) em pacientes T1bN0HER2+ quando comparadas com tumores menores. O ILPD em 5 anos foi 99% (IC 95%, 93-99,9%), 100% e 93,3% (IC 95%, 75,9-98,3%) para T1a, T1b com menos de 1 cm, e T1b com 1 cm, respectivamente.[30] Nenhum dos 4 estudos pivotais incluíram pacientes com T1a/bN0, com exceção do BCIRG-006, que incluiu pacientes T1a/b. Apesar de não ter sido mencionado de forma específica, estes tumores eram mais provavelmente linfonodo positivos.[31]

Um estudo retrospectivo francês revisou 276 casos de pacientes com câncer de mama pT1a/bN0 HER2+. Destas, 129 pacientes (47%) foram tratadas com quimioterapia adjuvante associada ao trastuzumabe, 19 somente com quimioterapia, cinco somente com trastuzumabe e 123 (45%) não utilizaram quimioterapia, nem trastuzumabe. As pacientes que receberam quimioterapia e trastuzumabe foram significativamente associadas com tumores com receptores hormonais negativos e grau do tumor mais elevado. Apesar deste viés de seleção, somente duas recidivas aconteceram no grupo que realizou quimioterapia e trastuzumabe. No grupo que não realizou nem quimioterapia, nem trastuzumabe, ocorreram

13 recidivas com um tempo de seguimento médio de 44 meses. O tempo livre de progressão em 40 meses foi de 99% e 93%, respectivamente (p = 018).[32]

O grupo do Dana-Farber Cancer Institute desenhou um estudo prospectivo de fase II, não randomizado com paclitaxel semanal em combinação com trastuzumabe, seguido de manutenção com trastuzumabe por 1 ano em pacientes com câncer de mama N0 HER2+ e tumor com 3 cm ou menos. Um total de 201 pacientes das 406 participantes tinham câncer de mama pT1a/bN0. O tempo livre de progressão em 3 anos deste grupo foi de 99,5%.[33] Esta proporção foi significativamente superior aos dados históricos das series do MD Anderson. Um outro estudo randomizado de fase II do Dana-Farber que está em andamento é o ATTEMPT Trial, que está comparando o paclitaxel semanal mais trastuzumabe com o imunoconjugado ado-trastuzumab emtansine (T-DM1) a cada 3 semanas por 17 ciclos em pacientes com câncer de mama HER2+ estágio clínico I.[34]

Na prática, atualmente manejo destas pacientes permanece controverso e a recomendação passa necessariamente pela discussão informada com cada paciente dos elementos disponíveis na literatura com suas inferências. Nossa recomendação é a de considerar tratamento para as pacientes com tumores T1b e discutir a indicação do mesmo para os tumores menores. Na nossa opinião o risco biológico da doença deve ser mais valorizado do que o tamanho do tumor.

A duração ideal do tratamento com trastuzumabe também não é completamente conhecida. A definição de um ano de tratamento foi arbitrária. Dos estudos da década passada, somente o estudo HERA explorou esta questão randomizando as pacientes a receber 1 ou 2 anos de tratamento. Recentemente, resultados foram apresentados após 8 anos de acompanhamento. Não houve diferenças significativas com o prolongamento do tratamento de trastuzumabe. Um estudo Francês também foi apresentado (PHARE)[35] explorando a possibilidade de que a duração do tratamento possa ser menor do que 1 ano. Neste estudo, investigadores randomizaram pacientes a receber 6 ou 12 meses de tratamento. O estudo tinha um desenho de não inferioridade com critérios muito estritos para interrupção da randomização. Sumariamente, os resultados indicam que não foi possível demonstrar que 6 meses de tratamento são não inferiores a 12 meses. De fato, a tendência estatística da análise indica favorecer o tratamento convencional de 12 meses. Existem outros estudos que abordam a questão da duração do tratamento que ainda se encontram em fase de recrutamento e acompanhamento. Até que novas informações venham a ser apresentadas neste sentido permanece como padrão o tratamento adjuvante de 12 meses com trastuzumabe.

Outros agentes anti-HER2

Paralelamente ao desenvolvimento de trastuzumabe outros agentes dirigidos a esta via de sinalização têm sido desenvolvidos e se encontram em diferentes fases de avaliação. O lapatinibe é um inibidor de tirosina quinase que bloqueia a parte interna do receptor. Demonstrou eficácia combinado com capecitabina na doença metastática e também demonstrou eficácia quando combinado com trastuzumabe num regime de "bloqueio duplo" sem quimioterapia. Este agente foi avaliado no tratamento adjuvante em combinação com trastuzumabe ou como agente único no estudo ALTTO, publicado em 2015.[36] O tratamento adjuvante com lapatinibe não melhorou significativamente o tempo livre de progressão comparado com o trastuzumabe e também aumentou a toxicidade neste cenário.

O outro agente, inibidor da tirosina quinase do HER2 que tem sido testado no cenário adjuvante é o Neratinib. No estudo ExteNET, pacientes que completaram 1 ano de trastuzumabe, foram randomizadas a receber 12 meses adicionais de Neratinib *versus* placebo. As pacientes tratadas demonstraram uma melhora na sobrevida livre de doença invasiva (HR: 0,67, CI95%: 0,50-0,91, p = 0,0091).[37] Ainda sem uma explicação definitiva, o grupo de mulheres com doença receptor hormonal positiva foi quem mais se beneficiou do tratamento com Neratinib. Resultados de sobrevida global ainda estão sendo aguardados. O Neratinib apresentou uma incidência significativa de diarreia grau 3 e 4. A interpretação deste estudo é que mesmo o tratamento convencional com o trastuzumabe ainda deixa um grupo de pacientes destinadas a recorrência da doença. A complementação com um segundo tratamento anti-HER2, sequencial e com um mecanismo de ação diferente apresenta um impacto positivo na chance de recorrência da doença. O desafio é identificar quais as pacientes que necessitam este tratamento complementar. Isto é particularmente importante dada a toxicidade potencial associada ao medicamento. Lamentavelmente, ainda não temos biomarcadores que nos auxiliem na prática clínica neste sentido.

Outro agente desenvolvido contra o HER2 é o pertuzumabe que se liga a um domínio diferente receptor na parte externa da membrana. Este agente bloqueia a dimerização, um processo que é fundamental para a ativação do receptor e desencadeamento da sinalização. O pertuzumabe demonstrou benefício na doença metastática em um regime com quimioterapia e trastuzumabe. O pertuzumabe foi avaliado na neoadjuvância em dois estudos randomizados: NEOSPHERE e TRYPHAENA. Ambos avaliaram a segurança e eficácia do trastuzumabe e pertuzumabe em conjunto com diferentes quimioterapias. Em ambos, a adição do pertuzumabe melhorou significativamente a taxa de resposta patológica completa (pCR), apesar de poucas terem ocorrido em tumores com receptores hormonais positivos, além do HER2 +3.[38,39]

O Pertuzumabe foi testado no cenário adjuvante em combinação com trastuzumabe e quimioterapia no estudo APHINITY, recentemente publicado.[40]

Após 3 anos de acompanhamento, 94,1% das pacientes que utilizaram o pertuzumabe associado ao trastuzumabe e quimioterapia, e 93,2% das pacientes que utilizaram somente trastuzumabe e quimioterapia, estão livres de progressão de doença. Nas pacientes linfonodo positivo a sobrevida livre de progressão foi de 92% no grupo do pertuzumabe *versus* 90% no grupo controle. (HR 0,77 P = 0,02) O resultado nas pacientes linfonodo negativo foi de 97,5% no grupo do pertuzumabe *versus* 98,4% no grupo placebo. (HR 1.13 P = 0,64). Estes resultados nos sinalizam para a necessidade de maior acompanhamento desta população de pacientes, já que o número de eventos do subgrupo linfonodo negativo foi baixo até o momento. Os resultados deste estudo demonstram claramente que existe um pequeno grupo de pacientes de pior prognóstico (LN positivas por exemplo) que se beneficiam do tratamento adjuvante com bloqueio duplo. Os elementos disponíveis para identificar estas pacientes são limitados e uma recomendação definitiva é desafiadora. Na nossa opinião, as informações devem ser discutidas entre médico e paciente, e considerando todas os elementos de cada caso, uma decisão de tratamento informada poderá ser tomada.

Finalmente o T-DM1 é um conjugado de um citotóxico (DM-1) e anticorpo (trastuzumabe) onde através de uma molécula ligante ("*linker*") se associam os dois agentes. O estudo KRISTINE avaliou o T-DM1 na neoadjuvância de pacientes com câncer de mama em combinação com o pertuzumabe. Apesar de ter sido melhor tolerado, as pacientes tratadas com quimioterapia, trastuzumabe e pertuzumabe forma mais frequentemente a cirurgia conservadora e atingiram maiores taxas de pCR.[41] Estudos avaliando a eficácia e segurança do T-DM1 como monoterapia e em combinação com o pertuzumabe na adjuvância incluem os estudos em andamento: KATHERINE (NCT 01772472) e o KAITLIN (NCT 01966471), respectivamente.

Conclusão

A identificação da molécula HER2 e o desenvolvimento da terapia anti-HER2 representa um marco na história do tratamento do câncer de mama. Este grupo de pacientes que usualmente apresentava um prognóstico ruim e elevados índices de recidiva, hoje recebe um tratamento alvo-dirigido com excelentes resultados, como mostram os estudos descritos neste capítulo. O tratamento adjuvante com trastuzumabe deve ser considerado em todas as pacientes com superexpressão da molécula HER2. Embora os resultados sejam expressivos, é importante lembrar das limitações que ainda temos que enfrentar. Uma proporção definida de pacientes ainda recorre depois de tratamento com quimioterapia e trastuzumabe. Existem tumores com resistência primária e ainda aqueles que desenvolvem resistência durante ou após o tratamento.

Nossa compreensão dos mecanismos da resistência é ainda muito insuficiente para que possamos selecionar pacientes e intervir de forma racional no manejo individualizado. É esperado que os novos agentes e as novas estratégias de combinações de drogas anti-HER2, que demonstraram eficácia mesmo em pacientes com tratamento prévio, venham a melhorar mais ainda os resultados.

Leitura recomendada

1. Untch M, Rezai M, Loibl S, Fasching PA, Huober J, Tesch H, et al. Neoadjuvant treatment with trastuzumab in HER2-positive breast cancer: results from the GeparQuattro study. Journal of Clinical Oncology. 2010;28(12):2024-31.

   Buzdar AU, Ibrahim NK, Francis D, Booser DJ, Thomas ES, Theriault RL, et al. Significantly higher pathologic complete remission rate after neoadjuvant therapy with trastuzumab, paclitaxel, and epirubicin chemotherapy: results of a randomized trial in human epidermal growth factor receptor 2–positive operable breast cancer. Journal of clinical oncology. 2005;23(16):3676-85.

2. Moja L, Tagliabue L, Balduzzi S, Parmelli E, Pistotti V, Guarneri V, et al. Trastuzumab containing regimens for early breast cancer. Cochrane Database Syst Rev. 2012;4.

   Piccart-Gebhart MJ, Procter M, Leyland-Jones B, et al. Trastuzumab after adjuvant chemotherapy in HER2-positive breast cancer. The New England journal of medicine 2005; 353:1659-72.

3. Slamon D, Eiermann W, Robert N, et al. Adjuvant trastuzumab in HER2-positive breast cancer. The New England journal of medicine 2011; 365:1273-83.

   Perez EA, Romond EH, Suman VJ, et al. Four-year follow-up of trastuzumab plus adjuvant chemotherapy for operable human epidermal growth factor receptor 2-positive breast cancer: joint analysis of data from NCCTG N9831 and NSABP B-31. Journal of clinical oncology: official journal of the American Society of Clinical Oncology 2011;29:3366-73.

4. Gonzalez-Angulo AM, Litton JK, Broglio KR, et al. High risk of recurrence for patients with breast cancer who have human epidermal growth factor receptor 2-positive, node-negative tumors 1 cm or smaller. Journal of clinical oncology: official journal of the American Society of Clinical Oncology 2009; 27:5700-6.

   Fehrenbacher L, Capra AM, Quesenberry CP Jr, Fulton R, Shiraz P, Habel LA. Distant invasive breast cancer recurrence risk n human epidermal growth factor receptor 2-positive T1a and T1b node-negative localized breast cancer diagnosed from 2000 to 2006: a cohort from an integrated health care delivery system. J Clin Oncol. 2014;32(20):2151-2158.

5. Piccart-Gebhart M, Holmes E, Baselga J, de Azambuja E, et al. Adjuvant Lapatinib and Trastuzumab for Early Human Epidermal Growth Factor Receptor 2-Positive Breast Cancer: Results From the Randomized Phase III Adjuvant Lapatinib and/or Trastuzumab Treatment Optimization Trial. J Clin Oncol. 2016 Apr 1;34(10):1034-42.

Chan A, Delaloge S, Holmes FA, Moy B, Iwata H, Harvey VJ, Robert NJ, Silovski T, Gokmen E, von Minckwitz G, Ejlertsen B, Chia SK, Mansi J, Barrios CH, Gnant M, Buyse M, Gore I, Smith J 2nd, Harker G, Masuda N, Petrakova K, Zotano AG, Iannotti N, Rodriguez G, Tassone P, Wong A, Bryce R, Ye Y, Yao B, Martin M; ExteNET Study Group. Neratinib after trastuzumab-based adjuvant therapy in patients with HER2-positive breast cancer (ExteNET): a multicentre, randomised, double-blind, placebo-controlled, phase 3 trial. Lancet Oncol. 2016 Mar;17(3):367-77. doi: 10.1016/S1470-2045(15)00551-3.

6. Adjuvant Pertuzumab and Trastuzumab in Early HER2-Positive Breast Cancer. von Minckwitz G, Procter M, de Azambuja E, Zardavas D, Benyunes M, Viale G, Suter T, Arahmani A, Rouchet N, Clark E, Knott A, Lang I, Levy C, Yardley DA, Bines J, Gelber RD, Piccart M, Baselga J; APHINITY Steering Committee and Investigators.N Engl J Med. 2017 Jul 13;377(2):122-131.

Capítulo

61

Terapias neoadjuvantes

Max S. Mano
Rudinei Diogo Marques Linck

Definição e histórico

Terapia neoadjuvante consiste na administração pré-operatória do tratamento sistêmico em pacientes com câncer de mama (CM) não-metastático. O termo quimioterapia neoadjuvante (QTneo) não reflete adequadamente a ampla gama de possibilidades de tratamento sistêmico que podem ser utilizados em neoadjuvância – como a terapia endócrina e as novas terapias-alvo – sendo "terapia sistêmica neoadjuvante" (TSN) tecnicamente mais apropriado (Tabela 61.1).

Embora a primeira geração de estudos randomizados de QTneo tenha falhado no objetivo de demonstrar ganhos de sobrevida em relação à quimioterapia (QT) adjuvante, também não houve qualquer impacto negativo no prognóstico. Além disso, outros dados importantes foram extraídos destes estudos (discutidos mais adiante) e acabaram levando ao reconhecimento da QTneo como tratamento padrão para pacientes com CM localmente-avançado (CMLA). Vale ainda lembrar que estes estudos (da era pré-classificação molecular do CM) não avaliaram questões importantes como, por exemplo, a possibilidade de haver algum impacto positivo no prognóstico em subtipos biologicamente mais agressivos – especialmente com as terapias modernas, bem mais eficazes que aquelas dos anos 1980-1990.

Tabela 61.1: Principais esquemas terapêuticos no tratamento sistêmico neoadjuvante.

Esquema	Duração	Comentário	Contraindicações	Ref.
Her2 negativo*				
AC-T AC (EC/FEC) x4 q3w → T x12 q1w ou AC (EC/FEC) x4 q3w → D x4 q3w	24 semanas	Paclitaxel semanal costuma ser melhor tolerado que o docetaxel, porém sua administração é menos prática	Doença cardíaca clinicamente relevante	J Clin Oncol. 2008;26(5):778
TAC x6 q3w	18 semanas	Exige uso de fator de crescimento profilático	Doença cardíaca clinicamente relevante	Breast Cancer Res Treat. 2013;142(3):549
TC x6 q3w	18 semanas	Melhor opção em caso de contraindicação aos antracíclico Exige uso de fator de crescimento profilático	Não é contraindicado, mas de difícil administração em pacientes idosas	Breast Cancer. 2017;24(1):63
Her2 positivo*				
AC-TH AC (EC/FEC) x4 q3w → T x12 q1w + TZM → TZM ou AC-DH AC (EC/FEC) x4 q3w → D+TZM x4 q3w→ TZM	QT: 24 semanas TZM: total 1 ano	Paclitaxel semanal costuma ser melhor tolerado que o docetaxel, porém sua administração é menos prática	Doença cardíaca clinicamente relevante	N Engl J Med. 2005;353(16):1673

TCH D+C+TZM x6 q3w → TZM	QT: 18 semanas TZM: total 1 ano	Melhor opção para pacientes com fatores de risco para cardiotoxicidade		J Clin Oncol. 2009; 27(15s):e11557
FEC-DHP FEC x3 q3w → D+TZM+PZM x3 q3w → TZM	QT: 18 semanas TZM: total 1 ano		Doença cardíaca clinicamente relevante	Ann Oncol. 2013; 24(9):2278
TCHP D+C+TZM+PZM x6 q3w → TZM	QT: 18 semanas TZM: total 1 ano	Melhor opção para pacientes com fatores de risco para cardiotoxicidade Diarreia e neutropenia como toxicidade frequentes		Lancet Oncol. 2012;13(1):25
Terapia endócrina neoadjuvante				
Letrozol, Anastrozol ou Exemestano	4–12 meses	Pós-menopausa com tumores "pouco quimiossensíveis" Ausência de resposta: considerar emprego de QT (adjuvante ou neoadjuvante)		J Clin Oncol. 2011; 29(17):2342

AC: doxorrubicina + ciclofosfamida. EC: epirrubicina + ciclofosfamida. FEC: epirrubicina + ciclofosfamida + 5-fluorouracil. T: paclitaxel. D: docetaxel. TAC: docetaxel + doxorrubicina + ciclofosfamida. TC: docetaxel + ciclofosfamida. TZM: trastuzumabe. PZM: pertuzumabe. C: carboplatina. QT: quimioterapia. q1w: semanal. q3w: a cada 3 semanas. * São citados apenas os esquemas mais utilizados no nosso meio, havendo muitas variações.

Definições de resposta, *downstaging* e progressão

Para a avaliação clínica/radiológica, utiliza-se frequentemente os critérios de RECIST (somente como um guia geral, não havendo necessidade de se aplicar na prática diária excessiva rigidez aos números propostos neste sistema) (Tabela 61.2).

Tabela 61.2: Definições de resposta ao tratamento.

Resposta parcial*	Regressão do tumor em ≥ 30% (medida pelo seu maior diâmetro na avaliação basal)
Resposta completa*	Desaparecimento completo do tumor
Progressão de doença	Aumento de ≥ 20% do tumor (em relação ao menor tamanho alcançado pelo tumor após o início do tratamento – seu maior diâmetro) ou aparição de lesão nova
Doença estável	Qualquer resultado que não qualifique como resposta ou progressão
pCR	Ausência de tumor na mama e nos linfonodos ao exame anatomopatológico cirúrgico Duas definições são mais aceitas: uma admite a persistência de focos de tumor *in situ*, a outra não (parecem ser equivalentes)
Downstaging	Regressão do estádio da doença, em caso de boa resposta O termo é mais frequentemente utilizado para descrever casos com indicação inicial de mastectomia nos quais se tornou possível a execução de cirurgia conservadora da mama

pCR: resposta patológica completa. * Resposta clínica (palpação) ou radiológica.

Marcador prognóstico

Os primeiros estudos de QTneo sugeriram uma correlação entre resposta ao tratamento e prognóstico – apenas modesta para resposta clínica e radiológica, mas melhor para resposta patológica completa (pCR). Mais recentemente, aprendemos que o valor prognóstico da pCR é maior nos tumores ER– (triplo-negativo ou Her2 "puro") e com perfil "luminal B". Entretanto, o valor prognóstico da pCR é provavelmente ausente em tumores menos proliferativos ("luminal A"). Além disso, a pCR não é um desfecho apropriado para estudos de terapia endócrina neoadjuvante (TEneo) – sendo raramente observada mesmo em pacientes com excelente prognóstico (métodos alternativos estão em processo de validação, como a rebiópsia precoce para reavaliação do Ki67 ou a classificação PEPI – *preoperative endocrine prognostic index*).

Principais esquemas

Os esquemas utilizados em TSN são os mesmos utilizados na adjuvância (Tabela 61.3). No caso da QTneo, o acréscimo de um taxano deve ser fortemente considerado, já que os CMLA são por definição doenças de alto risco, além de a resposta tumoral ser outro objetivo crucial do tratamento. Com base em alguns estudos randomizados de fase II, tem havido alguma discussão quanto ao papel da adição de carboplatina ao esquema padrão. No entanto, não havendo prova de melhora no prognóstico – e havendo aumento na toxicidade – os autores do capítulo são da opinião que, ao menos no momento, não há esta indicação. A duração do tratamento para a QTneo se correlaciona com a resposta final, não devendo esta ser inferior a 5-6 meses. Esquemas do tipo "sanduíche" (quimioterapia dividida entre antes e após a cirurgia) devem ser evitados. Nos tumores Her2 positivo há a necessidade de se adicionar terapia-alvo. Para o trastuzumabe, a duração ideal é de 12 meses, devendo este ser iniciado concomitantemente com a QT e continuado ininterruptamente durante a fase cirúrgica e a radioterapia adjuvante. A adição de pertuzumabe no tratamento neoadjuvante dos tumores HER2 positivo segue sendo debatida; dois estudos de fase II mostraram significativo aumento nas taxas de resposta, porém ainda não ficou comprovado benefício em termos de melhora no prognostico.

Tabela 61.3: Indicações de quimioterapia neoadjuvante.

Indicação	Comentário
T3-T4 ou linfonodos axilares "bulky"	Possíveis exceções: Fenótipo pouco "quimiossensível" (G1-2 em subtipo luminal A e maioria dos lobulares clássicos) Baixo risco em teste genômico
Carcinomas inflamatórios	Quimioterapia neoadjuvante quase sempre indicada
T2	Especialmente se: Limítrofe para cirurgia conservadora e/ou resultado cosmético poderia melhorar em caso de boa resposta Fenótipo "quimiossensível" (G3, HER2 positivo, triplo-negativo ou subtipo luminal com alto risco por assinatura genômica)
Indicações menos claras, mas pode-se considerar: Verdadeiro multifocal/multicêntrico (sem massa tumoral "avaliável")	

G: grau histológico. IHQ: imunoistoquímica.

No caso de terapia endócrina neoadjuvante (TEneo), a duração ideal do tratamento não é bem definida – variando entre 4 e 12 meses. O autor sugere que, dentro do período supracitado, o melhor momento para a realização da cirurgia seja a primeira avaliação com "doença estável" (ou seja, no momento onde parece não haver regressão adicional do tumor). Em mulheres menopausadas, os inibidores da aromatase são superiores ao tamoxifeno. Na pré-menopausa, o papel da TEneo não foi adequadamente avaliado.

Indicações

Uma vez estabelecida a indicação de terapia sistêmica, independentemente do estágio da doença, pode-se considerar sua administração no período pré-operatório. No caso de tumores muito iniciais (T1N0) o papel da TSN é menos claro, podendo aumentar o risco de *overtreatment*, especialmente para QTneo. Exemplos desta situação incluem os seguintes:

1) CMLA de perfil luminal com classificação patológica final até T3 ou N1 podem não necessitar QT adjuvante se tiverem uma assinatura genômica mostrando baixo risco;
2) CM HER2 positivo com classificação patológica final até T2 (≤ 3 cm) e N0 podem receber um esquema simplificado e menos tóxico de QT adjuvante com paclitaxel semanal por 12 aplicações + trastuzumabe por 12 meses.

Nos dias atuais, a biologia da doença deve ser um dos pilares da decisão de TSN. Os tumores que melhor respondem a QTneo são aqueles de grau histológico (GH) 3, ER–, HER2 positivo ou ER+ com forte atividade proliferativa (por exemplo, GH3 ou alto risco por assinatura genômica). Fatores preditivos de pior resposta incluem: histologia lobular clássica (ricos em ER e de baixo GH); perfil luminal A ou GH1 (devendo-se nestes casos considerar a opção da TEneo ou mesmo cirurgia inicial).

Outras situações nas quais pode ser preferível a cirurgia inicial inclui:

1) complicações "higiênicas" (tumores ulcerados com supuração, odor fétido ou sangrantes);
2) qualquer incerteza quanto à indicação de quimioterapia ou ao próprio diagnóstico (por exemplo, dúvidas sobre a presença de invasão estromal ou imunoistoquímica inconclusiva);
3) alguns casos de "verdadeira" multicentricidade, onde pode haver interesse em se avaliar melhor o perfil biológico de todos os focos da doença.

Não constituem contraindicação à TSN: ulceração não complicada (sem supuração, odor fétido ou sangramento); multicentricidade; ou indicação "inevitável" de mastectomia.

Deve-se ainda lembrar que a decisão de se indicar TSN a um paciente implica, na grande maioria dos casos, necessidade posterior de radioterapia adjuvante.

Vantagens e desvantagens da TSN

As vantagens potenciais da TSN incluem:

1) Melhorar as opções cirúrgicas, já que 80-90% das pacientes respondem ao tratamento;
2) Obter importantes informações prognósticas;
3) Para o pesquisador, a TSN fornece o cenário perfeito para a pesquisa de inovações, pois o desfecho (resposta clínica, pCR) está imediatamente disponível e não há a necessidade de "amadurecimento" dos dados ao longo de anos ou décadas.

Entre as potenciais desvantagens estão a perda de informações prognósticas detalhadas do anatomopatológico cirúrgico, o que, nos casos de indicação limítrofe de QT e radioterapia adjuvante, poderia levar ao "*overtreatment*" nas suas indicações, além de também dificultar a determinação dos campos de irradiação.

Monitoramento da resposta

O monitoramento da resposta é realizado principalmente pelo exame físico que deve ser regular, preciso e bem documentado no prontuário médico. Lesões visíveis na pele devem ser adicionalmente fotografadas e as imagens devem ser arquivadas no prontuário do paciente. Em alguns casos (como por exemplo tumores ocupando toda a mama ou multicêntricos, sem verdadeira "massa palpável"), os exames de imagem assumem um papel mais importante e a ressonância magnética (RM) é considerada o padrão ouro. Independentemente do método de avaliação da resposta, realizar RM antes e após o tratamento pode ser de grande auxílio no planejamento cirúrgico.

O oncologista deve lembrar que a paciente precisa ser sempre avaliada pelo cirurgião antes de iniciar a TSN. O método de marcação do tumor (tatuagem da pele e/ou colocação de clipe intratumoral) também precisa ser definido nos casos com potencial para realização de cirurgia conservadora, pois a resposta clínica e radiológica completa ocorre em até 30-40% (sendo o dobro nos tumores HER2 positivo), o que pode dificultar o procedimento cirúrgico. Atualmente, com a maior aceitação de tratamentos mais conservadores da axila após QTneo, alguns serviços vêm utilizando métodos de marcação dos linfonodos axilares comprometidos.

Pacientes com ausência de resposta aos 2-3 primeiros ciclos de QTneo apresentam pior prognóstico, entretanto, mesmo assim não há indicação de alterar o plano de tratamento. Nestes casos não se pode descartar ao menos algum impacto do tratamento sobre a doença micrometastática, além do mais, alguns pacientes poderão apresentar boa resposta à segunda fase da quimioterapia.

Em caso de franca progressão de doença, o prognóstico pode ser ainda pior, com alguns pacientes já apresentando doença micro ou macrometastática. No caso de esquemas sequenciais de duas fases de quimioterapia (antracíclico seguido de taxano, por exemplo), o ideal é adiantar o início da próxima fase (acrescentando ou não carboplatina ao taxano). Porém, indicar imediatamente a cirurgia nestes pacientes também pode ser uma conduta aceitável.

Fluxograma

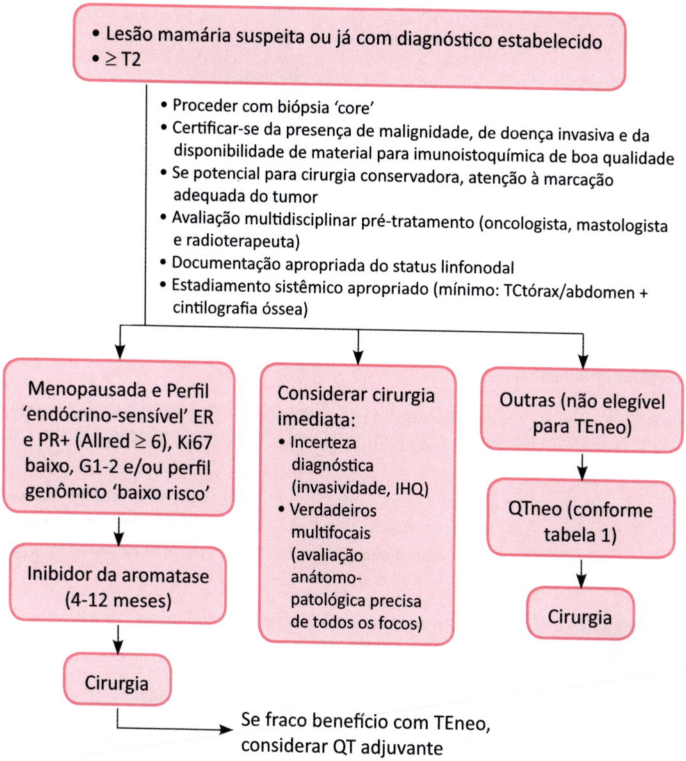

Fluxograma 61.1: Definição do melhor tratamento em CMLA.

Leitura recomendada

1. Mauri D, Pavlidis N, Ioannidis JP et al. Neoadjuvant versus adjuvant systemic treatment in breast cancer: a meta-analysis. J Natl Cancer Inst. 2005 Feb 2;97(3):188-94.

Metanálise de 9 estudos comparando QTneo com adjuvante, não tendo mostrado qualquer impacto desta no prognóstico. Ao mesmo tempo, demonstrou o impacto negativo da omissão da cirurgia definitiva na taxa de recidiva local.

2. Rastogi P, Anderson SJ, Bear HD, et al. Preoperative chemotherapy: updates of National Surgical Adjuvant Breast and Bowel Project Protocols B-18 and B-27. J Clin Oncol. 2008 Feb 10;26(5):778-85.

Análise conjunta madura dos estudos NSABP B18 e B27. No primeiro, não houve melhora do prognóstico com a QTneo em relação à QT adjuvante na população geral do estudo, mas uma forte tendência na população com menos de 50 anos. No estudo B27, a adição do docetaxel duplicou a pCR, mas não impactou na taxa de cirurgia conservadora de mama, nem no prognóstico.

3. Eiermann W, Paepke S, Appfelstaedt J, et al. Preoperative treatment of postmenopausal breast cancer patients with letrozole: A randomized double-blind multicenter study. Ann Oncol. 2001 Nov;12(11):1527-32.

Estudo randomizado que estabeleceu a vantagem do inibidor da aromatase Letrozol frente ao Tamoxifeno, quando administrado por 4 meses como TEneo para pacientes menopausadas com CM ER+. Os ganhos foram vistos em termos de taxa de resposta e de cirurgia conservadora de mama.

4. von Minckwitz G, Untch M, Blohmer JU, et al. Definition and impact of pathologic complete response on prognosis after neoadjuvant chemotherapy in various intrinsic breast cancer subtypes. J Clin Oncol. 2012 May 20;30(15):1796-804.

Análise de 7 estudos (n = 6.377) do German Breast Group (GBG) que mostra a excelente correlação entre pCR e prognóstico nos tumores ER-, nos Her2 "puros" e nos luminal B, entretanto, baixa correlação nos luminal A e "triplo-positivos".

5. Buzdar AU, Valero V, Ibrahim NK, et al. Neoadjuvant therapy with paclitaxel followed by 5-fluorouracil, epirubicin, and cyclophosphamide chemotherapy and concurrent trastuzumab in human epidermal growth factor receptor 2-positive operable breast cancer: an update of the initial randomized study population and data of additional patients treated with the same regimen. Clin Cancer Res. 2007 Jan 1;13(1):228-33.

Pequeno estudo randomizado institucional que mostrou que a adição do trastuzumabe à QTneo eleva a pCR para a expressiva taxa de 60%. Apesar do trastuzumabe ter sido administrado concomitantemente durante toda a QT (inclusive ao antracíclico), não houve aumento aparente na cardiotoxicidade.

Capítulo 62

Outros tratamentos sistêmicos do câncer de mama

Mário Alberto D. L. da Costa
Rodrigo Moura de Araújo

Introdução

Com o advento de informações sobre biologia molecular, receptores e vias de sinalização celular, novos agentes estão sendo desenvolvidos e a expectativa quanto à melhora dos resultados é grande.

A seguir, relacionamos alguns dos principais novos e ativos no tratamento do câncer de mama. O maior investimento tem sido em drogas alvo-moleculares. Hoje, dispomos de drogas que atuam na via do HER2, inibidores da angiogênese, inibidores de cinases dependentes de ciclinas, inibidores da PARP, drogas que atuam na via de PI3K/AKT/m-TOR. Imunoterapia, já uma realidade no tratamento de diversas neoplasias, também vem sendo testada no câncer de mama.

Há uma tendência nos novos estudos e tratamentos ao bloqueio de múltiplas vias de sinalização simultaneamente e ao tratamento mais personalizado e levando em consideração a presença de biomarcadores.

Drogas anticorpo conjugadas (imunoconjugados)

Sacituzumabe govitecano

Esse imunoconjugado com atividade antineoplásica contém um anticorpo monoclonal humanizado hRS7 contra TACSTD2 ou TROP2 (*tumor-associated calcium signal transducer 2*) ligado a um metabólito ativo do irinotecano (SN-38). A molécula de sacituzumabe govitecano (SG) seletivamente se liga a TROP2 e, após internalização e clivagem proteolítica, SN-38 estabiliza complexos covalentes de DNA-topoisomerase I resultando em quebras do DNA, inibição da replicação do DNA e apoptose. TROP2 (também chamado glicoproteina-1) está superexpresso em diversas neoplasias incluindo câncer de mama triplo-negativo. Este antígeno está relacionado com adesão celular, crescimento aumentado, agressividade e metástase.

Bardia *et al.* estudaram SG em 69 pacientes com câncer de mama triplo-negativo previamente tratadas (mediana de 5 terapias prévias). A taxa de RO foi de 30% (RP n = 19; RC n = 2) e o benefício clínico foi de 46%. Observou-se SLP mediana de 6 meses e SVG mediana de 16,6 meses. A droga foi bem tolerada com eventos adversos grau ≥ três que incluíram neutropenia (39%), leucopenia (16%), neutropenia febril (7%), anemia (14%) e diarreia (13%). A maioria dos tumores exibia expressão de TROP2 moderada ou intensa (88%) por imunoistoquímica. SG parece ser uma alternativa importante no tratamento de pacientes com câncer de mama triplo-negativo e está em avalição para aprovação pelo U.S. FDA.

Inibidores da via PI3K/Akt/mTOR

A ativação de vias de sinalização como MAPK, ERK 1/2 e PI3K/Akt/mTOR pode contribuir para a resistência à terapia endócrina do câncer de mama e o uso de agentes que bloqueiam estas vias tem se mostrado um caminho promissor no tratamento do câncer de mama. Por outro lado, o desenvolvimento de biomarcadores para melhor seleção de pacientes para tratamento com inibidores de PI3K/Akt/mTOR é uma prioridade.

Everolimus

Everolimus é um agente antineoplásico inibidor da mTOR (alvo da rapamicina do mamífero), que é uma via situada abaixo da via de PI3K/Akt e está desregulada em muitas neoplasias humanas. Everolimus se liga a uma proteína intracelular (FKBP12), atuando sobre o complexo de mTOR1 (mTORC1) com consequente inibição da atividade de mTOR. Subsequentemente, há redução da atividade de S6K1 (S6 *ribossomal protein kinase*) envolvida na síntese proteica e necessária para a progressão do ciclo celular, inibição da ativação de RE (receptor de estrogênio) independente de ligante (S6K1 atua sobre o domínio 1 do RE levando à ativação do receptor independente de ligante) e inibição da expressão de HIF-1 (fator induzido pela hipóxia 1) e VEGF (fator de crescimento vascular endotelial). A inibição da mTOR pelo Everolimus (E) resulta na redução da proliferação celular, angiogênese e captação da glicose *in vitro* e *in vivo*.

Estudos fase II combinando inibidores da mTOR com terapia endócrina mostraram eficácia no tratamento do câncer de mama avançado após progressão com inibidores da aromatase. No estudo fase II randomizado TAMRAD, 111 pacientes com câncer de mama resistente a inibidores da aromatase foram tratadas com tamoxifeno e E ou tamoxifeno exclusivo. O benefício clínico foi de 61% contra 42% ($p = 0,045$), o tempo para progressão (TTP) aumentou de 4,5 meses para 8,6 meses e o risco de morte foi reduzido em 55% (HR: 0,45; $p = 0,007$) com a combinação. O maior benefício ocorreu nas pacientes com melhor resposta ao tratamento hormonioterápico anterior.

O estudo BOLERO-2 foi um estudo fase III, duplo-cego, multicêntrico, realizado em 724 mulheres com câncer de mama avançado na pós-menopausa com RE positivo, HER2-negativo e evoluindo com recorrência ou progressão da doença após terapia com letrozol ou anastrozol. As pacientes foram randomizadas (2:1) para E 10 mg/dia associado a exemestano 25 mg/dia ($n = 485$) ou placebo associado a exemestano ($n = 239$), sem que houvesse possibilidade de cruzamento para everolimus em caso de progressão da doença. A SLP foi 7,8 meses e 3,2 meses com E e placebo, respectivamente (HR: 0,45; $p < 0,0001$). Todos os subgrupos analisados se beneficiaram independente de idade, raça, doença visceral e sensibilidade à terapia hormonal anterior. As taxas de resposta objetiva foram de 12,6% e 1,7%, respectivamente. A SVG foi de 31,0 meses com E e exemestano e 26,6 meses com placebo e exemestano (HR 0,89; $p = 0,1426$).

Os efeitos adversos foram avaliados em 720 pacientes e, os mais comuns (> 30%) foram estomatite, infecções, erupção cutânea, diarreia, astenia, edema e diminuição do apetite. Reações graus três e quatro (≥ 2%) foram estomatite, infecções, hiperglicemia, fadiga, dispneia, pneumonia e diarreia. Pode ocorrer pneumonite não infecciosa, e o médico deve monitorar os sintomas clínicos e alterações radiológicas, podendo ser necessário reduzir a dose ou suspender o tratamento com E, além do uso de corticoides. Reações adversas fatais ocorreram em 2% das pacientes no braço de E em comparação a 0,4% com placebo. Interrupção permanente do tratamento ocorreu em 24% e 5% dos casos de everolimus e placebo, respectivamente, e foram mais frequentes em pacientes com idade ≥ 65 anos (33% contra 17% para pacientes ≤ 65 anos).

Everolimus está indicado no tratamento do câncer de mama avançado RE positivo, HER2-negativo para pacientes na pós-menopausa após falha a letrozol ou anastrozol. A dose recomendada é de 10 mg/dia via oral. A dose deve ser ajustada para pacientes com função hepática alterada. Deve-se evitar o uso concomitante de inibidores fortes da CYP3A4 como cetoconazol, itraconazol, claritromicina, saquinavir, indinavir e outros. Também recomenda-se administração com cautela (redução para 2,5 mg) em pacientes em uso de inibidores moderados da CYP3A4 e/ou PgP (ex.: fluconazol, aprepitant, diltiazem etc). Deve-se evitar uso concomitante a indutores fortes da CYP3A4 como fenitoína, fenobarbital, carbamazepina e rifampicina.

Everolimus está sendo testado no tratamento adjuvante de pacientes com câncer de mama RE positivo de alto risco e HER2-negativo. Em pacientes com tumores HER2 positivo, everolimus vem sendo testado associado a agentes anti-HER2. Outros estudos buscam superar o desenvolvimento potencial de resistência a inibidores da mTOR. Uma das possibilidades é a combinação com bloqueadores de vias de compensação (ex.: mTORC2) ou paralelas como, por exemplo, inibidores de IGF-1R (receptor 1 do fator de crescimento insulina-*like*).

Buparlisibe (BKM-120)

Buparlisibe é um pan-inibidor oral de PI3K (fosfatidilinositol 3-cinase), que atua sobre as isoformas de classe 1 (α, β, γ e δ) na via de sinalização de PI3K/Akt. Isto pode resultar na inibição do crescimento e sobrevivência de células tumorais em populações de células tumorais susceptíveis. A ativação da via de sinalização PI3K está frequentemente associada à tumorigênese. A sinalização PI3K desregulada pode contribuir para a resistência do tumor a uma variedade de agentes antineoplásicos.

O estudo BELLE-2 foi um estudo multicêntrico randomizado, duplo-cego, em pacientes na pós-menopausa, com tumores RE positivo, HER2 negativo, doença localmente avançada inoperável ou metastática e progressão após tratamento com inibidores da aromatase e que receberam até uma linha anterior de quimioterapia. Foram incluídas 1.147 pacientes que receberam fulvestranto 500 mg nos dias 1 e 15 do ciclo 1 e no dia 1 dos ciclos subsequentes a cada 28 dias, e buparlisibe oral (100 mg/dia) ou placebo a partir do dia 15 do ciclo 1. A SLP mediana foi de 6,9 meses no grupo buparlisibe *versus* 5 meses com placebo (HR 0,78; p = 0,00021). Em pacientes com ativação da via de PI3K a SLP foi de 6,8 meses *versus* 4 meses. Os eventos adversos de grau 3-4 mais comuns foram aumento de TGP (25% *vs.* 1%), hiperglicemia (15% *vs.* < 1%) e *rash* cutâneo (8% *vs.* nenhum). Sintomas psiquiátricos importantes como depressão e ansiedade também foram relatados.

Apesar de se mostrar ativo, buparlisibe foi considerado relativamente tóxico e novas terapias contra PI3K com bloqueadores mais seletivos (ex.: bloqueadores da isoenzima PI3K-alfa) podem ser tão efetivas e mais bem toleradas.

Inibidores da PARP (Poli (ADP-Ribose) polimerase-1)

A poli (ADP-ribose) polimerase-1 (PARP1) é uma proteína de ligação ao DNA envolvida na detecção e reparo de quebras nas fitas de DNA. É ativada pela ocorrência de danos no DNA, que podem ser resultantes do metabolismo celular normal ou da exposição a agentes lesivos. Para participar dos eventos moleculares que levam à recuperação do DNA danificado, a PARP1 liga-se a pontos de quebra e atrai outras enzimas de reparo. Sua ação se dá, predominantemente, por mecanismos de reparo por excisão de bases. Quando a PARP1 é inibida de maneira sustentada, quebras na dupla fita de DNA se acumulam durante sua replicação e, sob condições normais, são reparadas pelo mecanismo de recombinação homóloga (processo que restaura a sequência de nucleotídeos original) dependente da via do BRCA1/2. Por isso, células com mutação dos genes BRCA parecem ser particularmente sensíveis à inibição da PARP, já que a recombinação homóloga é deficiente nessas células e o reparo do DNA ocorre por outras vias com maior tendência à ocorrência de erros. Desse modo, inibição da PARP é uma estratégia para eliminar seletivamente as células com recombinação homóloga disfuncional.

Os inibidores da PARP1 podem ser mais úteis no tratamento do câncer de mama com mutação dos genes BRCA1/BRCA2 e em tumores triplo-negativos com características patológicas e moleculares semelhantes aos tumores com mutações do BRCA1, que se caracterizam por ocorrer em indivíduos com defeito no reparo homólogo do DNA. Esses tumores parecem ser particularmente sensíveis à inibição da PARP1, que nesta situação é a única via de reparo funcionante - células deficientes em BRCA são mil vezes mais sensíveis à inibição por agentes únicos da PARP que as células BRCA 1 e 2 tipo selvagem.

Olaparibe

Olaparibe (Ola), um inibidor oral da PARP1, foi utilizado em mulheres com câncer de mama avançado com mutações do BRCA1 e/ou BRCA2. Destas, mais de 50% apresentavam tumores triplo-negativos. Em um estudo fase II de braço único, obteve-se uma taxa de resposta global de 41% e sobrevida livre de progressão de 5,7 meses. A droga foi bem tolerada, apresentando como principais efeitos adversos fadiga, náuseas e vômitos. Em outro estudo, não foi demonstrada atividade de Ola em pacientes sem mutações do BRCA.

O estudo fase III OlympiAD comparou Ola com tratamento padrão em pacientes portadoras de mutação germinativa de BRCA, HER2 negativo e evoluindo com câncer de mama metastático previamente tratado com 2 ou mais linhas de quimioterapia. 302 pacientes foram randomizadas (2:1) para Ola

300 mg 2 vezes ao dia ou tratamento quimioterápico (capecitabina, eribulina ou vinorelbina). A SLP foi significativamente maior com Ola (7 meses *vs.* 4,2 meses, $p < 0,001$). A RO foi 59,9% e 28,8%, respectivamente. Também houve menos efeitos adversos grau 3 (36,6% *vs.* 50,5%).

Olaparibe já está indicado no tratamento do câncer de ovário e deve ser rapidamente incorporado no tratamento de pacientes com câncer de mama e mutação de BRCA.

Inibidores de cinases dependentes de ciclina (CDKs)

As cinases dependentes de ciclina (CDKs) são cinases serina/treonina que desempenham um papel essencial na regulação da progressão do ciclo celular, permitindo a transição entre as suas diferentes fases. Para sua ativação, dependem de moléculas que são sintetizadas e degradadas durante cada ciclo celular, as ciclinas. A interação da ciclina D com CDK4 e CDK6 facilita a hiperfosforilação do produto do gene do retinoblastoma (Rb) que por sua vez, leva à progressão de G1 para fase S do ciclo celular. Alterações na via de ciclina-D-CDK4/6-Rb acontecem em muitas neoplasias malignas e estão associadas a resistência endócrina no câncer de mama. Drogas inibidoras de CDKs são capazes de interferir com a proliferação celular e induzir apoptose de células neoplásicas.

Palbociclibe

Palbociclibe (Pal) é um agente oral inibidor seletivo de CDK4 e CDK6, inibindo assim a fosforilação da proteína do Rb no início da fase G1, levando à paralização do ciclo celular. Isso suprime a replicação do DNA e diminui a proliferação de células tumorais.

O estudo fase III PALOMA-2 comparou na 1ª linha de tratamento em 666 pacientes na pós-menopausa com RE positivo, Pal (125 mg/dia por 3 semanas a cada 4 semanas) e letrozol (2,5 mg/dia) com placebo e letrozol. A SLP foi de 24,8 meses no grupo Pal-letrozol, contra 14,5 meses no grupo placebo-letrozol (HR 0,58; $p < 0,001$). A taxa de RO foi de 42,1% *vs.* 34,7% e o benefício clínico foi observado em 84,9% contra 70,3% dos pacientes. Os dados de SVG ainda não estão disponíveis. Os eventos adversos com Pal foram neutropenia (66,4%), leucopenia (24,8%), anemia (5,4%) e fadiga (1,8%). A neutropenia febril foi relatada em apenas em 1,8% dos pacientes. Descontinuação permanente de qualquer tratamento de estudo como resultado de eventos adversos ocorreu em 43 pacientes (9,7%) no grupo com Pal e em 13 pacientes (5,9%) no grupo placebo.

Já para a 2ª linha de tratamento foi realizado o estudo PALOMA-3, aonde 521 pacientes foram randomizadas para Pal (125 mg/dia por 3 semanas a cada

4 semanas) e fulvestranto (500 mg D1, D15 e D29 e depois a cada 28 dias) ou placebo e fulvestranto. A SLP foi de 9,5 meses *vs.* 4,5 meses, respectivamente (HR 0,46; $p < 0,0001$).

Palbociclibe vem sendo rapidamente incorporado tanto na 1ª quanto na 2ª linha de tratamento de pacientes na pós-menopausa com RE positivo, e também está sendo testado na adjuvância.

Ribociclibe

Ribociclibe (Rib) também é um inibidor de CDK4/6. O estudo MONALEESA-2 com 668 pacientes, avaliou a incorporação de Rib na 1ª linha de tratamento em pacientes com RE positivo, HER2 negativo na pós-menopausa. As pacientes foram randomizadas para Rib 600 mg ao dia por 21 dias a cada 28 dias e letrozol ou placebo e letrozol. Houve aumento significativo da SLP (HR 0,56; $p = 3,29 \times 10^{-6}$). Com 18 meses, 63% das pacientes com Rib continuavam sem sinais de progressão contra 42,2% com placebo. A RO foi 52,7% *vs.* 37,1%. ($p < 0,001$). Neutropenia graus 3 e 4 foi reportada em 59,3% das pacientes com ribociclibe.

Ribociclibe já foi aprovado pelo U.S. FDA para tratamento inicial do câncer de mama avançado ou metastático em pacientes com tumores RE positivo e HER2 negativo associado a inibidor da aromatase.

Abemaciclibe

Abemaciclibe (Abe) é um potente e seletivo inibidor de CDK 4 e 6. Trata-se de um composto estruturalmente distinto de palbociclibe e ribociclibe e é 14 vezes mais potente contra ciclina D1/CDK4 e ciclina D3/CDK6 em ensaios enzimáticos. Abe foi ativo em estudo fase I tanto como monoterapia quanto associado a fulvestranto. No estudo fase II MONARCH-1, Abe exclusivo foi testado em pacientes com RE positivo, HER2 negativo evoluindo com doença hormônio refratária na dose de 200 mg 2 vezes ao dia continuamente. A RO ocorreu em 19,7% com benefício clínico em 42,4%.

O estudo fase III MONARCH-2 avaliou Abe em pacientes previamente tratadas com hormonioterapia na doença metastática. Foram randomizadas 669 pacientes para Abe (150 mg 2 vezes ao dia) e fulvestranto ou placebo e fulvestranto. Houve aumento da SLP (mediana de 16,4 *vs.* 9,3 meses, HR 0,553; $p = 0,001$). Em pacientes com doença mensurável, a RO foi de 48,1% comparada com 21,3% no braço controle. O perfil de toxicidade é um pouco diferente dos demais inibidores de CDK com mais diarreia, que não parece ser de difícil controle, e menos neutropenia. Comparado com placebo houve diarreia (86,4% *vs.* 24,7%), neutropenia (46,0% *vs.* 4,0%), náusea (45,1% *vs.* 22,9%), e fadiga (39,9% *vs.* 26,9%).

Inibidores da angiogênese

O processo de angiogênese exerce um papel importante na progressão do câncer de mama. Múltiplos fatores angiogênicos estão expressos no câncer de mama invasivo, entre eles o VEGF (*vascular endothelial growth factor*). VEGF estimula a proliferação endotelial e migração, inibe a apoptose endotelial, induz ao remodelamento da matriz extracelular, aumenta a permeabilidade vascular e vasodilatação e inibe células dendríticas, entre outras ações. Há diversas isoformas de VEGF, mas VEGF-A é um potente indutor de vasodilatação e angiogênese patológica.

Bevacizumabe

Bevacizumabe (Bev) é um anticorpo monoclonal humanizado contra VEGF-A. Ao unir-se ao VEGF, impede sua ligação ao receptor de VEGF, prevenindo o crescimento e manutenção de vasos sanguíneos tumorais.

O estudo fase III E2100 avaliou 722 pacientes câncer de mama metastático que foram tratadas na 1ª linha com paclitaxel exclusivo ou paclitaxel e Bev. As doses utilizadas foram paclitaxel 90 mg/m^2 dias 1, 8 e 15 com ou sem Bev 10 mg/kg dias 1 e 15 a cada 4 semanas. Houve aumento da SLP de 5,9 meses para 11,8 meses ($p < 0,001$) e da RO (de 21,2% para 36,9%; $p < 0,001$). A SVG foi semelhante em ambos os grupos (HR 0,88; $p = 0,16$). Os principais efeitos colaterais com Bev foram hipertensão graus 3 e 4 (14,8%), proteinúria (3,6%), cefaleia (2,2%) e isquemia cerebral (1,9%). O risco de infecção foi maior com paclitaxel e Bev (9,3% *vs.* 2,9%, $p < 0,001$), mas neutropenia febril foi incomum (< 1%).

No estudo RIBBON-1 (*Regimens in Bevacizumab for Breast Oncology*) 1.237 pacientes foram tratadas na 1ª linha com quimioterapia (capecitabina, taxane ou esquema com antracíclico). A SLP também foi significativamente superior com Bev, embora sem impacto na SVG.

Outro estudo fase III (TURANDOT) comparou Bev e paclitaxel com Bev e capecitabina. Apesar de uma maior SLP para o braço com paclitaxel, não houve diferença na sobrevida global (SVG mediana 30,2 meses e 26,1 meses, respectivamente) e a associação com capecitabina pode ser útil para pacientes com recorrência precoce após adjuvância com taxanes ou mesmo levando em consideração a diferença no perfil de toxicidade entre os quimioterápicos.

Apesar dos estudos com Bev na 1ª linha não mostrarem ganho de SVG, a impressão é de que a combinação, particularmente com paclitaxel semanal ou capecitabina, é bem tolerada, traz ganho de resposta e SLP, e pode ser interessante para algumas pacientes com doença metastática.

Embora Bev esteja aprovado no Brasil para uso na 1ª linha de tratamento, também há evidências de benefício com o uso na 2ª linha. O estudo RIBBON-2 com 684 pacientes mostra aumento na SLP de 5,1 para 7,2 meses ($p = 0,0072$).

Imunoterapia

As respostas imunológicas contra o câncer são iniciadas quando o sistema imunológico reconhece proteínas expressas em células neoplásicas denominadas antígenos associados a tumores (TAAs). A resposta imune final é regulada por um equilíbrio entre mecanismos imunoestimuladores e imunossupressores, que impedem inflamação descontrolada e doença autoimune.

A maioria das imunoterapias em desenvolvimento para câncer de mama envolve o uso de vacinas que desencadeiam e direcionam respostas imunes contra TAAs, ou agentes que atuam na regulação imunológica (assumindo a presença de uma resposta imune antitumoral endógena), como anticorpos inibidores de *checkpoint* que inibem mecanismos supressores do sistema imune agindo sobre vias mediadas por CTLA-4 (*cytotoxic T lymphocyte associated antigen 4*), PD-1 (*programmed death 1*) e PD-L1 (*programmed death ligand 1*), ou ainda, a combinação dessas 2 estratégias.

Vacinas

O câncer de mama costuma ser menos imunogênico se comparado a outras neoplasias como melanoma e câncer de pulmão. Sendo assim, o uso de vacinas capazes de induzir uma resposta imune pode ser uma estratégia interessante. Várias vacinas já foram testadas, incluindo vacinas monovalentes, polivalentes e vacinas celulares. As vacinas monovalentes visam facilitar respostas imunes contra um único antígeno de interesse como HER2, enquanto as vacinas polivalentes entregam múltiplos TAAs simultaneamente. Uma terceira classe de vacinas utiliza preparados celulares inteiros ou produtos celulares para melhorar a entrega de TAAs.

O antígeno mais investigado para vacinação no câncer de mama é o HER2. A vacina contra HER2 mais estudada é a E75, chamada nelipepimut-S. Combinada com GM-CSF (*granulocyte-macrophage colony-stimulating factor*) se mostrou segura em estudos fase I e II. Em estudo fase II a SLD em 5 anos aumentou de 80,2% para 89,7% ($p = 0,08$) em tumores com baixa expressão de HER2 (1 ou 2+), não havendo benefício em casos com HER2 3+ (indução de tolerância ao antígeno?). A associação nelipepimut-S/GM-CSF está sendo comparada com GM-CSF exclusivo em estudo fase III. Outras vacinas monovalentes estão em desenvolvimento contra os antígenos mucina 1 e globo-H.

PANVAC (*Pancreatic Vaccine*) engloba diversos antígenos como CEA, MUC1, LFA-3 (*lymphocyte function-associated antigen 3*) e ICAM1 (*intercellular adhesion molecule 1*). Em estudo fase II a associação de PANVAC com docetaxel mostrou uma tendência a superioridade em relação a docetaxel exclusivo com SLP de 7,9 meses *vs.* 3,9 meses (p = 0,09).

GVAX é uma vacina celular de células humanas de câncer de mama irradiadas que está sendo testada em combinação com ciclofosfamida em baixa dose +/- trastuzumabe em pacientes com tumor HER2 negativo.

Inibidores de *checkpoint*

Dada a imunogenicidade do câncer de mama relativamente modesta, os estudos com inibidores de *checkpoint* ainda estão numa fase de desenvolvimento intermediária e mais focada em tumores triplo-negativos que exibem um maior número de mutações, costumam ser mais ricos em TILs (*tumor-infiltrating lymphocytes*) e mais frequentemente expressam PD-L1. Estes inibidores estão sendo testados como monoterapia e como parte de estratégias que combinam bloqueio de *checkpoint* associado a terapias que provocam uma maior exposição dos antígenos celulares como ablação tumoral, radioterapia e quimioterapia.

Os resultados mais avançados disponíveis são com pembrolizumabe e atezolizumabe, mas vários estudos estão em andamento com outros inibidores como nivolumabe, durvalumabe e durvalumabe/tremelimumabe.

Pembrolizumabe (Pembro) é um anticorpo monoclonal humanizado dirigido contra PD-1, que é um receptor de sinalização inibitória expresso nas células T. Ao ser ativado, PD-1 comanda negativamente as células T e desempenha um papel fundamental na evasão tumoral da imunidade do hospedeiro. Após a administração de Pembro ocorre bloqueio de PD-1, que impede sua ligação e ativação pelos seus ligantes, resultando numa maior atividade do sistema imunológico mediado por células T e em respostas contra células tumorais. Os ligantes para PD-1 incluem PD-L1 expresso em certas células tumorais, e PD-L2 que é expresso em APCs (*antigen-presenting cells*).

O estudo fase II KEYNOTE-086 incluiu 170 pacientes com tumores triplo-negativos metastáticos com doença em progressão após 1 ou mais linhas de tratamento que receberam Pembro 300 mg i.v. a cada 3 semanas. Houve RC ou RP em 4,7% e DE em 20,6% dos casos. Importante notar que PD-L1 não foi preditivo de resposta e a SVG mediana ainda não foi atingida nas pacientes com RO ou DE, ao passo que em pacientes com PD foi de 7,1 meses. Aos 9 meses 100% das pacientes com RC ou RP estavam vivas contra 89,6% das com DE e apenas 39% daquelas com PD. O tratamento foi bem tolerado.

No estudo I-SPY-2 com desenho de randomização adaptativa, Pembro 200 mg i.v. a cada 3 semanas foi associado a quimioterapia com paclitaxel 80 mg/m^2 semanal por 12 semanas (n = 69) e comparado com paclitaxel exclusivo (n = 180) no tratamento neoadjuvante do câncer de mama. Após as 12 semanas as pacientes seguiam com mais 4 ciclos de AC (doxorrubicina e ciclofosfamida) apenas. A probabilidade de pRC subiu de 16% para 46%. Em pacientes com tumor triplo-negativo a probabilidade de pRC foi de 20% com paclitaxel e 60% com a associação, enquanto em pacientes com RE positivo/HER2 negativo a pRC aumentou de 13% para 34%. Com Pembro observou-se os seguintes eventos adversos imunomediados graus 3 a 5: insuficiência adrenal (n = 5), hepatite (n = 2), colite (n = 1) e hipotireoidismo (n = 1).

Atezolizumabe é um anticorpo monoclonal contra PD-L1. Ao ligar-se a PD-L1, bloqueia a sua ligação com o receptor 1 (PD-1) expresso em células T ativadas, o que pode aumentar a resposta imune mediada por células T.

Um estudo de fase Ib associou nab-paclitaxel com atezolizumabe em 32 pacientes com câncer de mama triplo-negativo metastático. A RO geral foi de 38% e em pacientes tratados na 1ª linha de 46%. Além disso, as respostas foram semelhantes em tumores com e sem expressão de PD-L1. Um estudo fase III está em andamento com esta combinação.

Inibidores da osteólise

Ácido zolendrônico

O ácido zolendrônico (Zol) é um bisfosfonato sintético de 3ª geração com atividade antireabsorção óssea. Liga-se a cristais de hidroxiapatita na matriz óssea, retardando a sua dissolução e inibindo a formação e agregação destes cristais. Este agente também inibe a farnesil pirofosfato sintase, com consequente inibição da atividade dos osteoclastos. A diminuição do *turnover* ósseo e a estabilização da matriz óssea contribuem para o efeito analgésico de Zol nas lesões osteoblásticas dolorosas. Também reduz as concentrações séricas de cálcio associadas à hipercalcemia. Trata-se de um bisfosfonato mais potente que o clodronato e o pamidronato.

Pode ocorrer osteonecrose de mandíbula, sendo recomendado acompanhamento odontológico periódico e evitar implante ou extração dentária. Hipocalcemia sintomática é incomum, mas é importante seu monitoramento e reposição de cálcio. Caso haja deficiência de vitamina D esta deve ser corrigida. A dose de Zol deve ser corrigida conforme a função renal, que precisa ser acompanhada pois pode ocorrer nefrotoxicidade. Dor musculoesquelética e febre são frequentes sobretudo após a 1ª dose.

Ácido zolendrônico está indicado para tratamento de hipercalcemia e para pacientes com metástases ósseas com consequente redução de eventos esqueléticos sérios (SREs), dor, fraturas, compressão medular e melhora da qualidade de vida. A dose aprovada para reduzir a frequência de SREs é de 4 mg a cada 3 a 4 semanas. Mais recentemente, novos estudos avaliaram a administração a cada 12 semanas. O CALGB (Alliance) 70604, estudou 1.822 pacientes com metástases ósseas de mama, próstata ou mieloma múltiplo com a mesma dose de Zol a cada 4 ou a cada 12 semanas por dois anos, começando pela primeira dose. Não houve diferença na proporção de pacientes que desenvolveram pelo menos um SRE (29,5 *vs.* 28,6%). O uso a cada 12 semanas resultou em menos disfunção renal e osteonecrose de mandíbula. Outros 2 estudos também testaram o uso com intervalos mais longos (OPTIMIZE-2 e ZOOM) após um período inicial com tratamento mensal e concluíram pela segurança da aplicação a cada 12 semanas. Acreditamos que uma dosagem a cada 4 semanas, pelo menos inicialmente para pacientes com metástases ósseas extensas ou altamente sintomáticas seja preferível, podendo-se considerar o uso em intervalos maiores após controle da neoplasia.

Ácido zolendrônico também está indicado para tratamento de osteoporose e como prevenção para perda de massa óssea associada ao uso de inibidores da aromatase e corticoides. Diversos estudos mostraram benefício no uso de bisfosfonatos, especialmente clodronato e Zol, no tratamento adjuvante do câncer de mama. Há fortes evidências de redução do risco de recorrência óssea e aumento da sobrevida, sobretudo no tratamento adjuvante de pacientes na pós-menopausa. Zol (4 mg i.v. a cada 6 meses) e clodronato (1.600 mg/dia v.o.) foram aprovados pela ASCO no tratamento adjuvante de pacientes na pós-menopausa.

Denosumab

Denosumab (Den) é um inibidor de osteoclastos por ligação à RANKL (*receptor activator of nuclear factor kappa beta ligand*) bloqueando sua interação com RANK, que é um receptor localizado na superfície dos osteoclastos, resultando em inibição da atividade dos osteoclastos, diminuição da reabsorção óssea e aumento potencial da densidade mineral óssea. Pode haver hipocalcemia e osteonecrose de mandíbula, mas o risco de nefrotoxicidade é menor que com Zol e não há necessidade de ajuste conforme a função renal.

Den está indicado no tratamento de hipercalcemia associada a malignidade na dose de 120 mg s.c. a cada 4 semanas; no primeiro mês pode ser necessário repetir a dose nos dias 8 e 15.

No tratamento de metástases ósseas há redução de SREs, sendo recomendada a dose de 120 mg s.c. a cada 4 semanas. Uma metanálise de 3 ensaios de fase III comparando Zol *versus* Den concluiu que Den era superior a Zol na redução do risco de um 1º SRE (HR 0,83) e ao retardar o tempo para SRE ou hipercalcemia (mediana 26,6 *vs.* 19,4 meses). A SVG e as taxas de progressão da doença foram semelhantes com os dois tratamentos. Consequentemente, Den pode ser a droga de primeira escolha para pacientes com metástase óssea.

A duração do tratamento com inibidores da osteólise não é precisa, mas podemos manter o tratamento por tempo indefinido, sobretudo em pacientes com doença extensa e boa tolerabilidade.

Denosumab também está indicado no tratamento de osteoporose e na perda de massa óssea induzida por inibidores da aromatase na dose de 60 mg s.c. a cada 6 meses.

A Tabela 62.1 dispõe alguns dos mais promissores agentes que estão sendo testados no câncer de mama.

Tabela 62.1: Agentes promissores testados no câncer de mama.

Nome	Mecanismo de Ação	Principais Estudos
Utidelone	Epotilona inibidora da função de microtúbulos	Fase III, 405 pts refratárias a antracíclicos e taxanes, utidelone e capecitabina *vs.* capecitabina; aumento da SLP (HR 0,58; p < 0,0001); bem tolerado.
Tucatinibe	Inibidor de TK anti-HER2 com atividade no SNC	Fase II randomizado (HER2CLIMB) capecitabina/trastuzumabe e ticatinibe ou placebo.
Margetuximabe	Anticorpo anti-HER2 ativo em tumores já tratados com trastuzumabe e outros agentes anti HER2	Fase III (SOPHIA): margetuximabe e quimioterapia (QT) *vs.* trastuzumabe e QT no câncer de mama metastático.
MM-302	Imunoconjugado anti-HER2 com doxorrubicina lipossomal	Fase II randomizado (HERMIONE): trastuzumabe e QT *vs.* trastuzumabe e MM-302 em pts não expostas a antracíclicos.

Continua

Tabela 62.1: Agentes promissores testados no câncer de mama.

Nome	Mecanismo de Ação	Principais Estudos
Veliparibe	Inibidor de PARP	Fase II randomizado veliparibe/carboplatina (C) e paclitaxel (P) *vs* placebo/C/P em pacientes com mutação de BRCA. Aumento da RO. Tendência a aumento de SLP e SVG.
Talazoparibe	Inibidor de PARP	Fase II em pacientes com mutação de BRCA após platina (RO 21% e BC 38%) ou múltiplos citotóxicos (RO 37% e BC 66%).
Glembatumumabe vendotin (Gv)	Imunoconjugado anti glicoproteína NMB	Fase II randomizado (EMERGE) em pacientes pré tratadas. Gv *vs* QT: pts com triplo-negativo (TN) RO 18% *vs.* 0% e tumores positivos para gpNMB RO 40% *vs.* 0%.
Divotinibe	Inibidor de FGFR	Fase II, HER2-, RE+, divotinibe/fulvestranto *vs.* fulvestranto: 97 pts, SLP 5,5 meses (m) *vs.* 5,5 m; para FGFR amplificado SLP 10,9 m *vs.* 5,5 m.
Ipatasertibe	Inibidor de Akt	Fase II randomizado (LOTUS)124 pts com tumor TN, 1ª linha; paclitaxel e ipatasertibe ou placebo; SLP 6,2m *vs.* 4,9 m; SLP em pts com alteração de PI3K/Akt/PTEN 9 m *vs.* 4,9 m. Bem tolerado. Fase III em andamento.
Enzalutamida	Bloqueador de receptor de androgênio (RA)	Fase II RA+, TN, avaliação de assinatura androgênio direcionada (Dx): 43 pts, SLP 32 semanas para Dx+ e 9 semanas com Dx-; 2 pts RC e 5 RP.
ANG 1005	Conjugado taxane-peptídeo	Fase II, metástase cerebral ± trastuzumabe em andamento.

TK: tyrosine kinase; FGFR: fibroblast growth factor receptor; PI3K: phosphatidylinositol 3-kinase; mTOR: mammalian target of rapamycin;; BC: benefício clínico (RC+RP+DE); DE: doença estável; RC: resposta completa; RP: resposta parcial

Leitura recomendada

Os estudos relacionados a seguir são revisões recentes sobre os fármacos mencionados neste capítulo.

1. Loibl S, Gianni L. HER2-positive Breast Cancer. The Lancet 2017; 389: 2415-2429.
2. Finn RS, Martin M, Rugo HS, et al. Palbociclib and Letrozole in Advanced Breast Cancer. N Engl J Med 2016; 375: 1925-1936.
3. Guerrero-Zotano A, Mayer IA, Arteaga CL. PI3K/AKT/mTOR: role in breast cancer progression, drug resistance, and treatment. Cancer and Metastasis Reviews 2016; 35: 515-524.
4. Robson M, M.D., Im S, Senkus E, et al. Olaparib for Metastatic Breast Cancer in Patients with a Germline BRCA Mutation. N Engl J Med 2017; DOI: 10.1056/NEJMoa1706450.
5. McArthur HL and Page DB. Immunotherapy for the Treatment of Breast Cancer: Checkpoint Blockade, Cancer Vaccines, and Future Directions in Combination Immunotherapy. Clin Adv Hemat Oncol 2016; 14: 922-933.

Capítulo 63

Seguimento após câncer de mama

GPM – Grupo de Pesquisas em Mastologia

Introdução

O número de sobreviventes ao câncer de mama aumentou continuamente, devido ao diagnóstico precoce e avanços no tratamento. Estimam-se nos EUA 3.000.000 mulheres com história de câncer de mama, correspondendo à 41% de todos as mulheres portadoras de câncer. São pacientes que estão expostas ao aparecimento de um novo tumor, da recidiva local, outros tipos de câncer e aos efeitos adversos do tratamento realizado. Existem divergências na literatura sobre qual a melhor maneira de realizar o seguimento destas pacientes, o que contribui para uma variação de conduta entre as entidades que norteiam a pratica diária.

Definição e objetivos

O seguimento pode ser definido como o período que segue o momento do diagnóstico/tratamento até a ocorrência de uma recidiva ou morte.

Os objetivos do seguimento são: diagnosticar precocemente uma recidiva local ou contralateral, avaliar e resolver possíveis complicações relacionadas ao tratamento e proporcionar apoio psicológico e informações necessárias para o restabelecimento de uma vida normal.

Acompanhamento clínico

Não existem evidências de estudos randomizados em relação à periodicidade e tempo de seguimento das pacientes. As recomendações da *American*

Society of Clinical Oncology (ASCO), *National Comprehensive Cancer Network* (NCCN) e *European Society of Surgical Oncology* (ESMO) estão resumidas na Tabela 63.1.

Tabela 63.1: Periodicidade do exame físico no seguimento

Exame físico	ASCO	ESMO	NCCN
1° ano	3 a 6 meses	3 a 4 consultas/ano	1 a 4 consultas/ano
2° ano	3 a 6 meses	3 a 4 consultas/ano	1 a 4 consultas/ano
3° ano	3 a 6 meses	Anual	1 a 4 consultas/ano
4° ano	6 meses	Anual	1 a 4 consultas/ano
5° ano	6 meses	Anual	1 a 4 consultas/ano
6° ano em diante	Anual	Anual	Anual

Durante a consulta médica, a anamnese deve ser direcionada aos sinais e sintomas de recidiva local ou metástase à distância.

- Dor ou nódulos nas mamas;
- Cefaleia, alteração de acuidade visual, alterações de comportamento;
- Tosse, dispneia;
- Náusea, vômitos, alteração de apetite;
- Sangramento genital, hematúria;
- Dores osteoarticulares.

Durante o exame físico, avaliação musculo esquelética, pulmonar, cardíaca, genital e abdominal.

Exames complementares

Mamografia

A realização de mamografia pós tratamento por câncer de mama demonstra diminuição da mortalidade em todas as faixas etárias. Esta conduta visa a detecção de câncer ipsilateral pós cirurgia conservadora e doença em mama contralateral. Em pacientes submetidas à cirurgia conservadora, deve-se realizar a primeira mamografia entre seis meses a um ano após término da radioterapia e continuar anualmente.

Ultrassonografia

A indicação da ultrassonografia mamária no seguimento reserva-se ao complemento da mamografia. Não existe evidência que justifique seu uso rotineiro no seguimento das pacientes com câncer de mama. Estudo comparando mamografia e ultrassonografia *versus* mamografia isolada, mostrou um aumento de diagnóstico de recidiva local de 8 para 12 a cada 1.000 casos, porém com aumento de falso-positivo de 4,4 para 10,4%.

Ressonância magnética (RM)

O emprego da RM no acompanhamento pós tratamento merece estudos prospectivos. Evidências demonstram aumento de procedimentos desnecessários, devido à elevada sensibilidade e baixa especificidade. Entretanto, em mulheres com risco elevado de recidiva local, como portadoras de mutação genética ou alto risco familiar, se beneficiam da ressonância no seguimento.

Seguimento sistêmico

No seguimento de pacientes assintomáticas, não existem evidências de que a realização rotineira de exames radiológicos e diagnóstico precoce de metástases, resultem em melhora da sobrevida. A utilização rotineira destes exames, acarretará altas taxas de falso-positivo e falso-negativo, com impacto financeiro importante.

Em pacientes usuárias de inibidores de aromatase, atenção deve ser dada à massa óssea, indicando-se a densitometria óssea.

Na vigência de tamoxifeno, principalmente na terapia estendida, a avaliação do endométrio, com ecografia transvaginal deve ser realizada apenas em casos de sangramento anormal. Não se deve utilizar este exame de rotina, pelo aumento dos resultados falso-positivos, que resultará na realização de exames complementares invasivos desnecessários. (histeroscopias ou curetagens uterinas).

Aconselhamento genético

O NCCN sugere que pacientes com diagnóstico de carcinoma invasivos, tumores triplo-negativos, menores de 60 anos, sejam investigadas para mutação dos genes Brca1 e Brca2. Especialmente em pacientes jovens e com história familiar sugestiva, deve-se pensar na realização dos testes genéticos.

Complicações do tratamento

As pacientes em idade fértil devem ser orientadas sobre as possíveis consequências na sua capacidade reprodutiva advindas do tratamento adjuvante. Está indicado uma avaliação com especialista em reprodução para avaliar a melhor forma de preservação da fertilidade, antes do início do tratamento quimioterápico.

Os possíveis efeitos colaterais decorrentes do tratamento sistêmico normalmente são manejados em equipe multidisciplinar, mas devemos recordar principalmente dos efeitos cardíacos de alguns fármacos, principalmente os antracíclicos e o trastuzumab.

As queixas mais comuns que se seguem ao tratamento são decorrentes da menopausa precoce acarretada pelos medicamentos quimioterápicos e do tratamento com terapia hormonal prolongada.

Em pacientes usuárias de tamoxifeno, os fogachos representam uma das queixas mais comuns. A venlafaxina e a desvenlaflaxina são as drogas de escolha, com eficácia próxima a 50%. Nos casos refratários, o uso da gabapentina e da clonidina são descritos na literatura, porém com elevada incidência de efeitos colaterais.

A osteopenia deve ser manejada com orientações de estilo de vida (exercícios, alimentação adequada, exposição solar) e com reposição de cálcio e vitamina D. Em paciente de risco para desenvolvimento de osteoporose e em vigência de IA, pode-se utilizar medicamentos da classe dos bifosfonatos. Atualmente há uma crescente utilização do denosumabe, um anticorpo monoclonal que inibe a atividade do osteoclasto com aplicação semestral subcutânea. A droga mais comumente utilizada em nosso meio é o ácido zoledrônico, por via endovenosa a cada 6 meses. Este atua na inibição da ação do osteoclasto. Apresenta como efeito colateral aumento do risco de osteonecrose de mandíbula, hipocalcemia e insuficiência renal.

Outros sintomas que requerem atenção são:

- Disfunções sexuais (perda de libido, dispareunia, atrofia genital);
- Depressão, ansiedade;
- Disfunções cognitivas;
- Fadiga;
- Sintomas decorrentes do tratamento cirúrgico (linfedema, parestesias, limitações de movimento) e radioterápico (radiodermite, edema, pneumonite actínica, cardiopatia).

Atividade física e hábitos de vida

Mais recentemente, maior atenção tem sido dada a atividade física regular e hábitos de vida, na prevenção da recidiva do câncer de mama. Cabe ao mastologista recomendar e fiscalizar que as pacientes sigam estas recomendações.

Um estudo de 2005 publicado no JAMA demonstrou que aqueles que passaram a caminhar por pelo menos 30 minutos, em média cinco vezes por semana, na velocidade de cinco a seis quilômetros por hora – ou fizeram exercícios equivalentes –, apresentaram cerca de 60% de redução do risco de recidiva da doença, menor mortalidade por câncer de mama e menor probabilidade de morrer por outras causas.

Associa-se a possível redução de risco, com a realização dos exercícios físicos, redução dos níveis de *Insuline Like Growth Fator* (IGLF), assim como outros fatores associados a carcinogênese.

Orientações gerais

Nas pacientes pré-menopáusicas não se indica contracepção com anticoncepcionais hormonais, independente dos receptores, sendo aconselhado dispositivos intrauterinos não medicados, métodos de barreira ou ligadura tubária/vasectomia.

É fortemente aconselhável evitar tabagismo, consumo de álcool e sedentarismo, da mesma forma que se recomenda a manutenção do índice de massa corporal abaixo de 25.

Leitura recomendada

1. Senkus E, Kyriakides S, Ohno S et al. Primary breast cancer: ESMO Clinical Practice Guidelines for diagnosis, treatment and follow-up. Ann Oncol. 2015 Sep;26 Suppl 5: v8-30.

   Recomendações da Sociedade Médica Europeia de Oncologia, com relação ao seguimento pós tratamento.

2. Lash TL, Fox MP, Buist DS et al. Mammography surveillance and mortality in older breast cancer survivors. J Clin Oncol. 2007;25(21):3001.

   Estudo prospectivo com mais de 1.800 mulheres acima de 65 anos, com câncer de mama estádio I e II, mostrou que a continuação do rastreamento pós tratamento acarretou em diminuição da chance de morte específica.

3. Quinn EM Coveney AP, Redmond HP. Use of magnetic resonance imaging in detection of breast cancer recurrence: a systematic review. Ann Surg Oncol. 2012;19(9):3035.

   Metanálise incluindo 10 estudos e 494 pacientes, com objetivo de avaliar o impacto na ressonância magnética na recidiva do câncer de mama. Mostrou a alta sensibilidade, porém baixa especificidade deste exame, determinando maior número de intervenções.

4. Ellegaard MB, Grau C, Zachariae R, Jensen AB. Women with breast cancer report substantially more disease- and treatment-related side or late effects than registered by clinical oncologists: a cross-sectional study of a standard follow-up program in an oncological department. Breast Cancer Res Treat. 2017 Aug;164(3):727-736.

Estudo prospectivo mostrando que a investigação intensiva pós-tratamento não diagnostica metástases em estádio inicial. Mais importante que a investigação, é o manejo das complicações do tratamento a longo prazo, de acordo com questionários respondidos por pacientes.

5. Khatcheressian JL, Hurley P, Bantug E et al. Breast cancer follow-up and management after primary treatment: American Society of Clinical Oncology clinical practice guideline update. J Clin Oncol. 2013 Mar 1;31(7):961-5.

Recomendações da Sociedade Americana de Oncologia Clínica, não indicando realização de exames radiológicos e bioquímicos complementares em mulheres assintomáticas. Porém conclui que pacientes com tumores de pior prognóstico (triplos negativos) necessitam de melhores estudos para avaliar o impacto do follow-up intensivo.

Capítulo 64

"*Survivorship*" – a vida após o câncer de mama

Mariana Tosello Laloni
Adriana Paula de Castro Barrichello

Introdução

O conceito "*survivorship*" compreende o acompanhamento a longo prazo das pacientes que tiveram câncer de mama e foram submetidas a tratamento. Essas sobreviventes devem ser acompanhadas para monitorar o risco de recidiva da doença, rastreamento de segunda neoplasia, avaliação e manejo dos efeitos colaterais a longo prazo físicos e psicossociais relacionados ao tratamento e a promoção de saúde. Essas ações podem impactar não só na qualidade de vida, mas também no tempo livre de progressão ou sobrevida global.

Implicações

O número de pacientes sobreviventes de câncer de mama aumentou dramaticamente nas últimas duas décadas. Isso devido a detecção precoce nos programas de rastreamento, incremento na tecnologia, maior consciência da população em relação a educação em saúde e claramente devido a incorporação de novos tratamentos cirúrgicos, radioterápicos e sistêmicos.

Dados de 2014 mostram que nos EUA mais de 3 milhões de mulheres tinham história de câncer de mama, o que corresponde a 41% da população feminina de sobreviventes de câncer.

O tratamento do câncer de mama depende do estádio, localização do tumor e suas características biológicas. Pacientes com estádio II e III normalmente recebem tratamento multidisciplinar com combinação de modalidades terapêuticas que visam aumentar suas chances de cura, mas que infelizmente aumentam a severidade dos impactos dos efeitos colaterais agudos e crônicos.

As diretrizes internacionais para acompanhamento das pacientes tratadas com neoplasia de mama inicial são controversas e de fato ainda não existe um consenso. O *guideline* produzido em associação pela American Cancer Society e American Society of Clincal Oncology utilizou metodologia correta, entretanto apenas 11% dos 1073 artigos tinham nível de evidência I e II.

É mandatório que todas as pacientes tratadas façam vigilância para recorrência local da doença e novo tumor primário de mama.

Efeitos colaterais

O risco de efeitos colaterais físicos e psicológicos secundários ao tratamento dependem da associação de vários fatores: tipo de tratamento; duração e dose de tratamento; tipo de quimioterapia; tratamento hormonal; e idade da paciente durante o tratamento.

Espera-se que todas as pacientes sobreviventes tenham uma melhor qualidade de vida após o tratamento, mas isso nem sempre acontece. Cerca de um terço mantém sintomas após a cessação do tratamento, que são semelhantes aos apresentados durante o tratamento.

Das sequelas físicas e psíquicas destacam-se fadiga, dor, neuropatia periférica, disfunção sexual e infertilidade, aumento do risco de doenças cardiovasculares e esqueléticas, distúrbio do sono e depressão que muitas vezes causam dificuldades psicossociais, afetando o trabalho e as relações sociais. Os sintomas de dor, fadiga e distúrbios do sono são os sintomas físicos mais frequentemente observados após 5 anos do diagnóstico (61%). Além disso, estudos demonstram que 37,5% dos sobreviventes também apresentam depressão e 80% déficit de atenção moderado a grave a longo prazo.

FADIGA – a fadiga é um dos efeitos colaterais mais comum do tratamento do câncer e dependendo do grau, pode levar a uma queda significativa no status funcional e piora importante da qualidade de vida.

Durante o tratamento de radioterapia e/ou quimioterapia no câncer de mama foi relatado algum nível de fadiga em 99% das mulheres, sendo que em 60% a fadiga foi relatada como moderada a grave e 30% mantiveram essa fadiga moderada a grave após 2 anos do tratamento. De todos os sintomas, a fadiga foi considerada como o efeito colateral mais angustiante do tratamento em pacientes com câncer de mama que receberam quimioterapia adjuvante.

Antes de assumir que a fadiga está relacionada ao tratamento prévio para o câncer de mama, as causas tratáveis devem ser descartadas, incluindo anemia, disfunção tireoidiana, disfunção cardíaca, dor, depressão e distúrbios do sono. Deve-se aconselhar as pacientes a realizarem atividade física regular e se ne cessário procurarem terapia comportamental cognitiva. Não há evidencias qu comprovam melhoria da fadiga relacionadas a quimioterapia com tratamento medicamentoso.

Saúde óssea

A saúde óssea e a manutenção da integridade óssea são componentes importantes do cuidado do paciente com câncer. Dentre as mulheres na pós-menopausa que foram submetidas a tratamento do câncer de mama em torno de 60% apresentam osteopenia e 20% osteoporose. A perda da massa óssea deve ser monitorada devido as terapias adjuvantes hormonais, como os inibidores de aromatase. A evolução para osteoporose pode ser rápida e assintomática. Os fatores de risco de osteoporose em pacientes após a tratamento do câncer de mama incluem menopausa precoce induzida por quimioterapia, supressão de GnRH e da função gonadal, terapias antiestrogênicas e uso de glicocorticoide. Estes fatores de risco são cumulativos a outros fatores conhecidos como idade, dieta pobre em cálcio, deficiência de vitamina D, fratura de fragilidade anterior, história familiar de fratura de quadril, tabagismo, consumo excessivo de álcool e antecedente artrite reumatoide. Grande parte da morbidade e mortalidade associadas à perda óssea podem ser prevenidas com o rastreio apropriado, intervenções de estilo de vida e terapia medicamentosa. As pacientes devem ser encorajadas a manter hábitos de vida saudáveis como dieta adequada com boa suplementação de cálcio e atividade física.

A triagem com densitometria óssea inicial e a cada 2 anos deve ser realizada nas mulheres na pós-menopausa tratadas com inibidores de aromatase, pré-menopausa que tomam tamoxifeno e/ou um agonista de GnRH, e nas que apresentam menopausa precoce induzida por quimioterapia.

Para mulheres nos pós menopausa ou com outros fatores de risco associados é sugerido a ingestão de 800 UI de vitamina D por dia e 1.200 mg de cálcio elementar (idealmente de dieta, além de suplementos se necessário).

A seleção de pacientes candidatas para terapia farmacológica deve considerar uma estimativa do risco de fratura, conforme determinado por uma combinação de densitometria óssea e fatores de risco clínicos. O risco de fratura pode ser calculado utilizando a Ferramenta de Avaliação do Risco de Fratura (FRAX). A *National Osteoporosis Foundation* (NOF) recomenda terapia farmacológica em pacientes com osteopenia (T-score entre -1,0 e -2,5 no colo do fêmur, quadril ou coluna lombar) se houver uma probabilidade estimada de 10 anos de fratura de quadril de ≥ 3% ou de grande fratura osteoporótica ≥ 20% e nas com osteoporose (T-score menor que -2,5).

Bisfosfonatos e denosumabe são inibidores potentes da atividade dos osteoclastos e são aprovados para prevenção e tratamento de osteoporose. Os moduladores do receptor de estrogênio (SERMs), como raloxifeno e tamoxifeno, também tem papel na prevenção e perda de massa óssea, além de reduzir a recorrência do câncer de mama. Entretanto, os SERMs não devem ser usados na prevenção da osteoporose em mulheres que estão em uso de inibidor de aromatase.

Cardiotoxicidade

A quimioterapia (ex.: antraciclinas, fluoropirimidinas), terapia anti-HER2 (ex.: trastuzumab) e a terapia hormonal (ex.: inibidores da aromatase) têm sido associados a um risco aumentado de doenças cardiovasculares em pacientes com câncer de mama.

Das complicações cardíacas destacam-se miocardiopatia dilatada, arritmias, vasoespasmo ou vaso oclusão resultando em dor torácica ou infarto do miocárdio, aumento dos níveis de colesterol e risco de diabetes causado principalmente pelos inibidores de aromatase.

Esse risco é aumentado em paciente com história conhecida de doença cardiovascular e em paciente menopausada, pois os estrogênios endógenos em mulheres mais jovens contribuem para a baixa prevalência de doenças cardiovasculares nessa população.

A incidência de cardiopatia é maior em pacientes com exposição cumulativa a antraciclina e os riscos de cardiopatia relacionada a essa classe de medicamento variam de 0,2 a 100% em doses cumulativas que variam de 150 a 850 mg/m2 respectivamente. Em geral, o risco de toxicidade cardiovascular e a necessidade de tratamento aumenta gradualmente se as pacientes não receberem medidas de prevenção primária e secundária.

Para todos as pacientes que recebem terapias potencialmente cardiotóxicas, a prevenção primária de redução do risco cardiovascular deve ser iniciada. O gerenciamento de comorbidades preexistentes (hipertensão, disfunção cardíaca sistólica ou diastólica, arritmias, distúrbios metabólicos) devem ser otimizados e um estilo de vida saudável incentivado (como cessação do tabagismo, manutenção de peso ideal, aumento do exercício) antes e após a exposição a quimioterapia. Na ausência de diretrizes específicas para o monitoramento cardíaco de um agente potencialmente cardiotóxico, a avaliação e o monitoramento da fração de ejeção com ecocardiograma deve ser considerado. Medidas de prevenção secundária exigem que as pacientes sejam monitoradas durante e após o tratamento e gerenciados quando o sinal de toxicidade aparecer.

Eventos tromboembólicos

Das pacientes com câncer de mama que receberam quimioterapia adjuvante 1,2% apresentaram internação ou uma visita a sala de emergência por fenômenos tromboembólicos (trombose venosa profunda ou embolia pulmonar), mas não se sabe se esse risco maior é associado ao próprio câncer ou ao seu tratamento.

Em contrapartida, o uso de tamoxifeno comprovadamente está associado a uma taxa aumentada de eventos tromboembólicos venosos e que existe um efeito pró-coagulante adicional significativo quando o tamoxifeno é adicionado a quimioterapia.

Neuropatia

A neuropatia periférica induzida por quimioterapia (NPIQ) é um efeito adverso comum da terapia do câncer que pode ter um impacto profundo na qualidade de vida e na sobrevida. A NPIQ também pode afetar negativamente os resultados oncológicos, forçando diminuição de dose e/ou descontinuação prematura do tratamento.

A NPIQ tem algumas características exclusivas, é tipicamente dose dependente e cumulativa, geralmente possui uma distribuição simétrica, distal, tipo "meia e luva", a neuropatia autonômica é rara, e tem um padrão predominantemente sensitivo, pois a função do nervo motor geralmente permanece inalterada durante o tratamento, com exceção do paclitaxel que também pode estar associado à neuropatia motora (principalmente proximal) em até 14% das pacientes.

Pacientes que recebem paclitaxel podem desenvolver uma síndrome de dor aguda, comumente classificada como artralgias e mialgias associadas ao paclitaxel, sugerindo uma forma de neuropatia aguda. A fisiopatologia desta síndrome é desconhecida e não foi demonstrada a associação com qualquer alteração estrutural de músculos ou articulações. Com docetaxel este fenômeno pode ocorrer, porém é mais raro. Após completar o tratamento com paclitaxel, aproximadamente 50% das pacientes melhora durante um período de 4 a 6 meses, porém um estudo relatou que a neuropatia pode persistir em até 80% dos pacientes até 2 anos do tratamento.

A melhora sintomática da NPIQ pode ser obtida com o uso de antidepressivos (duloxetina) e anticonvulsivantes (gabapentina/pregabalina).

Depressão, ansiedade e perda cognitiva

As mudanças mais problemáticas que afetam a qualidade de vida no âmbito psicológico são: ansiedade, medo de recorrência e de metástase e preocupação com exames de restadiamento. Esse sentimento de incerteza é manifestado por ansiedade, mudanças de humor, depressão e podem persistir por anos, sendo muitas vezes a parte mais difícil da recuperação da paciente.

O risco de ter uma depressão maior após um diagnóstico de câncer de mama é maior entre as pacientes mais jovens, pacientes com história de doença psiquiátrica prévia, pacientes com baixo status socioeconômico e aquelas que estão desempregadas. Entre as pacientes com câncer de mama, a diminuição da libido, a falta de autoimagem e as questões de relacionamento conjugais eram comuns entre aquelas que estavam deprimidas.

Todas as pacientes devem ser avaliadas por angústia, depressão e/ou ansiedade. Deve-se realizar uma avaliação mais aprofundada em pacientes com maior risco de depressão (por exemplo, pacientes jovens, com antecedentes de doença psiquiátrica prévia, pacientes com baixo status socioeconômico) e deve-se oferecer aconselhamento e/ou farmacoterapia e/ou referi-la a recursos psicopedagógicos e de saúde mental.

A quimioterapia pode produzir declínio cognitivo que, embora sutil, pode ter alterações na atenção, na memória e na funcionalidade podendo durar de 2 a 10 anos pós-tratamento. Isso pode afetar negativamente as habilidades no trabalho e nas atividades educacionais. No entanto, nenhum tratamento efetivo foi proposto até o momento.

Disfunção sexual

A atividade sexual pode se tornar menos agradável e até dolorosa após o tratamento do câncer de mama. As sequelas psicológicas de um diagnóstico de câncer de mama podem levar a tensão sobre o relacionamento conjugal e mudança na imagem corporal que podem prejudicar ainda mais a atividade sexual.

As queixas sexuais podem incluir diminuição do desejo sexual, da libido, da excitação, do orgasmo e dispareunia.

Apoio psicopedagógico, terapia grupal, aconselhamento sexual, aconselhamento conjugal ou psicoterapia intensiva, devem ser oferecidos a todos as sobreviventes de câncer de mama com queixas sexuais que apresentam ansiedade, estresse e mudanças de humor.

As mulheres que relatam dispareunia, normalmente relacionado ao uso de inibidores de aromatase, podem se beneficiar de terapia hormonal local, dilatadores vaginais, lubrificantes vaginais e hidratantes.

Infertilidade e gravidez após o tratamento do câncer de mama

O risco de amenorreia relacionada à quimioterapia, menopausa e infertilidade podem ser causados por lesão no eixo hipotálamo-hipófise-gonadal e parece estar relacionado com a idade, uma vez que a reserva ovariana feminina não é renovável e diminui com a idade.

As drogas citotóxicas, a radioterapia, a cirurgia e o próprio processo da doença podem causar infertilidade, que pode ser temporária ou permanente. Quando ocorre, pode ter um impacto profundo psicossocial principalmente na mulher que deseja engravidar.

Existem opções disponíveis para a preservação da fertilidade que incluem criopreservação de embriões, oócitos, tecido ovariano antes do tratamento e supressão ovariana durante a quimioterapia.

Enquanto alguns especialistas recomendam que as pacientes esperem dois anos após o fim do tratamento para tentar a concepção (com intuito de evitar a gravidez durante o período de maior risco de recorrência), alguns dados sugerem que a gravidez após 6 meses do termino do tratamento é segura.

Mulheres tratadas com trastuzumab devem utilizar contracepção eficaz durante pelo menos seis meses após o término por causa do risco de oligoamnio relacionado ao trastuzumab. Além disso, devido aos riscos de teratogenicidade, as mulheres tratadas com tamoxifeno devem ser orientadas a esperar pelo menos três meses após a cessação do tamoxifeno antes de tentar engravidar.

Para mulheres com câncer de mama que desejam preservar a fertilidade e gostariam de manter um método contraceptivo, a segurança e a eficácia da contracepção hormonal não foram bem estudadas em mulheres com câncer de mama, uma vez que essas mulheres tradicionalmente são excluídas dos estudos de contraceptivos hormonais. Aconselha-se evitar a contracepção hormonal em mulheres com história prévia ou atual de câncer de mama (particularmente naquelas com doença receptor hormonal positivo) e orientar as mulheres sobre outros métodos contraceptivos como DIU de cobre e métodos de barreira.

Segunda neoplasia

A irradiação da mama, a quimioterapia adjuvante e o tamoxifeno estão associados a um risco aumentado de segundo câncer primário que pode se manifestar décadas após o tratamento. Embora seja muito pequeno, é importante os médicos e as pacientes estarem conscientes do risco.

A radioterapia adjuvante está associada a um pequeno aumento do risco de desenvolver um sarcoma ou câncer de pulmão após 10 anos do tratamento. As abordagens de tratamentos modernos com menor dose e limitação da radiação preservando tecidos normais, diminuem o risco de desenvolver câncer associado à radiação.

A incidência de desenvolvimento de leucemia mieloide aguda e síndromes mielodisplásicas relacionada a quimioterapia adjuvante é geralmente inferior a 1%, mas corresponde a um risco duas vezes maior em relação a população geral. Normalmente, as leucemias relacionadas a quimioterapia são refratárias à terapia antileucêmica convencional e apresentam um prognóstico pior.

O tamoxifeno está associado a um aumento de duas a três vezes do risco de desenvolver câncer de endométrio, porém o benefício da terapia adjuvante supera esse risco. O câncer do endométrio que ocorre após a terapia com tamoxifeno não parece ser diferente ou com um pior prognóstico em relação aos tumores de endométrio na população geral.

Mudanças nos hábitos de vida

Promoção de saúde

A qualidade de vida é um aspecto multidimensional que leva em consideração os fatores físicos, mentais, sociais, econômicos e espirituais da vida.

Os dados observacionais sugerem que o exercício, o controle de peso, a cessação do tabagismo e a diminuição da ingestão de álcool estão associados a um menor risco de recorrência de câncer de mama e morte nas sobreviventes. Os hábitos saudáveis também são fundamentais para reduzir o risco de segundo câncer, comorbidades, obesidade, recorrência, levando a melhoria do prognóstico, melhoria dos sintomas relacionados ao câncer, e assim diminuindo a mortalidade.

Dieta

Vários estudos observacionais avaliaram a relação entre os fatores alimentares, o risco de recorrência de câncer e morte nas mulheres diagnosticadas com câncer de mama em estágio inicial, no entanto, não houve relações consistentes entre qualquer padrão alimentar ou ingestão de um determinado nutriente e a diminuição do risco de recorrência no câncer de mama, especialmente após o ajuste para o peso corporal e outros fatores relacionados.

Algumas evidências sugerem que a redução da ingestão de gordura na dieta após um diagnóstico de câncer pode melhorar os resultados do tratamento, mas os dados não são consistentes, e a modificação da dieta não é uma parte padrão da terapia adjuvante para mulheres com câncer de mama atualmente.

Embora não haja provas convincentes de que a soja afeta o risco de recorrência, o risco teórico de que os fitoestrógenos possam estimular o crescimento do câncer de mama levanta a preocupação de que a alta ingestão de soja possa ser perigosa. Assim, geralmente é sugerida a moderação da ingestão de soja.

Os médicos devem aconselhar as sobreviventes a atingir um padrão alimentar que seja rico em vegetais, frutas, grãos integrais e leguminosas, baixo teor de gorduras saturadas e consumo limitado de álcool por causar diminuição de risco de morte por outras causas, mesmo que seu efeito na recorrência do câncer de mama não tenha sido comprovado.

Obesidade

A obesidade é um fator de risco bem estabelecido para muitos tipos de cânceres. Uma série de estudos também associaram obesidade a um risco aumentado de recorrência e mortalidade por câncer, especialmente em pacientes com câncer de mama.

Os estudos observacionais consistentemente associam a obesidade no momento do diagnóstico de câncer de mama a taxas mais altas de recorrência, mortalidade relacionada ao câncer de mama e mortalidade global. No entanto, o ganho de peso após o diagnóstico pode estar associado a um risco aumentado de recorrência, embora dados disponíveis não demonstram essa associação.

A etiologia dos desfechos ruins observados em mulheres obesas com câncer de mama não é bem compreendida. No passado muitos oncologistas usavam o peso corporal ideal ou limitavam as doses de quimioterapia administradas a pacientes obesos devido ao medo do aumento da toxicidade. Estudos posteriores demonstraram que essas práticas apresentaram resultados inferiores, levando a Sociedade Americana de Oncologia Clínica a desenvolver diretrizes recomendando o uso de doses completas de quimioterapia com base no peso real dos indivíduos obesos.

Mesmo levando em consideração a correção da dosagem da quimioterapia, a relação entre o peso no diagnóstico e o prognóstico do câncer de mama, os ensaios clínicos adjuvantes continuam demostrando um impacto negativo no prognostico, principalmente em mulheres com câncer de mama receptores hormonais positivos.

Terapias complementares

Embora não haja evidências que terapias complementares diminuem a recorrência do câncer de mama, a acupuntura e a meditação podem ser usadas em conjunto com tratamento convencional, pois podem ajudar a melhorar a qualidade de vida, reduzindo dor, estresse, ansiedade, fadiga, sintomas vasomotores e melhorias na qualidade do sono.

Conclusão

As sobreviventes do câncer de mama enfrentam impactos potencialmente significativos do câncer e seu tratamento e merecem cuidados de acompanhamento abrangente e multidisciplinar.

Devem receber suporte para diminuição de dor, depressão, ansiedade, déficit cognitivo, preocupações com imagem corporal e sexuais, mudanças funcionais, deficiências físicas, mudanças no relacionamento conjugal, preocupações com emprego, problemas financeiros, dentre outros.

Elas também precisam ser aconselhadas em estratégias de promoção da saúde com hábitos de vida saudáveis que inclui seguir uma dieta saudável, iniciar ou manter um programa de exercícios físicos, minimizar a ingestão de álcool e parar de fumar, melhorando assim as condições de saúde, aumento da sobrevida e melhorias na qualidade de vida.

Leitura recomendada

1. Runowicz CD, Leach CR, Henry NL, Henry KS, Mackey HT, Cowens-Alvarado RL, et al. American Cancer Society/American Society of Clinical Oncology Breast Cancer Survivorship Care Guideline. CA Cancer J Clin. 2016;66(1):43-73.
2. Bodai BI, Tuso P. Breast cancer survivorship: a comprehensive review of long-term medical issues and lifestyle recommendations. Perm J. 2015;19(2):48-79.

Capítulo

65

Reabilitação física após o tratamento do câncer de mama

Fernanda Zambelli
Alessandra Tessaro

Apesar da diminuição da morbidade com a evolução do tratamento do câncer de mama, muitas pacientes apresentam sequelas funcionais. A fisioterapia e algumas medicações podem prevenir ou tratar a maioria destas limitações.

Efeitos colaterais dos tratamentos

Os principais problemas físicos decorrentes dos tratamentos do câncer de mama estão demonstrados na Tabela 65.1.

Aparentemente, o risco de complicações é proporcional ao tamanho da intervenção, seja cirurgia ou radioterapia. O local de tratamento com maior risco é a região axilar.

Harris et al., 2004, observaram mais limitação após mastectomia do que cirurgias mamárias conservadoras.

O número de linfonodos retirados (ou irradiados) é diretamente proporcional ao risco de sequelas, principalmente o linfedema, conforme demonstrado na Figura 65.1.

As técnicas de biópsia de linfonodo sentinela (BLS) diminuíram a morbidade cirúrgica, porém não são isentas de risco (Figura 65.2).

Revisão de Boughey et al., 2007, relatou taxa média de linfedema de 6,8% após biópsia de LS, contra 31,4% após o esvaziamento axilar.

A radioterapia também aumenta os riscos. Alguns autores já demonstraram diminuição da permeabilidade linfática, inclusive na mama contralateral. Outros

Tabela 65.1: Principais sequelas do tratamento do câncer de mama, com fisiopatologia, quadro clínico e tempo de evolução

Sequela	Fisiopatologia	Quadro clínico	Aparecimento-Evolução
Linfedema	Bloqueio da drenagem linfática, com represamento e extravasamento da linfa	Acúmulo de linfa no tecido intersticial, com edema e posterior limitação funcional	6 a 12 meses após a cirurgia; lento e com piora progressiva
Cordões axilares (*web syndrome*)	Trombose linfática superficial, com perda da elasticidade	Restrição de abdução do braço	1 semana até 1 ano após a cirurgia; melhora lenta
Dor e parestesia	Lesões de pequenos nervos, principalmente nervo intercostobraquial	Sensação de dormência ou pontada na cicatriz cirúrgica ou face medial do braço	Imediata após a cirurgia; Melhora lenta e progressiva
Escápula alada	Lesão de n. torácico longo, ocasionando paralisia do m. serrátil e deslocamento da escápula	Levantamento da porção inferior da escápula e limitação da abdução	Imediato após a cirurgia; Persistente
Linfocele e seroma	Acúmulo de linfa no local da cirurgia após remoção da drenagem linfática	Abaulamento da área operada ou na axila por acúmulo de líquido	1 semana após a cirurgia, com regressão espontânea em 1 a 3 meses

relataram que as pacientes submetidas à radioterapia apresentam maior prejuízo nas atividades cotidianas (40% contra 31%).

Avaliação e diagnóstico

Sempre que possível, sugere-se a realização da avaliação pré-operatória, para diagnosticar comorbidades prévias e elucidar o tratamento Fisioterápico.

Na primeira avaliação devem ser observados fatores de risco para possíveis complicações. No caso do linfedema, os principais são:

- Idade;
- Número de linfonodos retirados (tipo de cirurgia axilar);
- Presença de radioterapia (especialmente axilar);

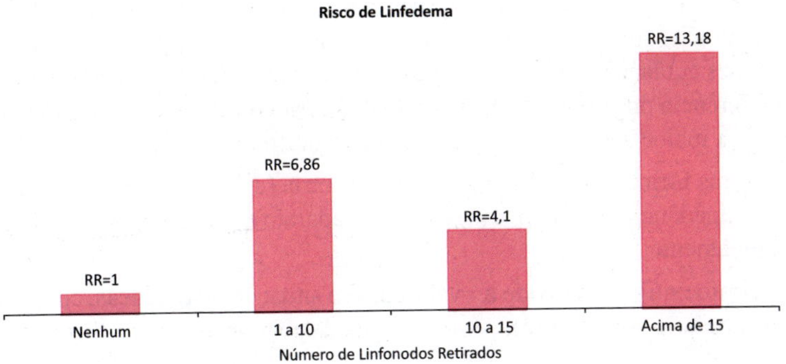

Figura 65.1: Risco para linfedema proporcional ao número de linfonodos retirados (adaptado de Kiel KD, Rademacker AW. *Radiology*, 1996; 198: 279-83).

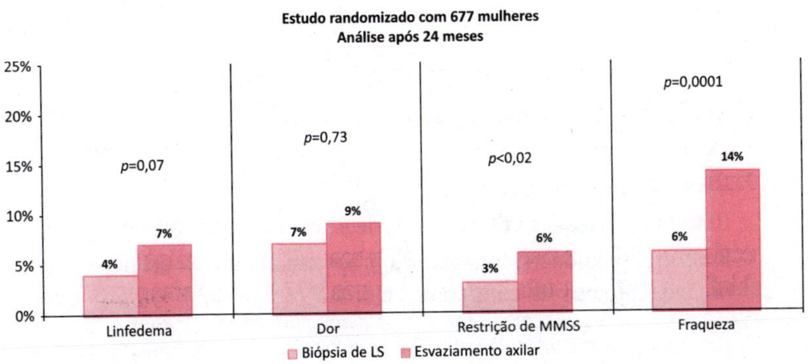

Figura 65.2: Estudo comparando sequelas após diferentes tipos de cirurgia axilar (adaptado de Del Bianco P et al., *Eur J Sur Oncol*, 2008; 34(5): 508-13).

- Sobrepeso;
- Infusões de quimioterapia no braço ipsilateral;
- Infecção;
- Linfocele, seroma ou edema do braço nos primeiros 6 meses do P.O.

A avaliação física detalhada é a melhor forma de diagnosticar os principais problemas, desde limitações de amplitude do membro superior (ADM) homolateral à cirurgia, presença de dor, alterações posturais, escápula alada ou de cordões linfáticos axilares (*web syndrome*). Testes de força e sensibilidade podem ser facilmente empregados sem a necessidade de aparelhagem específica. Todavia, exames detalhados, como a eletroneuromiografia, pode ser necessária em algumas situações.

A avaliação do linfedema pode ser facilmente obtida por meio do diagnóstico: sintomas subjetivos da paciente (sensação de peso), inspeção, palpação, alterações cutâneas, coloração da pele e fibrose tecidual. O uso de medidas da circunferência do braço a cada 7 cm. O diagnóstico diferencial é obtido com a diferença maior que 2 cm comparado com o outro braço.

Outras formas de avaliação são a volumetria (diferença maior que 200 ml) e a bioimpedância. Porém, requerem maior aparato e nem sempre são utilizadas cotidianamente.

A linfocintilografia pode ter validade em situações específicas, como linfedema refratário ao tratamento, com suspeita de obstrução total do fluxo de linfa.

Orientações e medidas preventivas

As orientações devem ser realizadas de acordo com o período de pós-operatório.

Orientações no pós-operatório imediato

- Manter braço elevado, apoiado em travesseiros, enquanto deitada;
- Deambulação precoce;
- Reeducação respiratória;
- Retomar atividades cotidianas básicas, exceto esforços vigorosos;
- Restringir a abdução máxima do braço em até 90° na primeira semana, ou enquanto estiver com pontos e dreno.

Orientações no pós-operatório tardio

- Evitar punções venosas no braço ipsilateral;
- Proteção do braço ipsilateral;
- Cuidado com pequenos ferimentos, infecções;
- Realizar atividades físicas regulares (gradualmente e sob supervisão);
- Controle do índice de massa corpórea;
- Automassagem.

Tratamento fisioterápico

Restrição de movimento

Exercícios que visam aumentar gradativamente a amplitude de movimento (flexão e abdução), respeitando o limite suportável para a paciente. A síndrome da rede axilar deve ser tratada com exercícios de alongamento, manobras manuais de alongamento linear e de pressão sobre o mesmo. A fisioterapia desempenha, também, papel fundamental no pré, durante e após a RT, por meio do ganho e manutenção de amplitude de movimentos do MS.

Dor e parestesia

Técnicas de melhora neurossensorial com diferentes estímulos táteis, além de massagens e alongamentos. Estímulos elétricos (TENS) podem auxiliar no controle da dor.

Escápula alada

Utilização de recursos analgésicos, cinesioterapia (exercícios posturais), mobilização da cintura escapular, eletroestimulação, relaxamento cervical e alongamento global.

Linfedema

A Terapia Física Complexa (TFC) é a forma de tratamento conservador que apresenta resultados mais consistentes para a maior parte dos pacientes. Os resultados da TFC dependem fundamentalmente do estágio em que se encontra a doença quando se inicia o tratamento, independendo da idade da paciente e do tempo de evolução do quadro clínico.

A TFC é composta por drenagem linfática manual, compressão, exercícios e cuidados com a pele.

Drenagem linfática manual

Tem como princípios fundamentais o conhecimento detalhado pelo fisioterapeuta da anatomia e fisiologia do sistema linfático, a realização de manobras com baixa pressão, atividade manual rítmica e lenta e o tratamento inicial de áreas normais e proximais à região de linfostase. As manobras devem ser executadas com baixa pressão porque o objetivo da absorção e transporte linfático se dirige a vasos superficiais, mas também pela demonstração de que pressões acima de 40 mmHg podem levar a danos de células endoteliais linfáticas. A abordagem inicial das áreas distantes do edema visa a preparar os linfonodos e vasos proximais para receber a sobrecarga de volume proveniente do membro afetado.

Compressão

É fundamental para obtenção de resultados adequados e varia conforme a fase do tratamento. Na fase descongestiva é empregada compressão com pouca elasticidade por meio de enfaixamento com múltiplas camadas. Na fase de manutenção utiliza-se compressão por meio de braçadeiras elásticas. Estas só são prescritas quando todo o fluido mobilizável não está mais presente no membro afetado, fato que pode ser avaliado pelo desaparecimento do sinal de Godet. O grau de compressão a ser escolhido é a máximo suportado pelo paciente, usualmente proporcional ao grau de fibrose tecidual. Para o membro superior a compressão utilizada é de cerca de 30 a 40 mmHg e não raramente é necessária confecção sob medida.

Exercícios físicos

A movimentação do membro aumenta o fluxo linfático regional e provoca contração da musculatura lisa da parede dos vasos coletores. Além da ação direta sobre a drenagem linfática a prescrição dos exercícios visa a recuperação funcional do membro, pois que o linfedema diminui a funcionalidade articular pela infiltração edematosa da cápsula e ligamentos e ainda pela restrição externa à articulação em decorrência da fibrose tecidual e do edema. São exercícios ativos realizados pelo próprio paciente, que mobilizam as articulações e grupos musculares de forma centrífuga acompanhando a sequência da drenagem linfática manual. Para os membros superiores inicialmente pescoço e ombros. São realizados lenta e progressivamente, mimetizando a frequência das contrações dos vasos coletores, cerca de oito a dez ciclos por minuto.

Cuidados com a pele

Pacientes com deficiência de drenagem linfática apresentam diminuição da circulação linfocitária e da resposta imune tardia, resultando em deficiência imunológica regional. Lesões de pele provocam perda da barreira protetora da epiderme, facilitando a invasão bacteriana e quadros infecciosos agudos, com lesão adicional dos vasos linfáticos e piora progressiva do edema. A prevalência de lesões fúngicas interdigitais é alta em pacientes com linfedema, principalmente por dermatófitos e leveduras. Devem ser tomadas medidas locais de higiene e aplicação de antifúngicos.

A compressão pneumática intermitente é utilizada em alguns centros como terapia complementar para o linfedema. Existem vários aparelhos disponíveis para aplicação clínica, porém não há consenso sobre a eficácia deste método.

Usualmente divide-se a TFC em duas fases: fase descongestiva e fase de manutenção.

Na fase descongestiva, em que a maior parte do edema é reabsorvida e se inicia a regressão das alterações teciduais fibroescleróticas, as sessões de drenagem linfática manual são diárias e a compressão tecidual é realizada por meio de enfaixamento. Esta fase dura em geral seis a oito semanas.

Na fase de manutenção as drenagens linfáticas são ocasionais e o resultado da primeira fase é mantido ou melhorado com uso de compressão por meio de braçadeiras elásticas. A fase de manutenção pode estender-se por toda a vida.

Durante o AsBrs de 2017, foram feitas as seguintes recomendações referentes a prevenção/tratamento do linfedema:

- Educar e conscientizar o paciente (riscos);
- Detecção precoce (perimetria, volumetria);
- Incentivar atividade física (*low reps*, *low weights*, *gradual increases*);
- Equipe multidisciplinar (tratamento);
- Rigoso baseline e *follow-up*.

Tratamentos clínicos e cirúrgicos do linfedema

Os diuréticos não estão indicados para pacientes com linfedema, exceto se para tratar outras afecções concomitantes, como hipertensão arterial sistêmica ou insuficiência cardíaca.

Os antibióticos são utilizados para tratamento de complicações infecciosas como erisipelas e celulites. Como estas são fatores importantes de agravamento e piora do prognóstico há preocupação com a profilaxia. Os métodos mais adequados de prevenção infecciosa são cuidados com a pele e redução do edema. A prescrição de antibióticos, como penicilina benzatina na dose de 1.200.000 UI IM a cada 3 semanas ou sulfametoxazol 400 mg + trimetoprim 80 mg VO de 12 em 12 horas por 1 semana ao mês, são eficazes e recomendadas nos 6 meses que sucedem um surto infeccioso ou para pacientes com cuidados de pele não satisfatórios.

A utilização de benzopironas e diosmina é alvo de discussão na literatura, não existindo consenso acerca de sua real indicação. Estas drogas têm efeito demonstrado *in vitro* aumentando a proteólise tecidual pelos macrófagos, a contratilidade dos vasos linfáticos e a redução da permeabilidade capilar. No entanto, estudos clínicos em pacientes com linfedema pós-mastectomia mostraram resultados discordantes. No presente momento o papel destes medicamentos não está definido para o tratamento do linfedema, incluindo quais formulações e doses seriam adequadas, não podendo ser considerados alternativas ou substitutos para TFC.

A cirurgia é considerada a conduta de exceção para o tratamento do linfedema. As cirurgias utilizadas atualmente são divididas em cirurgias de ressecção (dermolipectomia, lipoaspiração e amputação) e cirurgias de derivação (anastomose linfovenosa por técnica microcirúrgica).

Dermolipectomia

Não visa a cura do linfedema, mas sim a retirada de excessos de pele e tecido celular subcutâneo, sendo uma alternativa para o linfedema gigante após o tratamento clínico, num membro que manteve as medidas por pelo menos um ano e que não apresentou linfangite. Deste modo o membro afetado adquire uma forma mais fisiológica e pode ser melhor manipulado pela TFC, apresentando melhor funcionalidade. Consiste na retirada de um fuso de pele e tecido celular subcutâneo com fechamento primário, devendo-se evitar grandes descolamentos para que não haja lesão linfática excessiva.

Lipoaspiração

Esta técnica tem sido utilizada para o tratamento do linfedema com bons resultados. Consiste na retirada da gordura edemaciada e hipertrofiada, liquido intersticial e de proteínas acumuladas. Deve ser realizada de maneira delicada, para as mesmas indicações da dermolipectomia, resultando em baixa taxa de infecção e diminuição do volume do membro. Assim como para a TFC os pacientes devem manter acompanhamento estrito e de longo prazo.

Amputação

Os casos de malignização do linfedema, com transformação em linfangiossarcoma, são raros. Esta é uma neoplasia imatura de caráter muito agressivo, com alta taxa de mortalidade. Deve-se estar atento à formação de uma úlcera no membro com linfedema e indicar biópsia precocemente. O tratamento é a amputação precoce do membro comprometido, com extenso esvaziamento ganglionar.

É importante fazer o diagnóstico diferencial preciso entre o linfangiossarcoma do linfedema pós-mastectomia (Síndrome de Stewart-Treves) e os nódulos subcutâneos de adenocarcinoma da mama no membro superior, pois estes últimos são de menor agressividade e respondem razoavelmente às excisões locais e quimioterapia.

Anastomose linfovenosa

Tem indicação em casos muito selecionados, em linfedemas numa fase inicial, em que ainda não houve lesão do capilar linfático. São realizadas 3 a 6 anastomoses com técnica microcirúrgica entre coletores superficiais linfáticos com alguma veia, que pode ser superficial ou profunda, principal ou mesmo uma tributária. A linfocintilografia feita após 6 meses é o exame indicado para documentar a funcionalidade da anastomose.

Fluxograma

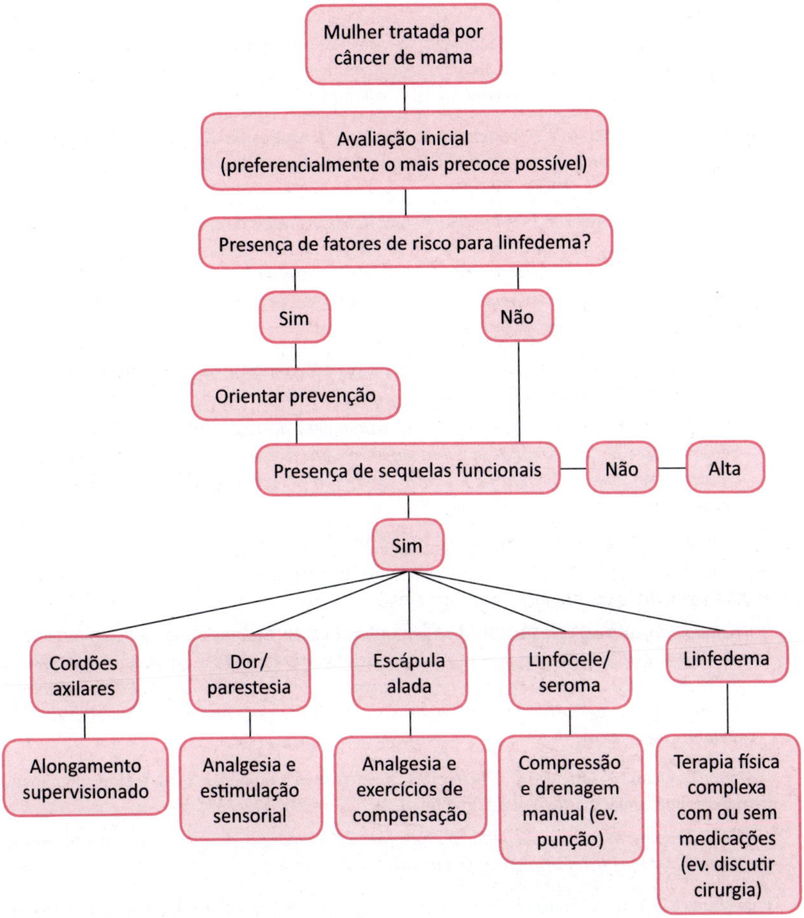

Fluxograma 65.1: Resumo da sequência ideal da reabilitação funcional.

Leitura recomendada

1. Harris SR, Schmitz KH, Campbell KL, McNeely ML. Clinical practice guidelines for breast cancer rehabilitation: syntheses of guideline recommendations and qualitative appraisals. Cancer, 2012; 118 (8 suppl): 2312-24.

   Resumo de recomendações de consenso após revisão sistemática sobre reabilitação após o câncer de mama nas seguintes áreas: restrição de membros superiores, linfedema, dor, fadiga, neuropatia induzida por quimioterapia, cardiotoxicidade, saúde óssea e controle de peso.

2. Bevilacqua JL, Kattan MW, Changhong Y, Koifman S, Mattos IE, Koifman RJ, Bergmann A. Nomograms for predicting the risk of arm lymphedema after axillary dissection in breast cancer. Ann Surg Oncol, 2012; 19(8): 2580-9.

   Coorte prospectiva com 1.054 mulheres brasileiras tratadas de câncer de mama. A incidência de linfedema em 5 anos foi 30,3% e os fatores de risco foram: idade, índice de massa corpórea, infusões de quimioterapia no braço do lado operado, nível do esvaziamento axilar, campo de radioterapia, seroma, infecção e edema precoce. Nomograma para calcular risco individual disponível em www.lymphedemarisk.com/.

3. Oremus M, Dayes I, Walker K, Raina P. Systematic review: conservative treatments for secondary lymphedema. BMC Cancer, 2012; 12:6.

   Revisão sistemática de 44 artigos sobre tratamento do linfedema secundário, sendo a maioria casos de linfedema de membro superior após tratamento do câncer de mama. Não é possível estabelecer comparações entre as diferentes terapias, mas aparentemente todas apresentam algum grau de eficácia.

4. Scaffidi M, Vulpiani MC, Vetrano M, Conforti F, Marchetti MR, Bonifacino A et al. Early rehabilitation reduces the onset of complications in the upper limb following breast cancer surgery. Eur J Rahabil Med, 2012; 48(4): 601-11.

   Estudo clínico comparando 83 pacientes submetidas ao tratamento oncológico da mama. No Grupo A (25 mulheres) não se realizou fisioterapia durante a internação e no Grupo B (58 mulheres) a terapia se iniciou imediatamente. Os resultados após 180 dias demonstraram ampla superioridade do início precoce da fisioterapia em relação à mobilidade do membro superior.

5. Paskett ED, Dean JA, Oliveri JM, Harrop JP. Cancer-related lymphedema risk factors, diagnosis, treatment, and impact: a review. J Clin Oncol, 2012; 30(30): 3726-33.

   Revisão sobre linfedema secundário ao tratamento do câncer de mama, com detalhamento dos tratamentos fisioterápicos, farmacológicos e cirúrgicos.

6. Fukushima K, Carmo L, Borinelli A, Ferreira C, Frequency and associated factors of axillary web syndrome in women who had undergone breast cancer surgery: a transversal and retrospective study Springerplus. 2015; 4: 112. Published online 2015 Mar 5.

7. Ferguson CM, Swaroop MN, Horick N, et al. Impact of Ipsilateral Blood Draws, Injections, Blood Pressure Measurements, and Air Travel on the Risk of Lymphedema for Patients Treated for Breast Cancer. J Clin Oncol 2016,34(7):691-8. doi: 10.1200/JCO.2015.61.5948.

8. Schmitz KH1, Ahmed RL, Troxel A, Cheville A, Smith R, Lewis-Grant L, Bryan CJ, Williams--Smith CT, Greene QP, Weight lifting in women with breast-cancer-related lymphedema, N Engl J Med. 2009 Aug 13;361(7):664-73. doi: 10.1056/NEJMoa0810118.

Capítulo 66

Anticoncepção e infertilidade

Alfonso Araujo Massaguer
Paula Beatriz Fettback
Vamberto Oliveira de Azevedo Maia Filho
Sérgio Pereira Gonçalves
Cassiana Rosa Galvão Giribela

Introdução

O uso de métodos de anticoncepção pelas mulheres é frequente. Pílulas anticoncepcionais e outros métodos hormonais são utilizados por milhões de mulheres em todo mundo. Fica clara a necessidade de avaliarmos a influência destes métodos na gênese do tumor de mama.

Por outro lado, mulheres cada vez mais jovens vêm sendo tratadas por tumores mamários. Estas manterão sua vida sexual, devendo ser orientadas também sobre os métodos de anticoncepção permitidos. Ainda nesta mesma mulher em idade reprodutiva, devemos nos atentar para a preservação da fertilidade, pois a quimioterapia utilizada no tratamento pode comprometer a função reprodutiva.

Anticoncepção

Aproximadamente 60% das mulheres em idade reprodutiva utilizam métodos de anticoncepção. A escolha do método é comumente feita de maneira ocasional, sem uma anamnese completa da mulher, com avaliação de doenças associadas, hábitos, antecedentes pessoais e principalmente familiares. Os métodos anticoncepcionais possuem efeito não apenas na capacidade de evitar uma gestação indesejada. Podemos escolher medicações que tragam outros benefícios para a mulher, como tratar e prevenir algumas doenças. Por outro lado, a escolha inadequada do método pode implicar o aumento do risco de algumas doenças, como o câncer de mama.

Anticoncepção e risco de tumor de mama

Avaliar a história familiar de uma mulher é etapa fundamental na escolha de um método de anticoncepção. Neste capítulo, abordaremos apenas os aspectos relacionados ao tumor de mama. Vinte a 30% das mulheres com tumor de mama têm pelo menos um parente com a doença. Porém, apenas 5% a 10% têm comprovada predisposição hereditária.

Há muitos trabalhos apontando que o uso de anticoncepcionais orais traz efeito protetor para tumores de ovário. Porém, os dados não são conclusivos quanto aos tumores de mama.

Três grandes estudos epidemiológicos não demonstraram associação entre o uso de contraceptivos orais e câncer de mama. Em um deles, que seguiu quase 50 mil mulheres em média por 24 anos, o risco de câncer de mama foi similar em usuárias e não usuárias de pílula (RR: 0,98, CI95%: 0,87-1,10). No *Nurses Health Study*, em mulheres com idade acima de 40 anos, não foi observado aumento de risco naquelas com histórico de uso de pílula. Em estudo de caso-controle, comparando 4.574 mulheres com câncer de mama com 5682 controles entre 35 e 64 anos, não foi demonstrada associação entre a doença e a dose de estrogênio, duração do uso, início do uso com menos de 20 anos ou raça. O risco relativo de câncer de mama, neste estudo, para o uso prévio de pílula foi de 0,9 (CI95%: 0,8-1,0).

Metanálise de 2015[4] avaliou o risco dos anticoncepcionais orais e o risco de morte por tumores de mama e não encontrou associação.

Por outro lado, nova publicação dos Nurses Health Study[5] sugere que o uso anticoncepcionais orais aumentaria o risco de tumor mamário.

Algumas metanálises também indicaram risco aumentado. Uma delas, com 53.297 mulheres com tumor de mama e 100.239 controles (Lancet, 1996), publicada anteriormente aos três estudos que indicavam o contrário, mostrou risco relativo aumentado nas usuárias de pílula (RR: 1,07). Vale ressaltar que as usuárias são jovens, portanto representam um pequeno aumento no risco absoluto. Também é importante colocar que apenas 40% destas mulheres utilizavam contraceptivos orais. Outra metanálise mais recente[6] também indicou este risco pouco aumentado, mas significativo (RR: 1,08, CI95%: 1,0-1,17) e concluiu que embora este aumento de risco seja pequeno, devido a grande incidência dos tumores mamários, isto pode contribuir para um substancial número destes cânceres.

Outra metanálise[7] avaliou apenas anticoncepcionais com apenas progesterona e não indicou aumento de tumor de mama.

Nas pacientes com histórico familiar de tumor de mama temos também dados conflitantes. No estudo caso controle acima mencionado,[3] o risco não foi aumentado com o uso de pílula naquelas pacientes com histórico familiar de tumor mamário. Em contraste, há uma revisão (Gabrick *et al.*, 2000) que indica risco relativo aumentado (RR: 3,3), porém em mulheres que usaram pílulas antes de 1975, portanto de alta dosagem.

Naquelas pacientes carreadoras de mutações do BRCA1 e 2, a anticoncepção oral poderia aumentar o risco de tumor mamário,[8-10] porém é assunto ainda controverso. Em estudo de caso controle,[8] em pacientes com mutação do BRCA 1, as que usavam anticoncepcional oral por pelo menos 5 anos tiveram um pequeno aumento no risco de câncer de mama (OR: 1,33, CI95%: 1,11-1,60) comparadas àquelas que nunca utilizaram pílula. Em metanálise mais recente,[11] não houve diferença estatística significativa entre usuários de contraceptivos orais e portadores de mutações do BRCA 1 e 2 (OR: 1,21, CI95%:0,93-1,58).

Anticoncepção após tumor de mama

Durante o tratamento do câncer de mama, a gravidez deve ser evitada, de forma que a contracepção é uma prioridade. De forma geral, podemos dizer que, após o câncer de mama, os contraceptivos orais hormonais continuam contraindicados, embora não seja fácil estabelecer os reais riscos da sua utilização nessas condições.

Atualmente, está disponível o dispositivo intrauterino medicado com levonorgestrel, que libera altas doses locais de progesterona, mas com baixo efeito sistêmico. Sabe-se que o Mirena® pode reduzir o risco de alterações endometriais em pacientes sob tratamento do câncer de mama com tamoxifeno (Chan *et al.*, 2007, Dominick *et al.*, 2015). Os estudos, no entanto, são pequenos e não conseguem definir risco de recorrências ou novos cânceres. Análise em um estudo de coorte retrospectivo relatou tendência a maior recorrência de câncer de mama em usuárias de Mirena® no momento do diagnóstico e que continuaram a utilizar o dispositivo. Mas isso não foi observado em pacientes que passaram a utilizar o Mirena® após o diagnóstico do câncer (Trinh *et al.*, 2008). Assim sendo, a real segurança do Mirena® após o câncer de mama ainda não está estabelecida. Deste modo, até o momento, deve-se esclarecer às pacientes que a segurança do Mirena® é desconhecida, sendo recomendável a prescrição de algum método contraceptivo não hormonal.

Infertilidade

Definimos um casal como infértil quando este não engravida após um ano de vida sexual ativa sem uso de método de anticoncepção. A infertilidade conjugal acomete 10 a 15% dos casais em idade reprodutiva, com tendência a elevação desses índices. Os supostos motivos para este aumento são diversos, valendo ressaltar o adiamento da maternidade pela mulher. É claro que com a modernidade, a mulher entrou no mercado de trabalho e adquiriu maior liberdade sexual com acesso a métodos de anticoncepção. O resultado disto é claro: cada vez mais temos mulheres buscando formar sua prole após os 35 ou até 40 anos, idade em que já há uma redução significativa da fertilidade. Neste cenário, também ocorre aumento da incidência de tumor de mama em mulheres que ainda não tiveram filhos.

Durante o tratamento de tumores mamários, é esperado que estas mulheres não engravidem, adiando a maternidade. Mais grave é a agressão aos ovários causada pela quimioterapia, comum em muitos tratamentos. O resultado disto é o comprometimento severo da fertilidade desta mulher, visto que boa parte destas sobreviverá ao tratamento. Torna-se obrigatória a abordagem deste problema e incluir seu tratamento nos protocolos.

Não podemos afirmar que uma paciente exposta a quimioterapia ficará infértil. Muitas mulheres que recebem quimioterapia ficam amenorreicas, usualmente com alto nível de gonadotrofina sérica. Erroneamente, esta mulher pode ser diagnosticada como menopausada e infértil, porém, muitas destas recuperarão sua fertilidade e regularidade menstrual, meses ou até anos após o final do tratamento.

Drogas alquilantes como a ciclofosfamida são as mais potentes indutoras de falência ovariana. Os efeitos são dose, droga e idade dependente. Mulheres com mais idade, principalmente acima de 40 anos, possuem maior probabilidade de amenorreia e comprometimento definitivo de sua fertilidade. Dois usuais protocolos de quimioterapia para tumores de mama iniciais incluem ciclofosfamida, metotrexate e 5-fluoracil (CMF) e doxorubicin e ciclofosfamida (AC). O risco de falência ovariana parece maior com CMF, comparado ao protocolo AC (Bines J *et al.*, 1996). É claro que o ideal seria modificar os protocolos para aqueles que menos agridem os ovários, porém não podemos esquecer que o objetivo principal do tratamento é maximizar a cura da neoplasia.

Preservação da fertilidade

A exposição de alternativas para a preservação da fertilidade às pacientes em situação de risco de seu comprometimento deve ser encorajada. Estas situações de risco podem se configurar apenas pela idade da mulher (acima dos 35 anos) bem como pela exposição à quimioterapia ou radioterapia. Não existe fórmula definida. A decisão de qual método será empregado dependerá de vários fatores como idade, presença de parceiro, tipo e estadiamento do tumor, protocolo de radioterapia ou quimioterapia utilizado e tempo disponível antes destes.

Colocar a idade como primeiro fator a ser avaliado parece óbvio, mas muitos desconhecem as limitações das técnicas de reprodução assistida. Independente do tratamento empregado, a taxa de gravidez é próxima a zero para óvulos obtidos de mulheres com mais de 45 anos. Mesmo naquelas com mais de 40 anos, as taxas de sucesso não ultrapassam 20% por ciclo, mesmo sem o emprego de técnicas de congelamento.

O tempo disponível antes do início da quimioterapia é fator de grande importância para definir se há possibilidade de indução da ovulação e coleta dos óvulos, para que estes sejam congelados ou fertilizados, com consequente congelamento de embriões. Durante a quimioterapia não é aconselhável a estimulação da ovulação. Usualmente, são necessárias de 2 a 5 semanas para a indução da ovulação, iniciando-se no período menstrual e com coleta dos óvulos após aproximadamente 10 dias do uso de gonadotrofinas. Quando não é possível aguardar a menstruação o estímulo ovariano pode se iniciar em qualquer momento do ciclo menstrual. No tumor de mama, há costumeiramente o intervalo de 6 semanas entre a cirurgia e a quimioterapia, período adequado para a estimulação ovariana. Naquelas situações em que não houver tempo suficiente para se proceder à estimulação ovariana, há outras opções como a coleta de óvulos imaturos ou o congelamento de tecido ovariano (ver fluxograma de conduta).

Tumores de mama que possuem receptor para estrogênio podem ser especialmente prejudicados com os altos níveis de estradiol obtidos com o estímulo ovariano. Situações como esta podem ser evitadas com o congelamento de óvulos imaturos e/ou tecido ovariano, ou ainda com estímulo ovariano com inibidores da aromatase ou tamoxifen.

Inibidores da aromatase, como o letrozol, mostraram bons resultados associados a gonadotrofinas no congelamento de óvulos ou embriões em pacientes com tumor de mama. O letrozol permite redução no emprego de gonadotrofinas e níveis de estradiol próximos aos níveis fisiológicos, sendo teoricamente mais seguro para estas pacientes.[16-18] Da mesma maneira, o tamoxifen, que é um modulador seletivo com propriedade antiestrogênica, pode também estimular a ovulação.

Supressão ovariana busca reduzir a função ovariana durante o período de tratamento, o que em teoria reduziria a lesão tecidual ovariana. Utilizam-se agonistas de GnRH ou pílulas anticoncepcionais durante o tratamento quimioterápico. O assunto ainda é motivo de debate. Porém, há três pequenos trabalhos randomizados, sendo um em tumor mamário[12] e uma revisão recente,[13] que não mostraram eficiência comprovada do uso de agonistas de GnRH na preservação da fertilidade em pacientes submetidas a quimioterapia. Também é questionada a segurança dos agonistas de GnRH, pois poderiam teoricamente reduzir a eficiência da quimioterapia.

Criopreservação

O congelamento de embriões é a técnica mais consagrada de preservação da fertilidade. Óvulos obtidos usualmente por meio de estímulo ovariano são fertilizados em laboratório e os embriões resultantes são congelados. As taxas de gestação fruto de embriões congelados se aproximam daquelas resultantes de embriões transferidos a fresco (não congelados).[13-15] Possui como principal desvantagem a fertilização prévia do óvulo, não possibilitando à mulher definir posteriormente o "pai biológico" de sua prole. Isto é, a mulher que realizará esta técnica deve ter um parceiro já definido ou utilizar esperma doado.

O congelamento de óvulos é técnica promissora e vem se tornando opção principalmente para aquelas mulheres que não possuem parceiro. Os óvulos, no entanto, são mais sensíveis ao congelamento, gerando taxas de gravidez ainda inferiores.[19,21]

A estimulação ovariana com gonadotrofinas é usualmente empregada para que se obtenha o crescimento de mais folículos e mais óvulos maduros possam ser obtidos. O protocolo padrão se inicia no princípio da menstruação, quando, após ultrassonografia e dosagens hormonais, aplicam-se gonadotrofinas por via subcutânea. Após aproximadamente 10 dias de uso de gonadotrofinas aspiram-se os folículos por via transvaginal sob sedação. Conforme mencionado anteriormente, em muitas situações a estimulação ovariana não é possível, seja por falta de tempo para o procedimento ou pela presença de metástase ovariana ou até pelo medo da paciente em usar hormônios. Para todos estes casos, temos a opção de congelamento de óvulos imaturos, porém ressaltando que há o relato de poucos nascimentos com tal técnica.

O tecido ovariano também pode ser congelado, porém é método experimental. O ovário ou parte deste é retirado por laparoscopia e congelado.

O potencial benefício desta técnica é a não necessidade de estimulação ovariana, porém o resultado é muito ruim ou até ausente (principalmente para o ovário inteiro).

Dificuldades e limitações

Não há grandes trabalhos controlados que avaliem a maioria dos métodos citados acima. Também não se pode perder o foco do objetivo, que é possibilitar que esta mulher tenha um filho saudável no futuro. Saber as porcentagens de nascidos vivos para cada método utilizado é a variável principal a compararmos quando avaliamos resultados. Muitos podem afirmar que o fato de termos embriões, óvulos ou tecido ovariano já trará um conforto a paciente, o que é realmente importante, mas não se devem passar falsas expectativas.

O método mais consagrado e que apresenta melhores taxas de gravidez é o congelamento de embriões, porém a paciente precisará de um parceiro ou esperma doado. As melhores taxas de gravidez também necessitam de estimulação ovariana para que seja extraído o maior número de óvulos maduros. Este tempo para que o procedimento seja realizado e os níveis de estradiol obtidos também são fatores importantes a serem considerados.

Tratamentos de reprodução assitida

Diante de um casal com infertilidade, a primeira etapa do tratamento é buscar encontrar a causa e, se possível, tratá-la. É obrigatória a busca do tratamento mais fácil e seguro para se obter uma gravidez. Naquela mulher que, por tumor mamário, tenha realizado algum tratamento de preservação da fertilidade e deseja engravidar, temos como primeiro passo a liberação por parte do mastologista e oncologista. Com esta liberação devemos partir para uma análise da fertilidade do casal, considerando principalmente a idade da mulher, regularidade menstrual, tempo tentando engravidar e também toda possível causa de infertilidade não relacionada ao tratamento do tumor. Os óvulos ou embriões congelados devem ser vistos como uma reserva ou seguro, o qual apenas será utilizado se não encontrarmos outra maneira para possibilitar a gravidez.

No diagnóstico de infertilidade, busca-se encontrar a causa e tratá-la especificamente, seja com medicamentos ou cirurgias. Quando isto não é possível, parte-se para métodos de reprodução assistida como induções da ovulação, inseminação artificial ou fertilização *in vitro*. Os métodos de preservação da fertilidade acima apresentados serão empregados no tratamento de fertilização *in vitro*, nas situações de infertilidade conjugal onde as outras técnicas não se encaixam ou já foram tentadas sem sucesso. É bem possível que a mulher que congelou seus óvulos ou embriões nunca venha a utilizá-los, pois poderá engravidar naturalmente ou com tratamentos mais simples.

No pior cenário reprodutivo após tumor de mama, a paciente não terá óvulos viáveis. Nesta situação as opções são o uso óvulos doados (ovodoação) ou a adoção de uma criança. Na ovodoação, obtêm-se óvulos de uma doadora anônima, que são fertilizados em laboratório com o esperma do parceiro ou doado. Os embriões formados são posteriormente transferidos para o útero da receptora. As taxas de gravidez são usualmente similares às de mulheres jovens, com riscos reduzidos de aneuploidias como a síndrome de Down e abortamentos, todos compatíveis com a idade da doadora dos óvulos. É técnica consagrada e segura.

Fluxograma

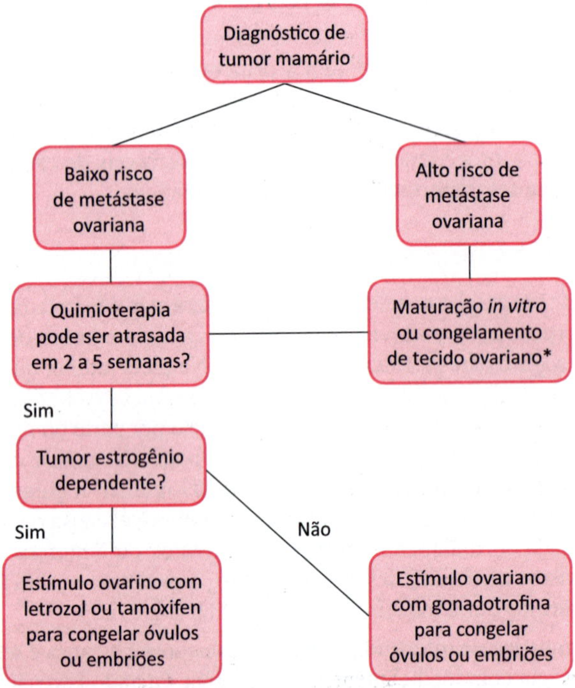

Obs.: *Tratamento ainda experimental

Fluxograma 66.1: Conduta para prevenção de fertilidade.

Leitura recomendada

1. Hannaford, PC, Selvaraj, S, Elliott, AM, et al. Cancer risk among users of oral contraceptives: cohort data from the Royal College of General Practitioner's oral contraception study. BMJ 2007; 335:651.
2. Hankinson, SE, Colditz, GA, Manson, JE, et al. A prospective study of oral contraceptive use and risk of breast cancer. Cancer Causes Control 1997; 8:65.
3. Marchbanks, PA, McDonald, JA, Wilson, HG, et al. Oral contraceptives and the risk of breast cancer. N Engl J Med 2002; 346:2025.
4. Zhong GC, Cheng JH, Xu XL, Wang K. Meta-analysis of oral contraceptive use and risks of all--cause and cause-specific death. Int J Gynaecol Obstet. 2015 Dec.
5. Bhupathiraju SN, et al. Exogenous Hormone Use: Oral Contraceptives, Postmenopausal Hormone Therapy, and Health Outcomes in the Nurses' Health Study. Am J Public Health. 2016 Sep.
6. Gierisch JM, et al. Oral contraceptive use and risk of breast, cervical, colorectal, and endometrial cancers: a systematic review. Cancer Epidemiol Biomarkers Prev. 2013 Nov.
7. Samson M, Porter N, Orekoya O, Hebert JR, Adams SA, Bennett CL, Steck SE. Progestin and breast cancer risk: a systematic review. Breast Cancer Res Treat. 2016 Jan;155(1):3-12. doi: 10.1007/s10549-015-3663-1. Epub 2015 Dec.

Os três primeiros são estudos epidemiológicos. O primeiro (Hannaford et al) com quase 50 mil mulheres seguidas em média por 24 anos. A incidência de tumor de mama foi similar em usuárias e não usuária de pílula. O quinto indica o contrário. O quarto, sexto e sétimo, que são metanálises mais recentes. O quarto conclui que contraceptivos orais não estão relacionados com as mortes por tumor de mama. O sexto avalia o risco de anticoncepcionais orais e conclui um pequeno aumento de risco. O sétimo indica que formulações só com progesterona não aumentam o risco de tumor de mama. INTERPRETAÇÃO: tema ainda polêmico, mas anticoncepcionais orais combinados poderiam aumentar o risco de tumor de mama.

8. Narod, SA, Dube, MP, Klijn, J, et al. Oral contraceptives and the risk of breast cancer in BRCA1 and BRCA2 mutation carriers. J Natl Cancer Inst 2002; 94:1773.
9. Ursin, G, Henderson, BE, Haile, RW, et al. Does oral contraceptive use increase the risk of breast cancer in women with BRCA1/BRCA2 mutations more than in other women? Cancer Res 1997; 57:3678.
10. Brohet, RM, Goldgar, DE, Easton, DF, et al. Oral contraceptives and breast cancer risk in the international BRCA1/2 carrier cohort study: a report from EMBRACE, GENEPSO, GEO--HEBON, and the IBCCS Collaborating Group. J Clin Oncol 2007; 25:3831.
11. Moorman PG, et al. Oral contraceptives and risk of ovarian cancer and breast cancer among high-risk women: a systematic review and meta-analysis. J Clin Oncol. 2013 Nov.

Quatro estudos (coorte, caso controle e uma metanálise) que avaliam portadoras de mutação do BRCA1 ou 2 e o uso de anticoncepcional oral. INTERPRETAÇÃO: nas carreadoras de mutações do BRCA1 ou 2, a anticoncepção oral pode aumentar o risco de tumor mamário.

12. Ismail-Khan, R, Minton, S, Cox, C, Sims, I, Lacevic, M, et al. Preservation of ovarian function in young women treated with neoadjuvant chemotherapy for breast cancer: A randomized trial using the GnRH agonist (triptorelin) during chemotherapy. J Clin Oncol 2008.

13. Current state and controversies in fertility preservation in women with breast cancer. Taylan E, Oktay KH. World J Clin Oncol. 2017.

Estudo randomizado que avalia o efeito do agonista de GnRH na preservação da fertilidade em pacientes submetidas a quimioterapia neoadjuvante para tumor de mama, e revisão sobre o tema. INTERPRETAÇÃO: O bloqueio dos ovários com agonista de GnRH não tem benefício comprovado para preservação da fertilidade em pacientes submetidas a quimioterapia.

14. Kosasa, TS, McNamee, PI, Morton, C, Huang, TT. Pregnancy rates after transfer of cryopreserved blastocysts cultured in a sequential media. Am J Obstet Gynecol 2005; 192:2035.

15. Veeck, LL, Bodine, R, Clarke, RN, et al. High pregnancy rates can be achieved after freezing and thawing human blastocysts. Fertil Steril 2004; 82:1418.

Trabalhos comparando a taxa de implantação de embriões à fresco e congelados e revisão. INTERPRETAÇÃO: Os métodos de congelamento de embriões são eficazes com taxas de implantação similares aos embriões não congelados.

16. Oktay, K. Further evidence on the safety and success of ovarian stimulation with letrozole and tamoxifen in breast cancer patients undergoing in vitro fertilization to cryopreserve their embryos for fertility preservation. J Clin Oncol 2005; 23:3858.

17. Controversies about fertility and pregnancy issues in young breast cancer patients: current state of the art. Lambertini M, et al Curr Opin Oncol. 2017.

18. Oktay, K, Buyuk, E, Libertella, N, et al. Fertility preservation in breast cancer patients: a prospective controlled comparison of ovarian stimulation with tamoxifen and letrozole for embryo cryopreservation. J Clin Oncol 2005; 23:4347.

Estudos avaliando a eficiência do letrozol e tamoxifen para estimulação ovariana. INTERPRETAÇÃO: Letrozol e tamoxifen são opções válidas para o estímulo ovariano e congelamento de embriões.

19. Jain, JK, Paulson, RJ. Oocyte cryopreservation. Fertil Steril 2006; 86 Suppl 4:1037.

20. Oktay, K, Cil, AP, Bang, H. Efficiency of oocyte cryopreservation: a meta-analysis. Fertil Steril 2006; 86:70.

21. State of the art on oocyte cryopreservation in female cancer patients: A critical review of the literature. Massarotti C. et al. Cancer Treat Rev. 2017.

Estudos avaliando a eficiência do congelamento de óvulos. INTERPRETAÇÃO: O congelamento de óvulos é técnica promissora, mas ainda com resultados inferiores ao congelamento de embriões.

Capítulo 67

Abordagem dos problemas climatéricos

Luciano de Melo Pompei
Nilson Roberto de Melo
César Eduardo Fernandes

Introdução

O climatério acarreta manifestações clínicas na grande maioria das mulheres, trazendo sérios prejuízos na qualidade de vida. A terapêutica hormonal (TH) é um tratamento muito eficaz para tais manifestações, todavia, como qualquer tratamento oferece riscos e benefícios que devem ser bem pesados quando da sua indicação.

Quando não é utilizada, outras formas de tratamento podem ser empregadas, habitualmente menos eficazes do que a TH, mas que podem ser suficientes para resolver o quadro clínico apresentado.

Queixas mais comuns

Excluídas as alterações menstruais, os fogachos ou ondas de calor são as manifestações mais frequentes no climatério, chegando a acometer 75% a 80% das mulheres. Por volta da metade das mulheres relatam tais manifestações por mais de quatro anos de pós-menopausa e ao redor de 10% apresentam tais queixas por mais de 12 anos.

Frequentemente, as ondas de calor são acompanhadas de transpiração, palpitação e rubor facial, podendo se associar a importante prejuízo da qualidade de vida. Também o sono pode se apresentar entrecortado, implicando em problemas de concentração e de capacidade de trabalho no dia seguinte.

Alterações de humor, labilidade emocional, melancolia ou depressão, ansiedade, irritabilidade e redução de libido frequentemente ocorrem nesta fase.

No médio prazo, o hipoestrogenismo característico da pós-menopausa acarreta fenômenos atróficos urogenitais. Nesse momento, são comuns as queixas de secura vaginal ou falta de lubrificação, dor às relações sexuais, ocorrência de infecções vaginais e propensão às infecções urinárias baixas. A maior frouxidão do tecido conectivo pode se associar a perdas urinárias, caracterizando as incontinências urinárias com ou sem esforços.

No longo prazo, observa-se aumento das taxas de eventos cardiovasculares, de osteoporose e demências.

A Figura 67.1 representa graficamente as manifestações de curto, médio e longo prazos relacionadas ao hipoestrogenismo que caracteriza o climatério.

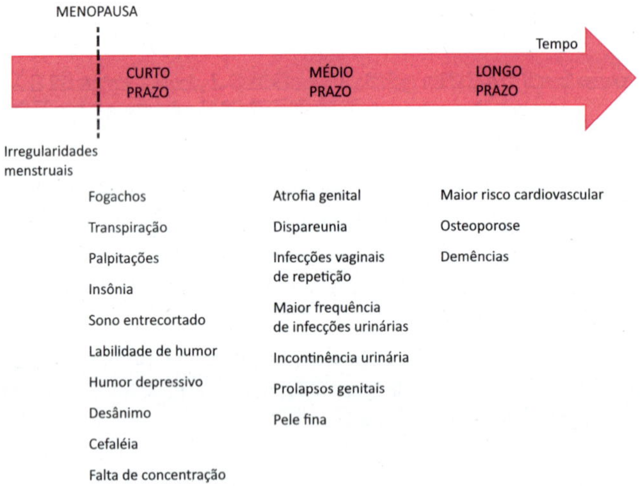

Figura 67.1:

Tratamentos não farmacológicos

De forma geral, são bastante limitados os estudos relativos aos tratamentos não farmacológicos para os sintomas vasomotores.

É possível que o exercício físico possa melhorar a saúde psicológica e a qualidade de vida em mulheres com sintomas vasomotores, todavia, revisão sistematizada da *Cochrane Library* informa que os estudos existentes não oferecem evidência suficiente para determinar eficácia dos exercícios físicos para o tratamento dos fogachos.

Por outro lado, os exercícios físicos aeróbicos melhoram o condicionamento cardiorrespiratório e são benéficos para a função cognitiva de idosos, além de melhorarem a função motora, o equilíbrio e, assim, poderem contribuir para dificultar quedas e para a redução dos riscos de fraturas.

Os exercícios para a musculatura pélvica são reconhecidamente eficazes para o tratamento da incontinência urinária e da urge-incontinência.

O efeito da acupuntura foi analisado em revisão sistematizada Cochrane publicada em 2013, tendo incluído 16 estudos e 1155 indivíduos. Segundo os autores, não houve evidência suficiente de eficácia da acupuntura no alívio dos sintomas vasomotores.

Também não se conseguiu comprovar que Yoga seja eficaz no tratamento dos sintomas climatéricos.

Tratamento medicamentoso não hormonal

Há evidências suficientes de que os antidepressivos das famílias dos inibidores seletivos da recaptação da serotonina (ISRS), tais como paroxetina, fluoxetina, sertralina, entre outros, e dos inibidores da recaptação da serotonina e da noradrenalina (IRSN), tais como venlafaxina e desvenlafaxina, são eficazes no tratamento dos sintomas vasomotores do climatério. As taxas de alívio são bastante variáveis conforme o estudo, mas há demonstração de superioridade em relação ao placebo.

Há que se lembrar que os medicamentos dessa família ainda apresentam efeitos emocionais significativos com redução da ansiedade e alívio de sintomas depressivos, o que pode ser muito útil na fase do climatério, ainda mais após o câncer.

Nos casos de tratamento após câncer de mama em uso de tamoxifeno, devem-se evitar a maioria dos ISRS, pois podem reduzir o efeito do tamoxifeno pela inibição da sua conversão ao endoxifeno realizado pela enzima CYP2D6. A paroxetina e a fluoxetina estão entre os mais potentes inibidores desta enzima, a duloxetina a inibe moderadamente e os outros fracamente ou não inibem. Nesta situação, a venlafaxina é uma das opções considerada apropriada, já que seu efeito neste sistema enzimático é pequeno.

A gabapentina, um fármaco da família dos anticonvulsivantes, é eficaz no tratamento dos sintomas vasomotores, sendo alternativa para casos de câncer de mama. Apresenta como desvantagem a necessidade de dividir a dose em três tomadas diárias e a possibilidade de efeitos colaterais, tais como tontura e alterações do apetite.

A clonidina, um agonista dos receptores alfa-adrenérgicos utilizado como anti-hipertensivo, é superior ao placebo no controle dos fogachos, todavia, os efeitos colaterais podem dificultar seu uso.

Os fitoestrogênios compõem uma categoria que engloba diversas substâncias obtidas de plantas e apresentam, pelo menos em parte, efeito similar ao dos estrogênios endógenos. Na verdade, alguns autores preferem chamá-los de fito-SERMs, pois acreditam que teriam propriedades mais parecidas com o tamoxifeno e com o raloxifeno do que com os estrogênios propriamente ditos. As isoflavonas são os representantes mais conhecidos nesta categoria e incluem substâncias como a daidzeína e a genisteína, entre outros.

Há grande diversidade de resultados de estudos com relação aos efeitos nos fogachos e suores noturnos. Alguns mostram alívio de tais manifestações quanto à frequência e severidade com superioridade ao placebo, enquanto outros não; no entanto, muitos desses estudos são de baixa qualidade e com pequeno poder amostral. Comumente, os estudos com essas substâncias revelam elevadas taxas de redução dos sintomas no grupo tratado com placebo.

Parece não haver efeito estimulatório dos fitoestrogênios sobre o endométrio. Na mesma linha, também parece não haver efeito proliferativo significativo na mama, no entanto, não se conhece a segurança de tais substâncias após o câncer de mama, de forma que geralmente são contraindicados nessa situação.

Em função das evidências insuficientes sobre a segurança dos fitoestrogênios após o câncer de mama, a Associação Brasileira de Climatério (Sobrac) e a Sociedade Brasileira de Mastologia (SBM), em reunião de consenso realizada em 2012, consideraram que tais fitoterápicos não podem ser recomendados com segurança a mulheres que tiveram câncer de mama.

A *Cimicifuga racemosa* (erva-de-são-cristóvão) é outro fitoterápico utilizado para o tratamento das ondas de calor. Seu efeito predominante independe de ação estrogênica, todavia, discute-se a significância da presença de fitoestrogênios em tais extratos. Parece que o uso de extrato dessa planta é seguro após o câncer de mama, no entanto, há necessidade de maiores estudos para que tal segurança possa ser garantida e, por isso, não há recomendação oficial da sua indicação nessa circunstância conforme consenso supracitado da Sobrac e SBM.

Tratamento hormonal

A TH da pós-menopausa é considerada o tratamento mais eficaz dos sintomas climatéricos. O estrogênio, mesmo em baixas doses, é bastante eficiente no tratamento das ondas de calor, dos suores noturnos, das manifestações emocionais, dos distúrbios atróficos urogenitais e das alterações da pele. Também se mostra eficaz na manutenção da densidade mineral óssea, havendo demonstração de menor ocorrência de fraturas osteoporóticas em usuárias desse tipo de tratamento.

Mulheres que têm útero, ou seja, não histerectomizadas, necessitam de um progestagênio para contrapor o efeito proliferativo do estrogênio no endométrio. Desse modo, há diversos regimes de TH disponíveis, que podem ser agrupados da seguinte forma:

- Estrogênio puro;
- Estrogênio e progestagênio associado (TH combinada):
    - TH combinada sequencial (estrogênio contínuo e progestagênio administrado em sequências de geralmente de 10 a 14 dias por ciclo ou mês);
    - TH combinada contínua (estrogênio e progestagênio administrados diariamente).
- Tibolona;
- Estrogênios locais (vaginais).

Uma das maiores preocupações com a TH se refere ao risco de desenvolver câncer de mama. Após três a cinco anos de uso da TH combinada, ocorre aumento no número de casos diagnosticados de câncer de mama.

Segundo o estudo *Women's Health Initiative* (WHI), o único estudo randomizado que avaliou o risco de câncer de mama relacionado à TH, cinco ou mais anos de TH combinada se associaram ao acréscimo de oito novos casos por 10.000 mulheres-ano. Não é possível dizer se há diferença entre os esquemas contínuo e sequencial neste quesito. Há que se lembrar que tais resultados se referem à população norte-americana, reconhecidamente de maior risco mamário, sob uso da TH composta por estrogênios conjugados e acetato de medroxiprogesterona. Em outras populações, o risco deve também aumentar, porém, é difícil dizer se na mesma magnitude. Outras composições de TH estroprogestativa, bem como vias alternativas de administração hormonal que não a oral, não foram avaliadas pelo estudo WHI.

Importante destacar que, diferentemente do endométrio, o progestagênio não protege a mama contra o câncer, pelo contrário, aumenta o risco. Prova disso é que o mesmo estudo WHI não revelou acréscimo do risco de desenvolver câncer de mama com a terapêutica estrogênica isolada. Na verdade, no braço estrogênico isolado do WHI houve redução do risco de desenvolver câncer de mama quando a análise se restringiu às mulheres aderentes ao tratamento.

Por outro lado, isso não quer dizer que o estrogênio isolado não cause aumento do risco mamário, já que estudos observacionais mostraram pequeno aumento de risco. O *Million Women Study* (MWS), por exemplo, mostrou que o estrogênio isolado também causa acréscimo de risco de câncer de mama, porém, de magnitude menor do que a TH combinada. Segundo esse estudo, a taxa cumulativa de câncer de mama aos 65 anos passou de cerca de 50 para 51,5 por 1.000 mulheres em decorrência da terapêutica estrogênica isolada por cinco anos e de cerca de 50 para 56 por 1.000 mulheres devido à TH combinada pelos mesmos cinco anos.

TH após o câncer de mama ainda é assunto controverso, pois dois importantes estudos mostraram resultados opostos, um revelando aumento do risco de recidiva da doença mediante uso da TH e outro não, sendo que ambos foram interrompidos antes da duração originalmente planejada. Portanto, não há segurança suficiente para se indicar o uso desse tratamento após o câncer mamário e, por isso, as sociedades internacionais e nacional contraindicam a TH nesta situação.

Por outro lado, o câncer de cólon se mostra menos frequente nas usuárias da TH. O câncer endometrial também apresenta menor risco em usuárias da TH combinada.

Quanto à mortalidade geral (por todas as causas), o próprio estudo WHI mostrou tendência a redução tanto com a terapêutica estrogênica isolada quanto com a TH combinada da ordem de 30%, embora sem significância estatística, para mulheres que iniciaram o tratamento logo após a menopausa, com menos de 60 anos de idade.

A tibolona, por sua vez, é uma forma de TH, porém com características peculiares. Essa substância é um progestagênio fraco, todavia, seus metabólitos apresentam ações estrogênica e androgênica, além, é claro, do próprio efeito progestagênico. Adicionalmente, podem interferir em enzimas associadas à formação de estradiol a partir de estrogênios mais fracos em alguns tecidos, por exemplo, na mama. Diversos estudos mostraram ausência de efeitos estimulantes do tecido mamário por este esteroide o que suscitou a possibilidade do seu uso após o câncer de mama, no entanto, um estudo publicado em 2009, conhecido como *Livial Intervention following Breast cancer: Efficacy, Recurrence, And Tolerability Endpoints* (LIBERATE), revelou maior taxa de recidiva da doença no grupo de usuárias deste esteroide. Portanto, seu uso deve ser contraindicado para mulheres que tiveram câncer de mama.

Contraditoriamente, outro estudo randomizado com este fármaco, publicado no final de 2008, o *Long-Term Intervention on Fractures with Tibolone* (LIFT), que avaliou primariamente a taxa de fraturas em mulheres acima dos 60 anos com osteoporose tratadas com tibolona em baixa dose, revelou redução do risco de desenvolver câncer de mama no grupo que recebeu o esteroide. Entretanto, anos antes, o estudo observacional MWS havia mostrado aumento de risco.

Juntando-se os resultados, não se pode ter certeza se a tibolona realmente se associa a menor risco de desenvolvimento do câncer de mama em mulheres de risco médio populacional, por outro lado, caso o câncer já tenha ocorrido, seu uso promove maiores taxas de recidiva da doença e seu uso está contraindicado nesta circunstância. Nada se pode dizer se mulheres portadoras de risco para câncer de mama acima da média populacional teriam algum benefício ou se aumento do risco com o uso da substância.

Os estrogênios tópicos vaginais são utilizados principalmente para o tratamento das manifestações atróficas urogenitais. No Brasil, há duas substâncias que podem ser empregadas por esta via:

a) Estriol;

b) Promestrieno.

Outrora houve também os estrogênios conjugados para uso vaginal, entretanto, foi descontinuado.

Há que se diferenciar as três substâncias, pois os estrogênios conjugados são bem absorvidos pela via vaginal, propiciando níveis sistêmicos com efeitos endometriais. Em decorrência, pode haver proliferação endometrial e até sangramento uterino. Assim, caso haja contraindicação ao estrogênio sistêmico, por exemplo, como ocorre após o tratamento do câncer de mama, os estrogênios conjugados por via vaginal não devem ser empregados.

É bem conhecido o efeito do estriol na melhora do trofismo urogenital, entretanto, quando administrado por via vaginal pode ser detectado sistemicamente, ou seja, ocorre absorção, contudo, parece não estimular o endométrio quando administrado por esta via. Por haver absorção e não se conhecer sua segurança mamária após o câncer de mama, recomenda-se evitá-lo.

O promestrieno é um estrogênio sintético derivado do estradiol, porém sua absorção pela via vaginal é considerada desprezível, o que faz com que seus efeitos sejam eminentemente locais, entretanto, em bula há informação de contraindicação do promestrieno vaginal nas circunstâncias de contraindicação aos estrogênios sistêmicos, tal como ocorre após o câncer de mama e o câncer de endométrio. Importante relatar a inexistência de estudos com tais populações que atestem segurança.

Atualmente, mediante a necessidade de se tratarem as manifestações atróficas genitais e frente às situações de contraindicações aos estrogênios sistêmicos, tal como após o câncer de mama, prefere-se o uso de hidratantes vaginais não hormonais. São substâncias que aderem à mucosa vaginal e se mostram capazes de reter umidade. São habitualmente aplicados duas vezes por semana e, diferentemente dos lubrificantes vaginais, seu uso não coincide com a relação sexual. Atualmente há três composições disponíveis:

a) ácido poliacrílico;
b) policarbofila;
c) ácido hialurônico.

Leitura recomendada

1. Pompei LM, Brenelli FP, Araújo Neto JT et al. Tratamento dos sintomas da menopausa na mulher de risco para câncer de mama. In: Associação de Obstetrícia e Ginecologia do Estado de São Paulo. Recomendações SOGESP, v.3. São Paulo: 2016. pp. 215-28.
2. Baber RJ, Panay N, Fenton A. 2016 IMS Recommendations on women's midlife health and menopause hormone therapy. Climacteric. 2016;19(2):109-50.
3. Wender MCO, Pompei LM, Fernandes CE. Consenso brasileiro de terapêutica hormonal da menopausa. Associação Brasileira de Climatério (SOBRAC). São Paulo: Leitura Médica, 2014.
4. Kenemans P, Bundred N, Foidart JM, Kubista E, Schoultz B, Sismondi P et al. Safety and efficacy of tibolone in breast-cancer patients with vasomotor symptoms: a double-blind, randomised, non-inferiority trial. Lancet Oncol. 2009;10(2):135-46.
5. North American Menopause Society. The 2017 hormone therapy position statement of The North American Menopause Society. Menopause. 2017;24(7):xxx-xx.

Capítulo

68

Doença metastática – terapia e cuidados paliativos

Pedro Henrique de Souza
José Bines

Definição

Segundo a Organização Mundial da Saúde, cuidado paliativo é definido como: "O cuidado total e ativo de pacientes cuja doença não é mais responsiva ao tratamento curativo. São da maior importância: o controle da dor e outros sintomas, tais como os psicológicos, espirituais e sociais."

Atualmente, o conceito de cuidado paliativo está baseado em uma abordagem multidisciplinar da qualidade de vida do paciente com doença metastática, de modo a contemplar suas diversas necessidades desde o momento do diagnóstico, de forma precoce, e não somente em situações terminais. Estudos clínicos randomizados comparando o cuidado oncológico padrão *versus* cuidado oncológico padrão associado a cuidado paliativo mostram ganhos em vários domínios, incluindo sobrevida global, incidência de depressão, melhor qualidade de vida para pacientes e cuidadores, menor utilização de recursos e redução de custos ao se reduzir internações para cuidados de fim de vida.

No tratamento do paciente com neoplasia metastática, os principais objetivos são:

1) otimizar a qualidade de vida, com a paliação adequada dos sintomas;
2) aumentar a sobrevida, que nos últimos anos, vem apresentando avanços significativos com o tratamento oncológico, que inclui quimioterapia, hormonioterapia, terapias biológicas.

Abordagem da doença metastática

Sempre que possível e seguro para a paciente, a confirmação da doença metastática por meio de biópsia é recomendável. A biópsia da doença metastática pode alterar tanto o prognóstico quanto o tratamento, tornando possível direcionar o tratamento segundo o perfil da doença metastática. Diversos estudos mostram discordâncias entre o tumor primário e a doença recidivada, com mudanças no perfil de receptores hormonais variando de 3% a 60% (mudança de receptor de estrogênio negativo para positivo), 7% a 31% (mudança de receptor de estrogênio positivo para negativo) e até 11% de discordância para o HER2. O *Guideline* mais recente do NCCN recomenda que a biópsia e retestagem dos receptores hormonais e status de HER2 seja feita em pacientes em primeira recidiva e, especialmente, em pacientes com status hormonal e de HER2 desconhecidos ou negativos. Menos comumente, a biópsia do possível sítio metastático pode revelar uma doença não-maligna ou mesmo um segundo tumor primário, especialmente caso lesões únicas. O perfil de alguns tumores também favorece comportamentos mais específicos da recidiva, como, por exemplo, carcinoma lobular tende a recorrer mais em serosas, apresentando derrame pleural, ascite ou carcinomatose leptomeníngea; e tumores HER2 positivo e triplo-negativo com recidivas precoces e com maior incidência de metástase cerebral. Tumores triplo-negativos tem o pulmão como primeiro sítio de metástase à distância mais frequente, enquanto os não-triplo-negativo tem o osso como local mais usual. Também deve-se considerar sempre o comportamento biológico da doença para a escolha do tratamento sistêmico. Em doenças mais agressivas e com metástases viscerais, procura-se, sempre que possível, utilizar tratamentos sistêmicos que induzam respostas mais rápidas.

A sobrevida mediana no estágio IV de câncer de mama é de 18 a 24 meses, porém estudos recentes demonstram aumento da sobrevida nos últimos anos com o emprego de tratamento sistêmico. A sobrevida em 5 anos de pacientes com câncer de mama estádio IV à apresentação inicial é de 22%. Pacientes jovens, com boa performance status, sem comorbidades e doença com poucos sítios de metástase (oligometastática) podem apresentar sobrevidas mais longas. Cabe ainda ressaltar que pacientes selecionadas com doença metastática devam ser avaliadas quanto à cirurgia do tumor primário, embora a literatura seja controversa nesse sentido.

Terapia de suporte para metástases – locorregional e à distância (ósseas, pulmonares, hepáticas e cerebrais)

Pacientes com doença avançada podem apresentar grande variedade de condições clínicas. Os locais mais comuns de metástase à distância do câncer de mama incluem: osso (mais frequente), pulmão, fígado, linfonodos, parede torácica e cérebro. Os sintomas do câncer metastático estão relacionados com a localização e extensão do tumor. O tratamento deve incluir tanto as terapias sistêmicas (quimioterapia, hormonioterapia e terapia-alvo) como o cuidado clínico paliativo iniciado precocemente.

É importante que haja homogeneização da linguagem, tanto para avaliação terapêutica como para determinação prognóstica. Utiliza-se frequentemente as escalas de performance status (PS) de Karnofsky (KPS) (Tabela 68.1) e de ECOG (Tabela 68.2), versão simplificada. Pacientes com KPS abaixo de 70 ou ECOG PS maior que 2 têm prognóstico mais reservado.

Tabela 68.1: Escala de Karnofsky.

Valor	Nível de Capacidade Funcional
100	Normal, sem queixas
90	Apto a realizar atividades normais, mínimos sinais e sintomas da doença
80	Atividade normal com esforço, alguns sinais e sintomas da doença
70	Consegue se cuidar, mas não apresenta atividades normais como trabalho
60	Assistência ocasional, pois consegue se cuidar na maioria das necessidades
50	Requer assistência considerável e cuidados médicos frequentes
40	Não ativo, requer cuidados especiais
30	Muito doente, hospitalização indicada sem evidência de morte iminente
20	Hospitalização necessária, extremamente doente
10	Moribundo
0	Morte

Tabela 68.2: Escala de ECOG.

Valor	Nível de Capacidade Funcional
0	Atividade normal
1	Enfrenta sintomas da doença, mas deambula e mantém atividades diárias
2	Consegue ficar fora do leito mais de 50% do dia e realizar alguma atividade
3	Restrito ao leito mais de 50% do dia, dependente de cuidados relativos
4	Acamado, dependente de cuidados contínuos

Doença locorregional

A metástase local é habitual na neoplasia de mama. A abordagem cirúrgica deve ser incentivada tanto para diagnóstico como para controle local. Há evidências de maior sobrevida livre de doença quando a recidiva é passível de ressecção completa. Na impossibilidade de abordagem cirúrgica local, deve-se discutir tratamento sistêmico e radioterápico. Em casos selecionados, a ressecção de envolvimento esternal e de parede torácica isolados pode ser avaliada, a fim de fornecer um bom controle local, paliação da dor e prevenção de sangramento e infecção.

Metástases à distância

Metástases ósseas

Na metástase óssea, o controle de dor com analgésicos é essencial. Além da avaliação radioterápica, deve-se considerar o uso de bisfosfonatos como pamidronato (90 mg IV a cada 3-4 semanas), ou ácido zoledrônico (4 mg IV a cada 3-4 semanas) a fim de se evitar complicações como hipercalcemia e eventos ósseos (fraturas patológicas, dor óssea, cirurgia ortopédica e síndrome de compressão medular). É importante observar os possíveis efeitos colaterais dos bisfosfonatos como osteonecrose de mandíbula (evento raro), insuficiência renal, reações de hipersensibilidade, dor muscular e febre (geralmente nas primeiras 24h após aplicação). Mais recentemente, denosumabe (120 mg a cada 4 semanas) foi incorporado ao arsenal terapêutico para o tratamento de metástases ósseas. O denosumabe é um anticorpo monoclonal, inibidor de RANKL de administração subcutânea que, comparado com ácido zoledrônico mostrou superioridade em retardar ou prevenir eventos ósseos, com perfil de toxicidade favorável.

Pacientes com dor óssea intensa ou com síndrome de compressão medular devem ser avaliados quanto à radioterapia. A síndrome de compressão medular é uma emergência oncológica e deve ser tratada com prioridade. Pacientes nessa condição podem apresentar: dor, parestesia com nível sensitivo, retenção fecal e urinária e paresia de membros inferiores ou superiores. O sucesso dos resultados está relacionado com a suspeita diagnóstica precoce e a rapidez das intervenções. O tratamento habitual inclui o uso de dexametasona (4 mg de 6/6 horas), analgesia e radioterapia. Deve-se ressaltar que estudos recentes demonstram benefícios na incorporação da cirurgia precoce na abordagem da síndrome de compressão medular em pacientes selecionados.

Metástase pulmonar e pleural

Os derrames pleurais neoplásicos são comumente associados à neoplasia de mama, cujos principais sintomas são dispneia, tosse e desconforto torácico. Deve-se considerar a toracocentese de alívio e diagnóstica, com envio para exame citopatológico (50% de positividade). A pleurodese pode ser discutida após a confirmação diagnóstica, visto que a recorrência de derrame pleural é alta. A pleurodese bem-sucedida é capaz de evitar novas intervenções para controle de derrame pleural em 68% a 78% dos casos.

O carcinoma de mama tem a capacidade de se disseminar para pulmão pelas vias hematogênica e linfática. A linfangite carcinomatosa é um quadro grave de prognóstico reservado. Opiáceos, oxigenioterapia e corticoides podem favorecer o conforto do paciente. A ressecção de nódulo(s) pulmonar(es) pode ser considerada em casos selecionados.

A síndrome de veia cava superior pode estar associada à neoplasia metastática de mama. Os principais sintomas incluem dispneia (mais comum), tosse, dor torácica e os sinais incluem edema facial, distensão venosa em pescoço e tórax, cianose e pletora facial. O tratamento pode incluir radioterapia externa e colocação de stent endovascular, para pacientes com sintomas intensos.

Metástase cerebral

Outro diagnóstico que requer cuidados especiais é a metástase cerebral. Fatores associados a maior risco de desenvolvimento de metástases cerebrais incluem idade jovem, tumores volumosos ao diagnóstico inicial, maior número de linfonodos axilares comprometidos, tumores de alto grau, receptores hormonais negativos, HER2 positivo e presença de metástases pulmonares.

Na avaliação e definição de tratamento da paciente com metástases cerebrais, deve-se sempre considerar fatores relacionadas à paciente (Performance status, sintomas e se capaz de tolerar cirurgia) e à doença (agressividade da doença, sobrevida mediana estimada, presença de doença extracraniana, tratamentos sistêmicos prévios, número e tamanho das lesões, localização das lesões, extensão do edema cerebral, doença em progressão ou apresentação inicial).

Tradicionalmente, estudos cirúrgicos classificavam doença metastática cerebral limitada como pacientes com metástase cerebral única e estes pacientes eram preferencialmente tratados, quando possível, com ressecção cirúrgica seguida de radioterapia de cérebro total. Estudos mais recentes, evolvendo radiocirurgia estereotáxica (técnica de radiocirurgia com alta dose localizada), ampliaram a definição de doença limitada para até 4 lesões metastáticas. Nestes pacientes com doença "limitada", deve-se oferecer o maior benefício de controle local com cirurgia ou radioterapia estereotáxica associadas ou não à radioterapia do cérebro total. Já em quadros com múltiplas lesões cerebrais, há preferência para radioterapia de cérebro total. A radiocirurgia estereotáxica, pode ser indicada ainda na presença de recorrência ou de lesões pequenas com localização de difícil acesso cirúrgico. Estudos mais recentes vêm explorando a ampliação da utilização de radiocirurgia mesmo em pacientes com mais de quatro lesões e a supressão da radioterapia de cérebro total (após cirurgia ou radiocirurgia).

Além do controle do edema peritumoral e da pressão intracraniana com corticosteroides (dexametasona), devem ser tratadas as crises convulsivas. Não há, no entanto, indicação de utilização de profilaxia primária com anticonvulsivante rotineiramente.

A neoplasia de mama pode também se disseminar para as meninges com prognóstico extremamente reservado, quadro clínico denominado carcinomatose meníngea. Os principais sintomas incluem: confusão mental, alteração de comportamento, crise convulsiva e cefaleia. O tratamento inclui paliação de sintomas como dor, fadiga e crise convulsiva. Em casos selecionados, a quimioterapia intratecal ou a radioterapia podem ser utilizadas.

Metástase hepática

Geralmente a metástase hepática apresenta-se como doença disseminada e seu tratamento é sistêmico. Desse modo, a ressecção de nódulo(s) hepático(s) é conduta de exceção. Quando o quadro clínico é sintomático, as queixas variam desde anorexia, emagrecimento, náusea, dor abdominal, dor irradiada para ombro direito e fadiga. Para uma abordagem completa, é importante que o paciente tenha uma orientação nutricional e tratamento com antieméticos, analgésicos e, em alguns casos, antidepressivos e neurolépticos.

Em casos de insuficiência hepática, além de cuidados gerais, a prevenção de infecções e sangramentos, são importantes. Em caso de encefalopatia hepática, a lactulose (via oral 90-150 mL/dia) e hidratação adequada podem contribuir com o controle do quadro.

A Tabela 68.3 resume a abordagem local nas pacientes com câncer de mama metastático.

Tabela 68.3: Avaliação e tratamento localizado de sítios de metástase à distância.

Pulmão/Pleura	Dispneia, dor, tosse	Derrame pleural – toracocentese + ou – pleurodese Nódulo pulmonar: cirurgia, em casos selecionados
Osso	Dor, parestesia, paresia	Radioterapia Cirurgia Bisfosfonatos Denosumabe
Fígado	Náusea, fadiga, anorexia, febre, dor em hipocôndrio direito	Nódulo(s) hepático(s): cirurgia/ablação radiofrequência em casos selecionados
Cérebro	Confusão mental, crise convulsiva, cefaleia, parestesia	Lesão única: cirurgia/radiocirurgia +/-seguida de radioterapia cérebro total "Doença limitada" (até 4 lesões): radiocirurgia +/- seguida de radioterapia cérebro total Múltiplas lesões ($\geq$ 5 lesões): radioterapia cérebro total

Tratamento da dor oncológica

A dor é um sintoma comum no paciente portador de neoplasia. Aproximadamente dois terços dos pacientes com câncer avançado experimentam dor moderada à intensa em algum momento da evolução de sua doença e até 50% dos pacientes relatam tratamento inadequado da dor. As principais causas são: o próprio tumor (mais comum); seguido de fatores associados à neoplasia (p. ex., espasmo muscular, linfedema, constipação) e ao tratamento (cirurgia, quimioterapia e radioterapia). O conhecimento dos tipos de dor, que são definidos por mecanismos neuroanatômicos e neurofisiológicos, possibilita melhor abordagem terapêutica:

- Dor visceral: associada à lesão dos nociceptores das vísceras abdominais, pélvicas e torácicas. Apresenta-se mal localizada e com sintomas autonômicos (náusea, vômito e sudorese) e evolui com boa resposta aos opiáceos;
- Dor neuropática: resultado de injúria ao sistema nervoso central ou periférico por diversas causas, como infiltração tumoral (p. ex., compressão medular), lesão química (p. ex., quimioterapia e radioterapia), infecção e isquemia. Os sintomas podem variar desde hipersensibilidade, dor

explosiva, sensação de choque à queimação. Analgésicos adjuvantes (como corticoides, anticonvulsivantes e antidepressivos) são necessários além dos opiáceos;

- Dor somática: é bem localizada e deve-se à ativação de nociceptores cutâneos ou de tecidos profundos. Exemplos comuns são dor musculoesquelética e dor pós-operatória.

Além da origem, a dor pode ser dividida quanto à instalação em aguda: caracterizada por tempo definido e por ativação do sistema autonômico (taquicardia, taquipneia, agitação psicomotora); e em dor crônica: quando se torna persistente e mal delimitada, usualmente associada à depressão e à ansiedade.

O paciente é quem melhor pode mensurar a sua dor e toda a abordagem deve ser baseada na sua informação. A Escala Visual Analógica (EVA), na qual o zero corresponde à ausência de dor, 5 à dor moderada e 10 ao maior nível de dor, representa um excelente modelo no acompanhamento do tratamento da dor (Figura 68.1), devendo ser utilizada a cada consulta.

A Organização Mundial da Saúde (OMS) estabeleceu as bases do tratamento antiálgico e recomenda que o tratamento da dor seja feito de forma incremental, de acordo com a sua intensidade (Figura 68.2). Sobre essa base inicial da escada de dor da OMS, estudo mais recentes sugerem a inclusão de um quarto degrau que envolve técnicas de intervenção como bloqueios nervosos. O controle é preferencialmente por via oral, de forma regular, com uso de analgésicos adjuvantes e considerando-se sempre as características do indivíduo. É importante enfatizar que, nos pacientes com dor crônica, a analgesia deve ser feita de forma contínua e não apenas quando há aumento da dor. A reavaliação constante da resposta às medicações é mandatória. As orientações englobam doses de resgate de analgésicos de curta duração além dos medicamentos regulares. Como exemplo, os pacientes com dor intensa podem ser orientados a receber opiáceos fortes regularmente, como morfina de liberação lenta, e opiáceos de curta duração para doses de resgate (usualmente correspondente a 10% da dose total diária).

Os analgésicos adjuvantes incluem: antidepressivos como amitriptilina, sertralina e citalopram; anticonvulsivantes como gabapentina (úteis para dor neuropática) e carbamazepina (dor neuropática lancinante), além de corticosteroides (compressão medular, metástase cerebral e hepática); e antiespasmódicos como hioscina (Tabela 68.4).

A prescrição do paciente com dor deve incluir orientações quanto aos principais efeitos colaterais das medicações como uso de laxantes para constipação e antieméticos, presentes frequentemente com o uso de opiáceos.

Nos últimos anos, outras terapias vêm sendo estudadas desde o uso de anestésico local em trigger points (pontos gatilho), a acupuntura, o TENS (estimulação elétrica nervosa transcutânea), técnicas anestésicas (como infiltração de anestésicos em plexos nervosos, colocação de cateter peridural contínuo) até a estimulação talâmica. Esses métodos podem auxiliar no bem estar do paciente.

A abordagem da dor oncológica é multidisciplinar. Além do tratamento direcionado à causa (com tratamento sistêmico, cirurgia e radioterapia) e tratamento medicamentoso direcionado, deve-se considerar a avaliação psicológica, ressaltando-se o tratamento de patologias concomitantes, comumente observadas, como ansiedade, insônia e depressão.

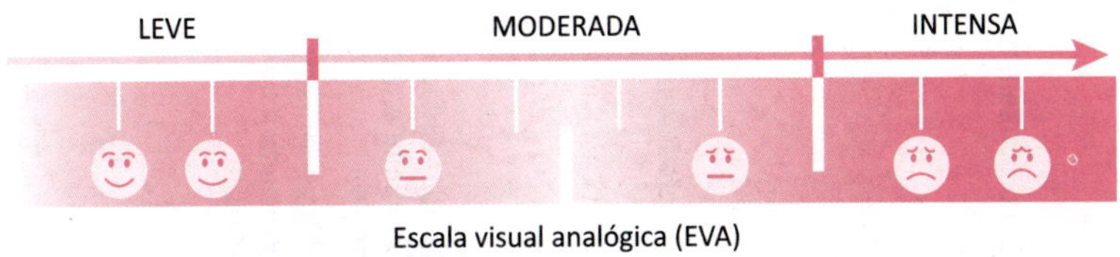

Figura 68.1: Escala visual analógica (EVA).

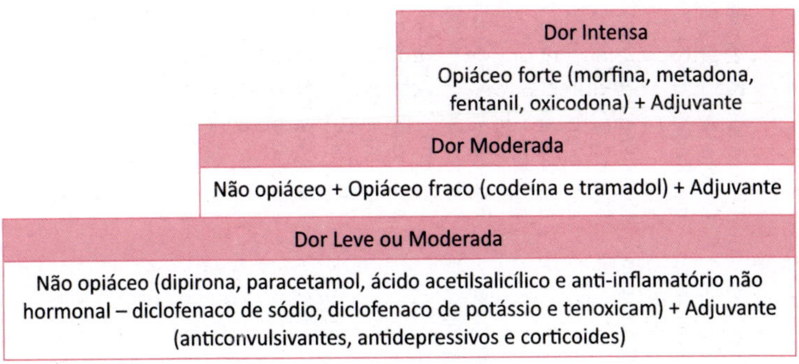

Figura 68.2: Escada de tratamento da dor da OMS.

Tabela 68.4: Analgesia para a dor oncológica.

Classe	Tipos	Dose	Características	Efeitos Colaterais
Analgésico Não Opiáceo	Anti-inflamatório não esteroidal (AINE). Exemplos: Tenoxicam, Diclofenaco de sódio ou Potássio Naproxeno, Ibuprofeno	Tenoxicam 20 mg/dia VO Diclofenaco: 100 a 150 mg/dia dividido de 2 a 3 x/dia VO Naproxeno: VO ou VR 250 a 500 mg 2 x/dia até 1 g/dia Ibuprofeno: VO ou VR 300 mg, 2 a 3 x/dia, até 2400 mg/dia	Não produzem tolerância	Úlcera gástrica, sangramento gastrointestinal, insuficiência renal, reação alérgica.
	Analgésicos simples: Paracetamol e Dipirona	Paracetamol: 500 a 750 mg VO até 4/4h ou 4000 mg/dia Dipirona: 1 g supositório VR até 4 x/dia, 500 mg comp. Ou 1 ml = 50 mg – 500 a 750 mg VO até 4 x/dia	Não produzem tolerância	Paracetamol: insuficiência hepática aguda rara Dipirona: agranulocitose, rara reação alérgica
Opiáceos fracos	Tramadol	200 a 400 mg/dia VO e EV até 600 mg/dia. Dividido em 4 a 6h	Há apresentação associada a analgésico simples	Náusea, vômito, secura na boca, cefaleia e vertigem
	Codeína	15 a 60 mg a cada 3 ou 6 horas Máximo: 120 mg/dia VO	Há apresentação associada a analgésico simples	Constipação e sonolência

Continua

Classe	Tipos	Dose	Características	Efeitos Colaterais
Opiáceos fortes	Morfina	VO: iniciar 5 a 10 mg de 4/4h. Aumentar de acordo com a necessidade SC EV	Dependência psicológica ocorre raramente. Dependência física é observada, mas solucionada com a orientação de descontinuidade não abrupta VO = 3 mg SC = 1 mg EV = 1 mg	Sonolência, constipação, retenção urinária, boca seca, visão turva, gastroparesia, prurido, confusão mental, náusea, vômitos
	Fentanil	TD: trocado a cada 3 dias. Mínimo 25 mcg	Ao iniciar, manter a morfina até iniciar efeito, 12 a 24h (100 x mais potente que a morfina oral)	Efeitos semelhantes à morfina
	Metadona	2,5 a 10 mg de a cada 3 ou 4h VO	Cuidado em pacientes idosos pela meia-vida longa (uso de morfina menor que 100 mg/dia; a conversão de metadona1:5. Uso de morfina superior a 100 mg/dia; a conversão de metadona é 1:10)	Efeitos semelhantes à morfina
	Oxicodona	10 a 40 mg 12/12h VO	(1,5 a 2 vezes mais potente que morfina oral)	Efeitos semelhantes à morfina

TD = transdérmico; EV = endovenoso; SC = subcutâneo; VO = via oral; VR = via retal.

Medidas paliativas no paciente terminal

Nesse momento crítico do curso da doença, a abordagem por meio de comunicação direta ao paciente e à família é fundamental. Quanto ao uso de medicamentos, além do uso de morfina em infusão contínua, pode-se adicionar benzodiazepínicos como midazolan ou haloperidol, caso o paciente esteja confuso ou agitado. Quando o paciente encontra-se na iminência da morte, com dor de difícil controle ou dispneia significativa, deve-se considerar o emprego da sedação terminal. Vale ressaltar que, diferentemente do suicídio assistido, a sedação tem intenção de produzir sonolência suficiente para aliviar o sofrimento, sendo potencialmente reversível. Não há evidências de que a sedação em pacientes em morte iminente encurte a vida. Nenhum paciente deve falecer sem o adequado alívio de seus sintomas.

Leitura recomendada

1. http://www1.inca.gov.br/publicacoes/manual_dor.pdf Cuidados Paliativos Oncológicos - Controle da Dor- Instituto Nacional dos Importantes aspectos do cuidado paliativo com foco no tratamento da dor e da terminalidade. Câncer 2001.
2. Ferrell B, Temel J etal. Integration of palliative Care Into Oncology care: American Society of Clinical Oncology Practice Guideline Update. J Clin Oncol 35 (1): 96-112, 2017.

   Recomendações da Sociedade Americana de Oncologia Clínica para integração dos cuidados paliativos ao cuidado oncológico padrão.

3. Morrison E, Meier DN. Palliative Care. N Engl J Med 350: 2582-90, 2004.

   Abordagem prática de cuidados paliativos a partir de caso clínico.

4. https://www.nccn.org/professionals/physician_gls/pdf/palliative.pdfGuia com algoritmo de cuidados paliativos realizado por painel de experts no tema. Versão 2.2017.
5. Bickel K, McNiff K et al. Defining High-Quality Palliative Care in Oncology practice: An American Society of Clinical Oncology/American Academy of Hospice and Palliative Medicine Guidance Statement. J Oncol Practice 12 (9): 821-38, 2016.

   Define pontos necessários à operacionalização de cuidados paliativos na prática oncológica.

6. https://www.nccn.org/professionals/physician_gls/pdf/pain.pdf. Versão 2.2017.

   Orientações para tratamento da dor oncológica no paciente adulto.

7. Hawley P. Barriers to Access to Palliative Care. Palliat Care 20 (10): 1-6, 2017.

   Artigo descrevendo barreiras ao acesso ao melhor cuidado paliativo e como superá-las.

Índice Remissivo

Obs.: números em *itálico* indicam figuras.

A

B

C

D

E

L

M

N

O

P

Q

R

U

V

S

T